Michaela Huber

Der Feind im Innern

Psychotherapie mit Täterintrojekten

Wie finden wir den Weg aus Ohnmacht und Gewalt?

www.junfermann.de

blogweise.junfermann.de

www.facebook.com/junfermann

twitter.com/junfermann

www.youtube.com/user/Junfermann

www.instagram.com/junfermannverlag

MICHAELA HUBER

DER FEIND IM INNERN

PSYCHOTHERAPIE MIT TÄTERINTROJEKTEN

Wie finden wir den Weg aus Ohnmacht und Gewalt?

Junfermann Verlag
Paderborn
2013

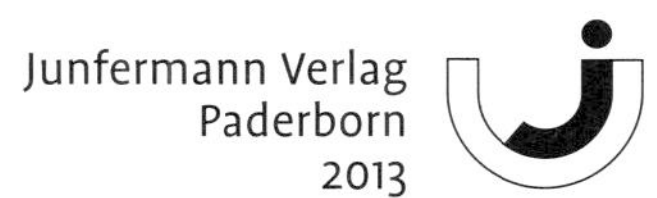

Copyright © Junfermann Verlag, Paderborn 2013

Coverbild © Marina_Skoropadskaya – iStock

Covergestaltung / Reihenentwurf JUNFERMANN Druck & Service GmbH & Co. KG, Paderborn

Satz JUNFERMANN Druck & Service GmbH & Co. KG, Paderborn

Bibliografische Information der Deutschen Bibliothek

Die Deutsche Bibliothek verzeichnet diese Publikation in der Deutschen Nationalbibliografie; detaillierte bibliografische Daten sind im Internet über http://dnb.ddb.de abrufbar.

ISBN 978-3-87387-583-8

ISBN 978-3-87387-940-9 (EPUB), 978-3-95571-271-6 (PDF), 978-3-95571-270-9 (EPUB für Kindle).

Danksagung

Schreiben ist ein einsames Geschäft. In den immer wieder langen Phasen des Eintauchens in andere Welten braucht es Lebewesen, die „einfach da" sind: liebevoll, im Kontakt, gute Laune bereitend und für jedes Gespräch zu haben. Glücklich, wer so jemand in der Nähe hat.

Daher mein besonderer Dank an vier weibliche Wesen, ohne die ich das alles nicht geschafft hätte:

Irma – the one and only

Renate Vorwald – Geschäftsführerin, Vertraute, Freundin

Heike Carstensen – freundliche und akribisch-kritische Lieblings-Lektorin

Murphy – sanfte Geduld auf vier Pfoten

In herzlicher Dankbarkeit.

Inhalt

Einleitung: Brief aus Rom – und aus anderen Ecken der Welt

Warum sich ausgerechnet in Rom, in diesem Traum einer Stadt, mit dem Bösen beschäftigen? Hier, über den Dingen, von der Dachterrasse aus auf die Ziegel und Bögen blickend, auf Kuppeln und Putten, Engel und Quadrigen, Säulen und grüne Oasen, die sich zu einer weltweit bestaunten Perfektion ergänzen; im Westen der Petersdom, im Tal dort unten die lange Schlange des Tiber, überall historische Zeugnisse und atemberaubende Kunstwerke in einer Stadt, die immer wieder eine Schicht auf die andere gebaut hat, von der Antike bis heute, in scheinbar friedlich koexistierender Folge ... Über den sieben – nicht von Bausünden wie Hochhäusern zerschnittenen – Hügeln der unendliche Himmel, durchquert nur von Möwen und einigen dreisten Dohlen, zu Füßen der wuselnde Verkehr. Was kann hier oben schon mit den Anwandlungen des Bösen zu tun haben? Das ewige Rom ist heute eine beschauliche Pracht, jedenfalls von hier aus.

Und doch erliege ich der Versuchung (professionelle Deformation einer Traumatherapeutin?), mir vorzustellen, von welchem der gegenüberliegenden Hügel Nero wohl angeblich die Stadt, die er so geliebt und deren Senatoren er so gehasst hat, in rasendem Furor entzündete, wie die Legende sagt. Tatsächlich befand er sich wohl viele Kilometer entfernt, als das Feuer in der Nacht vom 18. zum 19. Juli des Jahres 64 – vielleicht ausgehend von einem Markt, vielleicht auch durch Brandstiftung, vielleicht sogar von Nero beauftragt – sich seinen Weg die Hügel hinabfraß, durch Häuser und Gassen hindurch, rennende und schreiende Menschen vor sich hertreibend, ein loderndes Inferno aus Tod und Verwüstung hinterlassend. Danach musste Rom in vielen Stadtteilen noch einmal aufgebaut werden. Übrigens kam es daraufhin zu einem Progrom, in dem viele römische Christen büßen mussten, was andere verschuldet hatten; Christen wurden verfolgt, gefoltert, ermordet als angebliche Verursacher des Brandes.

Und dann steige ich hinunter, speise an der Stelle, an der Cäsar 80 Jahre vor dem großen Brand in Rom ermordet wurde. „Et tu, Brute!“ soll er ausgerufen haben, vermutlich sogar griechisch: „Kai sy tecnon“ – „Auch du, mein Sohn“, als er erkannte, dass die Menschen, die auf ihn einstachen, ihm nur allzu gut bekannt waren, darunter Brutus, dem er väterlich verbunden war. Die Täter rechtfertigten die Tat als Tyrannenmord. Überhaupt die römische Antike: Ein einziges Gemetzel, nicht nur bei den Löwenspielen im Colosseum, in dem ausgewählte Sklaven sich gegenseitig erschlugen oder mit wilden Tieren um ihr Leben kämpften und eine johlende Menge angeblich dadurch das Schicksal der Kämpfer entschied, indem sie den Daumen senkte oder hochreckte ...

Und dann die berühmten Adels- und Patrizierfamilien: alles Barbaren! Heute scheint erwiesen, dass sie allesamt aus germanischen Stämmen hervorgegangen sind (die italienischen Faschisten waren sich des Erbes blond! blauäugig! scheint's überaus bewusst). Ah, die Medici – nichts als altdeutsche Medickes! Die sich mit anderen Ex-Germanen hier das Herrschen teilten, sich gegenseitig die Köpfe einschlugen, gelegentlich einen Papst stellten, sich bis aufs Blut bekriegten.

Da drüben die Vatikanstadt: Wer ahnt heute noch inmitten all der gigantischen Pracht die Heuchelei und Durchstecherei, die auch hier, von christlichen und sehr profanen Machtbedürfnissen gespeist, Karrieren bahnte, verhinderte oder auslöschte?

Man kann hinschauen, wo man will: Die offiziell zur Schau gestellte Vornehmheit der Palazzi und Villen wie die kleinen Handwerksbetriebe bemühen sich um das Bild reiner Aufrichtigkeit; hier vielleicht die Pracht etwas hochgereckt-majestätischer, die Handwerksbetriebe etwas den Niederungen des Alltagslebens angepasster als anderswo. Im Verkehr, dem allgegenwärtigen, gleitet alles aneinander vorbei, haarscharf, aber meist erfolgreich, und erstaunlich selten wird geschimpft und gedroht – viel seltener, scheint mir, als bei uns im wohlgeordneten nördlicheren Europa.

A propos nördlich: Die Lega Nord möchte den reichen Norden Italiens (mit seinen hochgewachsenen, blond-blauäugigen und geschäftlich so erfolgreichen Einwohnern, heißt es gelegentlich nicht nur hinter vorgehaltener Hand) ja gern von den mafiadurchseuchten südlichen Regionen abspalten. Nur musste nur leider ein Lega-Nord-Funktionsträger nach dem anderen wegen Korruption gerade das Handtuch werfen ... Überhaupt, das italienische Regierungs-Fiasko: dass ein Land entweder eine ununterbrochene Abfolge von Kleinkriegen zahlreicher miteinander verfeindeter Parteien erlebt, oder andererseits einen derart hemmungslos alle offizielle Moral über Bord werfenden Regierungschef wie Silvio Berlusconi nicht nur so lange ertrug, sondern ihn immer wieder wählte, wirft auch ein bezeichnendes Licht auf eine italienische Mentalität, nach der man (Mann) augenzwinkernd den radikalen Machterhalt bewundert und den „Gockel" für seine Dreistigkeit: „Der traut sich was – ein ganzer Kerl!" Dass derweil die eigene intelligente Elite das Weite suchen muss, weil Vetternwirtschaft, Korruption und einfach Unfähigkeit von Politikern und anderen Entscheidern sie dazu nötigt, falls sie nicht für einen Hungerlohn in einem Callcenter schuften will, steht auf einem anderen Blatt. „Wir suhlen uns in unserer glorreichen Vergangenheit. Aber wem nutzen die alten Römer, wenn der Bus nicht fährt?", stöhnt eine vorübergehend aus ihrem amerikanischen Exil heimgekommene Physikerin. Was fehle, seien Respekt und Bürgersinn, Mitmenschen, die sich nicht nur für sich selbst verantwortlich fühlen, sondern für das Gemeinwohl, die „res publica", vertraut sie der sie begleitenden *Spiegel*-Redakteurin an (Nr. 32/2012, S. 50).

Und so kann man hier in Rom bestaunen, wie seit Jahrtausenden eine politische Schlacht nach der anderen Ruinen und Ausbeutung, aber auch wunderbare Kunst schuf und bestätigte – und eine Schicht von Steinen und Menschen nach der anderen, eine Generation von Armen und Reichen nach der anderen aufeinander aufbaute. Man schlägt sich so durch, und selbst die kleinen Leute versuchen noch auf bewundernswerte Weise, „bella figura" zu machen. Die Grandezza der Herrschenden im Alltäglichen widerspiegelnd. Zivilisation und Barbarei – selten lassen sie sich so schön studieren wie hier.

Gut oder böse?

Wer ohne Sünde sei, werfe den ersten Stein. Haben wir doch alle, überall auf der Welt, den Wunsch nach Schönheit und Würde in uns – zusammen mit den primitivsten Machtbedürfnissen und Gewaltfantasien Auch diejenigen unter uns, die keine Menschen erschlagen, vergewaltigt oder gefoltert haben, kennen sie. Ob sie angeboren und damit genetisch verankert sind oder ob die verschiedenen Impulse in uns deshalb koexistieren, weil und wie sie uns vorgelebt wurden, wer weiß. Macht scheint bei all dem ein wichtiges Stichwort zu sein. Macht und die erzwungene Nähe von Menschen, die miteinander leben müssen, die ringen und kämpfen ums Überleben, um das Oben oder Unten, um Sein oder Nichtsein, um Gewinnen oder Unterliegen.

Dieses Thema beschäftigt mich seit Jahrzehnten: Was können wir wissen über die Tendenzen in Menschen, sich gut oder böse zu verhalten? Noch genauer, denn ich bin ja Psychotherapeutin und beschäftige mich mit den Heilungsprozessen von früh und langjährig gequälten Menschen: Wie können sich Erfahrungen von Gewalt im Innern von Kindern, Jugendlichen und Erwachsenen verwandeln in „böse" Gedanken, Impulse und Handlungen – oder auch transformiert werden in gute? Falls Böses Böses gebiert: Wer wird sie dann auch ausführen, die bösen Taten? Schwache Menschen, Männer eher als Frauen, schwerer gestörte eher als „Neurotiker wie du und ich"? Diese Fragen können wir stellen, weil wir heute in einer anderen als in einer Sklavengesellschaft leben (jedenfalls die meisten von uns; über die Ausnahmen werde ich auch sprechen – Kinder, die eingesperrt, gequält und mit dem Tode bedroht werden). Wir wurden nicht entführt und zum Bösen unter Folter gezwungen wie die Kindersoldaten im Kongo (jedenfalls die meisten von uns; es gibt Ausnahmen auch in westlichen Industrieländern, über die wir sprechen sollten: Kinder zum Beispiel, die zu sogenannter „Kinderpornografie" und „Kinderprostitution" gezwungen werden). Wir werden nicht unter Todesdrohungen zum Schweigen verpflichtet wie in einer Diktatur (Ausnahmen auch hier: AussteigerInnen aus organisierten Formen von Ausbeutung – das sollten wir uns ansehen!).

Wir dürfen, ja, wir müssen uns in einer (ansonsten) freiheitlichen Gesellschaft Gedanken machen um böse und gute Handlungen. Unsere Kinder wachsen auf und werden Tausende von Entscheidungen treffen müssen, jeden Tag. Sie werden sich gut, böse und neutral verhalten. Wer von ihnen wird zum Täter, wer nicht? Wieso können manche Menschen fast alles an Furchtbarem erleben: Einsamkeit, Verlassenheit, abrupte Verluste, Gewalt, und doch nicht selbst grausam werden? Wie kann es sein, dass ein Kind, dass viele Jahre einem Sadisten ausgesetzt war, nicht selbst sadistisch wird – ein anderes aber doch? Können wir etwas darüber wissen, was Erbe und was Umwelterfahrungen sind, wenn es um zerstörerische Handlungen geht?

„Was du ererbt von deinen Vätern hast – erwirb es, um es zu besitzen." Und dieser Besitz kann froh und glücklich – aber auch unzufrieden und verzweifelt machen. Goethe, der seine vielleicht schönste Zeit in Rom verbrachte und seinen „Faust", aus dem das Zitat stammt, hier schon durchdachte, hat mit diesem Menschheitsdrama eine Parabel auf den zum Letzten, auch zum Bösen bereiten Sucher der Neuzeit verfasst, der mit den Mythen des Mittelalters versucht, zu neuen Erkenntnissen zu gelangen – koste es, was es wolle. Im ersten langen Monolog des Faust klingt an: Erweise dich würdig dessen, was dir freundlich vererbt wurde – oder deine Suche wird zu einer Qual. Faust wird sich mit Mephisto einlassen, wird einen Pakt mit seinem persönlichen – gemeint ist: inneren – Gegenspieler wagen, der ihn, die Alltagsperson, von seiner Unzufriedenheit mit dem unzureichend banalen Wissen, von seiner Ruhelosigkeit, seiner ewigen Suche nach dem Besonderen befreien und ihm Erfüllung vermitteln soll. Verfolgt man dieses meistgespielte Stück der Theatergeschichte weiter, so erfährt man: Mephisto verwandelt Faust in einen jungen Mann und bewirkt, dass er sich in das junge Mädchen Gretchen verliebt, sie schwängert, sie verlässt, ihre Mutter vergiftet, ihren Bruder ermordet und sie in den Wahnsinn treibt, bis sie ihr Neugeborenes tötet und hingerichtet wird. So endet der Tragödie erster Teil zunächst. Faust (und mit ihm Goethe) wird erst später seine spirituelle Suche in Faust II fortsetzen, in dem Teil, den bis heute nur wenige Theater spielen. Den ersten Teil hingegen scheinen alle zu mögen und zu verstehen: Hier lässt sich ein Intellektueller mit dem Teufel ein und bringt Unglück über ein einfaches Mädchen. Oder: Ein Mann sucht, wie man heute sagen würde, den „absoluten Kick", wirft alle Moral über Bord und überlässt sich seinen bösen und geilen Wünschen, ruiniert dabei das Leben eines jungen Mädchens und deren Familie und kommt am Ende ungeschoren davon; Fortsetzung folgt – vielleicht.

Die Kraft, die stets das Böse will ...

Interessanter- und für viele rätselhafterweise wird Mephisto – des „Pudels Kern" – von Goethe beschrieben als „Teil von jener Kraft, die stets das Böse will und stets das Gute schafft". Wieso das? Es ist ja wahrlich nicht so, dass Faust Gutes schafft durch seinen Pakt mit dem Teufel. Was vielleicht gemeint ist: Wenn es dem Menschen gelingt, seine bösen Seiten kennenzulernen, sie gedanklich durchzuspielen, und sei es zu ihrem schlimmen Ende, dann wird er zu Erkenntnissen gelangen, was von seinen Wünschen sinnvoll und lebbar ist und was nicht. Das ist zugegebenermaßen eine sehr freundliche Deutung dieses Satzes. Gängigere Interpretationen gehen davon aus: Da Gott im Prolog Mephisto erlaubt hat, den Menschen Faust in Versuchung zu führen, sei Mephisto auch nur „ein Geschöpf Gottes". In beiden Fällen könnte das Faust'sche Drama auch eine einfache Aussage enthalten: Gut und Böse sind in jedem Menschen vorhanden; den Versuchungen kann man erliegen – mit dramatischen Folgen –, man muss es aber nicht. Selbst Gretchen ist nicht nur Opfer; sie hätte sich gegen Faust entscheiden können. Anfangs wehrt sie sich ja auch: „Bin weder Fräulein, weder schön, kann ungeleitet nach Hause gehen." Auch sie erliegt der Versuchung in Form der – durch Geschenke eingeleiteten – Verführung durch den wiederum von Mephisto angeleiteten Faust.

Im Goethe-Haus hier in Rom las ich den fahrig hingehauchten Brief eines Mädchens, das sich ein Zeichen der (weiteren) Zuneigung des in eine Reihe von amourösen Abenteuern verstrickten Johann Wolfgang erhoffte und doch fast schon verzweifelt war. Goethe seinerseits war unterdessen unglücklich in eine andere Frau verliebt, versprach wieder einer anderen die Hochzeit – und reiste dann ab nach Weimar, wo er sich in Christiane Vulpius verliebte. Das alles, während er weiter den „Faust" erdachte. Ein Schelm, der Böses dabei denkt.

Faust als Weltendrama zeigt, was Menschheitsdrama zu sein scheint: Wenn wir nicht das Gute schaffen, sondern das Böse ausleben, zerstören wir alles. Das ist der Kern jeder Moral. Jeder Mensch und jeder Staat muss sich dem Guten, Wahren, Reinen, Schönen verschreiben, wohl wissend, dass Menschen auch andere Seiten haben. Wir brauchen für unser Gemeinwohl, also für das gemeinsame Wohl, Regeln des Zusammenlebens, die Altruistisches belohnen und Destruktives bestrafen. Wir müssen uns diesen Regeln unterwerfen, auch wenn es lustvoll sein kann, sie zu überschreiten.

Mitgefühl

Vermutlich kann die Kunst bewirken, dass wir beide Tendenzen miteinander versöhnen. Oder gute Wissenschaft. Oder Philosophie. Vielleicht müssen wir unsere eigenen Erfahrungen machen – und sie dann transzendieren, um so viel wie möglich aus ihnen zu lernen und unseren Kindern weiterzugeben. Vor allem aber sollten wir eines üben, das uns selbst, uns untereinander und uns in globalisierten Zusammenhängen helfen könnte, mehr Freundlichkeit und Fürsorge, Achtsamkeit und Respekt, Würde und Wertschätzung – mit anderen Worten: Gutes, in die Welt zu bringen, das man unter dem Sammelbegriff Mitgefühl zusammenfasst. Gleichzeitig wären wir naiv (was ja nichts Schlimmes sein muss) und vermutlich wirkungslos (was schlimmer ist), wenn wir nicht gleichzeitig dafür sorgen, dass Politik und Sozialsysteme unserer Länder gründlichst reformiert werden. Das Ziel muss sein: Die Schere von Arm und Reich nicht weiter auseinanderdriften zu lassen, nicht global und nicht in jedem einzelnen Land (Italien hat es in Nord-Süd-Richtung, Deutschland in West-Ost-Richtung; Europa wiederum hat wie überhaupt der Globus – noch – ein Nord-Süd-Gefälle). Das Ziel muss sein, mehr Solidarität zu wagen und „res publica" überall zu erhalten oder überhaupt erst einzuführen. Und das scheint momentan so schwer wie lange nicht.

Denn während in Europa weitgehend Frieden herrscht, toben die (Stellvertreter-) Kriege anderswo. Während Europa prosperiert (noch), lässt es seine ehemaligen Kolonien verkommen, schottet es sich ab gegen deren Elend, gegen die Bedürfnisse dortiger Menschen nach Wasser, Nahrung, Arbeit, Bildung, Würde. Das Böse hat heute die Form von Gleichgültigkeit, mangelndem Engagement vieler und von fortgesetzter Ausbeutung, fehlendem Verantwortungsgefühl und dem Sich-Abwenden der Unternehmen und Regierungen, wie der sogenannten „kleinen Leute". Alle handeln nach dem Motto: „Wenn ich nicht hinschaue und nicht darüber rede, dann existiert es auch nicht."

Ein kleiner Blick vom schönen Rom hinüber nach Kinshasa. Im Kongo herrscht Gewalt, viel Gewalt, grausamste Gewalt. „In ihrer womöglich erschreckendsten Form, nicht ersonnen von ausgewählten Sadisten, die in Staatsgefängnissen foltern, nicht als Werk eines Psychopathen, der wild um sich schießt. Sondern als flächendeckendes Gemetzel wehrloser Menschen, ausgeführt von riesigen Gruppen von Männern und sogar Kindern, geduldet von einer internationalen Gemeinschaft, die ihre Ressourcen schont. Ihre Soldaten, aber auch ihre Ideen und schließlich ihr Mitgefühl", schreibt Elke Schmitter in ihrer Besprechung von „Kongo. Eine Geschichte" des Historikers David van Reybrouck (Spiegel Nr. 17, S. 148), einem Autor, der sich auf Überraschungen einlässt. Überraschungen, die geschehen können, „wenn das Erkenntnisinteresse des Forschenden sich zunächst vom Augenschein, von seinen Sinnen, vom Staunen und von Gesprächen leiten lässt", und entdeckt, „dass Menschen überall Menschen sind. Wehrlos, brutal, der Hoffnung bedürftig. Und darauf angewiesen, dass man ihre Geschichte erzählt. Auch, damit sie sich nicht wiederholt" (ebd., S. 150; siehe auch Kapitel 16 „Gewissenlos – sind Gewalttäter grundsätzlich krank?" in diesem Buch).

Gegensätzliches zusammenbringen

Und so saß ich in Rom, in Stockholm und Göttingen, saß in Zürich und Wien, in Hamburg und München, in Berlin, in Luxemburg und in vielen anderen Städten, an Seen und Flüssen und am Meer. Saß und schrieb Erlebtes auf. Geschichten über Menschen, die – ähnlich wie die Kindersoldaten im Kongo und doch wieder ganz anders – genötigt wurden, Zeugen und vielleicht MittäterInnen zu werden von furchtbar bösen Handlungen; Geschichten von Menschen, die angeblich freiwillig und nach langen vorherigen Überlegungen getötet haben. Geschichten über Leid. Ich erzähle sie aus der Sicht derjenigen, die Opfer von Grausamkeiten geworden sind und mit sich ringen mussten; vielleicht lebenslang ringen müssen, nicht selbst (wieder) zum Täter oder zur Täterin zu werden. Manche schaffen es, andere nicht. Sie werden eine Geschichte lesen von einer verhinderten Amokläuferin und einige von selbst als Kind gequälten Amokläufern und Terroristen, die nichts anderes wollten als Vernichtung – und die ihr Vorhaben auch umsetzten. Und eine Geschichte erzählt auch ein verurteilter Mörder, der erst, nachdem er eine Frau schwer verletzt und eine getötet hatte, mit seiner Gefängnistherapeutin, die ebenfalls in diesem Buch zu Wort kommt, seine mörderischen Zwangsfantasien auflösen konnte. Er bleibt vielleicht für lange, vielleicht für immer inhaftiert und versucht doch, seine Menschenwürde zu finden und einen Weg, mit seiner Schuld umzugehen. Ich bin auch für viele andere Menschen – Opfer wie Täter – dankbar, dass er, so aufrichtig, wie er es vermochte, mir ein Interview gab. Nichts kann seine Taten weniger schrecklich machen, doch wie er sich ihnen gestellt hat davon können wir lernen.

Bei allen Begegnungen versuche ich den Blick zu werfen auf das, was uns Hoffnung machen kann: Dass Menschen lernfähig sind. Dass sie das Gute, das Richtige tun wollen. Dass sie sich an Dingen erfreuen, Gefühlsaufwallungen beherrschen oder sublimieren, daraus Musik oder Kunst formen können. Dass sie in Beziehungen und durch Beziehungen Mitgefühl spüren und selbst entwickeln können. Dass sie sich unendliche Mühe geben, ihren eigenen Kindern liebevoll und unterstützend zu begegnen oder zumindest eine Kompensation suchen für das Leid, das sie anderen angetan haben und / oder das ihnen selbst angetan wurde.

Dieses Buch versucht etwas Niedagewesenes: Es bringt Opfer und Täter, Opfer-TherapeutInnen und Täter-TherapeutInnen in einen Raum – unter einen Buchdeckel. Manche werden sich dagegen innerlich wehren: „Wie konntest du nur …“ Doch ich bitte um Geduld: Lesen Sie dieses Buch und verstehen Sie: Die meisten Täter sind ehemalige Opfer von Bindungstraumatisierungen und Gewalt, von Rohheit und Verlassen-Sein, denen nicht rechtzeitig geholfen wurde, ihren Weg anders einschlagen zu können. Viele, sehr viele hätten das Angebot gern und rechtzeitig angenommen. Unbehandelbar sind nur wenige. Und: 99 % der Täter sind irgendwann wieder in Freiheit. Wenn wir uns nicht bemühen zu verhindern, dass sie wieder straffällig werden – dann produzieren sie wieder neue Opfer. Noch etwas wird in diesem Buch überdeutlich: In Opfern gibt es auch eine andere Seite. Eine, die meist gegen sie selbst losschlägt, manchmal aber auch gegen andere losschlagen kann. Eine Seite, die wir „Täterintrojekte“ oder täterimitierende Anteile nennen. Hören wir auf, Opfer und Täter, Opfer-Therapien und Täter-Therapien gegeneinander auszuspielen. Wir brauchen für beide ein Verstehen und für beide Seiten qualifizierte HelferInnen (siehe Interview 11 mit Frank Urbaniok in diesem Buch). Das entschuldigt Grausamkeiten in keiner Weise, aber es fordert zu etwas auf: zu einem grenzüberschreitenden Denken und Handeln, innerlich wie äußerlich. Das ist gar nicht so einfach. Denn gleichzeitig gilt ja: Bei Gewalt gibt es kein Einvernehmen. Man muss sich positionieren. Das gilt in Familien – hält man zum Täter oder zum Opfer? – wie in Gesellschaften. Ich behaupte: Man kann das eine tun – sich positionieren –, ohne das andere zu lassen: den Keim möglicher Täterstrukturen in Opfern und die Opferstrukturen in Tätern bemerken und entsprechend (be-)handeln.

Dabei werde ich nicht müde, darauf hinzuweisen, dass der Mensch eben nichts Einheitliches ist. Das Konstrukt der einen ganzheitlichen Persönlichkeit mit einem durchgängigen Bewusstseinsstrom muss aufgegeben werden. Es lässt sich nicht halten. Wir alle bestehen aus sehr verschiedenen Strebungen und Impulsen; aus vielen Seinsformen und Zuständen, in unserer „Alles-ist-machbar-und-globalisiert“-Welt erst recht. Manche – besonders die als kleine Kinder bereits Gequälten – bestehen oft sogar aus sehr verschiedenen Selbst-Zuständen, die sie nicht überschauen und nicht koordinieren können. Sie zu verstehen und zu kanalisieren, ohne sie nur in dunkle Ecken zu verbannen, von wo aus sie sich ihren Weg bei einer passenden Gelegenheit nach außen bahnen können – langsam und schleichend wie Gift, oder abrupt ausbrechend wie ein Geysir –, das ist die Aufgabe aller, die Menschen privat oder professionell begleiten.

Denn die Kleinfamilienerziehung (Mütter mit innerlich und / oder äußerlich nur allzu oft abwesenden Partnern) versagt heute sehr oft, leider: Unwissenheit, Laissez-faire-Impulse, Unberechenbarkeiten und (Wohlstands-)Vernachlässigung, aber auch die Sexualisierung, ja Pornografisierung vieler Lebensbereiche, zusammen mit der enormen Zunahme und Verdichtung von Arbeitsstress und Zukunftsangst sorgen bei vielen Müttern und bei noch mehr Vätern für eine Entfremdung von ihren Kindern. Immer mehr Kinder, Jugendliche, aber auch Erwachsene aller Gesellschaftsschichten verwahrlosen und brauchen professionelle Unterstützung (Pädagogik, Beratung, Betreuung, Psychotherapie, Psychiatrie und andere Heilkunst). KrankenkassenvertreterInnen stöhnen, GesundheitspolitikerInnen sind ratlos: Wie kommt es, dass unser Sozial- und Gesundheitswesen uns die Haare vom Kopf frisst, die Kosten für ambulante und stationäre Behandlungen von psychischen Problemen explodieren, ohne dass messbare Erfolge zu verzeichnen wären?

Eine der möglichen Antworten lautet: Weil wir seit der sogenannten Aufklärung (die notabene mit der Hexenverfolgung ihren Anfang nahm) immer noch so tun, als seien Menschen vernünftige Lebewesen, die rational denken und handeln – oder alternativ: Verrückte, Kranke, Auszusondernde, die repariert oder – falls das nicht geht – in Krankenhäusern, als (Früh-)RentnerIn, als TäterIn in Gefängnissen etc. entsorgt werden müssten. Doch was ist, wenn das ganze Konzept falsch ist? Was ist, wenn wir weder immerzu einen freien Willen haben noch im Zweifelsfall gestört, verrückt oder krank sind, jedenfalls die wenigsten von uns? Was ist, wenn unsere Gesellschaft in vielen ihrer Strukturen verrückt und krank ist und Menschen auf krank machende Lebensumstände mit der von der Natur vorgesehenen natürlichsten Form reagieren: mit Kampf-, Flucht-, Erstarrungs- oder Unterwerfungszuständen, die man Dissoziation nennt und die einen später immer wieder heimsuchen? Was ist, wenn die Zunahme von Stress, von Gewalt, von einem Mangel an Mitgefühl nicht nur die uns umgebende Natur und Tierwelt, sondern auch uns selbst zu zerstören droht? Wenn die Menschen fragmentieren unter Stress, nicht mehr, sondern weniger berechenbar werden, eher auseinanderfallen, als eine koordinierte zivilisierte Persönlichkeit auszubilden: Was müssen wir dann tun?

Was ist in diesem Buch zu finden?

Das sind die Themen, denen ich in meiner Arbeit weiter und weiter nachgehe. Dabei begegne ich Menschen, die meine „PatientInnen" oder „KlientInnen" sind, mit der gleichen Neugier wie den KollegInnen und den ZuhörerInnen, die mir nach meinen Vorträgen oder über meine Webseite ihre Geschichten erzählen. Ich fahre herum – jedes Jahr zusammen genommen mindestens zweimal um die Erde – und höre zu. Ich sammle Geschichten, manchmal auch die meiner eigenen Familie und meines eigenen Gewordenseins. Dabei orientiere ich mich vor allem am Erfolg, denn ich möchte wissen, was hilft. Was hilft, wenn die eigene Kindheit überschattet wurde von Grausamkeiten? Was hilft, wenn man zum Verbrauch in einem destruktiven Kult gezeugt wurde? Und was, wenn man namenlosem Grauen in einer ständig alkoholisierten und übergriffigen Familie entkommen ist? Was hilft, wenn man sexualisiert benutzt wurde, schon als Kind? Und was, wenn man dem sadistischen Psychoterror einer psychotischen Mutter entronnen ist? Wie überlebt man Krieg, Folter und Vertreibung? Und wie versucht man, nicht selbst böse zu werden ob all der bösen Taten, die an einem oder einer begangen wurden oder deren Zeuge man wurde? Davon handelt mein Buch, das ich in zehn Jahren geschrieben und immer wieder aktualisiert habe – an vielen Ecken immer neu beginnend und es schließlich zu einem Ganzen zusammenwebend, in der Hoffnung, es möge sich in der Textur aus vielem ein Bild ergeben. Ein Bild, das Menschen anregt, sich mit schlechten Verhältnissen nicht zu begnügen. Niemals.

Lesen Sie dieses Buch also von vorne nach hinten oder von hinten nach vorn. Oder fangen Sie mittendrin an und schauen nach links und rechts. Lesen Sie die Interviews mit Fachleuten und Betroffenen, blättern sie in den Ergebnissen wissenschaftlicher Studien, von denen ich einige Hundert zusammengefasst habe. Lesen Sie sich fest in kleinen Essays, die einzelne Punkte vertiefen, und vergleichen Sie zwischendurch immer das Gelesene mit Ihren persönlichen Lebens- und Berufserfahrungen.

Beim Lesen und Nach-Denken werden Sie einem Thema immer wieder begegnen: Ohne gute Beziehungserfahrung wird es nicht gehen. Nur wer von anderen lernt, wie sich Sicherheit, Unterstützung, Mitgefühl und Akzeptanz in möglichst allen, auch den dunkelsten Bereichen der eigenen Persönlichkeit anfühlen, wird lernen, sich selbst entsprechend zu behandeln – und eigene Schutzbefohlene ebenfalls. Und doch gibt es in manchen Menschen etwas, das mich stets aufs Neue wundert: Sie haben Liebe nicht kennengelernt – aber sie sind liebesfähig. Sie sind bereit, sich auf einen anderen Menschen fürsorglich und achtsam und neugierig einzulassen – obwohl sie grausam und verroht behandelt worden sind. Allerdings: Das Sich-Einlassen ist das eine – das Verinnerlichen das andere. Viele sind freundlich zu anderen, aber nach innen zerquält von Süchten, Selbsthass und Todesgedanken. Um das innere „Heilewachsen", wie es einmal eine meiner Klientinnen ausgedrückt hat, zu befördern, braucht es ein liebevolles und das Lernen förderndes Gegenüber. Ein Gegenüber, das zudem eine gewisse Kompetenz haben sollte, sich mit einem Menschen unterstützend zu beschäftigen, der vielleicht nicht „eins" ist mit sich und in sich. Sondern vieles. Oder Viele. Vielleicht lässt sich diese Kompetenz nicht nur in Studien und Selbsterfahrung erwerben, sondern nur dann, wenn wir offen sind für das Anderssein in anderen Menschen. Wenn wir uns überraschen lassen können. Wenn wir Abschied nehmen von der Vorstellung eines hermetisch geschlossenen Welt- und Persönlichkeitsbildes.

Mit der buchstäblichen Vielfalt in Menschen in der Extremform einer multiplen Persönlichkeit – heute als dissoziative Identität bezeichnet – habe ich mich seit Jahrzehnten intensiv beschäftigt. Ganz besonders sie, die von frühester Kindheit an in der Regel Vernachlässigung und Gewalt in vielfältigster Form erlebt haben, zeigen uns, was ein Gehirn, was ein Körper schaffen kann, um auch unter unwürdigsten und krankhaftesten Bedingungen zu überleben. Und sie zeigen uns, was alles möglich ist, wenn man versucht, mehr zu tun als zu überleben und fragmentiert zu bleiben. Wenn man „heilewachsen" will. Wenn man sich aussetzt, ein letztes Mal vielleicht sich aussetzt einer Erfahrung, die „Nachreifen" und Persönlichkeitswachstum bedeuten können. Von ihnen will ich natürlich besonders erzählen; aber auch von vielen anderen, die nicht ganz so fragmentiert, aber doch auch aufgeteilt sind in ihrem Innern, in „Hell“ und „Dunkel“, in „Gut“ und „Böse“, in Opferanteile und dem, was sie aufnehmen mussten vom Täter oder der Täterin, einfach weil sie ihm oder ihr ausgesetzt waren.

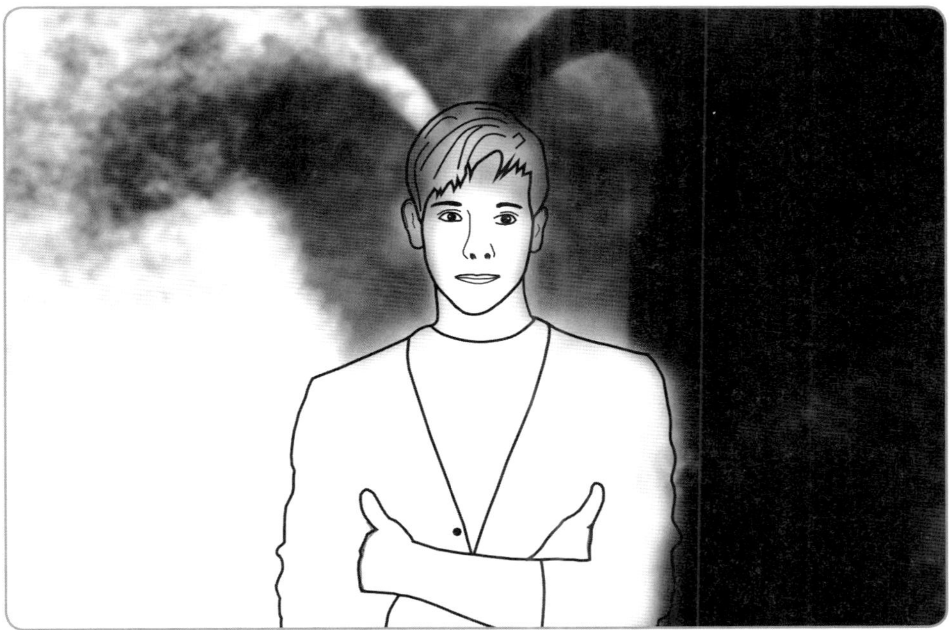

„Der Feind im Innern“ – diesen Buchtitel trage ich seit vielen Jahren mit mir herum, und er passt vielleicht heute so gut wie nie zuvor, denn wir alle haben nicht nur unseren inneren Feind in unserer Seele, sondern auch in unseren Gesellschaften Feinde, die uns verbrecherisch behandeln (könnten) – und nicht alle diese Feinde werden vor Gericht landen. Das Buch erzählt davon, wie man vielleicht den eigenen inneren destruktiven Impulsen und Anteilen die Hand hinstrecken sollte, um eine Chance zu bekommen, ihnen nicht länger hilflos ausgesetzt zu sein. Nur schafft man das so schlecht bzw. fast gar nicht allein. Sondern man braucht die Hilfe und Unterstützung mindestens eines außen stehenden Menschen, der dieses „Den-‚bösen‘-Anteilen-die-Hand-Hinstrecken“ anfangs übernimmt, als Vorbild, als Beispiel, wie es gehen könnte. Wenn das nicht ein Elternteil sein kann – wer kann es dann übernehmen? Mit Mitgefühl der „bösen“ Erfahrung und allen ihren inneren Repräsentanten zu begegnen ist der Schlüssel zur Veränderung. Davon vor allem wird das Buch erzählen, denn es präsentiert nicht nur Studienergebnisse, sondern Menschen, die sich engagieren – für sich selbst und für andere. Sie finden hier Gespräche mit Opfern und Tätern, mit Kindertherapeuten und forensischen Psychiatern, mit Frauen und Männern, die eins verbindet: Sie lassen sich auf ihre Arbeit an sich selbst und die Arbeit mit ihren Schutzbefohlenen ein. Auch wenn diese Arbeit nicht selten schmerzhaft sein kann – sie ist auch sehr befriedigend und vermittelt allen Beteiligten das Gefühl, etwas zu tun, das zutiefst sinnvoll ist und über die eigene Biografie hinausreicht.

In Rom, Tessin, Stockholm, Karlshamn und Göttingen ist die Endfassung dieses Buches entstanden. Überall bin ich freundlichen GastgeberInnen begegnet, denen ich herzlich für die Überlassung ihrer Wohnungen und Häuser danke. Viele Menschen haben Teile des Manuskriptes gelesen, kommentiert und korrigiert, darunter Irma Knipper, Jocelyne Buchmeier, Karl Heinz Brisch, Renate Stachetzki, Harald Schickedanz, Ute Bluhm-Dietsche, Annelie Wagner, Frank Urbaniok, Marianne Wick, Daniel Oesch, Jacqueline Schmid, Gabriele Schmitz, Katja Paternoga, Onno van der Hart, Frauke Rodewald, Renate und Josef Vorwald sowie etliche Menschen, die mir ihre Geschichten erzählt und viele Anregungen gegeben haben und gern anonym bleiben möchten; ihnen allen sehr herzlichen Dank. Der Blick „über die Grenzen" war sehr anregend und ich hoffe, dass etwas von der Freude, die ich beim Teilen und Mit-Teilen hatte, bei Ihnen ankommt.

Wie immer freue ich mich über Rückmeldungen unter huber@michaela-huber.com (Website: http://www.michaela-huber.com)

Von Rom bis Göttingen, im Frühjahr, Sommer, Herbst und Winter 2012

Michaela Huber

1. Lieber nichts fühlen?

I've been through the desert on a horse with no name
It was good to be out of the rain
In the desert you can't remember your name
For there ain't no one for to give you no pain
Lala-la-lalalala-lalala-la-la ...

Dewey Bunnell (America)

Als der Song „A Horse with No Name" 1972 herauskam (nein, es war nicht Neil Young, der ihn als Erster sang, auch wenn sich Songwriter Dewey Bunnell der Band „America" von Youngs typisch lakonischem Stil inspiriert fühlte), dauerte es noch einige Monate, bis er auch in Deutschland bekannt wurde. Mich als Anfang Zwanzigjährige hat er sofort angesprochen. Ein Ohrwurm, den man beim Laufen wieder und wieder innerlich singen konnte: „For there ain't no one for to give you no pain, lala-la-lalalala ..." Das Lied ist einerseits völlig durchgeknallt, andererseits erschien es der jungen Frau mit ihrer milden Form von Verzweiflung, die ich damals war, wie ein inneres Echo: Mit einem namenlosen Tier in der Wüste sein, einfach nur raus aus dem Regen, und in der Wüste kann man sich nicht an den eigenen Namen erinnern, denn da ist niemand, der einem Schmerzen bereitet, lala-la ...

Doch, ich kann mich noch in die Stimmung von damals hineinfühlen. In das beobachtende Nichteinlassen, das einsame Laufen und Flüchten, immer wieder durch die Großstadt gehen, den Bürgersteig entlang, keinen ansprechen, nicht gesehen werden, nur beobachten, und niemand kann dir etwas tun, und den Rhythmus von „Horse with No Name" in den Füßen, die Melodie in den Stimmbändern, im Kopf.

Neulich kam eine Klientin zur Tür herein und summte die Melodie vor sich hin – der Song war gerade wieder populär. Ob sie die gleiche beziehungslose, trotzig-einsame Beziehungs-Sehnsucht mitbringt, dachte ich. Wie ich sie damals hatte, als das Lied so gut passte und ich mir nie eingestanden hätte, dass hinter dem „Ihr könnt mich alle mal" diese Sehnsucht steckte nach Begegnung? Ob die Klientin das Gefühl von „splendid isolation", von beinahe schön schmerzvoller Einsamkeit bemerken würde, das in dem Lied zum Ausdruck kommt?

Manche, die meine Räume betreten – meist sind es junge Frauen mit langjährigen und frühen, wirklich äußerst schmerzhaften Beziehungs-Traumatisierungen –, haben schon einen Teil des Weges heraus aus der Wüste hinter sich. Bei anderen bin ich eine Weile sozusagen das namenlose „Pferd", mit dem sie durch ihre Wüste traben, dem sie erzählen, dass ihnen dann wenigstens niemand wehtun kann. – So lange, bis sie wahrnehmen, dass ich auch eine Beziehungspartnerin bin; wie das Pferd in dem Song natürlich ein wichtiges, nicht nur rhythmisch tragendes lebendiges Element ist, so sind die Termine bei mir für sie nicht nur Möglichkeiten zur Selbstreflexion, sondern auch Einladungen, in Beziehung zu gehen und sich dabei auszuprobieren, aber auch den Schmerz zu benennen, der aus früheren Beziehungserfahrungen stammt.

„A horse with no name" enthält ein Traumbild: Wenn du dich zurückziehst und keine Beziehungen eingehst, kann dir keiner etwas tun. Dann kannst du unterwegs sein, irgendwohin, kannst immer in Bewegung sein, und du musst trotzdem niemand Bestimmtes sein, wirst nicht angesprochen, nicht dingfest gemacht, nicht beschuldigt, nicht verletzt. Was ein junger Mensch vielleicht nur phasenweise erlebt – es gehört zum Heranwachsen dazu, sich gelegentlich so zu fühlen –, kann bei anderen auch chronisch sein. Wenn man sich sehr lange so sehr bemüht, sich vor (weiteren) Verletzungen zu schützen, kann das in eine namenlose innere Wüste führen. Eine innere Wüste, die wir Depression nennen, Angst, Einsamkeit, Aufgeben, wütende Verweigerung ...

Andererseits: Sich dem Schmerz der Begegnung mit der Gefahr erneuter Verletzung auszusetzen, kann eine/n weiterbringen. Kann weicher machen, offener, lebendiger, kann persönliche Entwicklung bedeuten. Das habe ich natürlich selbst erfahren, sonst würde ich meinen Beruf nicht mit solcher Freude ausüben, auch noch Jahrzehnte, nachdem ich ihn begonnen habe. Ja, ich kann gut nachvollziehen, wie schwer es ist, nicht nur freundlich-zugewandt zu sein, das können viele, es kann reine Äußerlichkeit sein. Sondern sich wirklich zu öffnen, mit dem unkalkulierbaren Risiko, sich zwischenmenschlichen Situationen auszusetzen, die man nicht hundertprozentig, manchmal nicht einmal zur Hälfte kontrollieren kann. Es wird für mich und die meisten Menschen nie einfach sein – wir alle möchten am liebsten jederzeit Kontrolle über Situationen haben und behalten –, und doch ist es das, was das Abenteuer der Begegnung und das Abenteuer Psychotherapie ausmacht: Um selbst weiterzukommen, gilt es, Risiken einzugehen; das Bisherige ein Stück loszulassen, um Neues zuzulassen.

1.1 Warum Alleinsein wichtig sein kann

Als Gegenstück zur Begegnung sind der Rückzug, das Alleinsein und die bewusst gefühlte Einsamkeit wichtig. Auch wenn man in Beziehung ist und dort lernt, dass es Begegnung geben kann, Trost, Hilfe, freundliches Angenommensein. Den bitteren Krug voller Erkenntnisse und schmerzvoller Wahrheiten bis zur Neige zu trinken, das kann man erst einmal nur allein. Sich versteckter, tabuisierter, vermiedener, geleugneter, verschämter, schuldbewusster Emotionen klar zu werden, sie sich einzugestehen – das geht zuallererst nur für sich allein. Durch das Tal der Tränen zu wandern, einzubrechen und unten zu liegen und das Gefühl zu haben: „Ich bin zu schwach, um je wieder aufzustehen", und es dann doch zu tun – das muss man selbst tief im eigenen Innern erleben. Bei all dem kann man begleitet werden, doch erleben und durch alles das Hindurchgehen muss man selbst. Der Mythos von der „Reise des Helden", vieltausendfach erzählt, von Jesu „40 Tagen in der Wüste" bis zu heutzutage bewusst gesuchten Outdoor-Abenteuern, in Tausenden von Geschichten der Weltliteratur, in zahllosen Liedern wird diese Reise besungen. Wenn man am anderen Ende der Reise wieder herauskommt, aus dem Tal der Tränen, der Wüste, der Einsamkeit, der Kargheit, der Dunkelheit, fühlt man sich wie gehäutet. Es wurde etwas abgestreift, es kommt etwas hervor. Noch fühlt man sich wie rohes Fleisch und jeder Windzug schmerzt, doch da ist etwas neu und anders. Etwas, das immer da war und jetzt hervorkommt, das zu einem gehört hat, immer, und jetzt mehr gelebt werden kann – an der frischen Luft.

Die Rolle der anderen Menschen ist bei diesem Prozess: zu lassen und geduldig zu sein, zu ermutigen und herauszufordern, ohne je zu drängen oder zu zwingen. Auszuhalten, dass der oder die Suchende durch diesen Prozess geht, ohne ihm oder ihr etwas abnehmen zu können. Freundlich zu bleiben, ohne zunächst zu wissen, wer oder was einen da gegenüber gerade wütend anfunkelt. Das Fremd- und Anderssein zu ertragen. Und doch da zu sein und da zu bleiben. Sehr gute FreundInnen können das, sehr gute PartnerInnen können es und gute PsychotherapeutInnen sollten es können. Sie bestätigen: „Ja, das tut weh. Doch das schaffst du." Sie haben Mitgefühl: „Gerade ist es sehr schlimm, nicht wahr? Das tut mir leid für dich, dass du das jetzt erleben musst." Und sie hören nie auf zu ermutigen: „Da geschieht jetzt offenbar etwas Wichtiges. Vertrau auf deine Intuition, wohin auch immer sie dich führt." Meine Erfahrung ist: Wann immer ich die Geduld und die Sorgfalt hatte, mit jemand genau hinzuschauen, ohne etwas von mir aus drängend, abkürzend, wegmachend aktiv verändern zu wollen – dann konnte etwas im Innern dem kleinen oder großen Menschen, mit der oder dem ich beruflich oder privat zusammen war, „wie von selbst" wachsen, sich sortieren, sich ausrichten, groß und stark werden. Es gibt dabei nur wenige Regeln einzuhalten. Die wichtigste: Keine Gewalt, weder nach innen noch nach außen, im Zusammenhang mit dem, was wir hier tun. Und schon das kann unendlich schwer einzuhalten sein.

1.2 Allein gelassen

Immer habe ich gut verstanden – auch aus meinem eigenen inneren Erleben –, dass es die Tendenz in einem Menschen geben kann, nichts mehr von der Welt zu wollen. Wer nichts fühlt, dem tut auch nichts weh. Wer einfach nur vorwärtstrabt, schmerzfrei und wie namenlos, kann nichts benennen. Wer nichts benennen kann, kann nichts begreifen, denn wir begreifen über Begriffe. Und so kann die „splendid isolation", kann der Ritt durch die Wüste ein stolzes und abgegrenztes Gefühl machen – vielleicht sogar eines, das einem das Gefühl gibt, alles unter Kontrolle zu haben. „Alles easy", „No problem", „Alles klar", „Alles o.k." – und wie's da drinnen aussieht, geht niemanden etwas an. So leben durchaus viele Menschen. Und in vielen Menschen leben Zustände, Wesenheiten ..., die so denken.

Die wenigsten meiner schwersttraumatisierten KlientInnen – sie sind fast alle als Kind vielfach misshandelt und sexuell ausgebeutet worden, viele waren Opfer sogenannter „Kinderpornografie" und „Kinderprostitution", etliche sind immer noch mit Menschen verwickelt, die ihnen geschadet haben und es nach wie vor tun – die wenigsten also dieser KlientInnen würden im Alltag irgendwo auffallen. Sie gleiten durch die Schule, die Ausbildung, die Uni – bis sie irgendwann ganztags irgendwo berufstätig funktionieren müssen. Und dann geht auf einmal gar nichts mehr. Dann starren sie stundenlang auf ihren Bildschirm, ohne sich zu bewegen. Dann ertragen sie keine anderen Menschen mehr. Dann laufen sie türenknallend davon. Dann verkriechen sie sich im Bett und ziehen die Decke über den Kopf. Dann vermüllt ihre Wohnung. Dann brauchen sie eine Kur oder Hals über Kopf einen Psychiatrieaufenthalt, weil sie sonst nicht mehr leben könnten und sich immer wieder an den Bahngleisen wiederfinden. Dann schlucken sie, kaum wieder daheim, eine Überdosis gehorteter Tabletten und werden gerade noch gefunden. Dann fällt plötzlich auf, dass sie an den Innenseiten der Arme, der Oberschenkel oder anderswo Schnittnarben haben. Dann nehmen sie immer mehr Schmerzmittel oder trinken noch mehr Alkohol. Dann folgen Aufenthalte in psychosomatischen oder Suchtkliniken. Dann werden sie frühberentet, mit Anfang 30 zum Beispiel. Irgendwann im Laufe dieser „Karriere" versuchen sie, eine ambulante Psychotherapie zu bekommen, möglichst von der Krankenkasse bezahlt. Dann beginnt ein Spießrutenlaufen: Alle guten TraumatherapeutInnen oder überhaupt gute PsychotherapeutInnen sind ausgebucht, ebenso alle guten stationären Traumatherapieprogramme. Die Kasse will nicht zahlen. Widerspruch. Es gibt ein paar Probestunden. Dann eine quälend lange Wartezeit. Wieder lehnt die Kasse den Antrag auf ambulante oder stationäre Psychotherapie ab. Suizidversuch. Albträume, Verlust der Alltagsstruktur. Verzweiflung. Es droht die dauerhafte Berentung und damit die lebenslange Armut ...

Dass es in ihrem Innern Zustände oder „Wesenheiten" gibt, die mehr oder wenige milde oder wütend den Kopf schütteln und der Alltagspersönlichkeit sozusagen den Vogel zeigen: „Was strengst du dich eigentlich so an? Meinst du, es bringt etwas, wenn du deinen Jammer zu irgendwem trägst? Es kann dir doch sowieso niemand helfen – schau dir das Desaster doch an!" – das verstehe ich gut (siehe auch Interview 7, das Gespräch mit Sandra in diesem Buch).

Übertrieben? Keineswegs. Die Traumaabteilungen und psychosomatischen Kliniken sind voll mit jungen Frauen (und ein paar jungen Männern), die klug, begabt und kreativ sind und nicht – derzeit nicht, vielleicht nie mehr – arbeitsfähig. Viele andere Traumatisierte, vor allem männlichen Geschlechts, werden nicht in Kliniken landen – sondern im Gefängnis. Ein lebender Albtraum: So viele junge Menschen zu verlieren kann sich eigentlich keine Gesellschaft leisten. Aber warum ist das so?

Meine Vermutung ist: Unser Sozial- und Gesundheitswesen sowie unser System der Strafvereitelung oder juristischer Sanktionierung sind extrem ineffizient für diese jungen, früh traumatisierten Menschen. Statt ihnen so früh wie möglich so dezent und freundlich und niedrigschwellig wie möglich Unterstützung anzubieten – damit sie nicht sehr lange allein durch ihre „innere Wüste reiten" und so tun müssen, als wäre alles in Ordnung –, wird das Thema familiärer Gewalt, sexueller Ausbeutung und komplexer Traumata weitgehend ausgeblendet. Man schaut nicht genau hin, geht nicht an die Seite dieser Mädchen und Jungen, fragt nicht: „Sag mal, du bist so blass, kann es sein, dass es dir gerade gar nicht so gut geht?" Oder: „Du schlägst derart um dich – komm, ich setze mich neben dich und du sagst mir mal, was dich wirklich so zornig macht." Aufmerksame und mitfühlende PädagogInnen, NachbarInnen, Familienmitglieder scheuen sich nachzufragen, weil sie Angst vor den Eltern haben, Angst, sich etwas „ans Bein zu binden", mit dem sie nicht fertig werden. Und die jungen Menschen tun sehr lange so, als sei nichts. Auch vor sich selbst.

Nur den Dingen keine Namen geben, sich durchschlängeln, irgendwie durchkommen, sehr lange. Und wenn sie zusammenbrechen oder immer mehr ausrasten, verweigern ihnen die Institutionen die Hilfe: Es gibt viel zu wenige, vor allem längerfristige, pädagogische sowie Beratungs- und Psychotherapiemöglichkeiten. Wenn KlientInnen nicht selbst zahlen können – und viele fallen einfach über kurz oder lang aus dem bezahlten Berufsleben heraus –, dann verweigern die Krankenkassen sehr oft und sehr lange die Behandlung. Ambulant gibt es – wenn man das Glück hat, in Deutschland eine Kassen-PsychotherapeutIn zu finden – maximal 80 bis 100 Stunden Psychotherapie. Das sind zusammen genommen zwei- bis zweieinhalb Arbeitswochen; für eine Kindheit und Jugend, oft auch noch eine gegenwärtige Situation voller Schrecken und Gewalt ist das ein Tropfen auf den heißen Stein. Zumal es bei schwer bindungs-traumatisierten Menschen lange dauern kann, bis überhaupt ein ausreichend sicheres Vertrauensverhältnis aufgebaut ist, um eine tiefere psychotherapeutische Arbeit beginnen zu können.

Wenn man dann eine Therapie begonnen hat, müsste man dranbleiben können, denn zunächst geht es den Menschen oft gar nicht so gut: Alles „kommt raus". Wenn erst einmal jemand zuhört und dem Leid einen Raum gibt, dann quillt es geradezu aus dem verzweifelten Menschen heraus. Und wenn der Geist erst einmal aus der Flasche ist – wer will ihn wieder hineinstopfen? Und doch müssen die Rat- und Hilfesuchenden genau das immer wieder tun: Ihr Leid wieder hinunterstopfen, ihre Tasche packen und gehen. Weil die Stunde (oder die pädagogische / therapeutische Maßnahme) zu Ende ist. Weil die Kasse nicht mehr zahlt. Weil die wenigen Wochen (heute manchmal weniger als sechs Wochen!) bewilligter stationärer Therapie zu Ende sind. Weil die TherapeutIn in Urlaub oder krank ist. Weil man kein Geld für die Fahrkarte hat. Weil man manchmal nicht mal aus dem Bett kommt vor Verzweiflung oder sich – wenn man sehr dissoziativ ist – im inneren Grabenkrieg so verheddert, dass man den Therapietermin „vergisst" oder sich so aufführt, dass man weggeschickt wird (etwa wenn man dann kommt, wenn die TherapeutIn da schon jemand anderen sitzen hat, oder indem man völlig betrunken oder voll mit Drogen oder in einem akut suizidalen Zustand ankommt).

1.3 Defizite im Gesundheitswesen

Weiter: Es gibt die unselige evidenzbasierte Medizin auch im Bereich der Psychotherapie. Was nicht doppelblindgetestet sich für alle Menschen in allen ähnlichen Situationen als effizient herausgestellt hat, wird nicht bezahlt. Was für ein Blödsinn! Als ob sich ein Mensch – ein Universum von Gedanken, Gefühlen, Erinnerungen, Handlungsimpulsen, Erfahrungen, sozialen Situationen –, was seine / ihre seelische Entwicklung angeht, in das Prokrustesbett solcher Gleichmacherei pressen ließe. Dabei hat jede Psychotherapie-Wirkungsstudie, seitdem es solche überhaupt gibt, immer wieder ergeben, dass der wichtigste Wirkfaktor überhaupt in einer Psychotherapie – ebenso wie in jeder pädagogischen Maßnahme die Beziehung ist (siehe Grawe et al. 2003; Eirund et al. 2009). Internationale Psychotherapieforscher haben das so formuliert: „Etwa 85 % der Wirkung von Psychotherapie sind auf Beziehungsvariablen zurückzuführen und nur 15 % der Technik geschuldet" (Lambert et al. 1983).

Bei frühen Bindungs-Traumatisierungen muss die therapeutische Beziehung langfristiger und verlässlicher als bei allen anderen Hilfesuchenden sein, damit ein tragfähiges therapeutisches Arbeitsbündnis überhaupt zustande kommt. Langfristig aber wollen die Krankenkassen, wollen die Sozialsysteme keine Behandlung mehr zahlen, da es immer mehr schwer seelisch verletzte Menschen gibt, die nicht mehr sozial eingliederungs- bzw. arbeitsfähig sind. Außerdem werden immer mehr Kliniken privatisiert. Von daher sind sowohl die ambulanten wie die stationären Therapien einem Gewinnstreben und einem Effizienzdenken ausgesetzt, die zynischste Kosten-Nutzen-Rechnungen enthalten. Doch selbst nach diesen müssten für so viele junge Menschen, viele davon mindestens mit Realschulabschluss plus Berufsausbildung, wenn nicht mit Abitur und sogar Studienabschlüssen, Wege gefunden werden, sie so gezielt zu unterstützen, dass sie von ihren schweren frühen Wunden heilen und „produktive" SteuerzahlerInnen werden, die weder immer wieder teure (z.B. Psychiatrie-)Klinikaufenthalte noch Arbeitslosengeld oder andere Transferleistungen benötigen; von den ersparten sozialen und Gesundheitskosten für ihre Kinder ganz zu schweigen. Und wenn man die horrenden Kosten für Strafmaßnahmen und Gefängnisaufenthalte sieht und wahrnimmt, wie wenig in der Prävention für die gefährdeten Kinder und Jugendlichen getan wird, kann man sich manchmal nur fragen, mit welcher Blindheit unsere Gesellschaft wohl geschlagen ist. Kann man oder will man die Zusammenhänge nicht erkennen?

1.4 Ein einsam-zweisamer Weg

Noch scheint das Tabu, in Familien, in sozialen und gesellschaftlichen Zusammenhängen zu erkennen, dass frühes Eingreifen entscheidend ist, stärker zu sein; man reicht den gequälten Kindern nicht die Hand und treibt sie in ihre innere Einsamkeit. Kein Wunder, dass viele junge traumatisierte Menschen sich enttäuscht, frustriert oder noch gerade eben im Funktionsmodus in ihre „innere Wüste" zurückziehen.

Sie daraus hervorzulocken muss jeden Versuch wert sein. Seien wir also der treue, namenlose „Klepper" (Begleiter) für unsere scheue und verwirrte KlientIn in der Wüste; tragen wir sie ohne Murren sanft durch das schwere Gelände. Geben wir ihr Halt und Würde und Stolz und das Gefühl, im Zweifelsfall immer „alles im Griff" und die Zügel in der Hand zu haben. Vermitteln wir ihr auf ganz dezente Art, dass sie nicht allein ist. Denn wenn sie aus ihrer Trance gelegentlich erwacht, wird sie merken, vielleicht erschreckt, dass sie abhängig ist von uns. Das wird ihr Angst machen: Wenn wir sie jetzt verlassen – dann wäre sie ganz allein in der Wüste und würde sich absolut verloren fühlen. Dann wird es Phasen in unserer Begegnung geben, in denen sie uns kritisch beäugt: Ob wir auch durchhalten, ob wir auch den Weg wissen, ob wir auch da bleiben, ob wir das alles auch können? Manche KlientInnen weigern sich auch ganz lange, die Abhängigkeit überhaupt wahrzunehmen: Da ist diese „Thera", dieser „Shrink", diese „Psycho-Tusse" bzw. der „Psycho-Heini", nichts wirklich Ernstzunehmendes. Man bleibt ohnehin einsam, ob man mit der/dem jetzt redet oder nicht ... KollegInnen, die geliebt werden wollen, sollten sich einen anderen Beruf suchen, denn oft zeigen uns unsere KlientInnen eher die kalte Schulter. Sie behandeln uns (und sich selbst) nicht selten so, wie ihre Eltern sie behandelt haben: kalt, verächtlich, zynisch, abwertend. Ganz besonders die Jungs. Gefühle? „Alles fit im Schritt oder was?" Nur ja nicht. „Das einzige Gefühl, das ein Mann in unserer Gesellschaft benennen darf, ist – Durst", habe ich einmal einen Kollegen sagen hören, der mit männlichen Spielsüchtigen arbeitet. Viele Betroffene sind so misstrauisch. Andere nur in manchen Teilen ihrer Persönlichkeit, während andere Bereiche in ihnen – dazu gehört meist auch die Alltagspersönlichkeit – höflich, freundlich, liebenswürdig dankbar, wenn wir es nicht verhindern, sogar versorgend sind. Sie bemühen sich, nicht unangenehm für uns zu sein, nicht aufdringlich; sie sind pünktlich, halten alle Vereinbarungen ein – alles in dem Bemühen, nur ja die Kontrolle über die Situation zu behalten. Nur die „kleinen und bedürftigen" bzw. die „komischen anderen Seiten" in ihnen torpedieren manchmal den guten Willen. Und wir traben dann brav weiter mit ihnen durch die Wüste, nicken und tragen, sind anspruchslos und auf eine basale Art freundlich und ermutigend „da". Jedenfalls sollte es so sein, wenn wir unsere Arbeit wirklich ernst nehmen.

Wir, das sind die KollegInnen, die als LehrerInnen, ErzieherInnen, BeraterInnen, PfarrerInnen, PsychotherapeutInnen sich dieser Menschen annehmen, die so in Not sind, dass sie ohne uns aus der Wüste nicht herausfinden könnten, und gleichzeitig so bindungsgeschädigt, dass sie noch keine reife private Lebensbeziehung eingehen können. Unsere KlientInnen haben keine Lobby, also sind wir das. Mit unserem freundlichen „Mögen", mit der Art, wie wir sie fraglos annehmen und mit unseren Möglichkeiten unterstützen, geben wir ihnen eine Basis, mit der sie sich durch ihre schwierige Welt bewegen können; wenn es gut geht, finden wir gemeinsam den Weg heraus und dann werden sie uns irgendwann verlassen und zu Fuß bzw. mit anderen Menschen ihrer Wege gehen.

Dies ist eine so anspruchsvolle Arbeit, dass die Gesellschaft eigentlich äußerst dankbar dafür sein müsste. Doch die KollegInnen wissen, dass das nicht so ist.

Dennoch: Meine Ermutigung gilt beiden Seiten. Den so scheuen und gequälten Menschen: Trauen Sie sich, sich jemanden an die Seite zu holen, der nur Ihrem Wohl verpflichtet ist, und kämpfen sie dafür, dass Sie diese Möglichkeit auch bekommen. Und den KollegInnen: Trauen Sie sich, sich jemanden „aufzuladen", der oder die nicht einfach ist, aber unterwegs. Und an beide: Gehen Sie zusammen durch dick und dünn, in guten und in schlechten Tagen. Es ist das Beste, was gequälten Menschen passieren kann, dass jemand für sie „da" ist und sie begleitet. Natürlich gehört zu einer guten PsychotherapeutIn noch mehr: Handwerkszeug, Kompetenz. Die kann und muss man vorher, währenddessen und immer weiter im Leben erwerben, in eigener Psychotherapie, in zahlreichen Aus- und Fortbildungen und Supervisionen. Es wird uns ohnehin mit unseren KlientInnen oft so gehen: Der Weg entsteht, während wir ihn gehen. Wo nur Wüste zu sein scheint, wird ein Pfad sein, aber wir werden ihn erst entstehen lassen. Unser Proviant sind unsere fachlichen Kompetenzen, doch das Wesentliche sind wir selbst: Unsere Sinne, unsere Fähigkeit zu empfinden, sich einzulassen, mitzugehen und im richtigen Moment das Richtige vorsichtig anzubieten. Früher sprach man von „Herzensbildung", die dazu notwendig ist. Vielleicht ist sie von allen Bildungsarten die wertvollste.

In dem von mir herausgegebenen Band „Viele sein" (2011) haben viele Menschen, die selbst durch ihre Gewalterfahrungen zutiefst gequält und innerlich zerrissen waren, berichtet, was ihnen geholfen hat. Und die meisten sagten, sinngemäß: Dass da jemand war, der einfach nicht wegging. Dass da jemand ausgehalten hat und dabeigeblieben ist. Dass mich/uns eine gemocht hat, so wie ich, wie wir waren. Das war das Wichtigste.

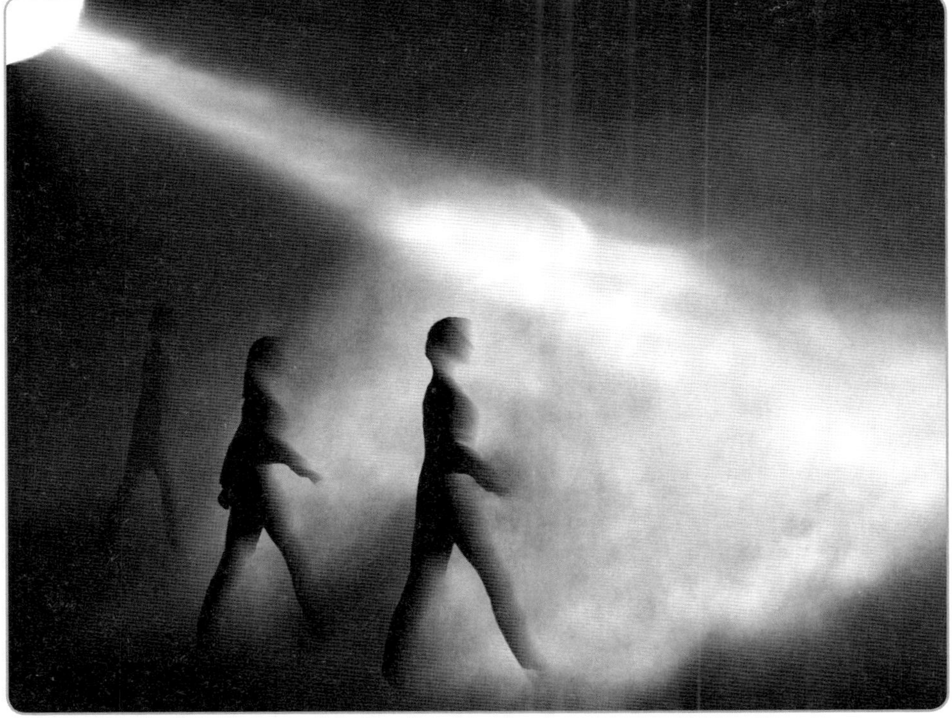

Vergessen wir das nie. Beide nicht. KlientInnen sollten nicht aufgeben. Und TherapeutInnen schon überhaupt nicht, solange es immer weitergeht, hinaus aus der Wüste, der Namenlosigkeit; hin zum – ja, erst schmerzhaften – Fühlen und wieder (und besser) heraus. Das Abenteuer einer Therapie ist vor allem für jene die größte Herausforderung, in denen viel gemeine, entwertende, schuldbeladene und schamvolle Gedanken kreisen. Meist haben die Täter so mit ihnen gesprochen: „Du bist es nicht wert, du bist viel zu blöd, zu faul, zu schlecht, zu böse ..., als dass man dich mögen könnte." Und wir TherapeutInnen: Wir mögen sie. Es ist gar nicht so leicht, das als hilfloser und Rat suchender Mensch auszuhalten, „trotz allem" gemocht zu werden – und nicht leicht, als BeraterIn, SeelsorgerIn, LehrerIn, PsychotherapeutIn ... das Echo aus der „dunklen Ecke da innen" in dem verzweifelten Gegenüber auszuhalten.

Davon handelt dieses Buch: Von der Begegnung „trotz allem". Es wird darum gehen, woher die abweisenden, die „bösen" und andere Stimmen und Impulse kommen und die gleichgültigen und abgeschalteten und andere innere Zustände. Es wird darum gehen, was passieren kann, wenn wir uns gemeinsam auf den Weg machen und wenn wir mit allem, wirklich allem umgehen, was dann kommt.

Der Weg durch die Wüste in Begleitung ist schwer, und er ist wirklich eine „Reise des Helden bzw. der Heldin". Er ist einsam und zweisam, schrecklich und schön, furchterregend und tröstend, langwierig und aufregend. – Vielleicht ist es die abenteuerlichste Reise, die ein Mensch unternehmen kann.

2. Krieg im Alltag – und was wir tun sollten

Alle Menschen sind Brüder –
aber das waren auch Kain und Abel.

Hans Kasper

Befinden wir uns in den deutschsprachigen Ländern nun in einem Nachkriegs- oder in einem Vorkriegszustand? Wer „The German Angst“ überall auf der Welt beschrieben hört, muss sich das fragen. Die Deutschen gelten als auf geradezu hysterische Weise ängstlich. Sie haben Angst vor „le Waldsterben“, sie haben Angst vor der Atomkraft, sie haben Angst vor wirtschaftlichem Zusammenbruch, sie haben Angst vor der Verwicklung in neue Kriege und dem Zusammenbruch des Euroraums; sie haben Angst, dass ihre Kinder in Krippen zu seelischen Krüppeln heranwachsen, sie fürchten sich vor neuen Niederlagen im Pisa-Wettstreit, sie schaffen den Wehrdienst ab, spielen sich als Umweltapostel auf – sie können es sich ja finanziell leisten – und gelten in Europa als Mischung aus hartherziger reicher Diva und Prinzessin auf der Erbse. Deutschland – ein Land der Un-Männer, der Weicheier und Warmduscher, der reichen Neurotiker und gnadenlosen Egomanen? Mag sein. Vielleicht aber auch ein Land im Wandel, mit empfindlicher gewordenen Menschen, die sich bemühen, bewusster mit sich, der Umwelt, dem wirtschaftlichen und Wertewandel der sogenannten Globalisierung umzugehen. Jedenfalls auf bestimmten Ebenen.

Man könnte sagen: Auch die deutsche Gesellschaft hat *Ego-States*: Zustände von Behutsamkeit, Wachheit, Vorsicht und tastendem Fortschritt. Und Zustände, in denen sich alles widerspiegelt, was die Tradition nicht nur der Dichter und Denker, sondern auch der Despoten und Destrukteure an negativen Folgen mit sich gebracht hat.

Vielleicht könnten wir auch sagen: Die Formen des Krieges haben sich gewandelt. Deutschland lässt Krieg führen, es führt sie kaum noch selbst. Deutsche Waffen spielen in fast jedem Krieg und Bürgerkrieg auf der Welt die entscheidende Rolle. Deutschland ist der drittgrößte Waffenexporteuer der Welt. Deutsche Vernichtungs-Ingenieurskunst beliefert die eine wie die andere Seite der weltweit Aberhunderte von Konflikten und Kriegen – nie waren sie so zahlreich wie heute! – mit passendem teuren Kriegsgerät. Die deutsche Exportnation boomt, nicht nur der Autos und Industrieprodukte wegen, sondern auch mit den vielen Milliarden, die in der Waffenindustrie verdient werden – am Bundestag und den Bürgern weitgehend vorbei, und damit auch vorbei an jeglicher Kontrolle.

Erstaunlich: Trotz der größeren Bewusstheit allenthalben im so lange schon äußeren friedlichen deutschsprachigen Raum für humane und Umweltbelange gibt es große blinde Flecken: Die Waffenindustrie als großer Industriezweig ist praktisch unkontrolliert; die Pharmaindustrie als viertgrößter Industriezweig in Deutschland verhindert zusammen mit der Medizingeräteindustrie, dass Menschen auf weniger invasive Weise geheilt werden können und entsprechende Forschungen, Projekte, Kliniken, Praxen gefördert werden. Die Tabakindustrie hat es bis heute geschafft, dass Zigaretten, deren Gesundheitsschädlichkeit ohne Zweifel feststeht, immer noch beworben werden dürfen und schon gar nicht verboten werden. Die Spieleindustrie sorgt dafür, dass weiterhin brutale Vergewaltigungs-, Verstümmelungs- sowie Tötungs-Filme, -Spiele und -Videos den Markt und die Gehirne der jungen Menschen (Männer) überschwemmen. Und der internationalen Konzentration von immer mehr global „vagabundierendem“ Geld in immer weniger Händen auf Kosten der Ausbeutung und Verarmung immer größerer Bereiche der Bevölkerung wird allen Ankündigungen zum Trotz so gut wie nichts entgegengesetzt. Interessanterweise scheinen – so der Psychopathen-Forscher Robert Hare – gerade in Entscheiderkreisen viele Menschen zu sitzen, die fast sämtliche Kriterien für eine antisoziale Persönlichkeit erfüllen: wortgewandt, skrupellos, egozentrisch und narzisstisch. (Näheres siehe im Kapitel 15 „Gewissenlos – sind Gewalttäter grundsätzlich krank?“) Einiges davon gefährdet mindestens den sozialen Frieden auf Dauer, wenn nicht überhaupt die Möglichkeit, in unseren Ländern mit weniger Gewalt zu leben. Fast scheint es, als hätte sich das Kriegführen einfach nur verlagert. Und das ist kein rein deutsches Problem. Schauen wir auf unser Vorbild USA, dann können wir erkennen, wohin eine Politik führt, die Maß und Mitte verloren hat. Mag es eine Warnung sein an alle, die auch hierzulande dem völlig moralfreien „Spiel der Kräfte“ das Wort reden.

2.1 USA: Bis an die Zähne bewaffnet – und voller Angst

Nach dem Amoklauf in Aurora 2012, als ein 24-Jähriger in einem Kino – den im Film gezeigten Bösewicht wortwörtlich nachspielend – wahllos um sich schoss und zwölf Menschen tötete, wurde wieder einmal über das Waffengesetz der USA diskutiert. Nach dem Schulmassaker in Newtown wiederholte sich die Diskussion. Ein Sprecher der Waffenlobby jedoch verkündete, der Einzige, der einen bösen Mann mit einer Waffe aufhalten könne, sei ein guter Mann mit einer Waffe. Stattdessen wurde vorgeschlagen, die DNA des jungen Täters zu analysieren – hatte er nicht eine Erbkrankheit?

Seit den Anschlägen vom 11. September 2001 sind dort weit über 250 000 Menschen erschossen worden (Stand Juli 2012). Krankenschwester Mary Kershner, die selbst

Angehörige durch Waffengewalt verloren hat, kommentiert: „So viele Tote durch Terroristen würden die USA erst gar nicht zulassen. Amerika würde ein Sondergesetz nach dem anderen zur Terrorbekämpfung verabschieden. Der Feind käme von außen und wäre schnell ausgemacht. Den heutigen Feind von innen erkennen die meisten nicht. Sie sehen ihn gar nicht als Feind an" (*Stern*, Nr. 31 / 2012, S. 3). „Was soll sich auch ändern in einem Land, in dem Jugendliche mit dem Selbstverständnis aufwachsen, dass sie sich mit 20 vielleicht wieder aus dem Leben verabschieden müssen, mit einer Kugel im Kopf" (ebd., S. 44). Bereits seit vielen Jahren kämpft Kershner mit ihrer Gruppe „Krankenschwestern für mehr Waffensicherheit" noch nicht einmal für ein generelles Waffenverbot, sondern nur für ein Gesetz, das Eltern verpflichtet, die Waffen vor den Kindern wegzusperren. Vergeblich, die Waffenlobby ist zu stark. – Und übrigens: Nicht wenige der Waffen stammen aus Deutschland. Amerika, du hast es besser? Wohl kaum: „Wird auf der Welt ein Kind unter 15 Jahren erschossen, geschieht es mit einer Wahrscheinlichkeit von 83 % in den USA", haben Stern-Reporter recherchiert (ebd., S. 45). Dabei ist die amerikanische Bevölkerung eine der ängstlichsten weltweit. Viele US-Amerikaner haben – besonders seit der Wirtschaftskrise, die Abermillionen in wenigen Jahren vom Mittelstand in die Fast-Obdachlosigkeit getrieben hat –, geradezu irrsinnige Angst um ihre Sicherheit. Und die Waffenlobby ist mächtig, sie sponsert zu 88 % republikanische Kandidaten, die es bisher verstanden haben, jeden Versuch der Demokraten um Präsident Obama, das Waffengesetz anzutasten (oder: Wohlhabende zu besteuern, um ein besseres Sozialsystem zu finanzieren oder wenigstens die inzwischen drittwelthafte Infrastruktur zu verbessern etc.), erfolgreich zu verhindern. Nach jedem Amoklauf weisen alle, die ein wenig Verantwortung tragen sollten, die Schuld weit von sich: „Wir waren es nicht!", rufen die Eltern des Täters. „Wir haben damit nichts zu tun!", ruft die Spielgeräteindustrie, die jene realitätsnahen Egoshooter-Spiele herstellte, welche sich alle Amokläufer vor ihrer Tat in Massen „reingezogen" haben. „Wir können nichts dafür!", rufen die Bildungspolitiker und LehrerInnen. „Nicht weniger Waffen – wir brauchen mehr Waffen!", fordert die Waffenindustrie. Was sagt Andreas Beier, ein Seelsorger, der sich um die Überlebenden des Schulmassakers von Winnenden kümmert, dazu? „Wie ich das satthabe! Wenn wir wirklich wollen, dass zumindest die Wahrscheinlichkeit einer solchen Tat sinkt, müssen wir anders denken ... Wir sollten unsere gemeinsame Verantwortung dafür entdecken, dass es uns allen nur gut gehen kann, wenn es jedem Einzelnen von uns gut geht." Denn es gebe eine mörderische Einstellung in der Gesellschaft, die vor allem schwache junge Männer trifft, denn „gerade die haben es schwer, in unseren gesellschaftlichen, privaten und beruflichen Riten und Spielen zu bestehen, die nur darauf ausgerichtet sind, andere zu besiegen" (*Stern* Nr. 52 / 2012, S. 51).

Krieg – also jene „Riten und Spiele, die nur darauf ausgerichtet sind, andere zu besiegen“ – gibt es also in vielen Ländern längst im Alltag – auch in solchen, die angeblich im Frieden leben. Eines der weltweiten Schlachtfelder: die Börse.

2.2 Krieg an der Börse

Moral ist an den internationalen Börsen eine Lächerlichkeit. Man glaubt, sich ethische Maßstäbe nicht leisten zu können – von kleinen „Öko-Ecken“ einmal abgesehen.

Ein Beispiel: Börsenanalytiker fanden heraus, das Anleger, die in Aktien „sündhafter“ Produkte wie Waffen, Alkohol, Zigaretten, Glücksspielautomaten etc. investieren, im Schnitt mindestens 2 % mehr Rendite erhalten als diejenigen Anleger, die darauf verzichten. Deshalb tun es auch so viele (s. Gattringer 2012).

Die Turbulenzen auf dem, wie es immer so schön heißt, „internationalen Parkett“ der Börse können durchaus als vollwertiger Kriegsersatz herhalten. Hier einige Zitate aus einem *Stern*-Artikel (Nr. 23 / 2012, S. 86 ff.); offenbar haben einige Geldmarkt-Arbeiter sich buchstäblich einmal erleichtern wollen: „Um als Topbanker in der City Erfolg zu haben, braucht man fünf Dinge. Eine erstklassige Ausbildung, Verlangen nach Geld. Dann viel Testosteron, man muss gewinnen wollen und notfalls dem anderen die Haut vom Gesicht reißen. Dann gehört das Bedürfnis dazu, die Dinge zu kontrollieren. Disziplin ist wichtig“ (ein PR-Manager und ehemaliger Broker, ebd., S. 86).

„Vielleicht fünf bis zehn Prozent der Händler (an der Börse, Anm. MH) sind Psychopathen. Ein paar andere verrückt oder abhängig. Abgesehen von denen: Die meisten werden gefressen vom System. Sie verändern sich. Ich verändere mich. Als mein Freund mich am Telefon mit jemandem von der Arbeit sprechen hörte, sagte er: Du klingst wie jemand anderes“ (eine Personalmanagerin, ebd., S. 87).

„Ich pfusche, lüge, manipuliere – alles im Namen von Zielen. Das Verrückte ist, dass ich darin gut bin. Ich bekomme Boni“ (eine Headhunterin, ebd., S. 88).

„Händler sind Krieger in unserer Welt ... Ich bin seit über 20 Jahren im Bankgeschäft. Viele Jahre davon bei einer der großen Investmentbanken. Ich habe herausgefunden, dass ich einfach kein hinreichend großes Arschloch bin, um es da zu schaffen“ (ein Physiker, ebd., S. 88).

„Es gibt einen Grund für all die martialischen Sprüche im Handelsraum: Da wird einem ‚das Gesicht abgerissen‘, da wird ‚in den Schützengräben gearbeitet‘ und natürlich werden ‚keine Gefangenen gemacht' ... Die Finanzmärkte sind ein Haifischbecken. Das liegt in der Natur der Sache" (ein ehemaliger Leiter der Aktienderivatentwicklung, ebd. S. 88).

„Alkohol ... hält dich vom Grübeln ab ... Du musst den Stress verstecken ... Im Bankgeschäft hängt so viel von schnellen Entscheidungen ab. Machen wir den Deal oder nicht? ... Es ist erstaunlich, wie sich die Perspektive ändert, sobald man draußen ist. Mir wurde bewusst, dass ich alle Freude in meinem Leben verloren hatte" (Ex-Banker, ebd., S. 90).

„Handelsräume sind sehr männlich geprägt. Es ist eine Spielwiese für Jungs. Sie stacheln sich gegenseitig an und dann kann etwas Gefährliches passieren. Da gibt es einen Händler, der geht ein Risiko ein und verliert. Er kann es nicht sich selbst eingestehen, nicht seinen Kumpels, nicht seinem Chef. Also vertuscht er es mit einem neuen riskanten Geschäft, das wieder schiefgeht; er versteckt alles tief in den riesigen Computersystemen. Klar kann er den Verlust bald wieder reinholen, seine Spuren verwischen und alles ist gut. Jedenfalls glaubt er das ... Das Problem ist die Gier. Hier gibt es eine Menge Gier. Sie wird getrieben von der wettbewerbsorientierten Macho-Kultur, dem ganzen Testosteron" (die Partnerin in einer Buchhaltungsfirma, ebd., S. 90 f.).

„Ich arbeite in einer Abteilung mit rund 500 Leuten, bis Weihnachten werden vielleicht 40 Prozent davon weg sein. Gerade gestern brauchten wir jemanden, um ein neues System zu testen. Lass uns Natalie holen, sagte ich. Mein Kollege schüttelte den Kopf. Natalie ist nicht mehr hier? Freiwillig?, wollte ich wissen. Nein. Leute verschwinden einfach. Sie werden zur Besprechung gerufen, gefeuert und von Sicherheitsleuten nach draußen gebracht" (eine IT-Managerin, ebd., S. 91).

Der *Stern*-Artikel hat die Überschrift: „Im Inneren des Monsters".

In einer Studie der Universität St. Gallen haben Thomas Noll und Pascal Scherrer (2011) die Kooperationsbereitschaft versus den Egoismus von Börsenhändlern, verurteilten Psychopathen und einer Kontrollgruppe in einem „Gefangenen-Dilemma"-Computerspiel untersucht. Ergebnis: Die Börsenmakler „verhielten sich noch egoistischer und risikobereiter als eine Gruppe von Psychopathen, die den gleichen Test absolvierten" (*Spiegel*, Nr. 39/2011, S. 78). Dabei erzielten sie nicht einmal mehr Gewinn als die anderen beiden Gruppen. Fazit des Studienleiters Noll: Es „ging den Händlern vor allem darum, mehr zu bekommen als ihr Gegenspieler. Und sie brachten viel Energie auf, diesen zu schädigen, etwa so, als hätte der Nachbar das gleiche Auto, und man geht mit dem Baseballschläger darauf los, um selbst besser dazustehen" (ebd.). Und das taten die Broker, obwohl sie keinen Gewinn mehr davon hatten – einfach weil sie den anderen vernichten wollten.

In den Händen von Hormon-Junkies?

Übertreibung? Einzelbefunde? Keineswegs. Der kanadische Neurobiologe John Coates – früher selbst Derivate-Händler an der Wall Street – hat den Hormonhaushalt von Börsenhändlern untersucht, über seine Ergebnisse ein Buch veröffentlicht (2012) und kommt zu dem Fazit: Bei einer Hausse an der Börse fließt so viel Testosteron durch die Adern der Händler, dass diese bereit sind, immer größere und größere Risiken einzugehen, bis die (Börsen-)Blase platzt. Wenn sich dann die Krise zuspitzt, wird ihr Stoffwechsel durch Stresshormone – hier: erhöhte Kortisolwerte – gebeutelt, sodass die Börsianer nun risikoscheu und übertrieben ängstlich agieren, was die Krise nur verschlimmert. Von der *Spiegel*-Reporterin Samiha Shafy (Nr. 27/2012, S. 111) befragt, ob er einen Ausweg sehe – immerhin treiben solche Spekulationsblasen die Weltwirtschaft immer wieder an den Rand des Abgrundes –, antwortete Coates: „Über 90 % der Händler sind junge Männer mit viel Testosteron ... Wir brauchen mehr Frauen in den Börsensälen."

Es kann doch nicht sein, dass unser weltwirtschaftliches Schicksal vom Testosteron- oder Kortisolspiegel einer männlichen Banker-„Elite" abhängt. Oder müssen wir uns daran gewöhnen, dass sie die Krieger des 21. Jahrhunderts sind und alle außer den Superreichen ihre Feinde? Nun, es scheint, dass in unserer Weltwirtschaft vieles von immer weniger Akteuren und deren mehr oder weniger hormongesteuertem Handeln abhängt. Denn es sind ja nicht nur die Börsen-Junkies, die eine Gesellschaft bedrohen können. Sie sind nur Akteure in einer Welt, in der immer mehr Reichtum in immer weniger Händen konzentriert ist. Bereits jetzt gehören dem reichsten einen Prozent der Deutschen fast 36 % des Vermögens, während den ärmeren 90 % der Bevölkerung gerade 33,4 % gehören (Wüllenweber 2012a). Das Verhältnis sieht selbst in einigen asiatischen, afrikanischen und südamerikanischen prosperierenden Staaten derzeit besser aus. 80 % der deutschen Reichen sind übrigens nicht durch eigener Hände Arbeit zu ihrem Geld gekommen. Sondern sie haben es geerbt; 56 % haben sogar mehrfach geerbt. „Die wahre Geldelite profitiert von leistungslosem Wohlstand, der sich unseren Blicken entzieht", kommentiert *Stern*-Autor und Politikwissenschaftler Wüllenweber (ebd., S. 42) und bilanziert in seinem Buch „Die Asozialen" (2012b): „Die deutsche Gesellschaft befindet sich im Zustand der Auflösung. Am unteren Ende ist eine wachsende Unterschicht dabei, sich aus den bürgerlichen Wertvorstellungen zu verabschieden. Gleichzeitig zieht sich auch die Oberschicht in ihre Parallelwelt zurück."

2.3 Krieg ohne Ende und Grenzen?

Die entscheidende Frage ist: Lassen wir das zu? Wenn von den kleinsten Einheiten – den Familien – bis zu den größten – Nationen – keine ethischen Richtlinien mehr gelten, wird dieser Planet in einer recht kurzen Zeit zugrunde gehen. Dabei kann das Ausmaß an sozialer Verantwortung und Mitgefühl einerseits oder Egoismus und brachialer Durchsetzung andererseits als Indikator gelten. Individuell wie gesellschaftlich.

Entscheidend für jede Gesellschaft ist, wie die wirtschaftlichen Eliten in die Struktur dieser Gesellschaft eingreifen, haben die amerikanischen Wirtschaftshistoriker Daron Acemoglu und James A. Robinson in einem Mammutwerk soziologischer Geschichtsanalyse herausgefunden: „Die Institutionen, die eine staatliche Gemeinschaft strukturieren, können integrierend sein (‚inclusive') – an Pluralismus, Machtkontrolle und Allgemeinwohl orientiert; oder ausbeuterisch (‚extractive') – wenn eine herrschende Elite ihre partikularen Interessen zulasten der großen Mehrheit mit versteckter oder offener Gewalt durchsetzt. Vereinfacht gesagt: Demokratie oder Repression" (Leick 2012, S. 135).

Acemoglus und Robinsons (2012) Losung ist daher, einen Ausruf Bill Clintons zitierend, „It's the politics, stupid!" Oder: „Wenn ein korruptes Regime, raffgierige Eliten, ausbeuterische Institutionen in einem schwach ausgebildeten Zentralstaat ohne verlässliches Rechtssystem zusammenkommen, ist der Weg in Elend, Bürgerkrieg und Zusammenbruch vorgezeichnet" (Leick 2012, S. 135).

Die gegenwärtige Gesellschaft westlicher Industriestaaten war damit nicht gemeint, aber wir sollten vorgewarnt sein und unsere politischen wie unsere Rechtssysteme offenbar auf Haltbarkeit überprüfen. Manche Politiker scheinen auch aufzuwachen. SPD-Chef Sigmar Gabriel veröffentlichte im Juli 2012 ein Thesenpapier für den Bundestagswahlkampf 2013. Darin heißt es: Die Politik erscheine immer mehr als „willfähriger Handlanger von Banken und Finanzmärkten", und das dürfe nicht so bleiben. Nicht die Demokratie müsse marktkonform werden, „sondern die (Finanz-) Märkte demokratiekonform". Banken müssten in die Insolvenz gehen können, „ohne dass ganze Volkswirtschaften zusammenbrechen". Gegenwärtig würden Gewinne privatisiert und „Verluste hemmungslos sozialisiert". Man darf gespannt sein, ob diese Mahnungen nur Wahlkampfgetöse sind oder auch in Politik umgesetzt werden. Sie würden dann möglicherweise tatsächlich dem sozialen Frieden dienen.

Krieg gibt es jeden Tag, an jedem Ort. Krieg ist überall da, wo Menschen Gewalt gegen Menschen ausüben – wobei das nur eine enge Definition ist, denn wir könnten auch sagen: Krieg ist überall da, wo Menschen Gewalt gegen Lebewesen ausüben. Dann gälte die Vernichtung des Regenwaldes ebenso als Krieg wie die Ausrottung der Arten, dann wäre die Jagd nichts anderes als Krieg, und viele Zoos, Massentierhaltung und sämtliche Tiere haltenden Zirkusse wären Orte der Kriegführung. Und diese Liste ließe sich fortsetzen. „Homo homini lupus est", dieser Satz des Philosophen Thomas Hobbes ist eine Beleidigung für jeden Wolf. Kein Wolf der Welt ist so grausam wie der durchschnittliche homo sapiens sapiens. Erfrischend dagegen die Definition des Publizisten Michael Schmidt-Salomon, der zum selben Thema in seiner Streitschrift „Keine Macht den Doofen!" vom „homo demens" spricht (2012), dem kollektiven Glauben an blanken und schädlichen, zerstörerischen und die Erde in den Abgrund reißenden Unsinn.

Krieg in Familien

Nehmen wir also nur die engere Definition, sonst könnten wir gänzlich mutlos werden. Und sehen wir es noch enger: Betrachten wir einzelne Menschen, die in kleinen, engsten Gemeinschaften zusammenleben: in sogenannten Familien. Wobei das Vater-Mutter-Kind / er-Modell auch schon wieder obsolet ist: In den meisten sogenannten Familien werden ein oder zwei Kinder groß, die abhängig sind von der Fürsorge ihrer Mütter; Väter glänzen nach wie vor weitgehend durch Abwesenheit: Weil sie längst weitergezogen sind oder weil sie nur gelegentlich von der Einkommens-Jagd nach Hause kommen und dann zumindest für kleinere Kinder nur Gelegenheits-Bezugspersonen darstellen. In Deutschland wehrt man sich sehr gegen Eingriffe von außen in die „heiligen" Kleinfamilienstrukturen – das zeigen die Diskussion um Kinderkrippen und das Betreuungsgeld; die Schwierigkeiten, Jugendämter zu Interventionen in desolate „Familien"-Verhältnisse zu bewegen; die Probleme, gute alternative und bindungsorientierte Erziehungs-, Therapie- und Förderungsmöglichkeiten für traumatisierte und bindungsgeschädigte Kinder, Jugendliche und später Erwachsene aufzubauen und finanziell zu unterhalten. Das Interview mit dem Traumaforscher und Kindertherapeuten Karl Heinz Brisch in diesem Buch unterstreicht diese Problematik. Und da dies so ist, sind viele Kinder buchstäblich auf Gedeih und Verderb ihrer Mutter ausgesetzt; und da gerade junge Mütter oft finanziell sehr schlecht gestellt sind und die wirtschaftliche Entwicklung der mittleren und unteren Gesellschaftsschichten in den letzten Jahren steil nach unten geht, werden immer mehr Kinder in Armut und bei verzweifelten und traumatisierten Müttern groß. Was das bedeutet, wird in Kapitel 6 „Cherchez la Femme" verdeutlicht.

Eigentlich gehören Mütter ja zu den idealen erwachsenen Persönlichkeiten – neben Tanten, ErzieherInnen, später LehrerInnen etc. –, bei denen ein Kind Mitgefühl lernen kann. Die Fähigkeit zu Empathie, also Mitgefühl, ist eine wesentliche Voraussetzung, um in einer Gesellschaft friedlich leben zu können.

Mitgefühl ist das Gegenteil dessen, was im Krieg an Handlungen erforderlich scheint: den anderen zu bekämpfen, ihn oder sie niederzuringen, vielleicht zu töten. Niemand kann einen anderen Menschen töten, wenn er gleichzeitig Mitgefühl hat (und wenn doch, dann wird es nur gehen, wenn man dazu gezwungen wird). Wer also Krieger werden soll, wird eine Schule der Mitleidslosigkeit und der Entmenschlichung des potenziellen Gegners durchmachen. Und das scheint in unserer Gesellschaft auch immer stärker der Fall zu sein.

Die neue alte Geschlechterdifferenz

Viele Gesellschaften sind daher dazu übergegangen – auch die unsere –, von der eher egalitär eingestellten Position, wie sie im Zuge der Studenten- und Frauenbewegung der 1970er-Jahre ausging, wieder zu einer überzugehen, in der es für Jungs gilt: Setz dich durch! Die meisten Jungen wollen schon früh einen Beruf, der sich vor allem durch eins auszeichnet: Viel Geld verdienen. Mädchen dagegen werden wieder in plüschigem Pink ausstaffiert, sollen vor allem angepasst und sozial eingestellt sein. Mit anderen Worten: Die Geschlechterdifferenz wird wieder mehr statt weniger betont. Wenn Mädchen weich, romantisch, unpolitisch und idealistisch, aber zum Fleißig-Sein erzogen werden, trifft sie der Schock, wenn sie in die „normale" Arbeitswelt eintreten – was die meisten müssen, weil das Modell des „Familienernährers" als Mann mit Hausfrau weitgehend ausgestorben ist. Männer verdienen einfach nicht mehr genug, um eine ganze Familie durchzubringen, kämpfen häufig sogar eher gegen den sozialen Abstieg. Frauen gehen also ebenfalls in den Arbeitsmarkt hinein, der heute keinen Feierabend mehr kennt, keine bezahlten Überstunden, wenig soziale Absicherungen – dafür aber für aufstiegswillige Frauen nach wie vor eine „gläserne Decke" und ein erheblich geringeres Einkommensniveau im Vergleich zu den Männern. Eine Studie von Anke Kerschgens (2010) zum „Widersprüchlichen Wandel des Geschlechterverhältnisses", was die Arbeitsteilung im Beruf angeht, verweist darauf: „Die Teilhabe der Geschlechter am Familien- und Erwerbsleben und ihre Arbeitsteilung in diesem Kontext haben eine grundlegende Bedeutung für die jeweilige soziale Lage, die Beteiligungschancen, Handlungsfähigkeiten und Identitätsmuster" (vgl. auch Jurczyk 2008) beider Geschlechter. Junge Frauen, die sich der Illusion hingaben, Beruf und Kinder miteinander vereinbaren zu können, lernen im Arbeitsleben schnell, dass das in Deutschland noch viel weniger geht als in anderen Ländern (Skandinavien, Frankreich …), in denen es allerdings auch klare Doppelbelastungen für die Frauen gibt. Nein, die Arbeitswelt ist wahrlich kein Leben in Pink für die Frauen.

Und die Männer? Jungen lernen sehr früh: Ich bin anders als Mama. Ich darf mich nicht an sie klammern, ich muss stark sein, weggehen, Mama und „Weiber" überhaupt „doof" finden; ich muss „cool" sein, vor allem aber: Lieber keine Gefühle zeigen, nicht über emotionale, sondern nur über Sachthemen sprechen. Immer wieder bin ich überrascht, wenn ich die redseligen, musischen, verträumten, weichen und kreativen Jungen sehe, wie sie durch die Pubertät kommen und wieder heraus. In der Schule stürzen sie ab, weil sie sich nicht anstrengen wollen, und alle Anstrengung geht offenbar darin, ein Mann werden zu müssen. So sehe ich ihnen dann melancholisch hinterher, wie sie als breitbeinig laufende, mimik-lose, ober-coole und extrem wortkarge junge Männer, die alles Weiche und „Unmännliche" (männlich ist natürlich vor allem „nicht weiblich"!) vehement ablehnen, sich zurückziehen, nahe Beziehungen möglichst meiden, aber mit ihren „Kumpels" herumhängen, mit denen sie über Technik, Sport und Ballerspiele „philosophieren". Und das ist leider kein Klischee, sondern ein Massenphänomen (s. Keppler 2003).

Jens Luedtke (2010) beschreibt in seinem Aufsatz „Vom Kind zum Mann – Männliche Sozialisation zwischen Ohnmacht und Stärke" dieses „doing gender", also den Prozess, wie ein Junge lernt, dass er ein Mann ist: „Auch Männlichkeit entsteht im doing gender durch alltägliches Einüben, durch die Bewerkstelligung von Geschlecht in alltäglichen Interaktionsvollzügen. Gerade für die Sozialisation gilt der Aspekt des ‚Übens', denn er umfasst die legitime Möglichkeit, Fehler zu machen und / oder Neuschöpfungen zu entwerfen. Kontrolliert und korrigiert wird die „Verkörperung", die am Körper Spuren bewirkt (Gang, Gestik, Bewegung, Gestaltung durch den Mannschafts-und Wettbewerbssport), durch die Peergroup. Das bestätigt die Bedeutung der Homosozialität für die Mannwerdung" (S. 1). Luedtke verweist aber auch darauf, dass die so geschaffene Identität von „Männlichkeit" zunehmend zerbrechlich ist, denn das aus den 1960er-Jahren stammende Konzept der „einheitlichen Ich-Identität", das Erik H. Erikson in den 1970er-Jahren in seinem Buch „Identität und Lebenszyklus" beschrieb, oder das eines „possessiven Individualismus", das noch Heiner Keupp 1990 vermutete, „bei dem das (männliche) Subjekt die Kontrolle über sich und seine Identität hat, ist durch die Modernisierung obsolet geworden. Identität wurde zunehmend weniger eindeutig und vermehrt Aushandlungssache" (Luedtke 2010, S. 9).

Diese Aushandlungen, was denn „Identität" ausmache, sind dann abhängig vom Herkunftsmilieu und von dem Umfeld, in dem sich junge Männer bewegen. Beispiel Sprach- und Musikstil: Männliche „Kinder und Jugendliche können mediale Reize, die zu schnell, zu zahlreich, zu häufig, zu laut, zu wenig zusammenhängend auf sie einwirken, zwar nicht verarbeiten, aber sie merken sie sich; bei häufiger Einübung können daraus (auch hirnorganisch) feste Vernetzungen und Muster entstehen". Und zur Musik: „Die wenigen bisherigen Untersuchungen zum Einfluss von ‚Gangster-Rap' liefern schwache Hinweise dafür, dass einmal der Kommunikationsstil beeinflusst wird: [Männliche] Kinder und Jugendliche bedienen sich der z. T. sehr obszönen und gewalthaltigen Sprache, mit der sie untereinander Anschlussfähigkeit herstellen und Erwachsene wirksam provozieren können. Noch unklar ist, inwieweit davon auch die Einstellungen und das Verhalten von Kindern und Jugendlichen beeinflusst werden – oder ob sich vornehmlich die [männlichen] Jugendlichen, die sich von ihrer Lebenssituation, ihren Einstellungen und ihrem (Gewalt-)Verhalten her als anschlussfähig an das sehen, was die Rapper inszenieren, bewusst die Musik wählen" (Luedtke 2010, S. 14).

2.4 Was passiert, wenn es keine fest verankerte Moral des Mitfühlens gibt?

Wie sehr Gruppendruck auch zu bizarrem Verhalten führen kann, ist vielfach – gerade in den USA – untersucht worden. Damals, in den 1960er- und 1970er-Jahren, als die Jugend aufbrach, weil sie eine andere Gesellschaft wollte, allen voran die Studenten und die Frauen. Damals, als der Vietnamkrieg in den USA ein gesellschaftliches Umdenken auslöste: „Wollen wir eine Krieg führende Gesellschaft sein oder wollen wir Liebe und Mitgefühl lehren und leben?" In Deutschland war damals die erste Generation erwachsen geworden, die ihre Krieg führenden und Krieg erduldenden Eltern infrage stellte. Wir – dieser Generation gehöre ich ja an – haben nach Beweisen dafür gesucht, dass die Eltern sich individuell schuldig gemacht haben. Gefunden haben wir, dass „wir alle" in der Lage sind, jederzeit gewalttätig zu werden, wenn es keine intensiv in uns verankerte Moral des Mitfühlens gibt. Geschockt haben uns damals zwei immer wieder replizierte Experimente, die damals in den USA für Furore sorgten:

Das Stanford-Prison- und das Milgram-Experiment

Das Stanford-Prison-Experiment wurde hierzulande bekannt durch den Film „Das Experiment" (2001) von Oliver Hirschbiegel. In der von dem amerikanischen Psychologen Philip Zimbardo 1971 an der Stanford University geleiteten Studie (Zimbardo 2005) gab man männlichen Studenten die Aufgabe, als „Wärter" für andere Versuchspersonen zu dienen. Sie erfüllten diese Aufgabe so „gut", dass es zu einem Aufstand der „Gefangenen" kam, den die „Wärter" teilweise mit folterähnlichen Methoden beantworteten. Schließlich musste das Experiment nach sechs Tagen (geplant waren zwei Wochen) abgebrochen werden. Alle Teilnehmer an dieser Studie taten alles freiwillig – und im Nu waren Situationen wie in einem Folterlager hergestellt. Die Rohheit und Gemeinheit einzelner – aber vor allem der Gruppendruck – brachten die jungen Männer dazu, sich wie Folterer zu verhalten.

Das Milgram-Experiment hatte bereits 1961 die Welt geschockt: Ganz normale Männer waren als Versuchspersonen in der Lage, andere „Versuchspersonen" (in Wirklichkeit Schauspielern) immer schlimmer mit Elektroschocks zu „bestrafen", wenn sie nicht die „richtigen Antworten" gaben.

Beide Experimente sind in Variationen wiederholt worden – übrigens auch mit Frauen, die kaum weniger „gehorsam" auf Druck durch andere (Stanford-Prison-Experiment) oder Autoritäten (Milgram-Experiment) reagierten, und es bedurfte nicht der Folterfotos von Guantanamo, um zu zeigen: Wird Gewalt gefördert, kann sie sich nur dann nicht durchsetzen, wenn Menschen ein enormes Maß an Zivilcourage und Mitgefühl gelernt und verinnerlicht haben. Sonst ist jeder von uns in der Lage, auch „freiwillig" jederzeit anderen Menschen schreckliche Gewalt anzutun.

Heute wird in Deutschland wie den USA und überall auf der Welt der soziale Stress immer größer. Die Schere zwischen Arm und Reich geht weiter auf. Die Mittelschicht erodiert und hat panische Angst, der – durchweg eher entwerteten – „Unterschicht" von Menschen, die oft keinen sozialen Aufstieg mehr schaffen können, immer näher zu kommen. Hier der Hinweis auf zwei weitere Bücher, die das gut dokumentiert haben: „Wir müssen leider draußen bleiben" von Kathrin Hartmann (2012) und „Generation Laminat – Mit uns beginnt der Abstieg" von Kathrin Fischer (2012). Immer mehr Menschen verarmen und sind auf soziale Transferleistungen angewiesen, weil sie in Ein-Euro- oder 400-Euro-Jobs oder für einen Hungerlohn arbeiten und praktisch keinerlei Aufstiegschance mehr haben. In Deutschland sind das bereits über acht Millionen Menschen. Und da unser Bildungssystem so undurchlässig ist wie in kaum einem anderen Land der Welt, haben nicht einmal die Kinder dieser Menschen eine Chance, der Armut zu entkommen. Eine Kultur des Mitgefühls und damit der Gewaltprävention würde anders aussehen. Schaffen wir nicht eine Wende zum Besseren, werden unsere Gesellschaften in Gewalt und Krieg nach innen wie nach außen enden.

Daher gibt es nur einen Weg – und ich hoffe, Sie verzeihen mir, wenn ich jetzt ein wenig predige. Ich weiß, was ich tue, also folgen Sie mir: Raus aus der individualistischen Sichtweise, die schon in den USA gescheitert ist, jeder sei seines Glückes Schmied. Wir müssen die Entwicklung zur Ent-Solidarisierung, wie sie in westlichen Industriegesellschaften als „alternativlos" dargestellt wird, wieder umkehren. Wir haben nämlich anders, als uns weisgemacht wird, kaum eine andere Chance, als uns zu engagieren: für ein besseres, menschenwürdiges Leben für alle auf diesem Planeten. Daher mein Appell: Tun Sie etwas. Engagieren Sie sich in Bürgerinitiativen, drängen

Sie Ihre Politiker zu entschlossenerem pro-sozialem Handeln, kämpfen sie für ein besseres pädagogisches sowie Sozial- und Gesundheitssystem. Teilen Sie Ihr Wissen, Ihre Freude, Ihren Kummer mit anderen. Leben Sie aufrichtig und überlegen Sie sich, wofür Sie Ihr Geld ausgeben. Verbarrikadieren und bewaffnen Sie sich nicht – das Beispiel USA zeigt, wohin das führt, es trifft immer nur die Schwächsten. Lassen Sie sich nicht von Hochglanzbroschüren und von reichen Industriellen gekauften Politikern täuschen: Nur konsequente Umweltpolitik, Besteuerung der Reichen und kontinuierliche Förderung derjenigen, die bislang zu wenig Chancen hatten, wird eine Gesellschaft nach vorn bringen. Und falls Sie sich schon engagieren: Geben Sie bloß nicht auf – wir werden täglich mehr.

Also: Leben wir in einer Nachkriegs- oder einer Vorkriegs-Gesellschaft? Vermutlich leben wir mitten im Krieg. Wir sollten es halten wie das Kind im Andersen-Märchen von „Des Kaisers neuen Kleidern“ und uns anschauen: Ach, das wollen sie uns hier glauben machen? Dass Deutschlands Sicherheit am Hindukusch verteidigt wird? Dass wir mit Abermilliarden „notleidende Banken retten“ müssen und leider kein Geld für die Förderung von Kindern übrig bleibt? Dass wir uns mit Niedriglöhnen abfinden müssen, um weltweit „konkurrenzfähig“ zu sein? Dass unsere Kinder „verweichlichte Tyrannen“ seien und wieder mehr „Disziplin“ brauchen? Dass wir gestrauchelte Jugendliche „wegsperren“ sollten? Dass wir keine „Kuscheltherapien“ brauchen? Dass es uns noch nie so gut ging wie jetzt?

Glauben Sie das bloß nicht! Erhalten Sie sich Ihren kritischen Verstand, schalten Sie die Gewaltorgien-Krimis im Fernsehen aus und gehen Sie auf einen Nachbarschaftstreff oder mal wieder raus in die Natur und suchen Sie so etwas wie „Stille“ auf. Trauen Sie Ihrer Intuition und lassen Sie sich nicht einschüchtern. Versuchen Sie, eigene Gewalterfahrungen zu verarbeiten und sich für ein friedliches, achtsames Miteinander einzusetzen. Wer eine Kultur des Respekts, der Wertschätzung, der Freundlichkeit und der Solidarität mit Schwächeren will, wird selbstverständlich von den Zynikern, die zwar alles besser wissen, sich aber für nichts als sich selbst einsetzen wollen, als „Gutmensch“ verhöhnt. Sollen sie höhnen. Es ist immer noch besser, dies zu leben als alles andere. Und es macht entschieden bessere Laune. Wissen Sie, dass der alte Spruch stimmt? „Denn die Freude, die wir schenken, kehrt ins eigne Herz zurück.“ Wenn wir das leben, werden wir tatsächlich einmal Brüder – und Schwestern –, die liebevoll miteinander auskommen und sich nicht wie Kain und Abel benehmen. Ja, davon sind wir ein ziemliches Stück entfernt. Aber wissen Sie etwas, für das es sich mehr lohnt, sich einzusetzen?

3. Erleben, erinnern und reagieren – alles in unterschiedlichen „Abteilungen"

„Es ist, als wären wir gespalten in ein Erlebendes Ich, das alles durchmachen muss, und ein Erinnerndes Ich, dem das egal ist, weil es überhaupt kein Gefühl für Ausmaß und Dauer der Strapazen hat."

Daniel Kahnemann

Was der Psychologe und Nobelpreisträger (für Wirtschaft!) Daniel Kahnemann in einem *Spiegel*-Interview (2012, S. 109) sagte, bringt die Erkenntnisse moderner Persönlichkeitsforschung auf einen Punkt, nämlich: So etwas wie eine einheitliche, durchgängige, ganze, ungespaltene Persönlichkeit gibt es gar nicht. Wir sollten uns davon verabschieden, nach dem „Eigentlichen" in einem Menschen zu suchen.

Stattdessen unterscheiden, so Kahnemann, „Psychologen ... ein ‚System 1' und ein ‚System 2', die unser Handeln steuern. System 1 steht für die Intuition. Es erzeugt unermüdlich Absichten, Eindrücke und Gefühle. System 2 dagegen steht für Vernunft, Selbstkontrolle und Intelligenz ... System 2 bin ich, also derjenige, der glaubt, die Entscheidungen zu fällen. In Wirklichkeit allerdings ist der Einfluss von System 1 enorm ... Sie werden gewissermaßen regiert von einem Fremden, ohne dass Sie es merken ... System 1 kann nie abgeschaltet werden, Sie können es nicht daran hindern, sein Ding zu machen. System 2 hingegen ist faul und springt nur an, wenn es sein muss. Das langsame bewusste Denken ist aufwendig und deshalb leisten wir uns das nur selten ... es verbraucht chemische Ressourcen im Gehirn" (ebd.).

Ernüchternd, nicht wahr? Offenbar leben wir nach dem Motto: Das Bewusstsein denkt, das Unbewusste lenkt. Und es ist keineswegs umgekehrt, wie uns unsere Eltern weismachen wollen: „Beherrsch dich!" – das funktioniert manchmal und unter Anstrengungen. Häufiger jedoch folgen wir ganz offenbar unseren Instinkten, die ebenso biologisch fundiert wie durch Erfahrung erlernt sind. Meist gehorchen wir dem Diktat des Unbewussten, ohne uns bewusst dagegen wehren zu können.

3.1 Strukturelle Dissoziation

Wenn das schon im Normalfall so ist, wie aufgeteilt sind wir wohl, wenn wir durch Schocks, wie etwa Traumata, zum zusätzlichen Abspalten von unerträglichen Erlebnisqualitäten gezwungen werden? Eine Antwort auf diese Frage gibt am überzeugendsten – weil auf neurobiologischen und neurophysiologischen Ergebnissen fußend – die strukturelle Dissoziationstheorie (s. Van der Hart, Nijenhuis & Steele 2009). Diese wiederum gründet auf einen der Pioniere der Psychotherapie, von dem auch Freud, Jung, Adler und andere viel lernten und der leider im Gegensatz zu letzteren keine psychotherapeutische Schule begründet hat: Pierre Janet (1859-1947).

Janet war ein Einzelgänger, er kam über die Philosophie zu eigenen Erkenntnissen über die Psyche, sowohl als experimenteller Psychologe als auch als lehrender Philosoph; von ihm stammt ursprünglich die Unterscheidung zwischen Bewusstsein und Unbewusstem; er war es, der den Begriff „Dissoziation" zum ersten Mal im psychologischen Sinne verwandte, nämlich als eine „Aufteilung von Systemen und Funktionen, aus denen sich Persönlichkeit zusammensetzt" (1907, S. 332).

Strukturelle Dissoziation erfolgt unter massivem äußerem Stress und ist damit mehr als nur eine grobe Aufteilung in Bewusstsein und Unbewusstem. Sie geschieht dann, wenn das Informationsverarbeitungssystem Gehirn überflutet wird mit Informationen, die von seinen „Rauchmeldern" als so gefährlich eingestuft werden, dass sie isoliert werden müssen, sozusagen zum Selbstschutz. Wann geschieht das? Zum Beispiel wenn wir ganz plötzlich und radikal mit etwas konfrontiert werden, bei dem wir den Eindruck haben: „Jetzt ist alles aus!" Ein Unfall reißt uns aus Zeit und Raum; der für uns wichtigste Mensch verlässt uns von einem Moment auf den anderen für immer; der Arzt erklärt uns, wir hätten eine lebensbedrohliche Erkrankung etc. Bei Kindern treten solche furchtbar radikalen Momente schon bei – für Erwachsene! – viel „harmloseren" Situationen auf: Sie müssen ins Krankenhaus und sehen, wie ihre Eltern weggehen und sie dort allein bei fremden Menschen bleiben müssen; ihre Eltern streiten sich so, dass die Kinder das Gefühl haben, einer der Eltern wird für immer weggehen; die Mutter sagt: „Hätte ich dich doch nie geboren"; der Vater wirft ein Kind auf den Boden, klemmt es mit den Füßen ein und prügelt auf es ein; die Mutter steht reglos daneben, während Vater einem Geschwisterkind gegenüber „ausrastet", schreit, tritt, schlägt ... Bei noch kleineren Kindern können die Anlässe – aus der Sicht der Erwachsenen! – noch geringer sein: Das Kind kommt mit der Mutter aus dem Krankenhaus nach Hause, es ist wenige Tage alt und die Eltern sperren es nachts in ein dunkles Zimmer in ein Bettchen und lassen es schreien; die Mutter stellt den Kinderwagen mit dem weinenden Kind auf den kalten Balkon und geht einkaufen; das Kind wird allein gelassen und nässt oder kotet ein und die Mutter schimpft, wenn sie kommt; das Baby hört die Mutter nicht, die an ihm herumnestelt und es stillt oder die Windel wechselt, weil die Mutter entweder zu leise spricht oder gerade telefoniert, aufs Fernsehbild starrt oder sich mit jemandem streitet.

In all diesen Fällen scheint unser kluges Gehirn ebenfalls eine Zweiteilung vorzunehmen: eine zwischen dem Alltagsbewusstsein, das noch funktionieren darf und muss und daher von zahlreichen unliebsamen Reizen ferngehalten wird – und den Bereichen des Erlebens, in denen solche schrillen, überstarken Erlebnismomente gespeichert sind. Nun könnte man ja sagen: Wunderbar, das Alltags-Ich funktioniert wieder, die anderen Elemente sind „weggefischt" worden, also kann das Leben so weitergehen; spontan kann man sich gar nicht mehr daran erinnern. Welcher Mensch denkt schon daran, wenn er einen „Krankenhauskoller" bekommt – also im Krankenhaus sofort apathisch wird, leise, willenlos und dazu neigt, völlig aufzugeben –, dass es mit seinen Isolations- und Verlassenheitserfahrungen als Säugling oder Kleinkind zu tun haben könnte? Welche Frau, die panisch hinter ihrem mit ihr streitenden Ehemann herrennt und wie ein kleines Kind wimmert: „Sei doch wieder gut!", erinnert sich schon bewusst daran, wie oft sie als Kind Zeugin der so grausam streitenden Eltern war, wie oft sie damals dachte, die Mutter täte sich etwas an? Leider aber neigen die unbewältigten, unintegrierten, un-verstand-enen Elemente des Erlebens dazu, am Verstand vorbei getriggert (ausgelöst) zu werden, und bringen das Alltags-Ich oft in die Bredouille, und nicht selten, ohne dass es wüsste, weshalb.

Beispiel: Martha

Eine Frau, ich nenne sie hier Martha, die mich über das Internet um Rat fragte, schilderte mir eine akute Notsituation: „Ich lag allein in der Sauna, als ein fremder Saunagast hereinkam (groß, sehr kräftig und kahlköpfig), und kaum hatte ich ihn gesehen, kroch langsam die Angst in mir hoch. Ich habe mich nicht getraut die Augen aufzumachen oder die Sauna zu verlassen, so eine Panik hatte ich! Ich muss dazusagen, dass ich früher mal ein Geschäft hatte und dort bin ich unter anderem von zwei Männern über längere Zeit mit einer Pistole bedroht worden. Ich kann Ihnen sagen, das war ein Albtraum! Ja, und dieser Fremde ähnelte einem von diesen beiden, und dann setzte er sich in der Sauna auch noch direkt neben mich, obwohl überall Platz war, und machte dauernd Geräusche. Vor lauter Angst habe ich mich kaum noch getraut zu atmen. Ich bin immer noch sehr aufgewühlt, mein Herz überschlägt sich fast, aber es tut gut, dass ich Ihnen das schreiben kann!"

In den nächsten Tagen schrieb Martha mir noch öfter: Plötzlich fielen ihr noch eine ganze Reihe von schlimmen und bedrohlichen Situationen mit Männern ein und auch, wie gewalttätig und grausam ihre Mutter sie als Kind behandelt hatte: „Ich kann bis heute nichts Nettes an mir finden; vielleicht weil meine Mutter mich immer so hasserfüllt angesehen hat, wenn sie mich schlug." Da Martha auf einen Therapieplatz bei einer Kollegin wartete, habe ich sie auf die Therapie vertröstet, mit ihr aber auf ihre Fragen hin einige beruhigende und erklärende E-Mails ausgetauscht, die ihr offensichtlich halfen, das Geschehen und die

„Überschwemmungssituation“ ihres Bewusstseins mit bedrohlichen Erlebnisqualitäten von früher etwas besser einzuordnen.

Eine meiner ersten E-Mails enthielt einen dringenden Rat, nicht mehr allein in einen leeren Sauna-Schwitzraum zu gehen, zumal wenn dieser nicht von außen einsehbar sei. Martha antwortete: „Ja, das passiert mir auch nicht mehr, dass ich allein in eine Sauna gehe! Dabei habe ich die Ereignisse von früher so gut verdrängen können, ich verstehe überhaupt nicht, warum sie jetzt anfangen an die Oberfläche zu kommen. Das macht mich ganz kirre!“

Daraufhin habe ich versucht sie zu ermutigen, dem Prozess ihrer inneren Verarbeitung zu vertrauen: „Wundern Sie sich nicht, wenn es ein paar Tage braucht, bis sich Ihr Unbewusstes wieder beruhigt hat. Sprechen Sie freundlich mit sich – so freundlich wie Sie das gerade können. Stellen Sie sich einfach vor, Ihr Unbewusstes wäre ein kleiner verängstigter Welpe, der sich wahnsinnig erschreckt hat [Anm. MH: Sie hatte mir geschrieben, dass sie Hunde liebt]; so wie Sie den trösten würden, so trösten Sie vielleicht auch am besten Ihr Innenleben.“

Woraufhin Martha fragte, wie sie das denn bewerkstelligen solle, sich innerlich zu trösten? Sie habe das doch nie gelernt, weil ihre Mutter ihr immer verboten hatte zu weinen. „Wenn ich weinte, wurde es nur schlimmer“. Ich riet ihr, einfach nach innen freundliche Gedanken und Selbstgespräche zu richten und sich zu sagen, dass sie jetzt immer darauf achten werde, sich nicht wieder in Gefahr zu bringen.

Darauf schrieb sie: „Der Schrecken hat etwas nachgelassen, darf halt nur nicht daran denken. Was bin ich froh, dass Sie mir die Zusammenhänge so gut erklären und ich dadurch zu verstehen lerne, warum meine Psyche wieder mal ein seltsames Spiel mit mir treibt! Ich würde ja auch gern meinen inneren Helferlein Trost spenden, aber ich muss zugeben, dass es mir einige Schwierigkeiten bereitet, diese ‚Selbstgespräche‘ mit meinem Innenleben zu führen. Ich habe den gefühlten Eindruck, dass keiner mir zuhört. Vielleicht mache ich es verkehrt, sollte ich meine zwei namentlich bekannten Innenpersonen direkt ansprechen?“

Dies war das erste Mal, dass Martha erwähnte, „Innenpersonen“ zu haben.

Darauf antwortete ich: „Es ist auch alles andere als einfach, einen Weg zu finden, das eigene Innenleben zu trösten. Und ja, ich würde die Innenpersonen, die Sie schon namentlich kennen, an Ihrer Stelle vermutlich sehr freundlich ab und zu ansprechen, und manchmal würde ich sie auch, so freundlich wie möglich, fragen, ob sie mir vielleicht helfen können.“

Wie solle das denn gehen, war ihre prompte Rückfrage, worauf ich antwortete: „Das werden sie Ihnen dann schon mitteilen☺. Nur Mut, ein wenig Zutrauen, ein bisschen Respekt vor den Innenpersonen und eine freundliche Ansprache – und vorsichtig zuhören. Vielleicht aufschreiben und dann mal überlegen, was sie Ihnen mitteilen wollen.“

Einige Stunden später kam die nächste Mail: „Gut, das mache ich. Mal sehen, ob und wie der Kontakt gelingt und wenn, dann werde ich es aufschreiben. Danke für den Tipp!

Etwas am Rande: Sie sind wunderbar und ich mag Sie sehr!“

Es ist die Frage, wer das Letztere schrieb: die Alltagsperson – oder die Innen„personen“? Also die anderen Anteile jenseits des Alltags-Ichs, die jetzt möglicherweise das Gefühl hatten: Da ist eine draußen im „Orbit“, die dazu ermutigte, dass sie Gehör fänden ...

3.2 Spaltung zwischen außen und innen

Ja, das Bewusstsein denkt und das Unbewusste lenkt. Und beide können sich gar nicht so leicht verständigen. Traumatisierte Menschen haben es dabei besonders schwer, denn die Spaltung zwischen außen und innen, Alltags-Ich und Innenleben, ist bei ihnen besonders ausgeprägt.

Die strukturelle Dissoziationstheorie pflegt die Spaltungen Alltags-Ich – Innenleben, die durch toxischen, also traumatischen Stress entstehen, auf drei Ebenen darzustellen, wobei jeder dieser Ebenen bestimmte Diagnosen entsprechen. In zahlreichen Artikeln und Büchern habe ich bereits versucht, diese komplexe Theorie sozuagen in Alltagssprache zu übersetzen und sie teilweise durch eigene Erkenntnisse zu ergänzen bzw. sie auf Kompatibilität mit anderen Trauma-Theorien zu prüfen (s. Huber 2010, 2011). Das Grundsätzliche greife ich an dieser Stelle noch einmal auf, denn es gibt viele Betroffene unter meinen LeserInnen, die im Laufe ihres Lebens einige sehr unterschiedliche Diagnosen erhalten haben; von daher ist es vielleicht durchaus sinnvoll sich zu überlegen: Wo, auf welche Ebene der Dissoziation passt eigentlich meine Diagnose?

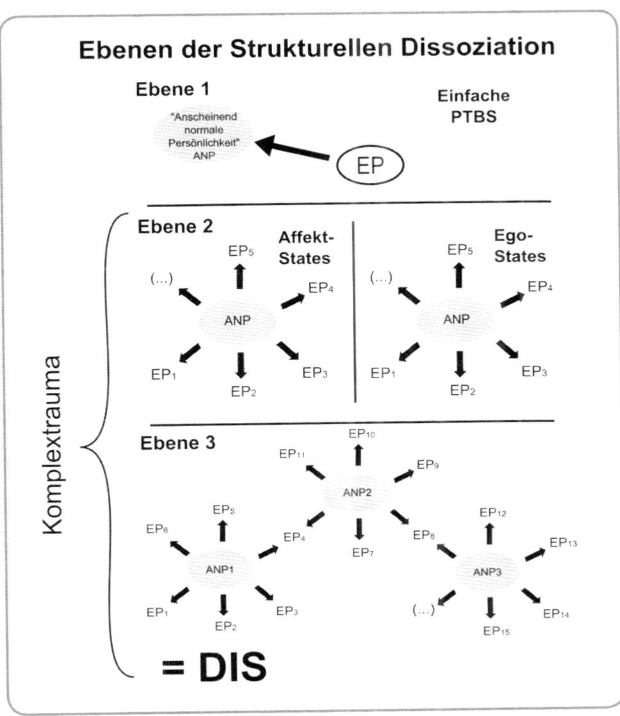

Abbildung 1: Strukturelle Dissoziation

ANP: Alltags-Ich nach traumatischer Einwirkung. EP: emotionale Persönlichkeitsanteile, die trauma-nah sind in ihrem Denken, Fühlen und Erleben (nähere Erläuterungen siehe Huber 2011, S. 45 ff.).

Das Schaubild enthält drei Ebenen und es lohnt sich, diese zu verstehen:

Ebene 1 der strukturellen Dissoziation enthält eine einzige ANP, also ein Alltags-Ich, das vom Trauma distanziert, eher betäubt und teilweise amnestisch für Traumainhalte ist, und im Wesentlichen eine EP (also emotionale Persönlichkeitsanteile, ggf. mit mehreren unterschiedlichen Zustandsqualitäten), die mit Flashbacks und anderen Wiedererlebens-Qualitäten des Traumas zu tun hat / haben.

Entsprechende Diagnosen, die mit dieser Ebene von Dissoziation verbunden sein können – nur damit Sie, falls Sie selbst traumatischen Stress erfahren haben und solche Diagnosen bekommen haben, sie zuordnen können: Auf der ersten, also der primären Ebene der strukturellen Dissoziation finden sich unkomplizierte Formen von traumabedingten Störungen wie einfache akute Belastungsreaktion, einfache Posttraumatische Belastungsstörung (PTBS), einfache dissoziative Amnesie und einfache somatoforme dissoziative Störungen (z. B. Konversionsstörungen nach DSM-IV oder dissoziative Bewegungs- und Empfindungsstörung nach ICD-10). Für Laien: DSM und ICD sind Diagnose-Handbücher.

Ebene 2 beinhaltet die Aufteilung des emotional abgespaltenen, trauma-nahen Innenlebens, also der sogenannten EP, in mehrere Untergruppen, sogenannte defensive Subsysteme. Dazu gehören Hypervigilanz, das heißt übermäßige Schreckhaftigkeit; Fluchtimpulse; die Tendenz zum Starrwerden und „Einfrieren" (Freeze), wie sie z. B. Martha in der Sauna-Situation erlebte; die Tendenz, sich wild zu verteidigen bzw. zu kämpfen (um sich zu schlagen etc.) oder zu erschlaffen und sich total zu unterwerfen; weiter gehören dazu der „Bindungs-Schrei" (z. B. das unkontrollierbare „Hilfe!"-Schreien) bzw. die unwillkürliche Tendenz, sich zu verkriechen, um sich zu erholen. Jede dieser EPs hat ein noch eingeengteres Bewusstseinsfeld als bei Stufe 1, sodass ihre Erfahrungswelt und ihr Verhaltensrepertoire auf eine oder zwei spezifische Reaktionsweisen begrenzt sind.

Die sekundäre strukturelle Dissoziation (Stufe 2) findet man bei komplexeren traumabedingten Störungen wie den komplexen Formen der akuten Belastungsreaktion, der komplexen PTBS, bei traumabedingten Persönlichkeitsstörungen wie Borderline, DDNOS (nicht näher bezeichnete dissoziative Störung), bei komplexer dissoziativer Amnesie und komplexen somatoformen dissoziativen Störungen.

Ebene 3 bedeutet, dass sich nicht nur mehrere EPs, sondern auch mehrere ANPs gebildet haben, was bedeutet: Mehrere Alltags-Ichs teilen sich die normalen Alltagsfunktionen von Fürsorge für andere, alltäglichem Funktionieren und normalem Beziehungsverhalten. Diese tertiäre Ebene der strukturellen Dissoziation ist beschränkt auf die dissoziative Identitätsstörung (DIS), die häufig mit komplexer PTBS oder Persönlichkeitsstörungen einhergeht.

Komplexe Posttraumatische Belastungsstörung (K-PTBS)

Die schon erwähnte komplexe Posttraumatische Belastungsstörung hat etwas damit zu tun, dass ein Mensch früh im Leben, also bereits als kleines Kind, über lange Zeit bestimmten Hochstress-Erfahrungen ausgesetzt war wie frühen Verlusten von primären Bindungspersonen, Vernachlässigung, Verwahrlosung und Gewalt. Unter diesen Umständen kann sich eben diese **komplexe Posttraumatische Belastungsstörung** (K-PTBS) – eine besondere Form von chronischer Stressreaktion – ausbilden.

Ihre Kernmerkmale sind: Störungen von Affekten und Impulsen (Gefühlszustände nicht kontrollieren können), dissoziative Störungen des Bewusstseins (Entfremdungserlebnisse in der Wahrnehmung, Gedächtnisstörungen), Störungen der Selbstwahrnehmung (Stigmatisierungsgefühle, Schuld, Scham, unzureichende Selbstfürsorge); Störungen in der Beziehung zu anderen Menschen (Bindungsstörungen), Somatisierungsstörungen (körperlich fühlbare Probleme, für die es keine rein akute körperliche Störung gibt) sowie eine im Vergleich zu anderen Menschen veränderte Form von Lebenseinstellungen (chronische Verzweiflung und Lebensangst, Zynismus, Verlust des Glaubens an das Gute im Menschen oder an ein freundliches Schicksal etc.).

Wie kommt es zur Fragmentierung?

Alles das bedeutet: Unter den traumabedingten Störungen, besonders wenn die Traumata früh begonnen haben, gibt es weit mehr als „System 1 versus System 2", um mit Daniel Kahnemann zu sprechen. Sondern es kommt zu einer Aufteilung der Persönlichkeit in Alltagsfunktionen einerseits und in häufig sehr trauma-nahe und sehr stark zersplitterte, von starken und unangenehmen Gefühlen geprägte Bereiche des Innenlebens andererseits. Je früher und massiver und länger andauernd der erlittene Stress, desto fragmentierter die Persönlichkeit.

Diese Fragmentierung oder Aufteilung erfolgt nicht zufällig. Es ist nicht so, dass die Persönlichkeit eines Kindes einer ganzheitlichen Gestalt gleichkäme (vielleicht schon mit System 1 und System 2), die durch Ereignisse wie Gewalt, Vernachlässigung, seelische Grausamkeit oder Verlust von wichtigen Menschen einfach zerbricht, wie eine Vase, die auf den Boden geworfen wird. So ist es nicht. Sondern erstaunlicherweise geschehen offenbar zwei Dinge: Zum einen wachsen die verschiedenen Zustände, in denen sich ein Kind manchmal befindet, unter so hohem Stress gar nicht zusammen; also können sie vom Bewusstsein auch nicht beobachtet und bewertet und damit auch nicht gesteuert werden.

Beispiel:

Ein Kind erlebt eine nette Szene mit dem Vater, in der es von ihm ein Eis bekommt; dasselbe Kind erlebt, dass der Vater plötzlich brutal wird; dasselbe Kind bekommt wieder etwas Süßes, diesmal einen Lolli. Dann kann es sein, dass das Kind sich an Eis und Lolli in seinem Alltags-Ich erinnern kann; die brutale Szene aber, die es zutiefst entsetzt und erschreckt hat, ist wie ausgestanzt „woanders" in seinem Gedächtnis gespeichert. Vielleicht weiß das Kind im Alltagsbewusstsein noch, dass es in manchen Situationen Angst vor dem Vater hat. Aber warum? – Keine Ahnung. Irgendwann beginnt es, jüngere Kinder „aus heiterem Himmel" brutal zu behandeln. Warum? Keine Ahnung. Manche Kinder geben diesem „anderen" in sich sogar eine andere Identität: „Das war ich nicht! Das ist das Monster da drinnen!"

Zum anderen entwickelt ein früh massiv gestresstes Kind ein ganz anderes Stress-System – ja ein ganz anderes Gehirn als Kinder, die unter sicheren Lebensbedingungen aufwachsen. Der amerikanische Biopsychiater Martin Teicher (in Brisch 2010) hat das sehr gut in ein Modell gefasst, das er **„Kaskadenmodell"** nennt: Wiederholte frühe Stresserfahrung verändert die Stressreaktionssysteme von Grund auf. Dabei scheinen besonders einige Gene in ihrer Funktionsweise beschädigt zu werden, denn Stress kann Gene sozusagen „ausschalten". Bei der Entwicklung des Gehirns kann durch Stress das sogenannte Glukokortikoid-Rezeptor-Gen in seiner Funktion auf „Aus" gestellt werden. Dann können u.U. nicht die Eiweiße freigesetzt werden, die bestimmte Nervenzellen bilden, mit denen das Kind später denken kann. Oder die Umhüllungen von Nervenzellen können unzureichend sein, was zu einem zu raschen Weiter- oder auch Fehlleiten von Reizen führen kann. Oder die Verbindungsstellen zwischen den Nervenzellen, die sogenannten Synapsen, sind dann unzureichend ausgebildet.

Durch den frühen Bindungsstress kann es jedoch zu einer Frühreife in manchen Regionen des Vorderhirns kommen, in denen es um die Funktionen geht, andere zu versorgen und beruhigen zu können. Manche Kinder entwickeln daraufhin eine enorme Fürsorglichkeit für andere. Sie „parentifizieren“, das bedeutet: Sie verhalten sich fürsorglich für ihre Eltern, die sich „kindisch“ benehmen, und sie übernehmen fürsorgliche Aufgaben für ihre Geschwister. Das geht allerdings auf Kosten der Selbstbeobachtung, der Bewertung von Ereignissen („Wie finde ich das eigentlich, was hier passiert?“) und des Mitgefühls für sich selbst. Diese wichtigen Elemente des Persönlichkeitswachstums werden durch den Stress, sich um die Eltern und Geschwister – und sich selbst – „irgendwie“ äußerlich kümmern zu müssen, innerlich nur unzureichend ausgebildet. Folge: Das Kind „kennt sich nicht“. Es ist ständig irritiert darüber, wie es selbst reagiert, wenn es stark emotional gefärbte Zustände hat: eine riesige uferlose Verzweiflung und ein Weinen, das kein Ende zu nehmen scheint. Wutanfälle, die so schrecklich sind, dass das Kind alles in Stücke reißen, um sich beißen oder schlagen will. – Und wenn es selbst Gewalt ausgesetzt ist, richtet es diese Gewalt gegen sich: schlägt mit dem Kopf gegen die Wand, reißt sich Haare oder Nagelhaut ab, beißt sich die Fingernägel blutig ... Angstzustände, die so furchtbar sind, dass das Kind nächtelang nicht schläft, tagsüber völlig übermüdet nicht lernen kann und / oder sich nur an die Bindungspersonen klammern, die dann oft von ihm „genervt“ sind. Manche Kinder haben dann viele solche extremen Gefühlsstürme – mit der Folge, dass sie ab der Pubertät in Richtung einer Borderline-Störung bzw. einer chronischen komplexen Posttraumatischen Belastungsstörung gehen können.

Andere Kinder dissoziieren mehr in Richtung des „Sich-Wegmachens, Aufgebens, Nicht-Fühlens“, also mit Phänomenen der Untererregung. Sie können dann auch ein funktionstüchtiges Alltags-Ich (bzw. wenn auch der Alltag des Kindes ständig durch Gewalt unterbrochen wird: mehrere Alltags-Ichs) entwickeln und ihre abgespaltenen anderen Zustände häufig gar nicht bemerken – bis es zu starken körperlichen Problemen kommt wie Krämpfen, Einnässen / Einkoten, „unerklärlichen“ Schmerzsyndromen. Und es gibt Kinder, die beides haben: Gefühlsstürme und Nichtfühlen / Nichtwissen / Abgeschaltet-Sein. Die beiden letztgenannten Gruppen sind die schwereren dissoziativen Störungen, die auch als „komplexe dissoziative Störungen“ bezeichnet werden; dazu gehören die Ego-State-Störung, die unter DDNOS (schwere dissoziative Störung, aber nicht multipel) diagnostiziert werden bzw. die DIS (dissoziative Identitätsstörung).

Wenn ein Kind sehr viele Schreckerlebnisse hat und nicht getröstet wird, dann wird der Aufbau seines Gehirns stark beeinträchtigt. Es kann vielleicht sein, dass seine linke Hirnhälfte unzureichend mit Nervenzell-Netzwerken versorgt wird; dass der Balken zwischen den Hirnhälften unzureichend ausgeprägt ist; dass damit die Integration der Erfahrung sozusagen nicht nur unterbrochen, sondern aufgrund von „Hardware-Problemen“ des Gehirns nur unzureichend möglich ist. Dafür aber kommt es zu einer Überempfindlichkeit in manchen Schaltkreisen des Zwischenhirns und des Stammhirns – also in älteren Hirnregionen als dem Großhirn –, sodass auf Stress sehr rasch und sehr massiv mit ganz archaischen, atavistischen Reaktionen am Verstand vorbeireagiert wird: mit Angst, Panik, Schreckstarre, dem Ausschalten des Alltagsverstandes und dafür vielleicht einer totalen Unterwerfung unter die Situation. Das Kind, den später Jugendlichen oder erwachsenen Menschen lässt dies hinterher zutiefst beschämt zurück: „Wie konnte ich nur ...?“ Nicht selten fehlt dem Kind, wenn es wieder alltagsmäßig denken kann, sogar die Erinnerung: „Da war doch nichts. Wieso zittere ich denn noch? Ich stelle mich sicher nur an.“

Frühe Hilfe ist wichtig

Das „Timing“ der Schädigung ist wichtig. Das bedeutet: Je früher beim Kind durch massiven Stress seine Hirnentwicklung und damit der Aufbau seiner Stressreaktionsmöglichkeiten beeinträchtigt werden, desto gravierender sind die Folgen. Das bedeutet in der Konsequenz natürlich: Es ist ganz entscheidend für ein solches Kind, dass möglichst rasch von außen Hilfe kommt, damit die Schädigungen für seine gesamte Persönlichkeit nicht immer schlimmer werden. Denn lange Zeit ist noch viel zu machen, ist eine Nachreifung in relativ kurzer Zeit möglich, weil durch gute Bindungserfahrungen die entsprechenden Gene wieder auf „An“ geschaltet werden können, wie zahlreiche Berichte von KindertherapeutInnen und viele Studien zeigen (siehe die Gespräche mit Karl Heinz Brisch und Jacqueline Schmid in diesem Buch); schwere (psychiatrische) Folgen wie PTBS und Depression treten oft erst später auf, sodass gilt: Je früher eingegriffen wird, desto besser!

Denn es ist mindestens so, wie der Bremer Hirnforscher Gerhard Roth behauptet: „Der allergrößte Teil [der Persönlichkeitsentwicklung] wird durch die frühkindliche Erfahrung bestimmt. Mit 15 ist man zu 80 % fertig; von der Persönlichkeit eines 15-Jährigen kann ich mit hoher Wahrscheinlichkeit darauf schließen, wie er mit 50 sein wird ... Je früher Traumatisierungen passieren, desto schlimmer. Erlebt die Mutter in der Schwangerschaft grässliche Dinge und wird das Kind nach der Geburt nochmals geschädigt, ist die Wahrscheinlichkeit, dass es später psychisch krank wird, sehr groß“ (2012, S. 52).

Das eine ist also, dem Kind möglichst gute Bedingungen für sein Heranwachsen zu bieten, damit es – wie alle Menschen – „System 1“ und „System 2“ entwickelt, also Intuition und Alltagsbewusstsein, die nie so ganz genau miteinander harmonieren. Das andere ist es, wenn Kinder zusätzlich durch massiven frühen Stress zu Aufteilungen in ihrer Persönlichkeit in verschiedene Abteilungen, Zustände, Persönlichkeitsanteile gezwungen werden: Einerseits in solche, die in der Lage sind, Alltagsanforderungen zu bewältigen, wie andere zu versorgen, ganz normale Gespräche zu führen oder in Schule, Ausbildung und Beruf zu funktionieren. Und andererseits in

Zustände, die den enormen Stress widerspiegeln, den sie erlebt haben, und zwar fast 1:1. Panikattacken, Schockstarre, Wutanfälle oder das erschlaffende totale Aufgeben sind typisch für solche trauma-nahen Zustände. Schwierig wird auch, wenn diese das Alltagsbewusstsein beim Funktionieren einschränken oder ganz behindern: Indem sie im Schlaf oder Wachen immer wieder „dazwischenfunken“ und man im Alltag merkt, dass man unter ständiger Müdigkeit, Nervosität, Unruhe eine latente Bereitschaft zum „Ausrasten“ entwickelt hat, die kein großes Selbstwertgefühl aufkommen lässt, sondern einen eher klein hält; man traut sich dann nichts zu, wagt keine großen Sprünge, kann sich auf sich selbst nicht verlassen und hadert ständig mit sich, was manchmal bis zum Selbsthass reicht und zu der Lust, sich zu verstümmeln oder sich mit einem Knall aus dem Leben zu reißen ...

Die Art der prägenden Erfahrungen bestimmt, wie dauerhaft sie einen beeinträchtigt: Frühe Vernachlässigung, Verluste und Gewalt durch nahe Bindungspersonen, natürlich in erster Linie durch die Eltern, das alles ist die schlimmste Hypothek beim Heranwachsen. Doch für alle Arten von seelischen Erschütterungen scheint zu gelten: Gelingt es, sie aus der Abgespaltenheit herauszuholen, sie sich bewusst anzuschauen, den Schmerz und die Erkenntnis zuzulassen, dann kann man sie neu einsortieren und nicht selten sogar so etwas wie Sinn oder das Gute am Schlechten erkennen. Am besten ist es, wenn man dann über kurz oder lang das Gefühl hat, dass alles „doch gut“ geworden, es zu einer Art „Happy End“ gekommen ist. Nobelpreisträger Kahnemann hat es im *Spiegel*-Gespräch aufgrund eigener Studien so ausgedrückt: „Jedes Erlebnis bekommt im Gedächtnis eine Bewertung angeheftet: gut, schlimm, noch schlimmer. Und die ist unabhängig von der Dauer. Nur zwei Dinge sind entscheidend: Was waren die Höhepunkte, also die schlimmsten oder, je nachdem, die großartigsten Momente? Und wie ging es aus, wie war das Ende?“ (ebd. S. 111).

Für traumatisierte Menschen bedeute dies ebenfalls, so Kahnemann, dass man sich darum bemühen müsse, ihnen das Speichern des Erlebten so günstig wie möglich zu machen, und sei es im Nachhinein, denn: „Was Sie am Ende bewerten oder auch was Sie in Zukunft fürchten werden – das ist eben dieser besonders intensive Moment und nicht die ganze Episode. Ähnlich ist das übrigens bei Tieren. [Auch die] wissen sehr genau: Die eine Erfahrung möchte ich noch einmal machen, die andere auf keinen Fall. Die Grundregel, dass nur die Höhepunkte und das Ende einer Episode zählen, ist evolutionär begründet. Denn wichtig fürs Überleben ist nur: Ging es gut aus? Und was konnte schlimmstenfalls geschehen? Das gilt für Tier und Mensch“ (ebd. S. 112).

Einen „guten Ausgang" der Schreckensgeschichte bewerkstelligen

Das klingt so einfach und ist doch so schwierig. Wie können wir Kindern, Jugendlichen oder Erwachsenen, die sich an die erlebten Schrecken bewusst gar nicht mehr erinnern, sondern sie lediglich als Wiedererleben oder gegen sich oder andere gerichtete Impulse ausagieren – wie können wir ihnen dabei helfen, so etwas wie einen „guten Ausgang" der Schreckensgeschichte zu erleben? Es geht ja nicht darum, sich einfach nur etwas auszudenken, nach dem Motto: Die Sache war gar nicht so schlimm, sondern sie ging gut aus. So funktioniert das nicht. Sondern wir müssen offenbar die Erfahrung aus dem Unbewussten ins Bewusstsein befördern, wo sie angeschaut und neu bewertet werden kann.

Interessant ist: Sind die Abspaltungsprozesse erst einmal gefestigt, dann gelingt die Integration in der Regel nicht allein. Sondern man braucht jemand anderen dazu. Jemand Freundliches, Verlässliches muss einem helfen, damit sowohl das Alltags-Ich mit seinem Bezug zur Gegenwart „präsent" sein kann als auch Stück für Stück das abgespaltene, instinktiv Weggehaltene „herbei-"geholt werden kann. Gehirn, Körper und Beziehung – diese drei durchaus verschiedenen Systeme des Menschseins (so Daniel Siegel [2007] in seinem Buch „Das achtsame Gehirn") müssen zusammenkommen, damit so etwas wie der „gute Ausgang" der Geschichte hergestellt werden kann. Hat man diese sichere Beziehung (eine sehr verlässliche Partnerschaft oder: eine verlässliche professionelle Beziehung wie die zu einer BeraterIn oder PsychotherapeutIn) nicht, dann gibt es immer wieder diese On-Off-Phänomene: Man wechselt von einem Zustand in den anderen, die Verbindung kann nicht hergestellt werden, die Aufteilung ist stabil und hält. Man ist im Alltags-Ich – oder in einem der anderen merkwürdigen emotionalen oder körperlichen Zustände oder Anteile, die dann übernehmen, ohne dass das Alltags-Ich darüber die Kontrolle hätte.

Nur eines hilft, das zu verändern: die Gegenwart einer stabilen, verlässlichen, ermutigenden und so kompetenten Bindungsperson, dass man ihr zutraut: „Die holt mich zur Not immer wieder aus dem Schrecken raus und schafft es, dass ich mich wieder in der Gegenwart verankern kann."

Doch was tun, wenn man früh das Vertrauen in andere Menschen verloren hat, weil die ja gerade dafür verantwortlich waren, dass man so schlimme Dinge erlebt hat? Wie können bindungsgeschädigte kleine und große Menschen lernen, sich so weit anzuvertrauen, dass der wichtige Veränderungsprozess stattfinden kann? Oder ist Biologie doch Schicksal? Wer wird ein ewiges Opfer bleiben, wer wird zum Täter werden? Ist das Gehirn früh traumatisierter Kinder irreparabel geschädigt? Fragen über Fragen und es gibt offenbar Antworten, auch wenn sie nicht eindimensional sind.

4. Kleine Studie in Bösartigkeit – und ihrer Verwandlung

„Wer einen Menschen ändern will, muss ihn erst einmal respektieren."

Romano Guardini

Die zwei Menschen in meiner Kindheit, die ich wohl am intensivsten studiert habe, sind meine Mutter und meine Großmutter. Es ging mir vergleichsweise gut in diesem „Drei-Mädel-Haushalt", denn ich konnte mich, wie man damals sagte, „verkrümeln", also stillhalten und beobachten oder mir irgendwelche Aufträge besorgen und nach draußen gehen, während meine Mutter und meine Großmutter einander in intensiver Hass-Liebe zugetan und viel mehr miteinander als mit mir beschäftigt waren.

Die dominante Person in diesem Haushalt war eindeutig und lange Zeit meine Großmutter. Sie war klein, drahtig, bis ins hohe Alter wieselflink und stolz darauf, früher einmal „tizianrote Haare" gehabt zu haben, mit allem, was das an Temperament bedeutete. Liebevolle Worte kamen ihr erst als Greisin über die Lippen, vorher war sie eher „rack", wie man im Rheinland sagt: kurz angebunden, jähzornig und eher rau. Sie erzählte zwar wenige Anekdoten, die aber immer wieder. Dass sie zwei Weltkriege überlebt hatte, oft „ausgebombt" wurde und immer wieder neu anfangen musste. Dass sie gehungert und „gehamstert" hatte, um überleben zu können. Dass sie „mit der heißen Nadel" als Schneiderin große Teile ihrer Herkunftsfamilie und ihre Tochter ernähren musste, in dem ungeliebten Beruf, den ihr Vater ihr aufgezwungen hatte, obwohl die Lehrer damals zu ihr, der besten Schülerin der Schule, nach Hause gekommen seien und den Vater „bekniet" hätten: „Lassen Sie das Kind noch mehr lernen!" Der aber habe geschrien: „Wir sind alle Arbeiter! Das Kind geht arbeiten! Außerdem brauchen wir das Geld!" Und dagegen sei kein Ankommen gewesen. Ihren Vater hätten alle gefürchtet, er sei ein Despot gewesen. Zwischen den Zeilen hörte ich: Er hatte seine Frau, meine Urgroßmutter, oft vergewaltigt und misshandelt; von deren 13 Kindern überlebten nur neun. Auch die Kinder, darunter meine Großmutter, wurden von ihm massiv und auf unberechenbare Weise gequält und erhielten auch schon als junge Menschen Hausverbot, wenn ihm etwas nicht passte. – Sie wurden einfach ausgesperrt, auch wenn die Mutter noch so sehr bettelte und bat und die Hände rang. Die Geschwister litten sehr, vor allem weil sie ihre Mutter so leiden sahen, ohne helfen zu können. Meine Urgroßmutter starb mit 66 Jahren elend an Magenkrebs.

Meine Großmutter war fleißig, enorm diszipliniert, konnte aber auch feiern und hatte ihr „Kaffeekränzchen“, das sich regelmäßig ein paarmal im Jahr traf. Ansonsten ging sie nicht aus – und sie sorgte dafür, dass meine Mutter es auch nicht tat und ich bis zu meinem Auszug mit 20 Jahren regelmäßig abends um acht zu Hause war. Meine Mutter und mich einte, dass wir beide immer bemüht waren, es mit der „Ommi“, wie ich sie nannte, nur ja nicht zu verscherzen. Denn meine Großmutter hatte eine nicht zu unterschätzende sadistische Ader. Mir war früh klar: Sie hatte zu Hause das Sagen, oder um einen Spruch aus unserer Familie zu zitieren: „Tante Lieschen hat zu Hause die Hosen an.“ Damit hatte ich also einen despotischen Vater-Ersatz und eine weiche, durchaus liebevolle, aber mit vielem überforderte und stets übermüdet von der Arbeit sich heimschleppende, bei der Tagesschau schon einschlafende Mutter zu Hause. „Ommi“ duldete keine Geheimnisse. Das verschlossene Tagebuch der Pubertierenden wurde aufgeschnitten, gelesen, tagelang mit steinernem Gesicht beschwiegen und war dann plötzlich für immer verschwunden. Wie manche Hefte und Unterlagen der Enkelin und zahlreiche Dokumente der Tochter („Brauchst du nicht mehr – hab ich weggeschmissen.“) Die Schreie meiner Mutter: „Mutter! Wo ist ...?“, das Leugnen meiner Großmutter: „Weiß ich auch nicht!“, ihr tonloses Pfeifen beim Hin- und Hergehen, bis hin zu dem mit dünnlippigem Lächeln und lakonischem Unterton vorgetragenen „Ja, hab ich weggeschmissen“ konnten tagelang die Luft in der 80 Quadratmeter kleinen Wohnung in eine Gewitterwolke verwandeln. Nein, meine Großmutter war nicht dement. Sie duldete nur lebenslang keine individuelle Regung bei den Menschen in ihrer Umgebung, die nicht von ihr genehmigt war. „Mach voran“, „Tu das da weg“, „Lass das ...“ – Was sie forderte, musste getan werden. Sie hat einige Holzbügel und Kochlöffel auf meinem Rücken zertrümmert.

Wenn meine Mutter erzählte, dann waren es oft Geschichten von Bedrohungen und Ängsten: Kriegsgeschichten und Geschichten aus „der Firma“, in der sie arbeitete: „Die Bilanz stimmt schon wieder nicht um 25 Pfennig. Hoffentlich finde ich den Fehler“ – so etwas konnte sie tagelang in dumpfe Verzweiflung treiben. Meine Mutter hatte mir gegenüber nur eine Erziehungsmaßnahme: Schweigen. Sie würdigte mich, wenn ich „frech“ geworden war, keines Blickes und keines Wortes. Viele Stunden lang. Tagelang. Wochenlang. Einmal habe ich als junges Mädchen drei Wochen durchgehalten, dann fiel ich vor ihr auf die Knie, weil ich es nicht mehr aushielt: „Sei doch wieder gut!“ So wie sie vor ihrer Mutter auf die Knie fiel, wenn „Ommi“ meinte, die Tochter habe ihr irgendwie unrecht getan. Man musste sich hinknien, sich demütigen, und wurde vielleicht – vielleicht! Es konnte sein, dass es noch eine ganze Weile dauerte, dass man sich Gemeinheiten anhören oder sich selbst demütigen musste – erhört und wieder freundlicher behandelt.

Und wie bei Eltern, bei denen der Vater ein Despot ist, fragte sich das Kind oft: Warum geht sie, die Mutter, nicht weg? Andererseits: Meine Großmutter trug zum Familieneinkommen bei, wir waren arm und mussten, wie man sagte, „jeden Pfennig umdrehen". Ich wurde als Kind häufig in der Schule verspottet, weil ich Kleidung auftragen musste, die übrig geblieben war aus der Schneiderei meiner Großmutter. Es waren durchweg „Omma-Sachen". Meine Rebellion bestand jahrelang darin, heimlich Zucker auf eine Untertasse zu häufeln und ihn mit der Zunge aufzulecken. Ich war pummelig, trug eine Hornbrille und als Frisur eine „Außenrolle". Heute schaue ich mir die wenigen Fotos von damals an und sehe ein todunglückliches Mädchen, das ich sehr lange Zeit nicht ausstehen konnte. Inzwischen möchte ich mich neben sie setzen und ihre Verzweiflung mit aushalten, wie ich es schon oft getan habe, und ihr nach langer Zeit des Zuhörens ganz vorsichtig den Arm um die Schulter legen. Damals wurde ich zum Essen aufgefordert: „Schmeckt's dir nicht?", aber auch zu Hause als „zu dick" bezeichnet und leise verachtet. Einmal stand meine Mutter mitleidig blickend in der Badezimmertür, als ich mich wusch, und sagte: „Schön biste nich, Kind, aber klug." Dabei hatte meine Mutter mich gern, sie wollte durchaus etwas Nettes sagen. Dass dieser Satz dazu beitrug, dass ich mich fast mein ganzes Leben lang hässlich fühlte, konnte sie vielleicht nicht wissen – so gedemütigt, wie sie selbst immer war. Sie war eine bildschöne junge Frau gewesen und sie hatte sich nur einmal ernsthaft verliebt – prompt in einen haltlosen „Filou", der auch ihr Geld nahm und verspielte. Vielleicht hätte sie ihn nie verlassen, wenn ihre Mutter sie nicht vor die Wahl gestellt hätte: „Wenn du nicht von dem weggehst, wirst du in der Gosse landen – und dann brauchst du nie wieder angekrochen zu kommen." Und meine Mutter wusste genau, dass meine Großmutter diese Drohung ernst meinte – sie hätte sich auch ihre Finger abgeschnitten, wenn sie einmal dazu fest entschlossen war. Also unterwarf sich meine Mutter und „kam angekrochen", was damals bedeutete: Ihre Kinder kamen ins Heim, genauer: in zwei verschiedene. Mein schwer geistig und körperlich behinderter jüngerer Bruder starb später in seinem; ich wurde in meinem „Kloster"-Heim körperlich und seelisch misshandelt, was damals völlig normal war („Stell dich nicht so an, das sind heilige Frauen, die werden schon ihre Gründe haben"). Mutter kam bei einer Tante unter, Großmutter hatte woanders zu tun, war aber für ihre Tochter da. Eigentlich wollte sie die für sich allein haben, doch da gab es noch diese gesunde, aber dicke und sterbensunglückliche Enkelin in dem Heim. Und tatsächlich war es meine Großmutter, die sich erweichen ließ: „Ich kann das nicht mehr mit ansehen", soll sie gesagt haben und sorgte dafür, dass meine Mutter und ich eine Wohnung bekamen. Das war damals, Anfang der 1960er-Jahre, teuer: Man musste nicht nur eine Kaution, sondern auch „Abstand" zahlen, also den Vormietern eine größere Summe geben. Der Deal meiner Großmutter mit meiner Mutter hieß: „Du kriegst eine eigene Wohnung und das Kind kommt zu dir aus dem Heim. Du wirst arbeiten gehen, das andere, behinderte Kind bleibt in seinem Heim. Ich zahle das erst mal. Dafür komme ich, wenn ich in meiner Firma in Rente gehe (dort hatte sie eine Wohnung) zu euch." Und so geschah es.

Großmutter versorgte uns, sie nähte, kaufte ein und kochte hervorragend. Wie sollte ich mit dieser innerlich und äußerlich kaum anwesenden Mutter allein überleben? Sie war zwar lieb, aber sie hatte mich ja schon als kleines Kind für drei Jahre ins Heim gegeben. Und ich war so froh, jetzt ein Zuhause zu haben. Andererseits: Je älter ich wurde, desto öfter stand ich sonntags nachmittags am Fenster, hielt die beiseitegeschobene Gardine umklammert, starrte auf die Straße und dachte nur eins: „Ich will hier raus!"

Ja, meine Großmutter war eine Despotin. Und doch war sie stark, sie war fleißig und auf ihre Weise klug. Sie wusste, wie man überlebt, und hatte eine eiserne Entschlossenheit dazu. Sie wurde 96 Jahre alt und meine Mutter pflegte sie bis zu ihrem Tod. Lebenslang verstand sie nicht, warum ihre eigene Tochter so schwach war, und sagte oft zu mir: „Du bist wie ich, du bist stark." Das verband uns. Und noch mehr: Großmutter war treu, sie ließ niemanden in der Familie und in ihrem kleinen Freundeskreis im Stich. „Ommi" konnte das Geld zusammenhalten. Sie konnte im Rahmen einer kleinen Wohnung ihre Welt zusammenhalten. Doch ich wollte nicht so werden wie sie: so hart, grob, gemein und demütigend. Sie hat verhindert, dass meine Mutter jemals wieder eine Beziehung einging.

Meine Mutter hatte nicht nur keinen Partner, sie hatte auch keine Freundin. Sie war, wie ich heute weiß, hoch dissoziativ. In ihrem Alltags-Ich daheim war sie freundlich, äußerst ängstlich und angepasst. Im Büro – das entdeckte ich überrascht erst, als ich mit 14 ein Praktikum in ihrem Betrieb machte – war sie die elegante und kompetente „Grande Dame", eine Mischung aus Gracia Patricia und tüchtiger Managerin. Sie wurde dort geachtet und bewundert. Da begriff ich etwas mehr, was ich sonst nur spürte: Sie musste, wenn sie heimkam, in eine Art Nebel eintauchen und darin verschwinden, als wäre ein großer Teil von ihr gar nicht da. Nur manchmal, wenn „Ommi" außer Haus war, zeigt sie noch ein anderes Gesicht: Das einer vielleicht Zwölfjährigen, die mit mir Jazzplatten auflegte, lauthals mitsang und gemeinsam mit mir den Rhythmus auf Töpfe, Tische, Schränke klopfte. Die mit mir von der Straßenbahn bis nach Hause Tango tanzte. Dann alberten wir herum und lachten, und in diesen Momenten waren wir beide einmal glücklich. Doch so schnell, wie dieser Anteil gekommen war, war er auch wieder verschwunden und mit den Jahren kam er immer seltener zum Vorschein.

Wenn ich in Not war, hatte meine Mutter drei Reaktionen zur Verfügung, drei Zustände. Einen hilflosen: „Kind, da kann ich dir auch nicht helfen", einen kalten: „Selbst schuld" oder einen katastrophisierenden: „Wie schrecklich! Das wird bestimmt noch viel schlimmer!", woraufhin ich sie beruhigen musste. Was dazu führte, dass ich immer mehr mit mir allein ausmachte. Zornig war sie selten. Doch wenn, waren es Zustände von grauenhaften Eruptionen. Dann schrie und verfluchte sie ihre Mutter, die zurückschrie. Dann flogen vulgäre, ordinäre Gemeinheiten hin und her. Und, wenn es mich traf, musste ich auch furchtbarste Worte erdulden, die alle Bindung und Beziehung zu vernichten suchten. „Womit habe ich so ein Kind verdient!" – „Du kommst wieder ins Heim!"

Dann hasste sie, hasste inbrünstig und hemmungslos. Dann weinte sie untröstlich. Dann schwieg sie, lange. Dann war sie wieder die liebe, müde und erschöpfte Mutter und Prokuristin, die jeden Morgen froh war, ins Büro zu gehen. „Zu Hause stehe ich ja unterm Pantoffel", lachte sie und meinte es ernst. Wie meine Mutter, von ihrem kompetenten Berufs-Ich abgesehen, wollte ich also auch nicht werden, so ängstlich und unglücklich und einsam mit so einem jähzornigen Anteil, wie ihn auch meine Großmutter hatte. Und doch liebte ich meine Mutter: ihre Weichheit, ihre Intelligenz, ihre Art, sich zurückhaltend-elegant zu kleiden und immer gut nach teuren Cremes zu duften. Sehr viel später erst wunderte ich mich, dass ich damals die Omma-Kleider auftragen musste, dick „gemästet" und dann mitleidig belächelt wurde, während sie in ihren Erwachsenen-Anteilen unnahbar, aber schön war. Viele Jahre spürte ich schmerzlich das Potenzial, das in ihr lag und manchmal um die Ecke schaute, sah die blitzgescheite, witzige, enorm musikalische Frau. Sah viele ihrer dissoziativen States, diese Zustände, die nicht immer, aber erschreckend oft völlig unverbunden waren, und fragte mich dann, ob sie so oder so oder so „eigentlich" sei. Leider war ihr, wie ein Nachbar einmal meinte, „merklich das Rückgrat gebrochen" worden. Ein Onkel hatte sie an ihrem ersten Schultag sexuell gequält, der Krieg ihr viele Jahre der Todesangst und Todesnähe beschert und, wie sie manchmal sagte, „ihre Jugend geraubt". Und eine der sehr frühen Täterinnen an ihr war ihre eigene Mutter.

Denn die hatte sie verlassen, als sie gerade zwei Jahre alt war. Da starb ihr Mann, Mutters Vater, in seiner Kürschnerwerkstatt, und bis heute wird in der Familie gemunkelt: „Der hat sich umgebracht, weil er den Jähzorn vom Lieschen nicht ausgehalten hat." Ohne ihren Mann konnte meine Großmutter die Kürschnerei, die sie gemeinsam aufgebaut hatten, nicht weiterführen. Also gab sie meine Mutter zu ihrer Mutter und ging auf Reisen; sie nähte „bei Herrschaftens" und kam nur gelegentlich heim. Wenn meine Mutter dann auf sie zulief, stieß sie sie von sich: „Geh weg mit dieser Affenliebe!" Meine Großmutter hatte nur Überleben gelernt, nicht aber Lieben. Für die Not dieses ängstlichen und verlassenen Kindes mit seinen „Streichholzbeinen" hatte sie entweder nur Verachtung oder gar keinen Blick. Vielleicht hat sie den erst für ihre Enkelin gehabt – und die dann gerettet, was sie eigentlich mit ihrem eigenen Kind hätte machen müssen, das in dem Haus der Großmutter wie ein „Waisenkind" aufwachsen musste. „Wenn Tante Lieschen zu Besuch kam, standen alle stramm", hieß es in unserer Familie. Und als sie ging, erinnerte sich meine Mutter damals nur an eine strenge Frau, die wie ein Wirbelwind gekommen und wieder verschwunden war.

Erst als meine Mutter älter wurde, nahm meine Großmutter sich der Heranwachsenden an. Bis heute wird das Abenteuer kolportiert, wie meine Großmutter es schaffte, genug Geld zusammenzubekommen, damit meine Mutter etwas mehr lernen durfte als sie damals: Um auf die Handelsschule gehen zu können, musste man nämlich Schulgeld zahlen. Meine Familie wohnte damals an der deutsch-holländischen Grenze. Also nähte meine Großmutter die eine Währung in die Schulterpolster der Jacke meiner Mutter ein, die das Geld ahnungslos über die Grenze trug. Dort wurde es eingetauscht. Und die Währungsdifferenz wurde gespart. Das ging ein paarmal gut, auch wenn es äußerst gefährlich war, denn auf Währungsschmuggel standen schwere Strafen. Außerdem lieh sich meine Großmutter – die grundsätzlich niemals Schulden machen wollte – ausnahmsweise zusätzlich einen Betrag bei einer Nachbarin, der sie das „mit der heißen Nadel", also mit Näherei, zurückbezahlte. So konnte meine Mutter mehr lernen. Und das war etwas, das uns drei verband: Meine Großmutter musste Schneiderin werden, meine Mutter durfte schon zwei Jahre auf die Handelsschule und bei mir sorgten beide dafür, dass ich sogar Abitur machen durfte. Das Lernendürfen machte zutiefst dankbar. Und natürlich die Tatsache, dass „Ommi" uns gerettet und in diese Wohnung bugsiert hatte – wo wir dann alle drei zusammen unglücklich waren, meine Großmutter sicher noch am wenigsten.

Früh verstand ich: Hartes Arbeiten, Disziplin plus Jähzorn und Unberechenbarkeit machen stark. Weichheit, Nachgeben, Bravsein machen schwach, sind aber manchmal nötig, um zu überleben. Meine Rebellion und die meiner Generation hat viel damit zu tun, den Despotismus abzuwerfen, das Bravsein auch, und nach neuen Wegen zu suchen, wie man sein kann: mitfühlend und gleichzeitig stark, auch mal autoritär, aber verlässlich und durchschaubar und partnerschaftlich. Da galt es viel zu lernen, auch um die starken Gefühle, die unterschiedlichen Seinszustände und Introjekte zu verstehen, sie zu tolerieren und letztlich zu integrieren. Und ich glaube: Meine Geschichte ist eine der unzähligen Geschichten meiner Generation. Sie ist in mancher Hinsicht besonders, aber vermutlich werden die LeserInnen aus ihrem eigenen Erleben und ihrer eigenen Familie vieles wiedererkennen.

Was lernen wir denn aus diesen Geschichten vom Überleben nach dem Krieg, von verschwundenen Vätern, zerbrochenen Müttern und eisenharten Großmüttern, vom Wiedererleben der Täter- und Opferstrukturen? Vielleicht dieses: Dass wir in uns selbst sortieren müssen: Starkes ja, Böses nein. Weiches ja, alles mit sich machen lassen – nein.

Es ist ein langer Weg, diese Überzeugungen immer wieder in sich selbst herzustellen, sich mit allen Impulsen und Wiederholungszwängen zu beschäftigen. Dem eigenen Wunsch, einen anderen zu dominieren, Eigenes anderen aufzuzwingen, nicht mehr nachzugeben. Andere Wege zu finden: verhandeln, ausbalancieren. Und lernen, dass

Nachgeben nicht gleichbedeutend mit Gedemütigtwerden sein muss. Dass Nachgeben kein Zeichen von Schwäche sein muss. Dass weiches Wasser sogar einen Stein brechen kann.

Im hohen Alter wurde meine Großmutter weich. Wie ein gerupftes, winziges, flaumhaariges Vögelchen saß sie auf ihrem Kissenberg im Wohnzimmer. Da war es dann meine Mutter, die stark war, weil sie sie pflegte. Meine Mutter hat sich nie gerächt an ihrer schwach gewordenen eigenen Mutter. Sie hat sie fast immer liebevoll, freundlich und zugewandt behandelt. Und meine immer schwächer werdende Großmutter lernte auf ihre alten Tage noch Dankbarkeit und wurde sogar ihrerseits liebevoll und zärtlich: Sie gab und bekam gern ein Küsschen, sie mochte es, wenn ihre Hand gehalten wurde, sie hörte sogar besser zu. Nur als der Pfarrer bei einem ihrer letzten Geburtstage im Wohnzimmer stand und ihr mit dröhnender Stimme gratulierte, murmelte sie mir in ihrem Alters-Bariton ins Ohr: „Weißt du was? Der geht mir auf'n Sack."

5. Was macht Gewalt mit dem Gehirn und der Psyche?

In westlichen Industrieländern steigen die Zahlen psychischer Störungen und Erkrankungen rasant an – so stark, dass die Krankenkassen regelrecht Alarm schlagen. 2012 veröffentlichte das Robert-Koch-Institut Ergebnisse, die eine von ihm beauftragte Gruppe von PsychologInnen der TU Dresden erarbeitet hatte. Die Ergebnisse sind mehr als erschreckend und sie bestätigen eine Tendenz, die sich schon länger abzeichnet: „Pro Jahr durchlebt ein Drittel der Bevölkerung ein psychisch bedingtes Leiden; in der Altersgruppe der 18- bis 35-Jährigen betrifft das sogar 45 %", fast die *Zeit* (5. Juli 2012) zusammen. Das wiederum verschärft die Situation von Beratungsstellen sowie ambulanten und stationären psychotherapeutischen Einrichtungen. Denn einerseits werden Beratungsstellen immer mehr in ihren Möglichkeiten, längerfristige Hilfen anzubieten, beschnitten. Andererseits wird auch der Zugang zu ambulanter Psychotherapie erschwert. Traumatherapie wird überhaupt nicht als Therapiemethode von den Krankenkassen anerkannt, sondern lediglich Verhaltenstherapie, Psychoanalyse oder Tiefenpsychologie.

Wer Gewalterfahrungen verarbeiten muss, wäre aber am besten bei jemandem aufgehoben, der sich mit den Folgen von giftigem, weil traumatischem Stress auf den Organismus auskennt, wie wir sehen werden. Und diese KollegInnen werden von den Krankenkassen nicht gesondert aufgelistet, was für viele, vor allem für schwersttraumatisierte Menschen eine Odyssee durch das Gesundheitswesen bedeutet. Viele landen in Kliniken – die dann auch überfordert sind: „Auch die psychiatrischen und psychosomatischen Kliniken könnten derzeit fast alle anbauen. Die Zahl der Menschen, die dort wegen psychischer Störungen behandelt werden, hat laut dem Krankenhausreport der Barmer GEK in den vergangen 20 Jahren um 129 % zugenommen. 1990 waren es 3,7 von tausend Versicherten, 2010 bereits 8,5. Insgesamt ist die Behandlungsrate außerordentlich gering: Nicht mal ein Drittel der Betroffenen hat sich überhaupt versorgen lassen, stellen die Forscher der TU Dresden fest; und wenn, dann häufig erst Jahre nach dem Beginn ihrer Krankheit. Nur etwa 10 % bekommen früheren Studien zufolge die Therapie, die ihrer Diagnose angemessen wäre ... Verantwortlich dafür sei nicht zuletzt ein langjähriges politisches Desinteresse an dem Thema" (Grefe 2012).

Die Situation sieht in anderen europäischen Ländern nicht besser aus. Die europaweite Studie „The size and burden of mental disorders and other disorders of the brain in Europe 2010", die von dem Dresdner Psychologen Prof. Hans-Ulrich

Wittchen geleitet wurde, ergab, dass 38,2 % aller EU-Einwohner unter psychischen Störungen leiden (Wittchen et al. 2011). Die Versorgung sei miserabel.

5.1 Unverarbeitete Gewalterfahrungen – Erkenntnisse der Neurowissenschaft

Nun kann man einerseits diese Zahlen abwehren, indem man behauptet, es würden einfach zu viele Diagnosen verteilt. Doch das wäre Polemik. Nimmt man die Zahlen ernst, kann man sich vielmehr fragen: Wie kommt es dazu, dass so viele Menschen offenbar mit dem Stress des Alltags nicht mehr umgehen können und zusammenbrechen? Wieso nimmt die Stressresistenz in der Bevölkerung so rasant ab? Dafür kann es viele Gründe geben: Zu viele Stressfaktoren insgesamt, eine Verdichtung der Arbeit, mehr leisten müssen in kürzerer Zeit; auch abends, am Wochenende und im Urlaub stets erreichbar sein müssen – auch das hat sehr stark zugenommen (siehe Titelgeschichte „Sei doch mal still" im *Spiegel* Nr. 27 / 2012, S. 62 ff.). Doch angesichts der Tatsache, dass Gewalt in unserer Gesellschaft so verbreitet ist, kann sicher einer der bedeutsamsten Gründe darin liegen, dass diese Erfahrungen nur unzureichend verarbeitet werden. Das nämlich wirkt sich nicht nur auf die eigene Befindlichkeit aus – man ist ängstlicher, depressiver und weniger stressresistent, wie wir sehen werden –, sondern auch auf die Beziehungsfähigkeit: Gewalterfahrung als Kind und Jugendliche/r führt dazu, dass man in Beziehungen mehr Angst vor Verlust hat, und dadurch auch gegenwärtig mehr Stress. Die Folge: Obwohl sichere Bindung einer der wichtigsten Gesundheitsfaktoren ist, lassen sich viele Menschen gar nicht erst auf enge Beziehungen ein oder leben in unsicheren, stressreichen Partnerschaften – möglicherweise sogar in solchen, in denen Gewalt eine Rolle spielt.

Wenn man unter unverarbeiteten Gewalterfahrungen leidet, leidet das gesamte Gehirn – und das Leben insgesamt erscheint beschwerlicher und schlechter aushaltbar. Dazu folgen nun einige Befunde der Neurowissenschaft. Ich habe eine Grafikerin (vielen Dank an Maria El Hourani!) gebeten, ein paar „Schnitte durch das Gehirn" so aufzubereiten, dass Sie als LeserIn bei den Befunden der folgenden Seiten nachvollziehen können, welche Hirnregionen jeweils gemeint sind.

Nach sexuellen Traumatisierungen zeigten Frauen – im Vergleich mit der Kontrollgruppe – im CT eine statistisch bedeutsame Verringerung der Durchblutung und des Zuckerstoffwechsels im linken Hippocampus im Zwischenhirn und in den Basalganglien. Dies wird mit typischen Symptomen der Posttraumatischen Belastungsstörung wie Übererregungssymptomen und mangelnder Impulskontrolle in Verbindung gebracht. (Kim et al. 2012)

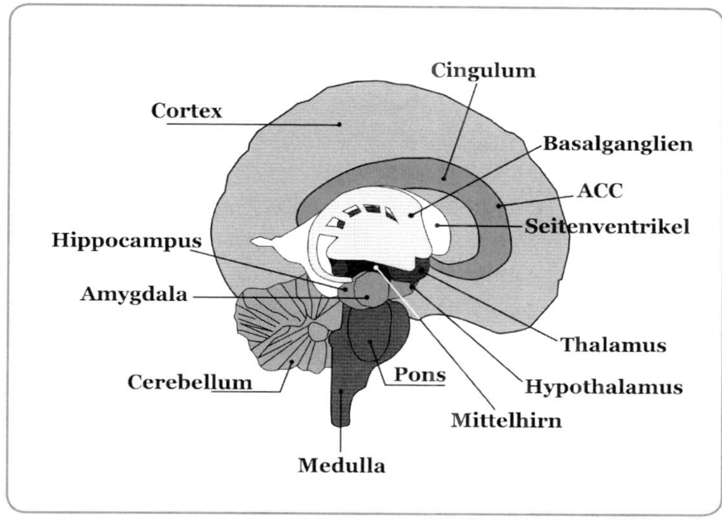

Abbildung 2: Gehirn – Übersicht

Übermäßige Schreckhaftigkeit, gelernt in traumatischen Situationen, wird bei vielen nicht behandelten Trauma-Überlebenden sozusagen nicht gelöscht und überdauert als ein quälendes Angstsymptom der Posttraumatischen Belastungsstörung (PTBS). Solange eine PTBS noch weiterbesteht und nicht behandelt wurde, zeigen betroffene Frauen statistisch bedeutsam häufiger solche immer wieder auf Stressreize hin auftauchende Schreckreaktionen und die darauffolgende Angst (Fani et al. 2012).

Immer mehr bildgebende Verfahren zeigen, dass Menschen mit einer PTBS einen anderen Hirnstoffwechsel haben. Und zwar eine Überaktivierung in Regionen, die mit Gefühlen zu tun haben, einschließlich des medialen präfrontalen Cortex (mPFC) und des vorderen cingulären Cortex (ACC). Wie MRT-Studien an männlichen Kriegsveteranen zeigen konnten, gibt es im Gehirn von PTBS-PatientInnen selbst ohne Stress, wenn sie in Ruhe sein können, eine intensive Kommunikation zwischen Amygdala und Insula. Die AutorInnen schließen daraus, dass hier ein Defizit hirnorganisch begründet sein kann, und zwar bei Männern, die mit Posttraumatischer Belastungsstörung aus dem Krieg kommen, die Schwierigkeiten in der Regelung von Gefühlen (Rabinak et al. 2011, Sripada et al. 2012). Diese Überreagabilität im ACC scheint sogar vererbbar zu sein, sodass es eine familiäre Disposition dazu gibt; Voraussetzung ist aber immer, dass das Familienmitglied, das diese Problematik vererbt, traumatisiert wurde (Shin et al. 2011). Leider betrifft diese intensive Reaktion nur negative Erinnerungen, nicht positive, was bedeutet: Bei Menschen mit einer Posttraumatischen Belastungsstörung gibt es – heftige emotionale Reaktionen auf belastende Erinnerungen, während positive Erinnerungen kaum Gefühlsreaktionen auslösen (St. Jacques et al. 2011).

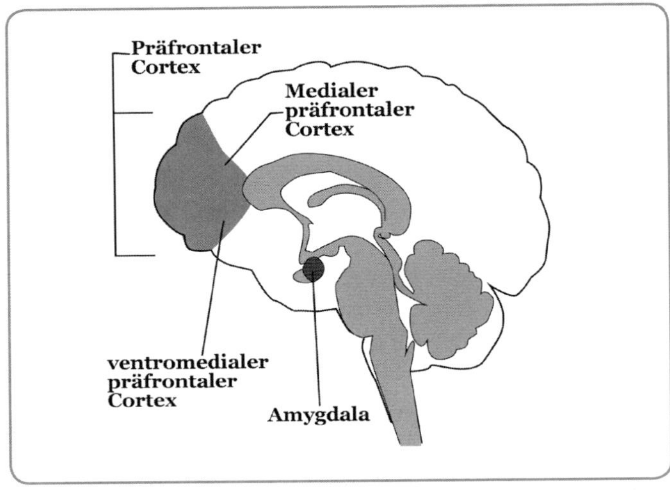

Abbildung 3

Auch nicht-traumatische Ereignisse werden, wenn man erst einmal eine chronische Stressfolge-Erkrankung (PTBS) hat, wie traumatische Ereignisse verarbeitet. Neuroimaginative Forschung an ehemaligen Soldaten mit Traumafolgestörungen konnte zeigen, dass bei der Erinnerung an stressreiche Ereignisse *nicht traumatischer Natur*, der mediale präfrontale Cortex unterreagierte, während die Amygdala überreagierte. Das Gehirn reagierte auf jede beliebige Erinnerung an etwas Stressiges genauso wie auf die furchtbarsten Erinnerungen. Die Stressreaktion war also verallgemeinert (Gold et al. 2011).

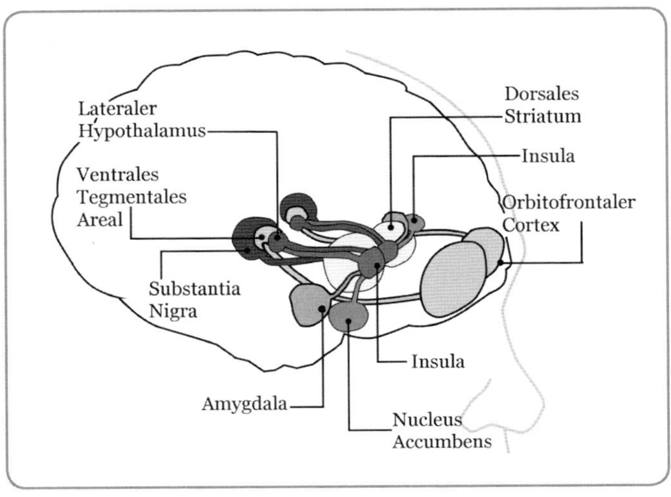

Abbildung 4

Auch die Funktion einer anderen Region des Vorderhirns, der ACC (das ist nicht das Hustenmittel, sondern die Abkürzung für Anteriorer Cingulärer Cortex; s. Abb. 5) hat man bei amerikanischen Kriegsveteranen getestet. Ergebnis: Wer eine PTBS hatte, hatte einen verkleinerten ACC und dieser konnte daher seine Aufgabe, einen dämpfenden Einfluss auf die Angstreaktionen der Amygdala auszuüben, nicht mehr ausreichend ausführen (Schulz-Heik et al. 2011).

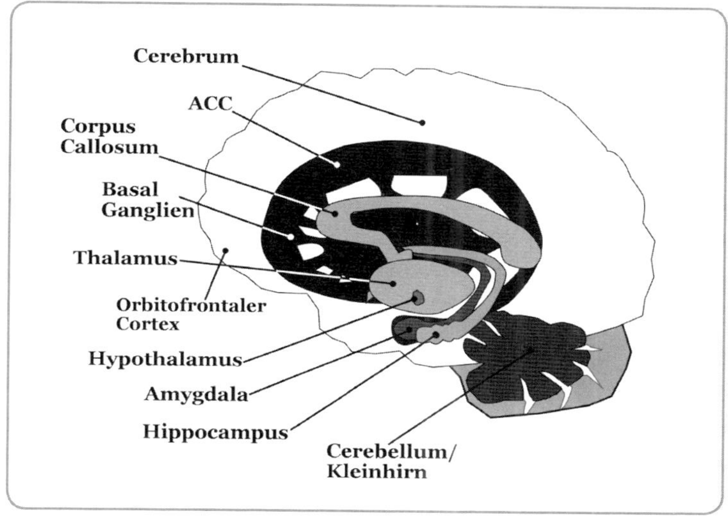

Abbildung 5

Auch das Kleinhirn (Cerebellum) ist beteiligt an der Angstwahrnehmung, der frühen Reaktion darauf und an der Erinnerung, die daraufhin im Gehirn angestoßen wird. Durch frühe Gewaltereignisse im Leben wird auch das Kleinhirn verkleinert heranwachsen. Und so zeigte sich bei Versuchspersonen aus einer normalen Population, die eine Posttraumatische Belastungsstörung nach frühen Gewalterfahrungen hatten, nicht nur ein verkleinertes Kleinhirn, sondern auch die entsprechend stärkeren Symptome von Angst, Depression und Stimmungsschwankungen (Baldacara et al. 2011).

Die Amygdala, die als „Rauchmelder" unseres emotionalen Gedächtnisses immer dann „anspringt", wenn zu starker Stress vorhanden ist, „fischt" Erfahrungs-Spitzenwerte für das Gedächtnis heraus, damit die Speicherung der Erfahrung im biografischen Gedächtnis nur für die Ereignisse möglich wird, die wir auch verkraften können. In der Amygdala also gibt es einen Serotonin-Transporter namens 5-HTT. Bei Menschen mit einer Stressverarbeitungsstörung durch Gewalterfahrung wird dieser Serotonin-Transporter nur unzureichend ausgebildet. Die Folge: Mehr Angst durchflutet den Organismus und mehr depressive Niedergeschlagenheit. Hat man also erst einmal eine PTBS, dann ist man wirklich schlimm dran: Das Gehirn hat „Angst gelernt" und produziert immer wieder ängstliche und depressive Reaktionen (Murrough et al. 2011).

Eine der schwierigsten Folgen von traumatischem Stress, besonders von frühen Traumata, ist ein teilweise drastisch verkleinertes Hippocampus-Volumen. Der Hippocampus ist ein ganz wichtiger (Zwischen-)Speicher für autobiografische Erinnerungen und moderiert im Verlauf des Lebens die allgemeine Stressreaktion auch auf momentan stattfindende Ereignisse. Eine Meta-Studie untersuchte, ob Frauen in der Hinsicht benachteiligt sind, weil sie so viel öfter eine Posttraumatische Belastungsstörung bekommen als Männer, oder ob Männer einfach besser geschützt gegen den Abbau des so wichtigen biografischen Archivs im Zwischenhirn sind. Ein Überblick über die entsprechenden Studien ergab jedoch: Beide Geschlechter bauen in gleichem Maße auf massive Stressereignisse Hippocampus-Volumen ab bzw. erst gar nicht auf (Woon & Hedges 2011).

Insgesamt kann als gesichert gelten: Wesentliche Regionen des Gehirns, wie Hippocampus, Amygdala, Insula und der mediale präfrontale Cortex, werden definitiv in ihren Funktionen durch Stresserkrankungen so beeinträchtigt, dass es entweder zu massiven Blockaden (Dissoziation, Depression) oder zu einer ständigen Überreagibilität emotionaler Zentren kommt (Flashbacks, Angstzustände etc.). Das zeigen auch Überblicksstudien (s. Hughes & Shin 2011).

Inzwischen wird die Posttraumatische Belastungsstörung als ein Versagen der Mechanismen verstanden, sich von traumatischem Stress zu erholen. Dies hat eine Studie noch einmal bestätigt, die PatientInnen vor und nach einer Psychotherapie im MRT untersuchte (Dickie 2011). Interessanterweise wurden sowohl vermehrt Hippocampus-Aktivität als auch Aktivität im ACC festgestellt. Und es zeigte sich, dass die graue Substanz des Großhirns durch die erfolgreiche Psychotherapie an Umfang zunahm.

Interessant sind die Befunde, die Bethany Brand und Richard Loewenstein in einem Überblicksartikel (2010) zusammengestellt haben. Auch durch eigene neurophysiologische Studien stellten Sie nämlich fest, dass es zwei Typen von Posttraumatischer Belastungsstörung zu geben scheint. Sie nennen den einen den „dissoziativen Typus", den anderen den „übererregten Typus". Mithilfe dieser Einteilung lassen sich widersprüchliche Befunde aus den hirnphysiologischen Studien vieler KollegInnen erklären. Hier eine Zusammenstellung der Unterschiede dieser beiden Typen und was das für die Behandlung heißt.

Dissoziativer Typus	Übererregter Typus
Entstanden durch: schwere chronische, wiederholte Kindheitstraumata und durch weitere spätere Traumatisierungen	***Entstanden durch:*** später als in früher Kindheit entstandenen Traumata und / oder weniger kumulative Traumata
Reagiert bei Konfrontation mit Trauma-Triggern mit: Dissoziation, Betäubung, verminderter autonomer Erregung und Hautleitfähigkeit, verminderter Herzfrequenz, verzögerter Cortisol-Ausschüttung. Es sind Hirnregionen aktiv, die Emotionen kontrollieren und das Selbst-Gefühl ändern (etwa MPFC).	***Reagiert bei Konfrontation mit Trauma-Triggern mit:*** Entsetzen, erhöhter Erregung und Hautleitfähigkeit sowie erhöhter Herzfrequenz, rasch ansteigenden Cortisol-Werten. Es sind Hinregionen aktiv, die Emotionen wenig kontrollieren können, verminderte Aktivität im MPFC.
Psychotherapie: Erfordert schrittweises Vorgehen mit Betonung auf Sicherheit, Stabilisierung, Aufbau einer tragfähigen therapeutischen Beziehung, Symptommanagement, bevor traumatisches Material exploriert und (modifiziert) bearbeitet werden kann.	***Psychotherapie:*** Kann Traumamaterial in Form von Traumakonfrontation bzw. kognitivem Prozessieren schneller nach kürzerer Stabilisierungsphase verarbeiten.

In diesem Zusammenhang ist es aber wichtig, darauf hinzuweisen, dass die meisten komplex traumatisierten Menschen durchaus eine Mischung von beiden Typen sein können.

6. Cherchez la Femme – Frauen transportieren die Gewalt weiter

Als ich mir eine aktuelle Liste von internationalen Studien zum Thema Bindung und Trauma zusammenstellte (Dank an dieser Stelle an Frauke Rodewald, die mir dabei geholfen hat!), war ich erstaunt, wie sehr überall auf der Welt betont wird: Cherchez la femme – suchen wir die Frauen und schauen uns an, wie sie selbst herangewachsen sind, welche Partner sie sich aussuchen und wie sie mit ihren Kindern umgehen (lassen). Dann können wir viel darüber sagen, mit wie viel Gewalt und wie belastet Kinder in unseren Gesellschaften heranwachsen. Männer üben den allergrößten Teil von körperlicher und sexueller Gewalt aus. Aber Frauen transportieren sie: in sich als Erfahrung und weiter zu ihren eigenen Kindern, indem sie diese nicht wahrnehmen, ihnen nicht helfen, sie (und sich selbst!) nicht vor männlicher Gewalt schützen und ihnen – leider – sogar selbst Gewalt antun.

Wenn wir also ernsthaft etwas gegen Vernachlässigung, Verwahrlosung und Gewalt tun wollen, brauchen wir Erkenntnisse darüber, welche Kinder und welche Mütter besonders gefährdet sind. Gefährdet in dem Sinne, dass die unter diesen Bedingungen Heranwachsenden seelisch, geistig und gesundheitlich bedroht sind – und zu späteren Opfern und / oder Tätern werden können. Wo auch immer die Studien unternommen wurden, das Bild ist recht klar und einheitlich, und man kann daraus nur folgern: Tut endlich etwas, sonst haben wir immer mehr Krieg. Krieg in den Köpfen, Krieg in der Seele, Krieg im zwischenmenschlichen Verhalten. Und letztlich dann: Krieg auf der Straße, zwischen unterschiedlichen Menschengruppen, Ethnien, Rassen, Nationen. Wenn wir den Krieg nicht wollen, müssen wir die kleinsten menschlichen Einheiten studieren: Mütter und Kinder.

6.1 Weitergabe von Generation zu Generation

Denn nach wie vor sind es die Frauen, die den entscheidenden Anteil an der Kleinkinderziehung haben. Und wie wir sehen werden entscheidet sich in der Zeit zwischen null und sechs Jahren schon sehr viel darüber, wie seelisch gesund ein Kind den Rest seines Lebens verbringen wird. Wie viel Krieg wir Frauen und Kinder in unseren Köpfen und Herzen, wie viel Krieg wir gegen unseren Körper, unsere Bedürfnisse, unsere Hoffnungen und Wünsche führen, hängt vielleicht davon ab, wie viel Kriegserfahrungen im engeren und weiteren Sinne wir selbst verarbeitet haben und wie viel Kriegserfahrungen unsere Eltern verkraftet haben. Und wir in Mitteleuropa, und nicht nur hier, sind in einer über Jahrhunderte kriegführenden Gesellschaftsstruktur so gut wie alle von Krieg betroffen: Die Älteren noch persönlich, die Jüngeren als sogenannte „Second“ oder „Third Generation“, als Nachfolgegenerationen, die mit den Folgen der Kriegserfahrung ihrer Eltern bzw. Großeltern heute noch fertig werden müssen. Ein eigenes kleines Beispiel habe ich in Kapitel 4 beigesteuert. Und gerade die Deutschen haben anderen Völkern und überhaupt Andersdenkenden und -fühlenden im letzten Jahrhundert unendliches Leid zugefügt – und ihnen damit unter Umständen über Generationen eine Bürde von Bindungsschäden auferlegt, die weitere Auswirkungen haben können.

Vielleicht wirft die Forschung zu Holocaust-Überlebenden ein Schlaglicht auf das, was Krieg in den privatesten Raum der Familie hineinträgt. Eine der interessanten Studien dazu stammt von Miri Scharf und Ofra Mayseless, Psychologinnen an der Universität Haifa (2011). Sie untersuchten 196 Eltern der zweiten Generation von Überlebenden der Shoah und deren jugendliche Kinder. Folgende Themen übertrugen sich von einer Generation auf die nächste, also auf die dritte:

- Betonung von Überlebensthemen (alles ist existenziell, es geht immer „ums Ganze“)
- Mangel an emotionalen Ressourcen (sich alleingelassen fühlen)
- Zwang, den Eltern zu gefallen und deren Bedürfnisse zu befriedigen

Diese drei Themen spiegeln, so die Autorinnen, die Frustration von drei basalen Bedürfnissen wider: dem Bedürfnis danach, sich kompetent zu fühlen; dem Bedürfnis nach Verbundenheit und dem Bedürfnis nach Autonomie. Dies kann sich für die Betroffenen so anfühlen, als gäbe es keine Sicherheit, als geschähen Dinge auf unverständliche und potenziell überall bedrohliche Weise, was wiederum große Hilflosigkeit und Leid auslöst und sich seinerseits traumatisch auswirken kann. Vermutlich können die Ergebnisse dieser Studie auf sehr viele Nachkriegsgenerationen zutreffen, deren Eltern und Großeltern dem namenlosen Entsetzen von Verfolgung, Vertreibung und potenzieller Vernichtung ausgesetzt waren.

Eine andere israelische Studie (Feldman & Vengrober 2011) hat sich angeschaut, wie 148 heutige Mütter und Kleinkinder in Israel, die in der Nähe des Gaza-Streifens wohnen und täglicher Bedrohung ausgesetzt sind, darauf reagieren. Sie stellten fest, dass fast 38 % der anderthalb- bis fünfjährigen Kinder eine Posttraumatische Belastungsstörung (PTBS) hatten. Sie spielten die bedrohlichen Situationen immer wieder nach, weinten viel, wachten nachts oft auf und hatten starke Stimmungsschwankungen. Außerdem zogen sie sich von ihren Müttern und aus sozialen Kontakten zurück. Die Mütter dieser Kinder mit PTBS, das fiel den beiden Forscherinnen auf, litten besonders häufig an Depressionen, Angstzuständen und ebenfalls PTBS-Symptomen; gleichzeit hatten sie die geringste soziale Unterstützung. Während die Kinder, die keine PTBS entwickelt hatten, sich immer wieder ihrer Mütter versichern konnten, vermieden die PTBS-Kinder eher die mütterlichen Kontakte. Statistisch bedeutsam war folgender Befund: Ein Kontakt vermeidendes Kind hatte mit hoher Wahrscheinlichkeit PTBS und eine Mutter, die selbst traumatische Erfahrungen gemacht und PTBS-Symptome hatte. Schlussfolgerung der Autorinnen: „Wenn ein Kind den Kontakt zur Mutter vermeidet, signaliert dies, dass das Kind in großer Gefahr ist", nämlich Bindungsstörungen und eine Posttraumatische Belastungsstörung zu entwickeln. Daher sollte man in schwierigen Lebenslagen vor allem die Mütter stärken, damit es ihnen unter den gegebenen stressreichen Umständen so gut wie möglich geht, sie sich sensibel ihren Kindern gegenüber verhalten und soziale Unterstützung anfragen und bekommen können.

Es gibt zahlreiche Studien, die darauf hinweisen, dass früh traumatisierten Kindern am besten geholfen werden kann, wenn auch die Mütter gestärkt werden; das scheint ganz besonders für die Kinder zu gelten, die zahlreichen Traumatisierungen ausgesetzt waren (Ippen, Harris, Van Horn & Lieberman 2011). Und am besten beginnt man schon bei Schwangeren, die selbst von Bindungspersonen traumatisiert wurden. Sonst haben sie ein hohes Risiko, nur schwer eine sichere Bindung zu ihrem werdenden Kind herstellen zu können (Schwerdtfeger et al. 2007; siehe auch Interview 9 mit Karl Heinz Brisch in diesem Buch). Bereits Kleinkinder traumatisierter Mütter lassen sich nämlich von deren Ängsten und negativen Bindungs-Traumatisierungen in ihrer eigenen Wahrnehmung der Welt beeinflussen, wie andere Studien herausgefunden haben (Schechter et al. 2007). Apropos ängstliche Bindung: Diese Form von Beziehungserwartung ist leider ein guter Vorhersagewert für eine spätere Misshandlungs-Partnerschaft. Das gilt für beide Geschlechter und treibt das intergenerationelle Rad der Aggression weiter und begünstigt auch den Alkoholmissbrauch, wie der klinische Psychologe Alan Lipps (2002) von der University of Texas in Arlington in seiner Dissertations-Studie herausfand.

Hat man bereits als Kind, Jugendliche/r oder junge/r Erwachsene/r den Verlust eines geliebten Elternteils zu beklagen, kann sich das ebenfalls dauerhaft schädigend auswirken und die Entwicklung von Angst- und depressiven Störungen begünstigen. In einer Auswertung der wichtigsten repräsentativen Gesundheits-Studie in den USA (NCS-R) kommen die klinische Psychologin Angela Nickerson und ihre KollegInnen (2011) zu dem Schluss: Je früher die über 2800 untersuchten Erwachsenen ein Elternteil verloren hatten, desto negativer wirkte sich das auf ihre seelische Gesundheit aus. Aber sie fanden auch heraus: Je härter die Erziehungsmethoden der Eltern waren, desto schlechter ging es den Kindern später im Leben. Und diese Befunde galten unabhängig von Rasse und Geschlecht.

6.2 Besonders zerstörerisch: sexuelle Gewalt

Wie wirken sich sexualisierte Gewalterfahrungen im intergenerationellen Lebenslauf von Mädchen und Frauen aus? Dieser Frage widmete sich eine intergenerationelle Langzeitstudie, die der amerikanische Dissoziations-Pionier Frank Putnam initiiert hat (Trickett, Noll & Putnam 2011). Es wurden Mädchen, die nachgewiesenermaßen sexuell misshandelt worden waren, 23 Jahre lange auf ihrem Lebensweg immer wieder untersucht (zu Beginn der Untersuchung waren sie zwischen sechs bis sechzehn Jahren alt); parallel dazu befragte man eine Kontrollgruppe. Anfangs wurden auch die Mütter mit untersucht; am Schluss wurden auch die eigenen Kinder der Teilnehmerinnen mit in die Studie einbezogen. Die Ergebnisse waren ebenso eindeutig wie verheerend. Hier die statistisch bedeutsamen Unterschiede zur Kontrollgruppe der nicht sexuell misshandelten Mädchen / Frauen:

Die sexuell misshandelten Mädchen
- kamen früher in die Pubertät,
- hatten mehr kognitive Defizite,
- waren eher depressiv,
- zeigten Symptome dissoziativer Störungen,
- hatten auffälliges Sexualverhalten,
- hatten ein Stresssystem, das durcheinander war,
- waren dicker,
- hatten mehr körperliche Erkrankungen,
- gingen häufiger zum Arzt,
- brachen häufiger die Schule ab,
- hatten überdauernde Symptome einer Posttraumatischen Belastungsstörung,
- neigten zu Selbstverletzungen,
- hatten mehr psychische Störungen,
- wurden häufig körperlich und sexuell (erneut) traumatisiert,
- hatten mehr Frühgeburten,
- wurden häufiger schon als Teenager schwanger,
- waren häufiger alkohol- oder drogenabhängig,
- lebten auch später häufiger in Umständen häuslicher Gewalt.

Die Kinder der sexuell misshandelten Mädchen / Frauen hatten ein deutlich erhöhtes Risiko, selbst misshandelt zu werden, und gediehen schlechter als die Vergleichsgruppe.

Der intergenerationelle Effekt heißt natürlich: Mütter, die selbst so geschädigt sind, können schlecht ein gedeihliches Klima für ihre eigenen Kinder schaffen. Im Gegenteil: Die Gefahr, die Kinder schwierigen Partnern auszusetzen, wenn nicht sie selbst zu misshandeln, ist hoch. Besonders wenn die Mütter nichts dafür tun, ihre eigenen Traumatisierungen zu bearbeiten. Denn dann dissoziieren sie weiter, das bedeutet: Sie versuchen, ihrem Kind eine gute Mutter zu sein, sind aber oft innerlich „weggetreten", können dadurch nicht so auf die Kinder eingehen, wie sie das eigentlich möchten, geben den Kindern das Gefühl von Unsicherheit und Bindungslosigkeit mit. Oder sie taumeln von einem Gefühlsumschwung zum nächsten und reißen ihre Kinder mit hinein. In beiden Fällen bedeutet das für die Kinder, dass sie sich ihrer Mutter nicht sicher sein können, dass sie eher nach ihr schauen müssen, als sich selbst auf den Weg machen zu können. Das gilt ganz besonders für Kleinkinder: Sie können sich erst dann auf ihr Spiel, das Erkunden der Umgebung, das Lernen und Entwickeln und Autonom-Werden konzentrieren, wenn sie sich ihrer primären Bindungsperson, und das ist nun mal meist die Mutter, sicher sein können. Können sie es nicht, ist das Ergebnis entweder eine unsicher-vermeidende, eine unsicher-ambivalente oder eine sogenannte desorganisierte Bindung (siehe auch Brisch 2009). Und alle diese Bindungsformen verursachen Kindern später große Schwierigkeiten, insbesondere dann, wenn sie auch schwierige Lebensbedingungen haben, etwa in Kriegs- und Krisengebieten.

Eine Studie zieht zum Beispiel folgende Schlussfolgerung: „Unsicher-vermeidende Kinder sind besonders verletzlich, weil sie eine Tendenz haben, Gefahren zu meiden, den Hilfsangeboten anderer zu misstrauen und sich stattdessen bei Gefahren zurückzuziehen und sich abzulenken. Unsicher-ambivalente Kinder haben besondere Risiken, weil sie Gefahren überbewerten und bei ihnen ein Übermaß negativer Gefühle ausgelöst wird" (Punamäki 2002).

Am schlimmsten aber, da sind sich alle Forscher einig, wirkt sich der sogenannte desorganisierte bzw. desorientierte Bindungsstil aus (siehe Kapitel 3, „Erleben, erinnern und reagieren"). Die amerikanische Forscherin Ruth Blizard (2003) hat sich sehr intensiv mit dem Zusammenhang von Dissoziation, Traumatisierung und desorganisierter Bindung beschäftigt. Hier einige ihrer Befunde:

„Desorganisierte (D-)Bindung und die Double-bind-Merkmale von (in der Regel Mutter-Kind-)Beziehung, die sie hervorbringt ... lassen uns verstehen, wie einander abwechselnde dissoziative Selbst-Zustände mit unvereinbaren, idealisierend-entwertenden und Opfer-Täter-Beziehungsmodellen zustande kommen." Kinder, die erleben mussten, von einer primären Bindungsperson misshandelt zu werden, von einer also, die zwei Gesichter hat, „entwickeln daraufhin zwei oder mehr Selbst-Zustände mit zwei gegensätzlichen Grundvorstellungen von Beziehung ... Da die Beziehung in der Herkunftsfamilie mindestens so wichtig ist in der Entwicklung von dissoziativen Selbst-Zuständen wie die Traumatisierung, hat dies wichtige Folgerungen für die Behandlung der Überlebenden von sexuellem Kindesmissbrauch: D-Bindung kann sich aus verschiedenem elterlichem Verhalten ergeben: aus Missbrauch, Vernachlässigung, erschreckendem, übergriffigem oder extrem unsensiblem Verhalten sowie aus abgebrochener Kommunikation." In der Regel findet man eine Kombination von allen diesen Faktoren. Langzeitstudien zeigen, dass „D-Bindung in der Kleinkindzeit ein wichtiger Vorhersagewert ist für Dissoziation als Kind und junger Erwachsener". Und was bedeutet es nun für die Therapie? Hierzu Blizard: „Die TherapeutIn dient als Beziehungsbrücke zwischen dissoziierten Selbst-Zuständen und erlaubt es der PatientIn, ein Arbeitsmodell einer funktionierenden Beziehung zu entwickeln. Diese therapeutische Interaktion erlaubt es der PatientIn dann, Wege zu finden, dissoziierte Selbst-Zustände zu integrieren und flexiblere, angemessenere Vorstellungen davon zu entwickeln, wie sie mit anderen Menschen zusammen sein kann." (In Kapiteln 10, 11 und 12 in diesem Band werden Sie immer wieder auf diese zentralen Vorstellungen stoßen. Sie sind den meisten TherapeutInnen zu eigen, die mit Überlebenden von frühen Bindungstraumatisierungen arbeiten.)

Mütter, die ihre Kinder misshandeln, so eine Studie australischer KollegInnen (Amos et al. 2011), versuchen damit unbewusst, aufkommende Erinnerungen an eigene leidvolle Kindheitserfahrungen mit ihren eigenen primären Bindungspersonen zu verhindern. Genau das verweist auf die Funktion, die Täterverhalten häufig hat.

6.3 Borderline-Störung – eine Folge intergenerationeller Traumatisierung

Misshandlungen und mangelnder Schutz durch die Mütter rufen schwere Störungen in den Kindern hervor, so die Arbeitsgruppe um die amerikanische Forscherin Jennifer Freyd (Kaehler & Freyd 2011).

Je massiver der Bindungsverrat (Trauma durch nahe Bindungspersonen), desto häufiger tauchen bei den Kindern Borderline-Störungen auf. Die Borderline-Störung (BPD), gekennzeichnet durch intensive, aber flüchtige zwischenmenschliche Beziehungen, Identitäts-Unsicherheit, massive und leidvolle Gefühlsschwankungen und einen Mangel an Impulskontrolle, ist die häufigste Persönlichkeitsstörung. Sie betrifft laut internationalem Diagnosehandbuch DSM IV-TR etwa 2 % der Gesamtbevölkerung sowie 10 % der ambulanten und 15–20 % der stationären PsychiatriepatientInnen. Dabei taucht ein interessanter geschlechtsspezifischer Effekt auf: Rund drei Viertel der Diagnostizierten und vier Fünftel der Behandelten sind Frauen. Daher wurde immer schon spekuliert, was wohl die Gründe für diese so weitverbreitete schwere Störung sein könnten. Schon seit Längerem gilt als wissenschaftlich belegt, dass die Borderline-Störung auf dem Boden unsicherer Bindungserfahrungen gedeiht (siehe Levy 2005). Besonders der ängstliche Bindungsstil ist bei Borderlinern weitverbreitet: Sie sehnen sich nach Nähe, während sie gleichzeitig große Angst vor Verletzungen oder Zurückweisungen durch andere Menschen haben. Außerdem haben weit überdurchschnittlich viele BPD-PatientInnen einen sogenannten „ungelösten und besorgten (unresolved and preoccupied)" Bindungsstil. Das bedeutet: Sie wünschen sich eine nahe Bindung, haben aber große Befürchtungen, vom anderen Menschen abhängig zu werden.

Bereits im Säuglingsalter kann man am unsicheren, besonders aber am desorganisierten Bindungsstil eines Kindes erkennen, ob es ein besonderes Risiko hat, eine Borderline-Störung zu entwickeln; das konnten verschiedene Studien zeigen (Carlson, Egeland & Sroufe 2009; Lyons-Ruth et al. 2005; Rogosch & Cicchetti 2005). Ein sogenannter desorganisierter Bindungsstil ist gekennzeichnet durch gleichzeitig oder kurz hintereinander gezeigtes, gegensätzliches Verhalten: sich der anderen Person nähern und sie vermeiden. Bei späteren Borderlinern äußert sich dies auch in einem inneren Hin- und Hergerissensein, was Gedanken, Gefühle und Handlungen angeht. Diese Bindungsunsicherheit wird natürlich besonders dann erzeugt, wenn ein Kind vernachlässigt oder misshandelt wird. Wie kommt das?

Ein von der primären Bindungsperson (hier: Mutter) misshandeltes Kind muss innerlich hin- und hergerissen sein zwischen zwei biologischen Reflexen, dem sogenannten Bindungs- und dem Verteidigungssystem. Das Bindungssystem sagt: „Geh hin zu Mama und tu in jedem Fall alles dafür, dass du nicht verlassen wirst." Das Verteidigungssystem sagt: „Das, was die Mama macht, tut dir überhaupt nicht gut. Nichts wie weg hier." Es ist klar, was im Zweifel bei einem kleinen Kind siegen wird: das Bindungssystem. Aber da das Verteidigungssystem auch eine biologische Notwendigkeit ist – wir wollen weg von etwas, das uns schmerzt –, wird das Kind dissoziieren. Es wird in Trancezustände gehen, geistig-seelisch „weggehen", wo es das körperlich nicht kann. Das Kind wird also immer wieder mitten in der Bewegung erschlaffen, wird auf die Mama zulaufen – und sich auf halbem Wege seitwärts wegdrehen. Wird gefühlsmäßig starke Zuneigung und Hingezogensein spüren – und irgendwo da drinnen einen tiefen Kummer haben. Auf Dauer wird das Kind diese widersprüchlichen Gefühle entweder vollkommen abspalten; dann gibt es einen Zustand oder Anteil, in dem das Kind „hemmungslos liebt", und einen anderen Zustand oder Anteil, in dem es „nichts fühlt und sich nur zurückzieht". Oder es wird noch beides spüren; dann wird es die Gefühlsverwirrung so unerträglich finden, dass es sich insgesamt mehr und mehr aus dem Kontakt mit der Mutter zurückzieht.

Bei bis zu 90 % der Borderline-Persönlichkeiten wurde eine Geschichte von Misshandlungen in der Kindheit gefunden (Zanarini et al. 1997); schätzungsweise zwei Drittel bis drei Viertel erlebten in der Kindheit sexualisierte Gewalt (Battle et al. 2004).

Das bedeutet: Bindungstörung und Kindheitstrauma sind (wie an den meisten anderen schweren seelischen Störungen) ursächlich beteiligt an der Entwicklung einer schweren Persönlichkeitsstörung wie Borderline. Die amerikanische Forscherin Jennifer Freyd hat bereits in ihrem 1996 erschienenen Werk „Betrayal Trauma“ darauf hingewiesen, dass der Bindungsverrat, also das Ausliefern, Verlassen und Misshandeln eines Kindes, das existenziell abhängig ist von seinen Bindungs-Personen, in dem Kind ein äußerst ambivalentes Beziehungsverhalten erzeugt: Biologisch wäre es wichtig, dass das Kind erkennen kann, dass und von wem es so schlecht behandelt wird, damit es zukünftigen Bindungstraumatisierungen vorbeugen kann. Doch das Bindungssystem erzwingt vom Kind, dass es auf jeden Fall in der Nähe der Bindungsperson bleiben und möglichst dafür sorgen muss, dass die Bindungsperson auch in seiner Nähe bleibt! Also muss das Kind den Teil von sich unterdrücken, der das Böse im Elternteil entdecken könnte, um Bindung aufrechterhalten zu können, denn wenn es sich von der Bindungsperson zurückziehen würde, wäre es in Lebensgefahr. Bis zum Alter von etwa 14 Jahre sind Menschenkinder nämlich „Nesthocker“, also so lange abhängig von ihren Bindungspersonen.

6.4 Die Rolle von Dissoziation bei Bindungstraumata

Wie schafft ein vernachlässigtes und misshandeltes Kind es also, die Bindung zum Elternteil aufrechtzuerhalten, obwohl es so schlecht behandelt wird? Die Antwort lautet: Indem es dissoziiert, also seine Gedanken, Gefühle und Erfahrungen nicht in einen kontinuierlichen Bewusstseinsstrom einspeist und zusammenhängend abspeichert, sondern Erfahrungs- und Erlebnisteile voneinander trennt und getrennt abspeichert. Das geht nur, indem das Kind immer wieder in Trance geht. Schwere dissoziative Zustände wurden verschiedentlich als entscheidende Komponente der Borderline-Störung identifiziert (Ross 2007; Skodol et al. 2002; Wildgoose et al. 2000).

Nun zum Thema Bindungsverrat: Die Forschergruppe um Jennifer Freyd unterscheidet solche Hochstresserfahrungen, die wenig zwischenmenschlichen Verrat enthalten (low betrayal) wie Unfälle zum Beispiel, von Traumata mit „mittlerem“ oder „hohem“ Anteil an Bindungsverrat (medium or high betrayal). Beide beinhalten Erfahrungen, durch andere Menschen attackiert und geschädigt worden zu sein. „Medium betrayal“ bedeutet, von jemandem angegriffen und verletzt worden zu sein, der einem „nicht nahesteht“; „high betrayal“ bedeutet, von einem nahestehenden Menschen gequält worden zu sein. Jennifer Freyds Arbeitsgruppe hat zu allen drei Formen von Ereignissen einen Fragebogen entwickelt, den BBTS. Bei jedem von zwölf möglichen Ereignissen kreuzten die Befragten an, ob sie „nie“, „ein- oder zweimal“ oder „öfter als zweimal“ stattgefunden haben. Zusätzlich füllten die Teilnehmer einen Borderline-Fragebogen (BPI) aus. Befragt wurden insgesamt 749 Teilnehmer einer Langzeitstudie an Hausbesitzern einer bestimmten Region der USA; das Durchschnittsalter betrug 50 Jahre, 57 % der Antwortenden waren weiblich. Und die Ergebnisse waren eindeutig:

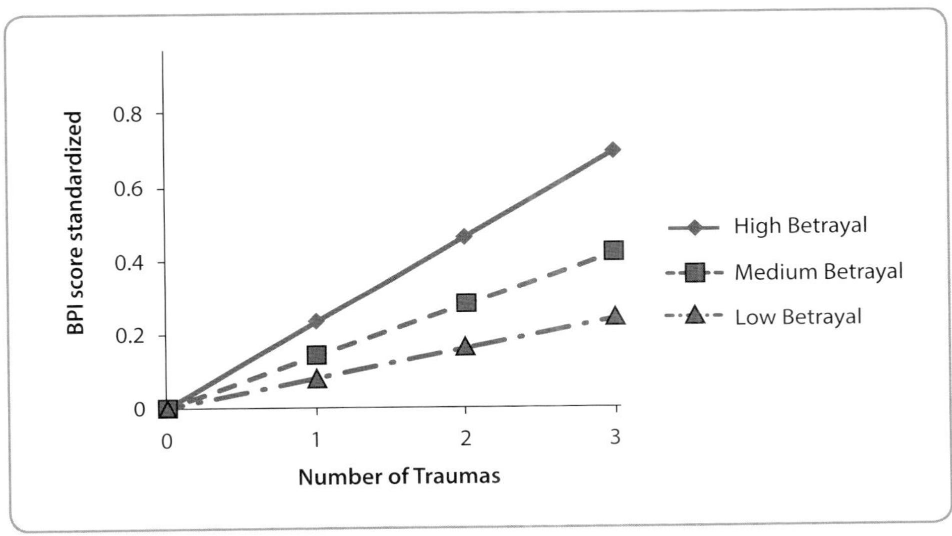

Abbildung 6: Anzahl der Traumatisierungen und Höhe des Borderline-Koeffizienten bei Frauen (Kaehler & Freyd 2011)

Je mehr Traumatisierungen, desto höher die Borderline-Werte. Allerdings: Nur die Bindungs-Traumatisierungen sind bei Frauen signifikant, die Traumata mit niederigem zwischenmenschlichem Verrat (z. B. Unfälle) nicht (Kaehler & Freyd 2011). Bei Männern war der Zusammenhang übrigens bei allen drei Traumatisierungsarten signifikant.

Was sagt uns eine solche Studie? Sie ist ein weiterer Beleg dafür, dass einschneidende Erfahrungen, vor allem die Erfahrung von Gewalt in der Kindheit, und da wiederum vor allem die von nahen Bindungspersonen ausgehende Gewalt, die Wahrscheinlichkeit deutlich erhöht, eine Borderline-Störung zu bekommen. Übrigens kreuzten mehr als zweieinhalbmal so viele Frauen wie Männer an, von einer nahen Bindungsperson Gewalt erlebt zu haben (high betrayal).

Unterregulation = Überreagieren und Überregulation = Unterreagieren

Eine holländische Studie zeigt exemplarisch, dass nicht nur Borderline-Symptome, sondern auch somatoforme, also körperliche Störungen, die sich nicht oder nicht ausreichend auf eine körperliche Erkrankung zurückführen lassen, sowie die Art der Gefühlsregulation eines Menschen von der Gewalt durch nahe Bindungspersonen abhängen (Van Dijke et al. 2010). Wenn der Stress überschwellig wird, kann unser Gehirn entweder mit Über- oder mit Unterregulation von Gefühlen und Körperempfindungen reagieren (Briere 2006).

Überregulation wird erreicht, indem Hirnareale massiv blockiert werden, die sonst einen Gefühlssturm auslösen würden. Das Ergebnis dieser Blockade: Man fühlt sich benommen, emotional abgeschaltet, wie ein Roboter, eingefroren und unfähig, zu anderen Nähe herzustellen. Die Unterregulation hat den gegenteiligen Effekt: Bestimmte Hirnareale werden durch den Stress ungehemmt stimuliert, was zu Überwältigungsgefühlen führt und zu Krampfzuständen, Schreckhaftigkeit, automatischen Fluchtreaktionen, impulsiven und selbstschädigenden Handlungen und der Schwierigkeit, emotional intensive Zustände zu regulieren. Von den untersuchten 472 PsychiatriepatientInnen berichteten im Schnitt zwei Drittel von Gewalt durch primäre Bindungspersonen. Bei Patienten mit somatoformen Störungen traf das auf etwa 50 % zu, bei Patienten hingegen, die sowohl eine Borderline- wie eine somatoforme Störung hatten, waren es mehr als 75 %. Die Unterregulation von Affekten war bei denjenigen stärker, die emotional missbräuchlich behandelt bzw. im Alter von 0 bis 6 Jahren gequält worden waren. Die Überregulation trat nach körperlichen Traumatisierungen besonders häufig auf und hatte eher somatoforme Konsequenzen.

Zu wenig emotional Fühlen kann sich also in vermehrten körperlichen Symptomen äußern, während eine Unterregulation von Emotionszentren eher zu Borderline-Symptomen führt, die mit Gefühlsstürmen, Impulsivität und Selbstverletzungen einhergehen. Wer sowohl eine Borderline- als auch eine somatoforme Störung hatte, kannte beide Formen: „abgeschaltet“ zu sein – und überflutet mit Gefühlszuständen.

Je häufiger und je früher ein Kind traumatisiert wurde, je mehr sexualisierte Gewalt eine Rolle spielte, desto mehr wird das Kind im Laufe seines Lebens Reaktionen ausprägen, die auf eine Vermeidung von Stresswahrnehmung („Wieso, da ist doch gar nichts.“) und Stresserinnerung („Wieso, da war doch gar nichts.“) hinauslaufen (Briere, Hodges & Godbout, 2010). Die Schweizer Psychoanalytikerin Alice Miller hat dies schon vor vielen Jahren als „Du sollst nicht merken“ (1983) beschrieben. Das gequälte Kind wird sich häufig „wegträumen“, wird sich benommen, ganz weit weg, wie betäubt fühlen. Es wird Zustände produzieren, die es von seinem Leid ablenken. Es wird später dazu neigen, psychisch wirksame Substanzen zu missbrauchen (Alkohol, Drogen, Medikamente ...); es wird immer wieder in todessehnsüchtigen Gedanken kreisen, alle möglichen inneren Zustände werden auf- und abtauchen (Dissoziation); und mit der Zeit werden Ablenkungen immer wichtiger. Ablenkungen, die umso gewalttätiger werden, je mehr schreckliche Erfahrungen weggedrängt werden müssen. Dann wird es zu Selbstschädigungen kommen – erst Nägelkauen, Haare ausreißen, den Kopf gegen die Wand schlagen, dann sich verbrühen, verbrennen, ritzen, schneiden, die Nähe von gefährlichen Menschen suchen und mit ihnen verwickelt sein im Guten wie im Schlechten. Diese massiven posttraumatischen Symptome der Selbstverletzung finden Forscher vor allem bei Frauen. Der Grund: Frauen sind weitaus mehr als Männer zwischenmenschlicher Gewalt ausgesetzt, besonders von nahestehenden Menschen ausgehender Gewalt, und darunter vor allem sexueller Gewalt (s. Breslau 2002). Jungen hingegen werden vor allem körperlich misshandelt, wobei die Zahl der sexuell misshandelten Jungen vermutlich unterschätzt wird, weil so wenige von ihnen in Psychotherapie gehen; die meisten werden eher durch dissoziales und Suchtverhalten auffällig.

Alles Ablenken und Sich-Distanzieren bis hin zum Nicht-mehr-Wissen des früheren Leides wirkt ablenkend, aber es führt leider auch zu neuem Leid. Was das bedeutet, wenn eine junge Frau dann schwanger wird und ein Kind bekommt, kann man sich unschwer vorstellen: Eine Belastung für sie selbst (sexuell traumatisierte Frauen werden durch Schwangerschaft und den Geburtsvorgang häufig daran erinnert, was „da unten“ stattgefunden hat, bekommen also z. B. häufig Flashbacks unter der Geburt), und eine Belastung für das Kind, das eine so ambivalente Mutter hat. Ist auch der Vater ein ehemals traumatisierter Junge, so wird er in Krisen eher aufbrausend reagieren, während sie wie gleichgültig oder „jammernd“ wirkt – aber sich durchaus auch handfest wehrt und sogar, wie einige Studien sagen (Archer 2000, Clift & Dutton 2011), genauso oft – wie bei Männern sonst üblich – auch massivere Gewalt anwendet.

6.5 Täterinnen

Die Täterinnen in (vor-)ehelichen Beziehungsstreitigkeiten, die durchaus physisch angreifen (Clift & Dutton 2011), sind dabei typischerweise diejenigen, die

- selbst Gewalt erlitten haben,
- von ihren Eltern abgelehnt wurden,
- eher aufgebracht als gelähmt sind unter Stress und
- eher eine Borderline-Persönlichkeitsstörung haben.

Es ist ein Tabu, dass Frauen gewalttätig in heterosexuellen Partnerschaften reagieren, aber es ist sehr wichtig, diese Studien zur Kenntnis zu nehmen! Denn wenn die Frauen sich schon mit ihren Partnern gewalttätig auseinandersetzen – wie werden sie erst mit ihren Kindern umgehen?! Viele schlagen (schätzungsweise zwei Drittel der selbst körperlich misshandelten Frauen schlagen ihre Kinder), viele geben die erlittenen seelischen Demütigungen an die nächste Generation weiter. Ein Tabu bislang ist das Thema der sexuellen Misshandlung durch Mütter.

Sexualisiert misshandelnde Mütter

Ein Schlaglicht auf das Thema warf die ARD-Sendung „Mama hör auf damit“, eine Reportage über sexuelle Gewalt durch Mütter von Stephanie Linke im ARD-Abendprogramm (2012). Hier einige Aussagen aus der Sendung, die ich bemerkenswert fand („Andrea“ und „Axel“ – so wurden sie in der Sendung genannt – sind zwei heute Erwachsene, die über ihre Erfahrungen berichten):

Andrea: „ Meine Mutter hat immer gesagt: Alle Männer sind schlecht – sie wollen nur das eine, wollen dir nur ein Kind andrehen.“ [Anm. MH: „Andreas“ Vater machte sich schon vor ihrer Geburt aus dem Staub.]

Axel: „Meine Mutter war auch eine liebe Mutter, fürsorglich, mit Geburtstagstorte etc. ... Dann hat sie komplett das Gesicht gewechselt, mich angeschrien ... Das war nicht stabil.“

Axel selbst hat dann im Kindergarten anderen Kindern „an die Scham gefasst“ und war verwirrt, weil das dort als etwas Schlimmes betrachtet wurde, während es daheim vollkommen normal war. Beide, Axel und Andrea, betonen: Die Gewalt der Mütter hat sich gesteigert.

Axel: „Im Alter von acht hat sie mich dann gezwungen, sie zu befriedigen, und zwar mit Schlägen gezwungen, ich wollte das nicht.“ *Überrascht war er immer wieder von den Wechseln der Zustände bei der Mutter:* „Die Mutter ist ein anderes Wesen geworden ... Es war eine Spaltung in zwei Welten: Die böse Mutter – die gute Mutter, ich musste immer umschalten."

Beide Betroffenen betonen auch, dass die Mütter an ihnen wiederholten, was sie selbst erlebt und erlitten hatten.

Axel: „Sie hat gesagt, sie musste das bei ihrer Mutter auch tun."

Beide Kinder gaben sich die Schuld, weil sie die Nähe zur Mutter wollten.

Axel berichtet, dass ihn auch die Großmutter (Mutter der Mutter) missbraucht hat. „Dann war das ganz komisch: Da hat die Mutter meine Partei ergriffen und die Oma bedroht. Es war ein ständiger Wechsel bei ihr zwischen Täter- und Opferidentifikation."

Aus den Schilderungen der beiden heute Erwachsenen ergibt sich, dass sie ihre Situation bis zum Auszug aus dem Elternhaus für aussichtlos, ihre Gegenwehr für zwecklos gehalten haben.

Andrea: „Ich wollte, dass sie mich totschlägt, damit ich nicht bei ihr bleiben muss. Ab 16 habe ich zurückgeschlagen. Und dann wusste ich, ich muss gehen, sonst hätte ich sie noch umgebracht."

Axel hat viele Jahre Psychotherapie hinter sich, nachdem – als seine eigenen Kinder klein waren – ihm vermehrt Erinnerungen an die fast vollständig dissoziierten Ereignisse kamen. Er wollte ein guter Vater sein und hat sich offensiv auch mit seinen Eltern über das Thema auseinandergesetzt. Inzwischen hat er sich vollständig von seinen Eltern zurückgezogen, weil auch der Vater nicht zu ihm, sondern stets zur Mutter gehalten hat (die im Übrigen die sexualisierten Misshandlungen gar nicht leugnet, sie allerdings bagatellisiert – ebenso wie der Vater).

Andrea hat heute noch Kontakt zur Mutter und zahlreiche körperliche und seelische Probleme. Ein großes Problem ist ihr Ekel, auch ihr Selbsthass. Ein besonderes Problem von Frauen, die von der Mutter als Mädchen missbraucht wurden, ist nämlich: Je älter sie werden, desto ähnlicher sehen sie ihren Müttern. Viele weibliche Opfer von Misshandlungen durch die Mutter, auch Andrea, finden das besonders schlimm.

Beide Mütter benahmen sich wie „typische" Täter, die Kinder quälen. Sie

- hatten Zugriff auf das Kind,
- machten es sich gefügig,
- umwarben es,
- begannen mit „leichteren" Übergriffen (Streicheln etc.),

- steigerten ihre Übergriffe immer mehr ins Aggressive, benutzten dabei immer mehr Zwang,
- trieben es schließlich so weit, dass sie dem Kind das Gefühl gaben, es könne von ihnen vernichtet, also getötet werden.

Wie die meisten Sexualtäter luden auch sie den Hass, den sie auf ihre eigenen übergriffigen Eltern empfanden, auf ihr Kind. Beide Kinder fühlten genau, dass die sexuellen Übergriffe nichts mit Liebe zu tun hatten. Beide empfanden und empfinden bis heute enormen Ekel, dass sie zu den Handlungen gezwungen wurden.

Die Erfahrung vieler Kinder, dass ihre Mutter verschiedene Selbst-Zustände hat, beschreibt auch die die Journalistin Ingrid Müller-Münch in ihrem sorgfältig recherchierten Buch „Die geprügelte Generation" (2012). Unter anderem zitiert sie Monika, eine von ihr interviewte Frau Ende 50: „Monika hatte als Kind immer die Vorstellung, zwei Mütter zu haben ... ‚Die eine Mutter, die nett zu mir war. Und die andere, die eben nicht nett zu mir war. Das habe ich mir ganz oft so vorgestellt. Und dann bin ich immer in die Küche gegangen, um zu gucken, welche von den beiden Müttern gerade da war.' Schon als Dreijährige ist sie das erste Mal von zu Hause weggelaufen" (ebd., S. 44).

Und was wird aus einem solchen Kind, wenn es nicht weglaufen kann bzw. wenn es nicht später so hart an sich arbeitet, um sich zu verändern? Eine Langzeitstudie (Sousa et al. 2011) zeigt: Wenn gefährdete Jugendliche daheim bei den Eltern bleiben, werden sie mit geringerer Wahrscheinlichkeit dissozial. Doch wenn die Eltern Täter an ihnen sind, können sie und wollen sie auch nicht bleiben.

Die Pubertät ist der Zeitpunkt, an dem das Kind aus dem Zwang des Bindungssystems aussteigen und sich zum ersten Mal wehren kann (siehe „Andreas" Aussage über ihre Zeit als 16-Jährige). Je mehr ein/e Jugendliche/r aber dissoziiert, desto weniger wird sie oder er ihre aggressiven Attacken selbst verstehen. Der Instinkt, sich zu wehren und abzuwenden, zu rebellieren, wird dann von vielen Mädchen gegen den eigenen Körper gerichtet, der – insbesondere bei sexualisiert gequälten Mädchen – gerade in dieser Phase der Entwicklung (bauch-)schmerzlich an das Trauma erinnert.

Aber auch sexualisiert gequälte Jungen richten die Gewalt eher direkt gegen ihren Körper als Jungen, die keine sexuelle Gewalt erlebt haben. Bei beiden Geschlechtern, aber ganz besonders bei Mädchen und Frauen, kommt es als Folge der sexualisierten Gewalt also zu massiven Attacken gegen den eigenen Körper, der mit Hungerkuren, Appetitzüglern (Amphetaminen), Fressattacken, herbeigeführtem Erbrechen und allen anderen Arten von Selbstverletzungen traktiert wird (s. Farber 2002). Jungen entfernen sich in der Pubertät ohnehin meist weiter und endgültiger von den primären Bindungspersonen; daher gelingt es auch mehr sexuell gequälten Jungen, sich in dieser Zeit besser von zu Hause zu lösen. Sie erinnern ihre Qualen öfter (man erinnert sich aber besser an Prügel als an sexuelle Gewalt) und sind eher gefährdet, in die Dissozialität abzugleiten. Auch hier zeigt sich wieder: Vom Opfer zum Täter zu werden ist oft nur ein kleiner Schritt. Deshalb sollten wir uns immer freuen, wenn es Jungen – und Mädchen! – gelingt, ihre erlittenen Qualen nicht gegen andere zu richten.

Frauen richten also die Gewalt eher nach innen, indem sie die Täter-Opfer-Situation in jeweils abgespaltenen Selbst-Anteilen wiederholen. Den daraus folgenden inneren Druck wenden sie meist gegen sich, indem sie sich selbst verletzten. Wenn sie gegen andere aggressiv werden, dann meist gegen Schwächere: ihre eigenen Kinder – wobei sie auch da meist zwei Arten von Zuständen haben: eine freundliche und eine eher täterimitierende oder täterloyale – sowie gegen ihren Partner oder ihre Partnerin.

Und was wird aus den (sexuell) gequälten Jungen, von denen ein Teil (siehe Interview 9 mit Karl Heinz Brisch und Interview 11 mit Frank Urbaniok) zum Täter werden kann?

7. Die Gewaltkarriere sexuell ausgebeuteter Jungen[1]

Sexuell traumatisierte Jungen ähneln in ihren Reaktionen eher Mädchen mit einer vergleichbaren Trauma-Geschichte und nicht so sehr ihren Geschlechtsgenossen, die keine sexualisierte Gewalt erlebt haben. Sie dissoziieren viel mehr als Jungen, die andere Formen von Gewalt oder Vernachlässigung erlebt haben, und entwickeln – wie Mädchen – eher eine Essstörung. Es gibt allerdings einen Unterschied: Sexuell traumatisierte Jungen werden häufiger zum Täter, während die Gewaltspirale sich bei den Mädchen mehr in Richtung (weiteres) Opfer dreht.

Etwa ein Drittel bis die Hälfte aller erwachsenen Sexualtäter (zu 90 % sind das Männer) geben auf Befragung zu, dass sie schon als Kinder „sexuell auffällig" waren (Deegener 1998). Und tatsächlich werden viele Jungen bereits in sehr jungem Alter sexuell misshandelt. Und viele von ihnen sind dann auch auffällig. Von den Auffälligen wird ein Teil (schätzungsweise ein Drittel bis gut die Hälfte) selbst zum Täter. Und umgekehrt: Mindestens zwei Drittel der Kinder, die vor dem zwölften Lebensjahr sexuell auffälliges Verhalten zeigen, waren vorher Opfer sexualisierter Gewalt (Burton et al. 1999, Friedrich & Luecke 1988, Gil & Johnson 1994). Die Zahl der Sexualstraftaten von Jugendlichen hat sich laut internationaler Studien im Zeitraum der frühen 1990er-Jahre bis in die ersten Jahre des neuen Jahrtausends „dramatisch erhöht" (Baron 2003).

7.1 Wie die Gewaltkarriere anfängt

Es fängt früh an

Befragt man Sexualstraftäter, so erfährt man in der Regel, dass sie in ihrer Herkunftsfamilie Vernachlässigung, Verwahrlosung und häufig auch massive Gewalt erlebt haben. Nun könnte man annehmen, die Täter wollten – wie ihnen häufig unterstellt wird – sozusagen auf die Tränendrüse drücken, um dadurch mildernde Umstände vor Gericht zu erhalten. Tatsächlich aber ist zum einen eine „Broken-Home-Situa-

1 Eine Anmerkung: In diesem Kapitel wie in dem vorherigen zu der Gewalt-„Karriere" von ausgebeuteten und gequälten Mädchen zitiere ich etliche Studien. Sie stellen aber nur eine Auswahl der von mir durchgesehenen und berücksichtigten Fachliteratur dar. Der Lesbarkeit halber habe ich immer nur einen Teil der entsprechenden Literatur in Klammern hinzugefügt; die andere Literatur finden Sie im Literaturverzeichnis.

tion", wie Gerichtsgutachter das häufig nennen, geradezu eine Selbstverständlichkeit vor Gericht; so selbstverständlich, dass es kaum der Rede wert zu sein scheint. Von daher können sich Täter aus diesem Argument keine mildernden Umstände erhoffen. Zum anderen aber bestätigen Studien diesen Befund, dass Sexualstraftäter sehr häufig massive negative Erfahrungen in ihrer Herkunftsfamilie gemacht haben. Eine der besten deutschsprachigen Zusammenfassung solcher Studien ist wohl die 2007 erschienene Arbeit von Ingrid Wolff-Dietz: „Jugendliche Sexualstraftäter", die ich im Folgenden einige Male zitieren werde. Wolff-Dietz' Recherche zufolge

„... zeigte sich, dass 40 bis 50 % der Kindesmissbraucher und 30 % der Vergewaltiger schon vor dem 18. Lebensjahr ein Interesse an sexuell devianten Aktivitäten aufwiesen (Abel & Rouleau 1990, Deegener 1999, Fritz 2003) und teilweise auch in dieser Zeit bereits straffällig wurden (Groth, Longo & McFadden 1982). 30 bis 50 % der erwachsenen Sexualstraftäter geben an, schon in ihrer Jugend sexuell auffällig gewesen zu sein." (Wolff-Dietz 2007, S. 9). Genauer: „Jugendliche Sexualstraftäter berichten, dass ihre ersten sexuellen Übergiffe zwischen dem 10. und 12. Lebensjahr stattfanden (Burton 2000, Wieckowski, Hartsoe, Mayer & Shortz 1998; Zolondek, Abel, Northey & Jordan 2001)" (ebd.).

Kinder mit sexuellen Verhaltensauffälligkeiten ...

... zeigen normalerweise intensives sexuell und körperlich aggressives Verhalten und haben typischerweise traumatisierende eigene Erfahrungen mit sexueller Gewalt gemacht – darauf weisen zahlreiche AutorInnen hin (Burton 1999, Burton et al. 1997, Johnson 1988). Ähnliches gilt für Jugendliche (Becker et al. 1987, Burgess et al. 1995, Davis & Leitenberg 1987, Finkelhor 1984, Johnson-Reid & Way 2001, Langevin et al. 1989, Vizard et al. 1995, Weeks & Widom 1998). Das Risiko, durch erlebte sexuelle Gewalt in der Kindheit durch nahe Bindungspersonen selbst zum Täter an Kindern zu werden, ist um das Drei- bis Vierfache höher als bei Sexualstraftätern, die nicht Opfer von sexualisierter Gewalt im Elternhaus waren." Die Hälfte aller Straftäter, die als Kind sexualisierte Gewalt erlebt hatten, wurden innerhalb der ersten elf Jahre nach dem Verlassen des Elternhauses zum Sexualtäter an einem Kind (bei denen, die selbst keine sexuelle Gewalt im Elternhaus erlitten hatten, waren es 25 Jahre), sie gehen also rascher zu einer Reinszenierung des Erlittenen in der Täterposition über (s. Urban 2004).

Jugendliche Sexualtäter begehen oft auch noch andere Taten

Zwischen 16 und 54 % der jugendlichen Sexualstraftäter begehen später weitere, nicht-sexuelle Straftaten (so Fritz 2003). Auch in anderen Studien werden Rückfallquoten angegeben, die zwischen sieben und 14 % liegen (ATSA 1997; Bonner, Marx et al. 1998, Dwyer 1997, Hagan & Gust-Brey 2000, Hunter 2000, Langstroem & Grann 2000).

Jugendliche Sexualtäter sind keine „Pädophilen“

„Die Tatsache, dass mehr als die Hälfte der jugendlichen Sexualstraftäter neben sexuellen Delikten noch nicht-sexuelle Delikte wie Eigentums- oder Gewaltdelikte begeht und auch in diesen eher rückfällig wird, lässt für manche Therapeuten den Schluss zu, dass ‚Sexualstraftaten von Jugendlichen meist Aggression, schwacher Impulskontrolle und Selbstunsicherheit entspringen, weniger einer perversen Fixierung“ (Ärzte Zeitung online, 2005). Allerdings gibt Wolff-Dietz (2007, S. 205) zu bedenken, es müsse geklärt werden, was unter „perverser Fixierung“ denn zu verstehen sei, denn als Entstehungsbedingungen von Perversionen gelten ja „Feindseligkeit, Risiko und die Umwandlung des Traumas in einen Triumph“ (s. Stoller 2001).

7.2 Wer sind die Opfer?

Das Opfer soll unterlegen und verfügbar sein

Wenn Jugendliche sexuelle Übergriffe an anderen begehen, dann meist an Jüngeren. In einer Studie von Rich (2003) waren jugendliche Sexualstraftäter für 40 % der sexuellen Übergriffe an Kindern unter sechs Jahren und nur für 4 % der Übergriffe an erwachsenen Opfern verantwortlich. Jungen wählen eher Mädchen als Opfer, mit einem Schwerpunkt bei den Sechsjährigen und einem zweiten Schwerpunkt bei zehnjährigen Opfern. Nach einer Untersuchung von Miner & Munns (2005) hatten 26,7 % der 78 jugendlichen Sexualstraftäter ausschließlich weibliche Opfer, 24,4 % ausschließlich männliche Opfer und 33,4 % sowohl weibliche als auch männliche Opfer (bei 15 % wurde das Geschlecht der Opfer nicht erfasst). Opfer unter sechs Jahren sind sehr häufig Geschwister oder nahe Verwandte des Täters (Wolff-Dietz 2007, S. 113). Laut Worling (2001) wählen jugendliche Sexualstraftäter ihre Opfer nicht, weil sie eine sexuelle Präferenz für sie haben, sondern vor allem, weil sie verfügbar sind.

Der Forensiker Frank Urbaniok vertritt (s. Interview 11 in diesem Buch) die Auffassung, dass es eine Art „Entscheidung für einen Lebensstil" gebe und nur eine Minderheit der Gewalt- und Sexualtäter eigene Erfahrungen von Gewalt, Vernachlässigung und Verwahrlosung haben. Zumindest für kindliche und jugendliche Sexualtäter lässt sich dies nicht nachvollziehen. Als ich Karl Heinz Brisch Urbanioks Aussagen vorlegte, wunderte er sich. Zudem konnte er dessen Zahlen nicht bestätigen, im Gegenteil: „Wenn man sich mehr Zeit [Anm. MH: als Gutachter bzw. Psychotherapeut] lässt und wirklich auch die Möglichkeit eröffnet, durch Beziehungsaufbau, dass die Jungen oder Männer über ihre frühen Erfahrungen sprechen können, dann sehen die Zahlen anders aus. Bindungstraumatisierungen im Sinne von körperlicher und auch emotionaler Vernachlässigung, Verwahrlosung und Gewalterfahrung habe ich bei fast 100 % der jugendlichen und jungen erwachsenen Straftäter gefunden" (persönliche Mitteilung).

Geschwisterinzest

Vermutlich ist Geschwisterinzest mindestens so häufig, wenn nicht häufiger, als Vater-Tochter-Inzest (Wolff-Dietz 2007). In den Studien von Finkelhor (1979 / 1980) gaben 13 % der befragten fast 800 Studenten an, sexuelle Handlungen mit Geschwistern ausgeführt zu haben.

Werner Meyer-Deters schreibt in seinem Vorwort zu Esther Klees Dissertation „Geschwisterinzest" (2008): „Wenn ältere Geschwister unverhältnismäßig oft der Babysitter deutlich jüngerer Geschwister sein müssen und ihre eigenen Bedürfnisse erheblich zu kurz kommen und Erwachsene – warum auch immer – dann abwesend sind, missbrauchen einige dieser älteren Jungen oder Mädchen ihre jüngeren Geschwister, Halbgeschwister oder nicht leiblichen Geschwister" (S. 13). Darin klingt bereits an, dass es sich um eine Folge von Bindungsstörungen handeln könnte. Klees eigene empirische Studie ergab dann: „Die Abwesenheit der Eltern stellt ein zentrales Charakteristikum der Geschwisterinzest-Familien dar ... Die Familien charakterisierten sich durch eine äußerst feindselige Familienatmosphäre. Die meisten Untersuchungsteilnehmer ... waren vielfachen traumatischen Kindheitserfahrungen ausgesetzt, insbesondere körperlicher und emotionaler Kindesmisshandlung und Vernachlässigung."

Klees erhielt in ihren Gesprächen mit den jugendlichen Tätern – allesamt Jungen – zahlreiche Hinweise darauf, dass sie in der Regel mehrere Opfer hatten, oft Geschwister, seltener auch Kinder außerhalb der eigenen (Patchwork-)Familie, und dass die weit überwiegende Mehrzahl der Opfer weiblich war. Die meisten Täter waren zu Beginn ihrer Handlungen zehn Jahre oder jünger, die Opfer meist jünger als neun Jahre. Alle Opfer waren jünger, nur eines gleich alt (Zwilling). Wer mehrere Kinder missbrauchte, neigte dazu, immer jüngere Opfer zu wählen. Während viele Täter – und auch viele Opfer – später die Erfahrungen als „Doktorspiele" verharmlosen, fand Klees heraus, dass „in der deutlichen Mehrzahl der Fälle ... die Täter ihre Opfer sehr intensiv [missbrauchten] – oftmals zwangen sie ihre Opfer zum Oral-, Anal- und / oder Geschlechtsverkehr. Die Intensität der Handlungen wurde in der Regel sukzessiv gesteigert" (2008, S. 186). Und falls die Opfer oder Täter später angeben würden, dass es sich um Einzelfälle gehandelt habe – Klees Befunde sind deprimierend: „Der Geschwisterinzest dauerte oft mehrere Jahre an und wurde in diesem Zeitraum mehrfach – in einigen Fällen mehrmals pro Woche – durch die Täter ausgeübt" (ebd.).

DiGiorgio-Miller (1998) führte eine Studie über die Behandlung von Tätern durch, die Geschwister missbraucht haben. Ergebnis ebenfalls: In solchen Inzest-Familien sind die Geschwister dem Täter „verfügbar" und werden nicht durch die Eltern geschützt. Es zeigte sich genau wie bei Klees Studie eine typische Organisationsstruktur der Familie: dominanter Vater, passive Mutter; beide Eltern stehen den Kindern emotional nicht zur Verfügung. Andere Studien zeigen, dass in solchen Familien auch viel Gewalt unter den Erwachsenen herrscht (Daie et al. 1989, O'Brian 1991, Worling 1995) und es ein sexualisiertes Klima gibt. Worling (1995) beschreibt den hohen Pornografiekonsum in diesen Elternhäusern. Die Kinder werden oft Zeuge elterlichen Geschlechtsverkehrs. In einer Studie von Smith & Israel (1987) berichtete die Hälfte der Täter, Zeuge sexueller Aktivitäten der Eltern gewesen zu sein.

Pornografisierung der Kinderzimmer

Meine Kollegin Tabea Freitag hat mit ihrem Mann Eberhard in Hannover 2008 die Beratungsstelle „Return – Fachstelle Mediensucht (für exzessiven Medienkonsum)" gegründet. Häufig ist sie unterwegs und hält Vorträge über die immer größere Gefahr von Internet- und Sexsucht, insbesondere bei jungen Männern. Und sie trägt Zahlen zusammen, die teilweise geradezu haarsträubend sind (viele finden sich in ihren Vortragsunterlagen auf ihrer Internet-Seite ↗ http://www.tabea-freitag.de): Mehr als 20 % aller männlichen Jugendlichen schauen täglich Pornovideos an, so zitiert sie eine große Prävalenzstudie (mit über 6 500 Teilnehmern) der Deutschen Gesellschaft für Sozialwissenschaftliche Sexualforschung. Tägliche Konsumenten sind dreimal so häufig Täter von sexuellem Missbrauch als seltenere Konsumenten. Sie zitiert eine Studie der pro familia aus dem Jahr 2006, nach der 16 % der Befragten zu diesem Zeitpunkt bereits illegale Gewalt-, Sodomie-, sexuelle Verstümmelungs-

oder Kinderpornografie-Videos angeschaut hatten. Und sie schrieb mir: „Wenn man sich die Ausmaße vor Augen hält ... und die zunehmenden sexuellen Übergriffe unter Gleichaltrigen, bräuchten wir dringend eine Sensibilisierungskampagne" (Persönliche Mitteilung, November 2012; siehe auch Freitag, 2011). Tatsächlich ist es wohl so, wie Christian Weber in der Süddeutschen Zeitung (20. Oktober 2012) schreibt, dass immer mehr jungen Frauen „Sex nach Drehbuch" aufgezwungen wird – nicht selten ein Drehbuch, das aus den angeschauten Pornos kommt, in denen ein Junge / Mann immer „kann" und eine junge Frau / ein Mädchen immer „will". Pornos als „heimlicher Lehrplan"? Weber nennt die durch die Pornografisierung der Gesellschaft ausgelöste Veränderung der realen Sexualität ein gesellschaftliches „Langzeitexperiment mit ungewissem Ausgang". Auch seine zusammengetragenen Daten erschrecken: „Einer Onlinebefragung der Deutschen Gesellschaft für Sozialwissenschaftliche Sexualforschung (DGSS) zufolge konsumierten im Jahr 2008 rund 60 % der Männer und ca. 10 % der Frauen täglich oder zumindest wöchentlich Pornografie. Rund ein Drittel der Mädchen und Jungen haben nach der Dr.-Sommer-Studie des Marktforschungsinstitutes Iconkids & Youth bereits im Alter von elf Jahren zum ersten Mal einschlägige Bilder oder Filme gesehen. Bis zum 17. Lebensjahr sind es dann 93 % der Jungen und 80 % der Mädchen, wobei nur 8 % der Jungen und 1 % der Mädchen regelmäßig konsumieren."[2]

Es ist zu vermuten, dass es Jugendlichen, die sich jüngere Kinder gefügig machen wollen, gefällt, was sie in den Pornos gesehen haben – und dass sie es mit ihnen nachspielen wollen.

Targeting und Grooming

Wer ein Kind so dominieren will, dass er ihm sexuelle Gewalt antun kann, geht in der Regel strategisch vor, so der allgemeine Befund der ForscherInnen. In Klees Studie wurde „am häufigsten ... als Eingangsritual des sexuellen Missbrauchs ein Kinderspiel initiiert. Einige Täter belohnten ihre Opfer oder drohten ihnen. Direkte körperliche Gewalt wurde von etwa der Hälfte aller Untersuchungsteilnehmer eingesetzt – oftmals als Reaktion auf die ansteigende Gegenwehr der Opfer" (S. 186). Eine Gegenwehr wird in den Pornos nie gezeigt – umso überraschender wirkt sie auf Täter, die dann nicht selten heftig dissoziieren unter der Tat, weil ihnen die Situation außer Kontrolle zu geraten droht (s. Steiner et al., 1997; Dudeck et al., 2007 und Kapitel 17.2 in diesem Buch); dann droht auch die Gewalt zu eskalieren.

---

2 Nachzulesen unter:
↗ http://www.sueddeutsche.de/digital/pornografie-im-internet-sex-wie-im-drehbuch-1.1501481.

Die meisten kindlichen und jugendlichen Täter benehmen sich wie die erwachsenen Täter: „Sexuelle Misshandler suchen die Nähe von Kindern, wählen diese Kinder als Opfer aus (‚targeting') und beginnen sie zu umwerben und auszutesten (‚grooming'). Für die zukünftigen Opfer bleibt es unmöglich zu erkennen, dass der Werbungsprozess des ‚grooming' bereits Teil des geplanten sexuellen Misshandlungszyklus ist" (Fürniss 1999, S. 387).

Esther Klees fasst ihre Studie so zusammen: „Sexueller Missbrauch geschieht nicht spontan, sondern die Täter führen verschiedene Strategien aus, um das Opfer gefügig zu machen ... Viele Sexualtäter nutzen die emotionale Bedürftigkeit ihrer Opfer aus, um diese gefügig zu machen. Diese Strategie ist beim Geschwisterinzest ebenfalls von primärer Bedeutung. Die Kinder wachsen oftmals in einem äußerst feindseligen Familienmilieu auf, das durch Vernachlässigung und Misshandlung geprägt ist. Etwa die Hälfte der Untersuchungsteilnehmer erzwang (meist im Laufe der Zeit, als die Opfer begannen, sich zu wehren, MH) die sexuellen Kontakte mit Gewalt. Einige internationale Studien ermittelten ein vergleichbares Ausmaß" (S. 129 f.). Außerdem setzten viele der von Klees interviewten Jungen „Drohungen ein, um die sexuellen Handlungen durchzusetzen und die Geheimhaltung sicherzustellen" (ebd., S. 29 f.).

Wiehe (1990) behauptet sogar, beim Geschwisterinzest – das ist so gut wie immer sexualisierte Gewalt eines Jungen gegen jüngere Geschwister – sei es die Regel, dass der Bruder den jüngeren Geschwistern massiv drohe, oft auch mit dem Tod.

Andrej König hat mit KollegInnen im Auftrag der Landesregierung in NRW sexuell gewalttätige Kinder untersucht und mit 56 Jungen und fünf Mädchen gesprochen, die sexuelle Übergriffe auf Kinder begangen hatten (Elsner, Hebebrand & König 2008). Die 8- bis 14-Jährigen verglich er mit aggressiv übergriffigen sowie unauffälligen Kindern. Ergebnis: Sowohl die sexuell gewalttätigen als auch die aggressiven Kinder hatten sich ähnlich dissozial verhalten und Diebstähle begangen, Feuer gelegt etc. Doch: „Bei sexuell übergriffigen Jungen dominierte insbesondere zusätzlich zu dieser dissozialen Komponente eine depressiv-ängstliche Komponente verknüpft mit sozialen Problemen. Und die sexuell übergriffigen Jungen stammten häufiger aus Familien, in denen sie massive körperliche, psychische oder auch sexuelle Gewalterfahrungen erleiden mussten. Etwa die Hälfte unserer sexuell übergriffigen Jungen hat selber sexuelle Missbrauchserfahrungen erleiden müssen" (in Fannrich 2010).

Gravierende Folgen

Die Folgen des Geschwisterinzests sind gravierend: Die Opfer leiden in ihrer gesamten Biografie unter den Schrecken, die sie als Kind erlitten haben. Wenn sie sich nicht intensiv mit ihrer Misshandlungsgeschichte auseinandersetzen, kommt es zu beruflichen sowie zu Beziehungsproblemen als PartnerIn und Elternteil und sie haben Schwierigkeiten, sich in ihrem sozialen Umfeld zu behaupten (Canavan et al. 1992, Rudd & Herzberger 1999. Die Folgen sind umso gravierender, je länger der Inzest dauerte, und wenn Drohungen oder Gewalt angewandt wurden (Abrahams & Hoey 1994, Canavan et al. 1992). Laut Philipps-Green (2002) werden Kinder, die sexuelle Gewalt erlitten haben, früh sexualisiert; gleichzeitig kann es zu einer Verwirrung bezüglich ihrer sexuellen Identität kommen. Rudd & Herzberger (1999) beschreiben weitere Folgen der kindlichen Erfahrung, in sexualisierter Weise überwältigt worden zu sein; dazu gehören Störungen in der eigenen Sexualität wie Frigidität, häufig wechselnde Sexualbeziehungen, Depressionen, Drogen-, Tabletten- und Alkoholmissbrauch sowie Essstörungen.

Reinszenierung der eigenen Misshandlung

„In der Biografie von Kindesmissbrauchern fanden sich wesentlich häufiger Missbrauchserfahrungen als in der Biografie von Vergewaltigern (Hendriks & Bijleveld 2004, Hsu & Starzynski 1990, van Wijk 1999, van Wijk & Blokland 1999, van Wijk et al. 2005)", fand Wolff-Dietz in ihrer Studie heraus (2007, S. 111).

Hierzu zwei Zitate aus einer Studie:

„Der Missbraucher versucht mit der Tat, Macht über ein vergangenes traumatisches Ereignis zu gewinnen, bei dem er selbst Opfer war, indem er sich mit dem früheren Täter identifiziert; er reinszeniert seinen eigenen Missbrauch, indem er ein anderes Kind angreift"

(O'Reilly & Carr 2004, S. 38, Übersetzung MH).

„Sexualtäter haben ein schlechtes Selbstwertgefühl ... in Beziehungen. Sie finden Interaktionen mit Erwachsenen schwierig. Sich auf Kinder zu beziehen ist einfacher für sie, weil sie Kinder als weniger bedrohlich ansehen. Beziehungen zu Erwachsenen vermitteln ihnen Gefühle von Unsicherheit und Unzulänglichkeit, während der Umgang mit Kindern ihnen ein Gefühl von Macht und Kontrolle verleiht"

(ebd., Übersetzung MH).

Es scheint so zu sein, dass die frühe, „verdrehte" Erfahrung mit Sexualität dazu führen kann – und als Psychotherapeutin kann ich diese Vermutung nur bestätigen –, dass die später Jugendlichen und Erwachsenen in ihren Fantasien sich häufig Sex zwischen Kindern und Erwachsenen vorstellen. Dabei können diese Vorstellungen zum einen beängstigend, zum anderen aber auch sexuell stimulierend sein. Nicht alle werden dann Pädo-Kriminelle, also misshandeln auch ihrerseits Kinder. Doch die Zwangsgedanken und Gefühle, sich Sexualität zwischen Kindern und Erwachsenen vorzustellen, können sehr quälend sein. Wer sich dann trotz der Scham – jeder nicht schwerst psychisch erkrankte Mensch weiß, dass Sex mit Kindern verboten ist, und schämt sich für solche Gedanken – nicht darum kümmert, Hilfe zu finden, wird in Gefahr sein, die Gedanken und Gefühle auch zum einen innerlich ständig auf qualvolle Weise wiederzuerleben; zum anderen aber auch auszuleben. Häufig werden Menschen mit sexualisierten Fantasien in Bezug auf Kinder sofort als (potenzielle) Täter betrachtet, auch wenn sie diese Fantasien bisher noch nicht ausgelebt haben. Wir sollten ihnen stattdessen die Möglichkeit geben, ihre eigene Misshandlungsgeschichte anzuschauen und zu verarbeiten.

Es kann aber auch zu einer „Identifikation mit dem Aggressor" kommen, wie PsychoanalytikerInnen das nennen. TraumatherapeutInnen mit guter Kenntnis der strukturellen Dissoziationstheorie werden vermutlich eher davon sprechen, dass „täterimitierende Anteile" in der Persönlichkeit immer wieder die Oberhand gewinnen, und dann kann es sein, dass das Alltags-Ich des Betreffenden, der sich bemüht, die Gefühle und Gedanken an Sex mit Kindern aus dem Kopf zu bekommen, überwältigt wird von einem Zustand, in dem es ihm „egal" ist und die Lust, dem bösen Impuls nachzugeben, alle guten Vorsätze beiseitefegt.

7.3 Pädosexuelle und Internet

„Der Pädosexuelle muss nicht mehr in der Videothek nah den verbotenen Filmen aus dem Regal unten rechts fragen. Er bedient sich im Internet aus einem unendlich erscheinenden Angebot an Kinderpornografie. Dazu kommen all die Socialnetwork-Plattformen wie Facebook, Twitter, Netlog oder Google+ etc. und unzählige Chaträume und Websites, auf welchen die Kinder sogar direkt angesprochen werden können. Auch die Vernetzung unter den TäterInnen ist viel einfacher geworden, sie sind nicht mehr in ihrem Umfeld isoliert, sondern finden sich gegenseitig im Netz. Im Allgemeinen kann gesagt werden, dass die Gesellschaft das Tabu des sexuellen Kindesmissbrauchs zwar angepackt und etwas abgebaut hat. Durch die vielen Möglichkeiten, gerade im Internet, ist die Gefahr für die Kinder gegenüber früher vermutlich trotzdem gestiegen. Zu einfach gelingt es den TäterInnen, mit Kindern in Kontakt zu treten, sie zu beeinflussen, sie zu treffen und dann sexuell zu missbrauchen, um dann diese Bilder wiederum ins Internet zu stellen. Dies widerspiegelt auch die Tatsache, dass wir heute nicht wenige Computer mit wenig Speicherplatz und einigen verbotenen Bildern sicherstellen, sondern bei jeder Hausdurchsuchung mehrere Computer finden und von den Datenmengen geradezu überflutet werden. ‚Die Zeiten ändern sich eben', seufzt Thomas Werner, stellvertretender Leiter der Abteilung Kinderschutz bei der Stadtpolizei Zürich" (*Castagna*, Jubiläumsausgabe 2012, S. 21).

Die Vorbereitung durch häufiges Anschauen von Videos, die sexualisiert dargebotene bzw. gequälte Kinder zeigen – an die leicht heranzukommen ist – spielt dabei eine große Rolle, ebenso die häufigen Masturbationen, die ja Begleiterscheinungen des Pornokonsums allgemein sind. Auf diese Weise wird die Schwelle, sich tatsächlich an Kinder heranzumachen, niedriger. Und es gibt im Netz viele Möglichkeiten, auf außerhalb des Internets befindliche Newsgroups, „Schwarze Bretter" und Tauschbörsen mit Kinderquäl-Material zu gelangen. Und dort werden die „getauschten" Bilder zu Werbeanzeigen: „Dieses (oder ein ähnliches) Kind kannst du haben – willst du? Dann melde dich hier an ..." Das wird im Internet nicht so offen gesagt. Da spricht man dann von dem „Individualisten, der das Besondere sucht", von „Kids-Freunden" etc.

Niemals bisher war es so leicht für gefährdete Männer (es sind nur wenige Frauen unter den Tätern im Netz – man findet sie aber zuhauf unter den Opfern), ihrer Versuchung nachzugeben, wie heute. Man muss die Videos nicht in den Niederlanden bestellen; man muss eigene Fotos und Videos, die man von Kindern gemacht hat, nicht im örtlichen Fotolabor entwickeln lassen. Sondern man kann sie mit wenigen Mausklicks über Youporn auf andere Anbieterseiten überspielen. Und dann schauen, wie die Netz-„Gemeinde" reagiert. Es werden garantiert viele Rückmeldungen und Angebote kommen. So einfach ist das heute – so gefährlich für Kinder und Jugendliche und Erwachsene, sich darin zu verstricken. In fast alle Kinderchats kommen Täter hinein; viele tun so, als seien sie selbst Kinder oder Jugendliche; Männer tarnen sich als Mädchen etc. – in der virtuellen Welt ist das alles ganz einfach. Die meisten Kinder im Netz werden über kurz oder lang Angebote von Pädokriminellen bekommen, sich mit ihnen zu treffen; und nur wenige Kinder werden ahnen, wer sie da erwartet, wenn sie sich auf ein persönliches Treffen einlassen.

Das eine sind also die Erfahrungen, die ein Kind in der Familie oder weiterer unmittelbarer persönlicher Umgebung macht. Das andere sind die Angebote, Verlockungen und Verführungen, die Kinder durch Angebote im Netz heute bekommen. Gerade die ohnehin gefährdeten Kinder und Jugendlichen, um die sich kaum jemand kümmert, sind in Gefahr. Verantwortliche Eltern achten darauf, dass ihr Kind die eigenen Grenzen erkennen und wahren kann. Sie begrenzen die Zeit und die Regionen, in denen ihr Kind im Internet unterwegs ist. Sie schauen sich an, auf welchen Seiten es war, und erinnern es daran, dass es niemals in Chats seinen echten Namen oder seine wirkliche Anschrift oder Telefonnummer nennen darf. Sie stärken ihr Kind, unseriöse Angebote zu erkennen, über seltsame oder beschämende Kontakte im Netz mit ihnen oder LehrerInnen etc. zu sprechen. Sie ermutigen es, brutale Fotos oder Videos im Netz oder auf den Handys der FreundInnen und MitschülerInnen nicht anzuschauen, Übergriffe Erwachsenen zu melden und sich insgesamt achtsam und verantwortlich zu verhalten. Doch Eltern, die von all dem nichts verstehen oder glauben, keine Zeit für solche Vorsichtsmaßnahmen zu haben, und Eltern, die ihre Kinder missachten oder misshandeln – sie sind ein großes Problem in unserer Gesellschaft. Denn ihre Kinder sind wirklich gefährdet, und sie schämen sich oft sehr. Täter verlangen Geheimhaltung, sie drohen oft extrem, etwa mit dem Tod von Haustieren, der Geschwister oder der Mutter. Oder mit dem Tod des bedrohten Kindes selbst. Deshalb sollten wir vor allem auf solche Mädchen und Jungen achten, die uns bedrückt, verschlossen und seelisch gequält erscheinen. Doch auch hinter so mancher „munteren" Fassade kann sich ein Kind verbergen, das nicht mehr ein noch aus weiß.

7.4 Hass und die Folgen

Von Frauen missbrauchte Jungen

Ein erstaunlicher Befund: „Jungen, die von weiblichen Tätern missbraucht wurden, werden häufiger selbst zum Täter als solche, die von männlichen Tätern missbraucht wurden" (Glasser et al. 2001). Wolff-Dietz (2007) vermutet, „dass es bei einem Missbrauch durch eine weibliche Person zu starken Unterlegenheitsgefühlen und zum Schwanken des ‚Männlichkeitsbildes' kommt, was durch einen späteren sexuellen Übergriff abzuwehren versucht wird" (S. 112).

Mag sein. Man könnte aber auch vermuten: Die Umkehr spielt hier vielleicht eine große Rolle. Der von einer Frau (z. B. von der Mutter) gequälte Junge rächt sich später besonders „gern" an Schwächeren – und es ist ja von der Statistik her wahrscheinlich, dass sein mögliches Opfer weiblich sein wird.

Misshandlungsmuster wiederholen sich

Es fällt auf, dass jugendliche Sexualstraftäter häufig selbst Opfer von sexueller Gewalt in ihrer Kindheit waren und „ihre Opfer auch in derselben Art missbrauchen, wie sie selbst missbraucht worden sind" (Wolff-Dietz 2007, S. 113; s. a. Concepcion 2004, Hilton & Mazey 1996). Außerdem haben die Opfer meist das gleiche Alter wie sie selbst zum Zeitpunkt des eigenen Missbrauchs, auch das ist interessant, was den Wiederholungszwang angeht (Glasser et al. 2001).

Fischer et al. (2012) haben herausgefunden: „Je früher die Traumatisierung [der Täter erfolgt war], desto höher die Übereinstimmung zwischen Tat- und Traumaprofil in den Details." Sprich: Die früh traumatisierten TäterInnen neigten am meisten dazu, ziemlich konkret ihre Opfer in dem Alter zu quälen, in dem sie selbst gequält worden waren, und überhaupt Details der Taten möglichst exakt so zu imitieren, wie sie sie selbst erlebt hatten.

Die Wut der Pädo„philen"

„Pädophile Straftäter berichten vielfach von intensiver Wut den Eltern gegenüber, und genau diese Wut kommt letztlich in ihren Taten zum Tragen", resümiert Ingrid Wolff-Dietz in ihrer faktenreichen Studie (2007, S. 114). Der Hass auf die Menschen, die weggeschaut und/oder gequält haben, wo sie hätten schützen, Geborgenheit schenken und „wie Löwen für ihr Junges" hätten kämpfen sollen – dieser Hass treibt viele sexualisiert misshandelte Kinder später immer wieder an. Gleichzeitig wird er zum Selbsthass, denn ist man nicht ein Teil dessen, den man so hasst? Ist nicht ein Teil des oder der Verhassten in einem selbst verankert? Spürt man nicht dieselben gleichgültigen, kalten, zerstörerischen Impulse immer wieder, vor allem in Stress-Situationen?

Jugendliche Sexualtäter greifen Kinder und Frauen an

Und der Hass schlägt früh zu: Jugendliche Sexualstraftäter sind für etwa 50 % der Übergriffe an Kindern und für etwa 30 % der Übergriffe an jugendlichen und erwachsenen Frauen verantwortlich (Barbaree, Hudson & Seto 1993; Becker, Harris & Sales 1993).

7.5 Was tun?

Entscheidend: früh eingreifen

„Durch eine frühe Intervention könnte also die Anzahl der Straftaten im Optimalfall um die Hälfte reduziert werden." Die Rückfallgefährdung jugendlicher Sexualtäter ist „dann gering, wenn es eine offizielle Sanktionierung für die sexualisierten Übergriffe gibt" (Righthand & Welch 2004, S. 15; Übersetzung MH). Man stelle sich vor: Wenn sich um die gefährdeten Kinder mehr gekümmert und die Gewalt gegen Kinder in jeder, auch in der Form von sexualisierten Darstellungen und Filmen, selbstverständlich erst recht in Handlungen, nachdrücklicher geahndet würde – dann könnte mindestens die Hälfte aller Sexualverbrechen gegen Kinder, Jugendliche und Erwachsene verhindert werden. Wenn man das alles aber nicht tut, nimmt man gesellschaftlich solche Verbrechen sehenden Auges in Kauf. Wollen wir das? Wenn Sie es nicht wollen, die das hier jetzt lesen, dann tun Sie etwas. Verbreiten Sie die Zahlen und Fakten – vermutlich haben Sie einiges, was Sie in diesem Kapitel gelesen haben, vorher noch nicht gewusst. Fragen Sie, nicht nur vor Wahlen, Ihre Abgeordneten, was sie gegen Gewalt gegen Kinder zu tun gedenken. Nicht erst, wenn es zu spät ist, sondern vorher; man nennt das: Prävention. Fordern Sie, dass das Internet genauer kontrolliert werden muss auf Inhalte, die (sexuelle) Gewalt zeigen, vor allem Gewalt gegen Kinder oder Jugendliche; aber auch Gewalt gegen Frauen – ja eigentlich Gewalt überhaupt. Denn wer „bis zu seinem 18. Lebensjahr Zeuge von 16 000 Morden und 200 000 Gewaltakten" wurde, wie ein durchschnittlicher amerikanischer (in anderen Ländern sieht es nicht viel anderes aus) Jugendlicher heute (Widmann 2012), wird einem heimlichen Lehrplan gefolgt sein: Gewalt gegen andere ist legitim, passiert oft, wird selten bestraft bzw. sieht oft „gerecht" bzw. gerechtfertigt aus. Man gewöhnt sich in jedem Fall daran, sogar in westlichen Industrieländern, in denen gerade einmal seit wenigen Jahren kein Krieg herrscht. Krieg herrscht aber: in vielen Familien, in zerstörerischen Begegnungen, im Fernsehen an jedem Tag sowohl in den Nachrichten als auch in den zahllosen realitätsnah gefilmten Krimis, in denen das Blut in Strömen fließt.

Kinder, die sichere Bindungen erfahren haben, werden damit fertig, auch wenn es sicher nie schön ist, in einer Gesellschaft aufzuwachsen, die nichts dagegen hat, dass sie mit derart vielen brutalen Bildern „beschossen" werden. Doch Kinder, die selbst schon Einsamkeit, Verlorenheit, Gewalt und die gewaltsame Inbesitznahme des eigenen Körpers durch andere erlebt haben, sind gefährdet. Gefährdet, wieder zum Opfer zu werden. Und gefährdet, zum Täter gegen Schwächere, vor allem gegen Kinder (besonders Mädchen) und Frauen zu werden.

Therapie hilft – meistens

Was hilft ist natürlich erst einmal Prävention – also das Verhindern der Gewalt. Doch wenn sie geschehen ist, dann helfen Intensivtherapien, die auf sicheren Bindungsangeboten basieren und das Verarbeiten der Schreckenserfahrungen ermöglichen. Das allerdings gilt vor allem dann, wenn dies mit „spezialisierter Behandlung und Supervision" verbunden sei, so stellte auch die Vereinigung für die Behandlung von Sexualtätern (ATSA 2001, S. 1) heraus. Allerdings verweisen manche Autoren auch auf Befunde, „dass jugendliche Sexualtäter ihr Verhalten auch als Erwachsene weiter fortführen" (Palermo & Farkas 2001). Das dürfte vor allem für diejenigen gelten, die keine gute Therapie bekommen. Doch auch bei denen in Therapie beträgt die Rückfallrate zwischen 8 und 18 % (Fritz 2003).

Ohne Traumabehandlung keine Heilung

In ihrer Studie für die Profiler in der Kriminalpsychologie kommen Fischer et al. (2012) zu dem Schluss, dass bei den Sexualtätern die bisherigen „Behandlungsprogramme … häufig auf eine kurzfristige Veränderung unerwünschter Verhaltensweisen ab(zielen) (z. B. Anti-Aggressionstraining), ohne jedoch zugrunde liegende psychische Wirkmechanismen zu beleuchten, die … sehr häufig in frühkindlicher (Komplex-)Traumatisierung ihren Ursprung haben. Wird dem wichtigen Aspekt der Traumabearbeitung keine Beachtung geschenkt, so sind erneute Reinszenierungen im Sinne einer Tendenz zur Wiederholung der traumatischen Erfahrung abzusehen."

Hinter diese Aussage der Kollegen kann man gar nicht genug Ausrufezeichen setzen.

Zusammenfassung

Was lässt sich aus dieser Vielzahl von (teilweise Überblicks-)Studien schließen?

- Vernachlässigte und misshandelte, insbesondere sexualisiert misshandelte, Kinder neigen dazu, die Gewalt mit anderen Kindern „nachzuspielen".
- Wer Kinder sexualisiert angreift, hat besonders oft dieselbe Form von Gewalt, so gut wie immer aber Vernachlässigung und körperliche Gewalt erlebt.
- Viele dieser Kinder und Jugendliche, die anderen sexualisierte Gewalt antun, imitieren genau das, was sie erlebt haben: Sie suchen sich Opfer in dem Alter, in dem sie selbst erstmals gequält wurden; sie spielen die Details ihrer eigenen Misshandlung mit ihrem Opfer nach etc.
- Die „Karriere" der späteren – meist männlichen – Sexualtäter beginnt früh.
- Die Täter suchen sich grundsätzlich Schwächere; viele quälen nicht nur Kinder, sondern später auch Frauen.
- Die Täter gehen sehr strategisch vor (das gilt sogar schon für kindliche Täter!), sie suchen sich ihre Opfer aus, umwerben sie, ziehen sie in „Spielsituationen" hinein und gehen dann allmählich zu sexuellen Handlungen über. Wehrt sich das Opfer, wird es in der Regel mit Gewalt gezwungen. Die Häufigkeit, Intensität und Schwere der sexualisierten Gewalt steigert sich im Laufe der Zeit bei den Tätern – und auch die Zahl ihrer Opfer.
- Etliche der jungen Täter begehen im Laufe ihres Lebens häufig noch andere (Gewalt-)Taten.
- Es geht bei den Taten um Macht und Kontrolle, nicht um eine „Fixierung" auf Kinder etc.

- Das Internet ist eine zusätzliche Gefahrenquelle: durch die Flut an Gewaltdarstellungen, auch gegen Kinder; die leichte Erreichbarkeit von sexualisierten Darstellungen von (Gewalt an) Kindern und die Angebote, Kinder für Sex zu kaufen, sowie die Gefahr der Internet- und Sexsucht.
- Ohne Bearbeitung der erlittenen Traumata keine Besserung der Rückfallgefährdung. Diese ist durch die Möglichkeiten des Internets und der sozialen Netzwerke, leicht an Opfer heranzukommen, eher größer als kleiner geworden.

Wie schwer es ist, eine Prognose für eine Rückfallgefährdung aufzustellen, zeigt die HR-Dokumentation „Wenn Kinder Kinder missbrauchen“ von Anna Schilling, die am 9.1.2012 ausgestrahlt wurde. Hier wird die Therapeutin Britta Degoutrie vorgestellt, die mit sexuell übergriffigen Kindern arbeitet: „Die Jungen hier haben alle sexuelle Gewalt an jüngeren Kindern begangen. Immer geplant. Die wissen, was sie machen. Sie suchen sich Gelegenheiten, Orte, passende Opfer: Freunde, Nachbarskinder, jüngere Geschwister. Viele sind selbst missbraucht worden ... Ich bin viele Jahre in der Jugendhilfe und immer wieder erschreckt, was man Kindern antun kann. Auch erschreckt, wie wenig viele [der selbst sexuell übergriffigen, MH) Kinder dann noch an die eigenen Gefühle kommen.“

In der hessischen Einrichtung, in der Britta Degoutrie arbeitet, bleibt jeder aufgenommene Junge grundsätzlich mindestens zwei Jahre, vorher wird keiner entlassen. Die HR-Reporterin Anna Schilling durfte einige der Jungen befragen. Auf ihre Frage: „Warum hast du das gemacht“ erhält sie von den Jungen Antworten wie: „Weil ich darauf Bock hatte, hatte sonst keinen Grund“ (ein 14-Jähriger, der sexuelle Übergriffe auf Mädchen begangen hat und bald entlassen wird). Oder „Weiß ich nicht. Einfach so“ (ein Zwölfjähriger, der andere Kinder dazu gebracht hat, ihn zu befriedigen, und sie bedroht hat). Zum letztgenannten Jungen kommentiert die Therapeutin: „Es ist die Form der Zuwendung, die A. gekannt hat. Er wurde schon als Säugling und Kleinkind immer wieder vergewaltigt. Seine Mutter sitzt deswegen im Gefängnis; sein Vater lebt mittlerweile nicht mehr.“ Degoutries Kollege Thomas Röhl ergänzt: „Wenn einer Gewalt ausgeübt hat, weiß er, wie’s geht. Er kann es machen, hat erlebt, dass sexuelle Gewalt für einen Moment Druck abbaut. Er kann nicht sagen: ‚Das werde ich nie wieder machen.‘ Wir können nur etwas dafür tun, dass das Rückfallrisiko geringer wird. Ein Junge kriegt es jetzt hier hin, hier mal seine richtig böse Seite zu zeigen, das ist doch mal was.“ Die Therapeuten sind durchaus realistisch und wissen: Die Kinder und Jugendlichen, die sexuell übergriffig waren, müssen lernen, ihre eigenen Gefühle kennenzulernen und die ihrer Opfer zu respektieren, von denen sie genau wissen, dass sie die sexuelle Gewalt nicht wollen. – Bislang hatte die übergriffigen Kinder und Jugendlichen das aber nicht gestört.

Man kann solchen Projekten, von denen es nur sehr wenige gibt – viel, viel zu wenige angesichts der Tatsache, dass die Zahl dokumentierter sexueller Übergriffe durch Kinder und Jugendliche in den letzten zehn Jahren sich mehr als verdoppelt hat –, nur wünschen, dass sie lange arbeiten können. Und dass es sehr viel mehr solcher Projekte geben wird, denn bislang muss jeder kindliche und jugendliche Sexualstraftäter, ebenso wie die erwachsenen, in der Regel sehr lange, oft etliche Jahre lang, auf einen Therapieplatz warten. So lange stellen sie eine ständige Gefahr dar, wieder andere Kinder, Jugendliche und Frauen zum Opfer zu machen.

8. Wie kommt „das Böse“ in die Menschen?

Haben Sie schon einmal Lust gehabt, Gewalt gegen jemanden anzuwenden? Nein, lassen Sie es mich so fragen: Hatten Sie schon mal Lust, jemandem eine zu langen, zu tonnen, zu scheuern; ihn nach Strich und Faden zu verbimsen, zu vertrimmen, zu verkloppen; ihm eine in die Fresse zu hauen, sie mal richtig ranzunehmen, ihn ungespitzt in den Boden zu rammen, und wie auch immer die zahlreichen umgangssprachlichen Begriffe dafür heißen? Sagen Sie jetzt nicht Nein, das glaubt Ihnen eh keiner, Sie selbst sich doch sicherlich auch nicht. Also ja, selbstverständlich hatten Sie schon hin und wieder in Ihrem Leben Lust, Gewalt gegen jemanden anzuwenden. Und – haben Sie es auch getan? Seien Sie ehrlich: Ja, Sie haben sich schon mal geprügelt – jedenfalls wenn Sie ein Junge oder Mann sind (obwohl auch die Mädels inzwischen aufgeholt haben, was das angeht). Und, wie war es? Hat es Spaß gemacht? Lust auf mehr? Oder waren Sie danach bedient und haben sich nach Hause geschlichen (oder wenn es zu Hause war: in ihr Zimmer), sich geschämt und gedemütigt gefühlt und bewusst beschlossen, sich nie wieder derart provozieren zu lassen? Falls Letzteres (auch) zutrifft: Hat es etwas genutzt?

8.1 Gewalt gegen Kinder

Nächste Frage: Waren Sie als Kind solchen Attacken selbst ausgesetzt? Mit durchaus großer Wahrscheinlichkeit waren Sie das. „Körperliche Gewalt in der Erziehung ist bei vielen Kindern anzutreffen: Nach Studien haben 75 % bis 80 % schon mindestens einmal einen ‚Klaps‘ oder eine ‚Ohrfeige‘ bekommen, 20 % bis 30 % haben eine schwerere Form von Misshandlung wie beispielsweise ‚Prügel‘ erlitten. Die vermutlich häufigste Form der Misshandlung ist die Vernachlässigung, also das Vorenthalten von materieller oder emotionaler Zuwendung, die für die Entwicklung oder das Leben des Kindes notwendig sind. Dabei wird bezeichnenderweise Vernachlässigung sowohl von der Gesellschaft als auch von der Wissenschaft meistens vernachlässigt. Ähnlich ist auch die emotionale Misshandlung, die beispielsweise durch herabwürdigendes oder ablehnendes Verhalten geschieht, kaum empirisch untersucht. Jährlich werden bundesweit 15000 bis 20000 Kinder Opfer von sexueller Gewalt“ (Quelle: Wikipedia)[3].

3 ↗ http://de.wikipedia.org/wiki/Kindesmisshandlung, abgerufen am 17.10.2012.

Wie kommt die Gewalt in die Menschen?, ist unsere Frage, und sie kommt natürlich direkt oder indirekt über die eigene Erfahrung ins Innere. Erfahrungen der Art, Zeuge zu werden, wie Mama von Papa verdroschen wird, der kleine Bruder nach Strich und Faden zusammengeprügelt, die ältere Schwester begrabscht und man selbst sich unsichtbar machen möchte, um nicht auch „dran" zu sein. Solche Erfahrungen sind in sehr vielen Familien – auch in Ersatzfamilien wie etwa Heimen – üblich. In weitaus mehr Partnerschaften und Familien, als wir denken, spielen seelische Grausamkeiten, körperliche Übergriffe und sexualisierte Misshandlungen eine wichtige Rolle im Alltag.

Und Gewalt gegen Kinder ist zwar gesetzlich verboten – wurde und wird aber weiterhin ausgeübt, wie die Historikerin Heidi Witzig feststellt: „Gewalt gegen Kinder galt bis in die 1970er-Jahre hinein – und gilt teilweise bis heute – als legitimes Erziehungsmittel und wurde in allen Schichten kaum tabuisiert. Die schockierenden früheren Praktiken in Erziehungsheimen und Internaten, die gegenwärtig ins Bewusstsein der Öffentlichkeit dringen, wurzeln in einer jahrhundertelangen Tradition von Legitimationsmustern und grausamen Praktiken, von der Antike über die Aufklärung bis weit ins sogenannte Jahrhundert des Kindes hinein. Sie galten als selbstverständlich, nicht nur in Heimen und Schulen, sondern auch in der Familie. Sexuelle Gewalt gehörte immer dazu; sie wurde allerdings in der Regel tabuisiert, das heißt im Gegensatz zur körperlichen Züchtigung totgeschwiegen" (2012, S. 19).

Sexualisierte Gewalt und Ausbeutung sind bis heute überall auf der Welt tabuisiert. Andererseits findet eine Sexualisierung aller Lebensbereiche in den Medien statt. „Die Auswirkungen der allgegenwärtigen Gewaltspiele und -filme in Internet und der eigenen Inszenierungen auf privaten Handys werden vor allem als öffentliche Phänomene wahrgenommen, skandalisiert und diskutiert. Welche Konsequenzen diese Entwicklung für das familiale Beziehungsnetz hat, ist heute ein offenes und brennendes Thema" (ebd.).

8.2 Flucht oder Angriff?

Die Lust an der Gewalt, am Weitergeben dessen, was man selbst kennengelernt hat, plus dem Ausprobieren von mehr und anderem, solche Gedanken und Impulse, jemandem Gewalt anzutun, sind in jedem Menschen vorhanden, zumindest dann, wenn man sich eingeengt, frustriert, stark gestresst oder gar in der Falle, also in einer aussichtslosen Lage, fühlt. Man hat dann meist das Gefühl, sich wehren, sich befreien zu müssen. Neurobiologen sprechen von einem „Verteidigungssystem", das dann in Aktion tritt. Interessanterweise verstehen sie darunter zweierlei: Flucht und / oder

Angriff. Für beides stellt der Organismus viel Adrenalin zur Verfügung, die Muskeln spannen sich an und man kann so über seine maximale Kraft verfügen.

Auch der Fluchtimpuls ist also ein Verteidigungsimpuls. Angreifen statt fliehen wird man dann, wenn unter unaushaltbaren Lebensumständen zwei Bedingungen erfüllt sind: Man kann gar nicht fliehen und man ist in einer Position, in der man sich auch körperlich wehren bzw. angreifen kann. Kann man sich nicht wehren, wird man in unerträglichen Lebensbedingungen erstarren (eine Art „Totstellreflex“) oder sich total unterwerfen. Dann entweichen die Kräfte aus der Muskulatur, sie erschlafft, und man hat das Gefühl, dass man seltsam ruhig wird oder einem die Sinne schwinden. Das alles liegt in unserer Biologie: flüchten und kämpfen als Übererregung, sich totstellen oder unterwerfen als Untererregung.

Betrachten wir hier weiter die Möglichkeit zu kämpfen, dann wird diese wiederum durch einige Faktoren bestimmt:

- Ob man noch klein ist oder schon mindestens ein Teenager: Als Kind hat man nur gegenüber Schwächeren eine Chance. Wehrt man sich gegen größere und stärkere Menschen, z. B. Erwachsene, dann hat man kaum Chancen und gefährdet sich vielleicht sogar noch mehr. Kinder werden also eher erstarren und / oder den Zustand der totalen Unterwerfung kennenlernen.
- Ob man es mit einer „primären Bindungsperson“ zu tun hat oder nicht: Wenn man sich gegen die eigene Mutter oder den eigenen Vater körperlich durchsetzen will, muss man schon sehr verzweifelt und außerdem mindestens in der Pubertät sein. Denn vorher unterliegt man dem „Bindungssystem“, das bedeutet: Man muss sich anpassen, und sei es, indem man die Zähne zusammenbeißt und sich ganz hart und starr macht – oder / und sich total unterwirft, weich und angepasst „gut Wetter macht“ und alles dafür tut, dass man nicht (wieder) verlassen oder schlimm bestraft wird. Man ist dann nicht nur innerlich, sondern auch äußerlich kaum in der Lage, sich Gewalt gegen die eigenen Eltern vorzustellen, geschweige denn sie auszuüben.
- Ob man eine Persönlichkeitsstörung hat oder nicht. Wer intensive Gewaltfantasien hegt, wird jede Gelegenheit nutzen, ihnen zu frönen, und vielleicht auch, sie heimlich in die Tat umzusetzen – auch wenn man sich äußerlich lange bzw. immer wieder angepasst verhält.

Wer selbst Gewalt erlitten hat, wird mit hoher Wahrscheinlichkeit mit Gewaltfantasien bzw. -tendenzen ringen. Man sieht es z. B. an jugendlichen Sexualtätern – die vielleicht am besten untersuchte Gruppe von Tätern überhaupt. Ausführliche Informationen zu diesem Thema gibt es in Kapitel 7, „Die Gewaltkarriere sexuell ausgebeuteter Jungen“.

8.3 Voraussetzungen für die Ausübung von Gewalt

Damit sind drei Themen benannt, die in diesem Buch eine große Rolle spielen – vor dem Hintergrund, dass die Gewalt in der Regel früh selbst erfahren wird in der einen oder anderen Form und dann weitergegeben wird:

1. Gewalt wird meist gegen höchstens gleich Starke, viel häufiger aber gegen Schwächere ausgeübt: Schwache, weil betrunkene oder anderweitig körperlich oder geistig-seelisch eingeschränkte (oder kasernierte oder gefangene) Männer sowie Frauen und vor allem Kinder sind die typischen Gewaltopfer, sowohl von Einzelnen als auch von Gruppen von TäterInnen. Das Sich-Wehren gegen Größere und Stärkere bleibt meist ein Akt der Fantasie. Daher bringen die wenigsten Gewaltopfer ihre Peiniger zur Strecke, sondern rächen sich für die Demütigungen an anderen – an Schwächeren: Sie quälen Tiere, Kinder, Frauen, Behinderte ..., was bedeutet: Die Gewalt wird immer wieder weitergegeben.
2. Gegen primäre Bindungspersonen, in der Regel Mutter (oder Mutter-Ersatz) bzw. Vater (oder Vater-Ersatz) wehrt man sich erst, wenn man dazu in der Lage ist, also frühestens ab 12 oder 13 Jahren. Ein zorniges Kind oder ein wütender Jugendlicher werden Gewalthandlungen meist gegen Schwächere richten, gegen kleinere Kinder, etwa Geschwister oder jüngere Schulkameraden.
3. Wer eine Persönlichkeitsstörung hat, etwa eine dissoziale oder eine paranoide, eine Borderline- oder eine narzisstische Persönlichkeitsstörung, um nur einige zu nennen, wird Situationen unrealistisch einschätzen, sich schneller bedroht oder gedemütigt fühlen, unter einem Mangel an Impulskontrolle leiden und/oder intensive Zwangsfantasien voller Gewalt mit sich herumtragen. Menschen mit einer Persönlichkeitsstörung sind dadurch gekennzeichnet, dass sie auch in ihrem Alltags-Ich so empfinden, wie ihre Störung es ihnen vorschreibt. Sie können sich also nicht von dem „verstörten" Teil in sich ausreichend distanzieren, sondern werden von dem Denken und Fühlen der entsprechenden Art „durch und durch" eingenommen. Menschen mit einer Persönlichkeitsstörung und intensiven Gewaltfantasien werden mit größerer Wahrscheinlichkeit als andere ihre Lust an der Zerstörung mehr oder weniger impulsiv in die Tat umsetzen. Auch diese Gruppe von Menschen wird vor allem Schwächere ins Visier nehmen – oder jemanden, den sie in eine schwache Position bringen können.

Die typischen Gewaltopfer sind Frauen und Kinder. Und die meisten Kindesmisshandlungen geschehen im Beziehungsnahraum, also dort, wo ein Täter Macht über sein Opfer gewinnen konnte, wie Statistiken[4] zeigen: 78,5 % der Täter sind die Eltern, 6,5 % sind andere Verwandte und 4,1 % sind unverheiratete Partner eines Elternteils.

---

4 ↗ http://de.wikipedia.org/wiki/Kindesmisshandlung, abgerufen am 17.10.2012.

Frauen, die bereits als Kinder Gewalt erlitten haben, werden dreimal so oft Opfer von Gewalt als Erwachsene. Frauen, die als Kind sexuelle Gewalt in der Familie erlitten, haben eine viermal so große Wahrscheinlichkeit, als Erwachsene wiederum Partnerschafts-Gewalt zu erleiden. In Zahlen: „Körperliche und / oder sexuelle Gewalt durch den aktuellen Partner gaben 18 % der unter 25-jährigen, 13–14 % der 25- bis 54-jährigen und 10–12 % der ab 55-jährigen Frauen an.“ Das hat die erste repräsentative deutsche Studie über Frauen und Beziehungsgewalt ergeben, die das zuständige Bundesministerium in Auftrag gegeben hatte.[5]

Und was Gewalt gegen Kinder angeht, so ist es hierzulande auch nicht viel anders als in anderen Ländern (von dem Thema Kinderarbeit und der Erlaubnis, Kinder in der Öffentlichkeit zu misshandeln, einmal abgesehen). Eine UN-Studie ergab folgende Befunde:

„Die meisten Gewaltakte finden im Verborgenen statt und werden selten bestraft. Weltweit wird Gewalt gegenüber Kindern bis heute vielfach hingenommen und ist sogar in zahlreichen Ländern erlaubt. So haben lediglich 102 von über 200 Staaten körperliche Disziplinierungsmaßnahmen in Schulen verboten ... Dies ist Ergebnis der ersten weltweiten UN-Studie ‚Gewalt gegen Kinder‘, die UNICEF gemeinsam mit dem Leiter des Projekts, Paulo Sérgio Pinheiro, in Berlin vorstellte. Aber auch dort, wo Gewalt gegen Kinder und Jugendliche gesetzlich verboten ist, wird die Umsetzung unzureichend überwacht. Gleichzeitig klafft eine Lücke zwischen den Versprechen von Regierungen, gegen Gewalt vorzugehen, und ihrer Bereitschaft, in Präventionsprogramme zu investieren ...

Während extreme Gewalttaten an Kindern immer wieder für Schlagzeilen sorgen, findet die meiste Gewalt im Verborgenen statt. Fünf Lebensbereiche hat die UN-Studie detailliert untersucht: Familie, Schule, Heime und Gefängnisse, Arbeitswelt und Wohnquartier. Zu allen untersuchten Themengebieten legt die Studie auch Handlungsempfehlungen vor. Die Hauptforderungen an die Regierungen sind: Gewaltverbot, Abschaffung der Todesstrafe, Stärkung der Prävention sowie Ausweitung der Beratungs- und Hilfsangebote für Gewaltopfer.“ (Quelle: UNICEF Deutschland 2006[6]).

Nun, die Todesstrafe haben wir zwar nicht, aber alle anderen Probleme sehr wohl.

---

5 Eine Zusammenfassung der Studie steht zum kostenlosen Download unter diesem Link bereit: ↗ http://www.bmfsfj.de/RedaktionBMFSFJ/Broschuerenstelle/Pdf-Anlagen/gewalt-paarbeziehungen,property=pdf,bereich=bmfsfj,sprache=de,rwb=true.pdf.

6 ↗ http://www.unicef.de/presse/pm/2006/schlaege-die-niemand-sieht/

8.4 Gewalt gegen Männer

Und Gewalt gegen Männer? Ist immer noch nicht breit untersucht, als wäre auch das ein Tabu. Eine Studie der Bundesregierung[7] ergab folgende Zahlen: Drei von fünf Männern sagten, dass sie als Kinder oder Jugendliche geschlagen, geohrfeigt, getreten oder verhauen worden sind. Zwei von fünf Männern sind belästigt oder bedroht oder ihnen ist aufgelauert worden. Jeder fünfte Mann wurde überfallen, beraubt oder bestohlen. Jeder sechste Mann hat Verletzungen, wie z. B. Schnittwunden, Knochenbrüche, Quetschwunden oder Verbrennungen, durch andere erlitten. Jeder neunte Mann wurde mit einer Waffe bedroht oder verletzt.

Das war das Thema körperliche Gewalt. Was die psychische Gewalt anging, so berichteten die repräsentativ ausgewählten Männer Folgendes: „Drei von fünf Männern geben an, in ihrer Kindheit und Jugend schikaniert, schwer beleidigt, eingeschüchtert oder gedemütigt worden zu sein. Zwei von fünf Männern berichten, dass sie von Älteren oder Erwachsenen über Dinge informiert wurden, die sie belasteten und sie niemandem weitererzählen sollten. Jeder achte ist als Kind oder Jugendlicher erpresst oder zu etwas gezwungen worden."

Und sexualisierte Gewalt? „Von eindeutiger sexualisierter Gewalt in der Kindheit und Jugend berichtet etwa jeder zwölfte der befragten Männer, womit sich die Studie im Bereich von Häufigkeiten bewegt, die auch andere, darauf spezialisierte Studien erfasst haben. Darüber hinaus geben viele Befragte an, sexuell belästigt worden zu sein" (Quelle: „Gewalt gegen Männer. Personale Gewaltwiderfahrnisse von Männern in Deutschland. Ergebnisse der Pilotstudie", s. FN 7).

Der Zirkel der Gewalt ist schier endlos: Vernachlässigte und gequälte Kinder neigen besonders dazu, Gewalt weiterzugeben. Gesellschaftliche Akzeptanz von Gewalt durch Männer an Frauen und Kindern, durch Frauen an Kindern, von Jungen und Männern untereinander hilft, die Gewalt zu verbreiten. Medien wie Gewaltspiele, -Filme und ein schier unerschöpflicher Vorrat an Gewaltdarstellungen aller Art, die nur einen Mausklick entfernt im Internet zu finden sind, wird gefährdete Menschen dazu verführen, sich immer weiter hineinzusteigern in das Gefühl, „ein Recht" auf das Ausüben von Gewalt zu haben.

Dass Medien und Strafverfolgungsbehörden oft noch einen sehr langen Weg vor sich haben, bevor sie sich eindeutig an die Seite der Opfer und Überlebenden stellen können, zeigt folgendes Beispiel:

---

7 Die Studie aus dem Jahr 2004, aus der im Folgenden zitiert wird, ist unter folgendem Link downzuloaden: ↗ http://www.bmfsfj.de/RedaktionBMFSFJ/Broschuerenstelle/Pdf-Anlagen/M_C3_A4nner-studie-Kurzfassung-Gewalt,property=pdf,bereich=bmfsfj,sprache=de,rwb=true.pdf

Sexualtäter und die öffentliche Meinung

Wehren sich Eltern einmal gegen den Täter, der ihre Kinder gequält hat, haben sie nicht nur ein Verfahren wegen Körperverletzung zu gegenwärtigen – sondern nicht selten auch die Presse gegen sich, wie das folgende Beispiel beweist:

Göttinger Tageblatt vom 7. Mai 2012

Eltern prügeln Sextäter ins Krankenhaus

Von Karl Doelke, St. Andreasberg

Nach dem Missbrauch zweier Nachbarskinder haben die Eltern eines der Mädchen den mutmaßlichen Täter in St. Andreasberg (Kreis Goslar) so schwer verprügelt, dass er ins Krankenhaus eingeliefert werden musste. Der Missbrauch der acht und neun Jahre alten Nachbarskinder liegt einige Wochen zurück, der 63-Jährige hatte sich der Polizei gestellt und befand sich in stationärer psychiatrischer Behandlung, wie die Polizei am Sonnabend mitteilte. Als er am Freitagnachmittag in Begleitung zweier Pfleger persönliche Dinge aus seiner Wohnung in dem Ort im Oberharz holen wollte, traf er vor dem Haus auf die Eltern des Mädchens. Der 41-jährige Vater schlug unvermittelt auf den 63-Jährigen ein und würgte ihn. Die 38-jährige Mutter, die hinzukam, attackierte den Mann ebenfalls.

Der mutmaßliche Sexualstraftäter konnte schließlich vor den aufgebrachten Eltern und weiteren Nachbarn in den nahe gelegenen Wald flüchten. Wie die „Goslarsche Zeitung“ in ihrer Wochenendausgabe berichtete, wurde er von einzelnen Bürgern aus St. Andreasberg verfolgt. Im Ort sei die Angst vor dem Mann umgegangen. Eltern hätten ihre Kinder nicht mehr auf die Straße gelassen und weggesperrt. Der Flüchtige wurde schließlich eine halbe Stunde später von der Polizei aufgegriffen und zur Untersuchung seiner Verletzungen in ein Krankenhaus eingeliefert. Nach der ambulanten Behandlung ging er zurück in die Psychiatrie. Gegen den 63-Jährigen ermittelt die Staatsanwaltschaft Braunschweig wegen schweren sexuellen Missbrauchs der Kinder. Er sei geständig und selbst erschüttert über seine Taten, hieß es vonseiten der Strafverfolgungsbehörde. Daher habe er sich auch gestellt. Vorher war der Mann nie mit dem Gesetz in Konflikt geraten. Die Staatsanwaltschaft geht davon aus, dass keine Wiederholungsgefahr besteht. Ein Haftbefehl wurde nicht beantragt.

Den Eltern, die auf den Mann einprügelten, droht nun ein juristisches Nachspiel. Die Polizei leitete gegen den Mann und seine Ehefrau ein Strafverfahren wegen gefährlicher Körperverletzung ein.

Man bemerke: Die Staatsanwaltschaft hält den Mann, der zwei Kindern eingestandenermaßen sexualisierte Gewalt angetan hat – ohne Gutachten! – für harmlos („... geht davon aus, dass keine Wiederholungsgefahr besteht. Ein Haftbefehl wurde nicht beantragt"). Die Eltern des Ortes, die ihre Kinder schützen wollten, weil der Mann wieder im Ort war, werden indirekt der Hysterie beschuldigt (sie hätten „ihre Kinder ... weggesperrt"). Wem gelten in diesem Artikel die Sympathien? Wer wird hier als harmlos dargestellt, wer als gefährlich? Und wie gefährlich sind eigentlich solche verharmlosenden und tendenziösen Zeitungsartikel? Fragen über Fragen. Die würde ich gern dem Verfasser des Artikels stellen.

Beginnen würde ich aber mit: Haben Sie schon einmal Lust gehabt, Gewalt gegen jemanden anzuwenden? Und: Waren Sie als Kind Gewaltattacken selbst ausgesetzt? Ich glaube nämlich, dass nicht klarsehen und schreiben kann, wer sich nicht mit Gewalt und den Folgen – auch in der eigenen (Familien-)Geschichte auseinandergesetzt hat.

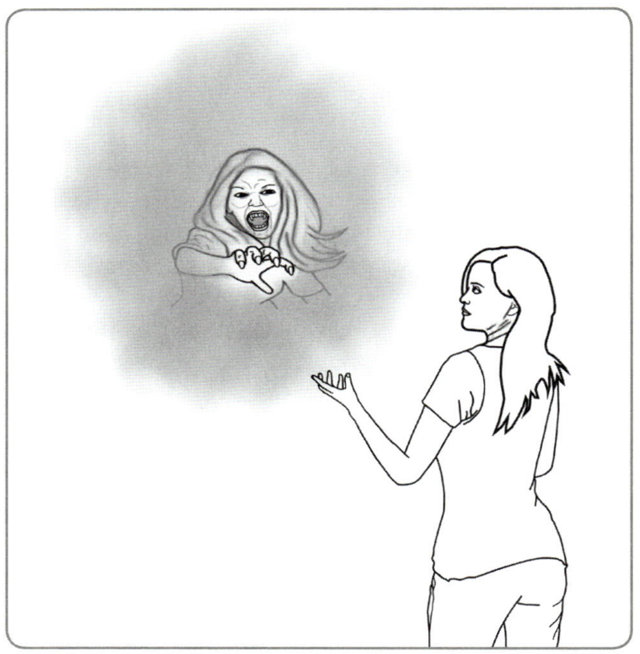

9. Wann werden Täterintrojekte aktiv?

Wir alle können „böse" sein. Wir können uns selbst böse sein, indem wir uns beschuldigen (Ich bin selbst schuld!), uns zutiefst schämen (Wie peinlich!), gegen uns Groll hegen (Das habe ich versiebt!), uns gram sind (Das kann ich nie wieder gutmachen!) und uns aufgeben (Bei mir hat doch alles keinen Zweck!).

Wir können aber auch anderen böse sein, indem wir sie beschuldigen (Du bist das schuld!), sie beschämen (Das ist ja so blöd und peinlich, was du da gemacht hast – schäm dich!), ihnen grollen (Nichts kannst du richtig machen!), ihnen gram sind (Dann sieh mal zu, ob du das jemals wieder gutmachen kannst!) und sie aufgeben (Bei dir ist doch Hopfen und Malz verloren!).

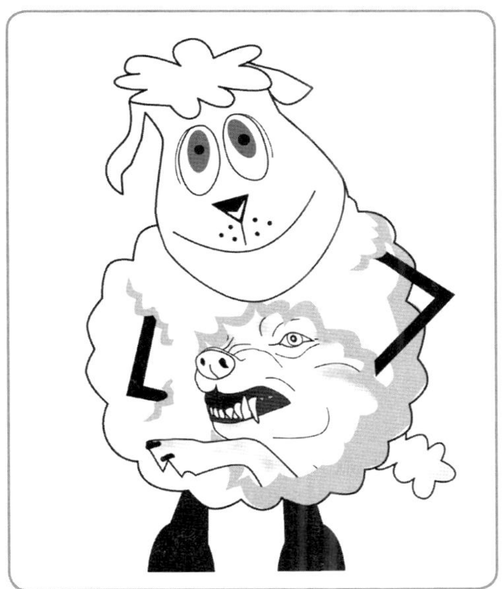

Je nachdem, wie wütend wir dabei sind, können im ersteren Fall Selbsthass und Selbstschädigungstendenzen dabei herauskommen (viel Alkohol trinken, viele Medikamente oder Drogen nehmen, sich selbst verletzen, sich verkriechen, sich selbst vernachlässigen und / oder in Unfälle „geraten"...). Im zweiten Fall kann man Gewalt gegen andere ausüben: seelische Quälereien (Versager! Hätte ich dich doch nie geboren / kennengelernt / geheiratet ...), körperliche (Wegschubsen, Ohrfeigen, Boxen, Treten, Würgen, mit Gegenständen prügeln ...) oder sogar sexualisierte (die / den andere/n zu sexuellen Handlungen zwingen) – das alles, um sich „abzureagieren".

Und bei einigen speichern sich Frust, Groll und Hass langsam mehr und mehr an; nach außen wirken sie oft unbeteiligt und freundlich und eines Tages explodieren sie.

Fachleute streiten noch, ob ein Teil dieses stark von Gefühlen wie Hass und Groll „getränkten" schlechten Benehmens („Abreagieren" bzw. „Explodieren") einfach angeboren ist, eine Art amoklaufende natürliche Aggression bzw. Selbstverteidigung. Oder ob es erworben wird. In diesem Buch beschäftigen wir uns mit den erworbenen Aggressionen. Wir beschäftigen uns mit den nach innen oder außen heftig und zerstörerisch wirkenden Kräften, die durch Anschauung gelernt (als Zeuge von Gewalt zwischen Erwachsenen, etwa zwischen den Eltern, oder der Gewalt von Erwachsenen gegen Kinder oder Tiere) oder am eigenen Leib erfahren (selbst seelisch gequält, körperlich oder sexualisiert misshandelt worden zu sein) im Innern ein Eigenleben entwickeln. „Man hört sich Sachen sagen, die man nie sagen wollte. Man sieht sich Dinge tun, die man nie tun würde. Nun, die Tat trägt meine Fingerabdrücke. Ich bin ein Monster", hat mir eine Klientin einmal geschrieben.

Wenn wir uns nicht damit begnügen wollen, das für biologisch gegeben zu halten, werden wir uns mit dem „Monster" beschäftigen und herausfinden müssen, wie „das Monster" denkt, was es sagt, was es will, was es zu tun beabsichtigt oder schon getan hat. Über kurz oder lang wird in jedem Fall bei jeder längerfristigen Beratung oder Psychotherapie (oder Ergotherapie, Tanztherapie, Kunsttherapie etc.) mit einem / einer Gewaltüberlebenden das Thema auftauchen. Jedenfalls dann, wenn eine KlientIn genügend Vertrauen zum Gegenüber aufgebaut hat – denn wer zeigt schon einem anderen gern seine hässlichsten Seiten?

9.1 Welche Täterintrojekte gibt es?

Täterintrojekt-Anteile werden entweder dann in die Persönlichkeit aufgenommen, wenn man das (erwachsene) Gegenüber lange studiert hat. Oder in überwältigenden Momenten, dann aber in abgespaltener Form und ohne, dass man innerlich so ohne Weiteres den Zugang dazu hätte.

Wir alle haben unsere Eltern z. B. gut verinnerlicht, in ihren positiven, aber auch negativen Seiten. Viele von uns mussten sich damit auseinandersetzen: In mancher Hinsicht bin ich wie mein Vater (so musikalisch, lustig, an Technik interessiert etc.) und in mancher Hinsicht bin ich nicht wie mein Vater oder will nicht so sein (so jähzornig, unzuverlässig, gemein ...). Oder: In mancher Hinsicht bin ich wie meine Mutter (weich, sanft, geschickt etc.) und in mancher Hinsicht bin ich nicht so wie sie (ängstlich, depressiv, hilflos ...). Jede LeserIn wird bei näherem Nachdenken wissen, dass es eine ganz schöne Arbeit sein kann, das, was man durchaus von den Eltern aufgenommen hat, aber nicht haben will (gemein oder hilflos sein zum Beispiel), wirklich zu verändern. Dass man immer wieder auf Situationen trifft, in denen man überrascht und vielleicht sogar entsetzt feststellt: „Da habe ich mich verhalten, wie ich es an meinem Vater (meiner Mutter) nie leiden konnte, und es ist einfach passiert, obwohl ich das gar nicht wollte."

Noch schwieriger ist eine Veränderung der in Momenten von existenzieller Not oder Todesnähe aufgenommenen Täterintrojekte. Wer, wie meine „Monster"-Klientin, erlebt hat, als Kleinkind vom alkoholisierten Vater an den Füßen gepackt und mit voller Wucht an die Wand geschleudert zu werden, hat im Innern irgendwo einen Anteil mit einer explosiven Wut und einer Neigung zum Alkoholtrinken, den sie verzweifelt in Schach halten will – mal mehr und mal weniger erfolgreich –, und einen Anteil, der immer wieder mit voller Wucht den Kopf gegen die Wand oder auf den Boden schlägt. Und dann noch einen Anteil, der den Knall und die Folgen – rasende Schmerzen und Ohnmacht – gespeichert hat und nichts so sehr fürchtet wie den alkoholisierten Wut-Teil oder den selbstverletzenden Selbst-Zustand. Wer verbale Hasstiraden von der Mutter erdulden musste („Hätte ich dich nie geboren, du verzogenes Balg, hau bloß ab und komm nie wieder!" Oder: „Ich kann nicht mehr, ich bring mich um!"), wird die eigene Zunge hüten müssen, um Kindern oder anderen Menschen gegenüber nicht plötzlich auch so zu sprechen. Je schlimmer, abrupter, grausamer die erlebte Gewalt, desto schlimmer, abrupter und grausamer die täterimitierenden Anteile. Und da ein Kind unter dermaßen unerträglichen Bedingungen während der Einwirkung solcher Grausamkeiten dissoziiert (siehe Kapitel 3 „Erleben, Erinnern und Reagieren"), also nicht mehr einheitlich wahrnehmen und speichern kann, sondern nur noch fragmentiert, werden die unter solch traumatischen Bedingungen aufgenommenen Täterintrojekt-Anteile ein noch abgespalteneres Eigenleben führen als bei Menschen, die „nur" Zeuge oder Opfer unangenehmer, aber nicht traumatisierender Situationen waren.

Täterimitierende und täterloyale Introjekte

Mit anderen Worten: Man dissoziiert auch die Täterintrojekte. Und dabei gibt es zwei Arten: die täterimitierenden und die täterloyalen. Die täterimitierenden oft als gewalttätige männliche Introjekte (80–90 % der körperlichen und sexualisierten Gewalt wird durch Männer ausgeübt); die täterloyalen oft als weibliches Introjekt (hilflos, verbal wütend, resignativ). So gibt es also einerseits täterimitierende Anteile, die man im Augenblick der Attacke von dem Attackierenden innerlich aufgenommen und gespeichert hat: die hasserfüllten Augen, die würgenden, eindringenden oder prügelnden Hände, den angespannten Körper; aber auch die Gefühlswelt des anderen: der Machtrausch, das Sich-gehen-Lassen, das Hineinsteigern, die Hemmungslosigkeit, die Lust am Quälen. Und die täterloyalen Anteile: das Erschlaffen, Aufgeben, reglose Zuschauen, die Gleichgültigkeit und die einen überkommende Kälte. Oder auch: das Anfeuern des Täters, die gefühllose Entwertung des Opfers (selbst schuld!), den Verrat, das Im-Stich-Lassen, das zusätzliche Beschimpfen etc.

Passiv-aggressive Täterintrojekte

Ein wirklich scheußliches Täterintrojekt ist auch das passiv-aggressive, angeblich „masochistische" mancher Mütter, die ihre Töchter (in selteneren Fällen auch ihre Söhne) „fressen". Das geht so: Verantwortungsabwehr („Ich kann nicht!"), Schuldgefühle machen („Geh nur und amüsier dich und lass deine arme kranke alte Mutter allein!"), Abhängigkeit („Ich kann nicht leben ohne dich!"). Ganz schön perfide, so etwas dann in sich zu haben – denn es kann eine Endlosspirale von „gefressenen" Töchtern und passiv-aggressiven Müttern, die wieder ihre Töchter „fressen", auslösen. Eine Mutter kann ihre Tochter im Extremfall so eisern dominieren, bis diese vor ihren Augen verlöscht: in Magersucht, in Krankheit, in einem Suizidversuch nach dem anderen. Manche Töchter verlöschen auch in explodierender Dissozialität. Und die Mutter besucht ihre „arme Tochter" jammernd und wenn es sein muss, pflegt sie sie hingebungsvoll bis zum Tode.

Solche Mütter kratzen und beißen jeden weg, der ihnen die Tochter „wegnehmen" will: FreundInnen, PartnerInnen, HelferInnen. Das Phänomen dieser passiv-aggressiven Opfer-Mütter gibt es überall auf der Welt. Sie jammern und klagen und unterwerfen sich und bekommen Kinder. Ein Sohn wird zum „kleinen Prinzen" verwöhnt, aus dem später ein größerer Tyrann wird. Die Tochter muss so ab neun, zehn Jahren ertragen, dass die Mutter „krank" ist und „nicht kann", und muss alles übernehmen: die Versorgung der Mutter, einen Großteil des Haushalts, die Versorgung der jüngeren Geschwister. Ein solches „gefressenes" Mädchen wartet auf den Prinzen, der es erlöst, geht, schon schwach und angeschlagen, so früh wie möglich fort, hofft auf Besseres und bekommt Kinder. Der Junge wird zum „kleinen Prinzen" verwöhnt und das Mädchen ...

Und was wird dann daraus später im Leben, nachdem man so als Kind behandelt wurde und ungewollt so viel an Negativem mit aufnehmen musste, Negatives, das im Innern weiterwirkt und weiterwütet? Nun, meist ein äußerst zerrissener Mensch. Mit freundlichen Strebungen, Talenten und Kenntnissen der Alltagsperson. Mit verzweifelten und hilflosen Opferanteilen, inklusive Schmerzzuständen, innerem

„Wegdriften“ und anderem dissoziativem Entfremdungserleben sowie mit kindlicher Bedürftigkeit nach Nähe und Schutz. Und auf der anderen Seite mit dunklen, grausamen, gleichgültigen, schimpfenden, wütenden, gern machtvoll agierenden Anteilen, die sich nach innen und / oder nach außen richten.

So, wie man sich nicht entscheiden konnte, das Grausame zu erleben, so kann man sich nicht entscheiden, das Grausame im Innern „nicht zu haben“. Es ist da. Punkt. Also bleibt einem nichts anderes übrig, als Menschen zu suchen, mit deren Hilfe man es anschauen und möglichst verändern kann. BeziehungspartnerInnen sind dabei schwierig, denn die Wiederholungsgefahr ist hier besonders groß. Da muss der Beziehungspartner schon sehr großzügig, unabhängig, selbstsicher sein, um alle Reinszenierungen zu ertragen und mit verändern zu helfen. Meist suchen die Betroffenen nach einer Weile nach Profis, die nicht zu nah sind und doch nah genug, damit man sich ihnen anvertrauen kann. Und dann kommen sie zu uns.

9.2 Wann zeigen sich die Täterintrojekte im Alltag?

Täterintrojekte tauchen in Gedanken, Gefühlen und Verhaltensimpulsen auf, und zwar allgemein in drei Situationen:

1. wenn sie getriggert werden,
2. wenn die Persönlichkeit sich von dem entfernt, was die Original-TäterIn noch akzeptabel fände,
3. wenn sie Teile der Alltagspersönlichkeit geworden sind.

Schauen wir uns alle drei Situationen an, die Täterintrojekte auf den Plan rufen können.

1. Getriggert sein

Täterintrojekte werden getriggert, wenn Situationen auftauchen, die der Traumasituation ähneln. Wer z. B. immer nachts gequält wurde, hat nachts besonders viel Not. Einerseits ist da die Angst der früheren Opferanteile: „Es könnte schon wieder passieren.“ Und andererseits gibt es Druck durch die Täterintrojekte: „Schweig, sei still, sonst ...!“ Denn die Täterintrojekte werden schon allein dadurch getriggert, dass die Opferanteile im Innern in Not sind. Sie wollen diese zum Schweigen bringen, wie sie es bei den Original-Tätern gesehen haben: Nur nicht schwach sein, nur nicht weinen, nur nicht laut sein, sich nicht wehren – sonst wird alles nur schlimmer.

Außerdem werden Täterintrojekte durch die (z.B. nächtliche) Situation und ihre Elemente als solches getriggert. Nachts, zwischen Tag und Traum, ist das Alltagsbewusstsein herabgesetzt. Das kann auch für intoxizierte Zustände gelten. Bekannt sind zum Beispiel die Ausraster, wenn jemand wieder Alkohol getrunken oder Drogen genommen hat.

Ein weiteres Beispiel für Getriggert-Sein: Jemand ruft ausdrücklich diesen Anteil hervor. Bei Menschen, die in der Zwangsprostitution leben müssen, werden von Täterseite oft täterloyale bzw. täteridentifizierte Anteile „herausgerufen": „Komm, du weißt doch, es ist besser, jetzt die Sache ganz cool anzugehen, also bringst du den Körper jetzt mal hierher ..." Oder: „Ich will meine Süße sprechen!" Getriggert werden kann man durch alle möglichen Symbole, durch einen Besuch im Heimatort, durch Anrufe von Verwandten, durch SMS, E-Mails oder Filme mit triggernden (an Trauma erinnernden) Inhalten, bestimmte Signale, die Stimme eines vertrauten und sehnsuchtsvoll erwarteten Menschen.

2. Man entfernt sich von dem, was die Original-TäterIn noch gut finden würde

Das ist eine sehr interessante Variante und bei näherem Hinsehen erklärt sie so manche abgebrochene Therapie (s. auch Interview 1, das Gespräch mit Jacqueline Schmid). Denn Täterintrojekte werden nicht nur durch Situationen auf den Plan gerufen, die dem ursprünglichen Trauma ähneln; und nicht nur, indem die Original-TäterInnen sie „rufen". Sondern Täterintrojekte melden sich sehr nachdrücklich auch dann, wenn die Persönlichkeit Fort-Schritte macht. Nämlich Schritte fort von dem, was die Original-TäterIn akzeptabel fände. Nehmen wir als Beispiel eine KlientIn, deren Täter ihr nie erlaubt hätten, eine eigene Wohnung, ein eigenes Auto oder andere Formen von Unabhängigkeit zu haben. Dann sind im Inneren prompt die Täterintrojekte zur Stelle, sobald die Persönlichkeit ernsthafte Anstrengungen unternimmt, eine eigene Wohnung, ein eigenes Auto ... zu bekommen. In Psychotherapien kann man das sehr gut sehen: Eine Klientin macht wunderbare Fortschritte – für eine Weile. Und plötzlich stockt die Therapie nicht nur, sondern vieles scheint sich geradezu rückwärts zu entwickeln. Plötzlich gibt es Rückfälle in altes, abhängiges Verhalten. Symptomverhalten, das schon gebessert war, verschlimmert sich wieder. Die Alltagspersönlichkeit ist verzweifelt und verzagt. In solchen Fällen lohnt es sich, genau hinzuschauen und zu fragen: „Na, kann es sein, dass nicht alles (bei den „Vielen": nicht alle) mitgenommen wurde auf den letzten Metern? Kann es sein, dass es Selbst-Anteile (oder innere „Leute") gibt, die ganz anderer Meinung sind, die zunehmend beunruhigt sind und denken, dass wir den falschen Weg eingeschlagen haben?"

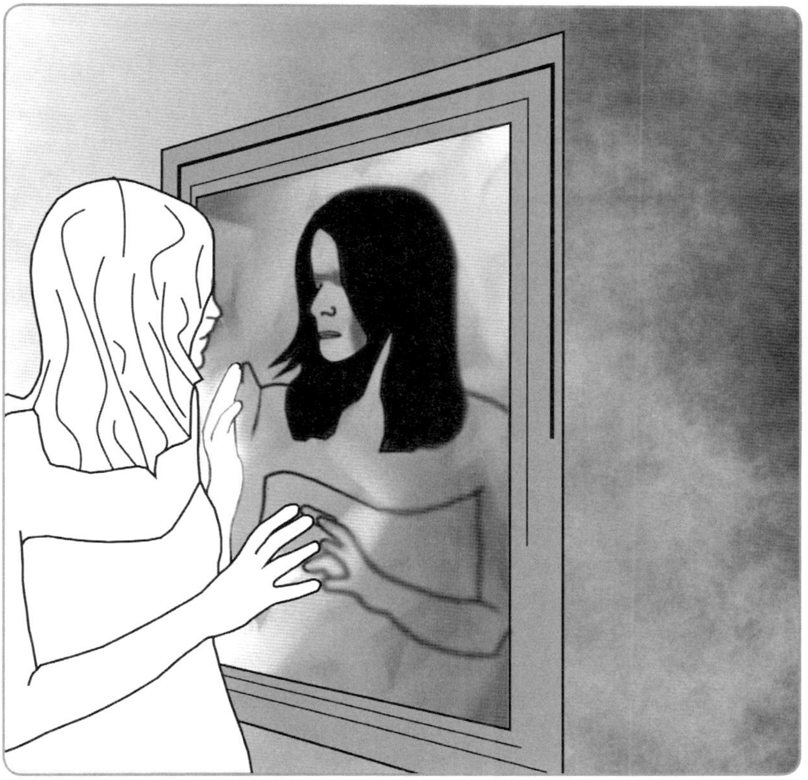

Denn es ist ja so: Täterimitierende Anteile sind entstanden im Moment der höchsten Not. Im Augenblick der traumatischen Dissoziation hat ein Anteil der Persönlichkeit es übernommen, sich ganz abzulösen vom Opfer-Ich und ganz zu verschmelzen mit dem Täter da außen. Bei hoch dissoziativen Menschen kann man das sehr gut sehen, in der Psychotherapie ist das regelmäßig beeindruckend: Die prägnantesten Täterintrojekte – die wortwörtlich so sprechen, offenbar absolut so denken, fühlen und auch so handeln wie ein bestimmter Täter oder Täterin – können bei der Bearbeitung traumatischer Szenen sich schlagartig verwandeln in das kleine Kind, das sie waren, als sie das Täterintrojekt in einer bestimmten Situation aufgenommen haben. Andere, die über lange Zeit insofern ein Eigenleben entwickelt haben, als sie auch Alltagsfunktionen übernommen haben, werden sich eher allmählich verändern. Dennoch gilt ganz allgemein, nicht nur für täterimitierende und täterloyale Anteile: Läuft die Therapie oder insgesamt die Persönlichkeitsentwicklung immer in einer Richtung – meldet sich die jeweils „andere Seite" im Innern vehement.

3. Wenn Täterintrojekte Teil der Alltagspersönlichkeit geworden sind

Je mehr ein Täterintrojekt mit der Alltagspersönlichkeit verschmilzt, desto täterorientierter wird die Persönlichkeit auch in ihrem Alltagshandeln. Hoch dissoziative Menschen führen dann intensive Parallelleben: ein Alltagsleben und ein heimliches täterloyales oder eigenes Täterleben. Und noch etwas: Je mehr (Macht-)Lust täteridentifizierte Persönlichkeitszustände bzw. -anteile verspüren bei ihrem Tun, desto schwieriger wird es, sie zu verändern. Und wenn Lust und Alltags-Ich-Nähe zusammenkommen, kann daraus eine Täterkarriere werden, weil das Alltags-Ich oder die anderen Anteile der Persönlichkeit keine Kontrolle mehr über das täterorientierte Verhalten bekommen, weil intensive Bindungen an die alten oder an neue Täter gehalten und stets wieder aufgenommen werden etc. Oder weil die Parallelleben immer weiter auseinanderdriften: Tag-Ich und Nacht-Ich zum Beispiel, wie wir es von vielen Tätern kennen. Hierfür gibt es nicht zuletzt in der jüngeren deutschen Geschichte Beispiele: Der Alltagsmensch mochte den „Schrank-Juden" (den Juden, den man selbst im Schrank versteckte, weil er so nett war), hatte aber nichts dagegen, wenn Juden auf der Straße gedemütigt und geschlagen wurden; oder er wurde sogar selbst aktiv gegen sie.

Je mehr das Bösesein Spaß macht, desto schwerer ist es zu verändern. Und: Je mehr das Bösesein positiv sanktioniert wird („Das machen ja alle" oder Lustgewinn oder die Freude an der absoluten Beherrschung des anderen – bis hin zu materiellen Vorteilen durch Erpressung etc.), desto mehr wird es Teil der Alltagspersönlichkeit. Ist das noch verbunden mit äußerer Bedrohung durch (andere) Täter oder mit dem Verlust von Arbeit und Zugehörigkeit zu einer Gemeinschaft, wird es noch schwerer, das Täterintrojekt in eine menschenfreundlichere Form zu verwandeln.

Fazit

Wer Gewalt erlebt hat, hat Täterintrojekte. Diese werden aktiv, wenn sie durch äußere Situationen „erinnert und herausgerufen" werden; wenn man sich sehr schnell sehr weit von ihrem inneren So-Sein entfernt und wenn man im Alltag tätermäßig gehandelt und es genossen hat. Psychotherapeuten, die mit Straftätern arbeiten, ziehen daraus den Schluss, gar nicht mehr nach der Herkunft der Täterintrojekte zu fragen, sondern nur und ausschließlich daran zu arbeiten, dass keine neuen Straftaten mehr begangen werden – dass die Täterintrojekte – viele nennen das den „Deliktteil" – also „in Schach gehalten" werden. In diesem Buch werden sie viele Plädoyers dafür finden, dass man auch noch mehr tun kann. Nämlich Täterintrojekte verstehen zu lernen und der Persönlichkeit nahezubringen, sie als Teil von sich zu akzeptieren – und die Täter(introjekt-)Anteile selbst zur Mitarbeit und Veränderung zu motivieren.

Interview 1 | „Täterintrojekte befinden sich noch im ‚alten Film'"

Ein Gespräch mit der Schweizer Traumatherapeutin Jacqueline Schmid

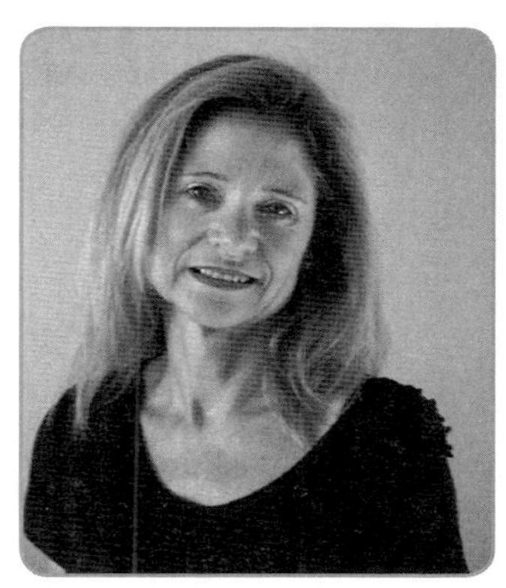

Michaela Huber: Jacqueline, du arbeitest seit Jahrzehnten in Zürich mit traumatisierten Menschen aller Altersgruppen. Dieses Buch beschäftigt sich mit Entstehung und Auswirkung sowie mit der Therapie von Täterintrojekten, also mit täterimitierenden und täterloyalen Persönlichkeitsanteilen. Kannst du einen Unterschied entdecken zwischen den Täterintrojekten von Kindern, Jugendlichen oder Erwachsenen?

Jacqueline Schmid: Bei Kindern erscheinen die Täterintrojekte meistens nicht als ausgebildete Persönlichkeiten mit einem eigenen Denk-, Handlungs- und Wertesystem, sondern als fragmentierte Handlungsmuster oder als Affektzustände. Kleine Kinder sind aufgrund ihres Entwicklungsstandes noch nicht in der Lage, ganze Überzeugungssysteme der Täter zu verinnerlichen. Ihre Täterintrojekte erscheinen eher als Durchbrüche von Sätzen der Täter oder Handlungen, die ganz schnell zum Vorschein kommen und ebenso schnell wieder verschwinden können. Mein jüngstes Therapiekind zum Beispiel, ein dreijähriger, vom Vater sexuell missbrauchter Knabe, kippt während des therapeutischen Spiels plötzlich blitzartig in eine tiefe, hochaggressive Stimmlage und stößt schmutzige Beschimpfungen in der Sprache des Vaters aus. Diese Episoden wirken isoliert vom Rest des Geschehens; der Junge kann in Sekundenschnelle in seinen „normalen" Alltagszustand zurückwechseln. Dasselbe Kind hat mehrmals am Tag wie „aus heiterem Himmel" ohne erkennbaren Auslöser Wutausbrüche oder fällt in Zustände von Trauer und Verzweiflung.

MH: Bleiben solch isolierte Gefühlsausbrüche und Verhaltensmuster im Laufe des Lebens bestehen? Du hast ja viele Kinder auch im weiteren Verlauf ihres Lebens gesehen.

JS: Auch bei älteren Kindern, Jugendlichen und Erwachsenen können Täterintrojekte als isoliert wirkende Handlungen, sprachliche Ausdrücke oder Gefühlszustände zum Ausdruck kommen. Mit zunehmender Reife des Gehirns können sich jedoch ganze in sich geschlossene und vom Rest der Persönlichkeit getrennte täterimitierende und täterloyale Innenpersönlichkeiten entwickeln. Diese denken und handeln wie die Täter und vertreten explizit deren Wertesystem. Sie haben keinen Bezug zur normalen Alltagswelt und kennen auch entsprechende sprachliche Ausdrücke und Verhaltensregeln nicht. So fragt mich zum Beispiel ein täterimitierender männlicher Jugendlicher einer 25-jährigen multiplen Frau:

> Er: Schlägst du mich?
> Th: Nein, hier wird nicht geschlagen.
> Er: Warum nicht?
> Th: Hier wird niemandem etwas angetan, dies hier ist ein Ort, wo geholfen wird.
> Er: Was ist helfen?

MH: Woran erkennst du, ob Gedanken, Impulse oder Handlungen deiner KlientInnen vermutlich von der Art eines Täterintrojekts sind?

JS: Da gibt es verschiedene Möglichkeiten: z. B. wenn die Therapie stagniert, Termine nicht eingehalten werden, die KlientIn ohne ersichtlichen Grund mit Therapieabbruch droht; wenn alte, bereits überwundene Symptome erneut aufflammen. All dies kann auf den Einfluss von Täterintrojekten hinweisen. Auch sich selbst zugefügte Verletzungen und selbstquälerische Gedanken können Ausdruck von Aktivitäten eines Täterintrojektes sein. Es handelt sich dabei um sich selbst sabotierende Handlungen, die „als verlängerter Arm des Täters" zu verstehen sind und zum Ziel haben, die therapeutische Beziehung zu zerstören und einen Therapieabbruch zu bewirken. Fremd und feindlich wirkende Verhaltensänderungen während der Therapie können auf die Anwesenheit eines Täterintrojektes hinweisen. Mit einer tiefen, kalten Stimme und mit körperlichen Drohgebärden kann ein täterimitierender Persönlichkeitsanteil die TherapeutIn angreifen und versuchen sie einzuschüchtern. Meistens werden täterimitierende und täterloyale Anteile sehr aktiv, wenn die KlientIn etwas Neues lernt, sich also einen Schritt von den Prägungen, Konditionierungen, Aufträgen und Zwängen der Täter entfernt.

MH: Wie erklärst du dir, dass es im Innern der doch so verzweifelt um ihr Überleben und ihre Gesundheit kämpfenden Menschen so viel Negatives, Brutales und sie selbst Quälendes gibt?

JS: Kinder sind nicht in der Lage, ein gesundes Bild von sich selber aufzubauen, wenn sie keine akzeptierenden, wohlwollenden und unterstützenden Reaktionen von ihrer Umwelt erhalten. Ein Kind, das bereits ab Geburt vorwiegend Destruktives erlebt und fast nur zu hören bekommt, wie schlecht, böse, abscheulich es sei, wird diese Erfahrungen verinnerlichen und tief im Innern eine negative und vernichtende Überzeugung von sich selbst entwickeln. Das Selbstquälerische und Destruktive in diesen Menschen ist wie ein Abbild von dem, was meistens schon sehr früh in sie hineingedrückt, -geschrien, -geschlagen und -gequält wird.

Überlebende von frühem Missbrauch, von Folter oder sadistischen Quälereien lernen früh, das Verhalten ihrer Peiniger genau zu beobachten und zu imitieren. Bei oft ritualisiert wiederholten Qualen entstehen so die täterimitierenden und täterloyalen Anteile, die vom alltäglichen Bewusstsein abgetrennt (dissoziiert) sind.

MH: Welche – wenn man so will – Logik steckt in dieser Dissoziation und dem Handeln der Täterintrojekte?

JS: Es handelt sich dabei um dysfunktionale Versuche, sich selbst zu schützen, als ob das Kind denken würde: „Wenn ich mich selber quäle und fertigmache, müssen die ‚Bösen' das weniger stark und weniger fest tun." Oder: „Wenn ich genau mache, was sie sagen, mich selber quäle und immer wieder zu ihnen zurückgehe, werden sie mich vielleicht in Ruhe lassen." Die so entstandenen Täterintrojekte führen ein „Eigenleben". Oft sind sie so stark geprägt und vom Rest der Persönlichkeit abgetrennt, dass sie in der Therapie erarbeitete Veränderungen als gefährlich erleben und diese sofort zerstören müssen. Sie sind täterorientiert und haben gelernt, dass Lebensgefahr droht, sobald etwas anders wird, als die Täter das erlauben. Alles soll so bleiben, wie von den Peinigern vorgegeben und geregelt; nur so ist Überleben möglich. Deshalb müssen sie, aus ihrem Erleben heraus, alles wieder so herstellen, wie die Täter es wollen.

MH: Warum verletzen sich so viele dann selbst?

JS: Mit selbstverletzendem Verhalten holen sich hoch dissoziative Menschen oft aus dissoziativen Zuständen, in denen sie den Körper nicht mehr spüren können. Der körperliche Schmerz holt sie quasi wieder in den Körper zurück.

MH: Kannst du einen Unterschied feststellen zwischen hoch dissoziativen und anderen traumatisierten Kindern, Jugendlichen bzw. Erwachsenen in der Art der inneren Kämpfe und Täterintrojekt-Wirkungen?

JS: Weniger dissoziativ traumatisierte Menschen auf allen Altersstufen können von Täterintrojekten verursachte innere Konflikte und Symptome besser realisieren und verändern. In der Therapie können wir relativ direkt nachforschen, wer und was Ursprung der negativ geprägten Persönlichkeitsanteile ist. Man könnte sagen, die

Täterintrojekte sind als Handlungsabläufe oder Gefühlszustände bewusstseinsnäher und werden eher als zum Ich gehörend erlebt.

Hoch dissoziative Menschen empfinden Wirkungen und Inhalte von Täterintrojekten als ich-fremd, also als nicht zum Ich gehörend. In der Therapie sind sie oft nur sehr schwer zugänglich. Die Informationen über die Entstehung der Täterintrojekte müssen sorgfältig erkannt und in kleinen Schritten ins Bewusstsein transferiert werden.

MH: Kannst du Beispiele dafür erzählen – vielleicht sogar aus unterschiedlichen Altersstufen?

JS: Ein Kind, dessen Persönlichkeitsanteile nicht so tief gespalten sind, sagt vielleicht nach einem heftigen Angriff auf ein anderes Kind: „Ich weiß nicht, warum ich das gemacht habe." Ist das Kind hoch dissoziativ (und ehrlich), wird es sagen: „Das habe ich nicht gemacht. Das war nicht ich." Aus seiner Perspektive sagt das Kind die Wahrheit, denn der Anteil, der sich destruktiv verhalten hat, ist seinem Alltagsbewusstsein nicht zugänglich.

Ein anderes Beispiel: Eine hoch dissoziative Jugendliche verlässt nachts durch ihr Schlafzimmerfenster das Haus und findet sich am frühen Morgen verschmutzt und mit Schmerzen an einer Bushaltestelle wieder. Diese junge Frau hat kein Bewusstsein darüber, was in den letzten Stunden geschehen ist. Ein täterloyaler Anteil hat in der Zeit zwischen dem Verlassen des Hauses und dem Moment, in dem die Jugendliche an der Bushaltestelle wieder „zu sich kommt", übernommen. Das Täterintrojekt ist ganz von der Alltagspersönlichkeit getrennt und wird von ihr als nicht zu ihrer Person gehörig erlebt.

Eine weniger dissoziative ältere Frau mit starken Täterintrojekten leidet darunter, dass sie nach einem beruflichen Erfolg eine Stimme in sich hört, die sagt: „Bilde dir nur nichts ein! Spiel dich nicht so auf! Das war doch gar nichts!" Die Frau erkennt die Stimme als die ihres Vaters und kann sich erinnern, diese Sätze von diesem während ihrer ganzen Kindheit und Jugend gehört zu haben.

MH: Was hilft, wenn man als TherapeutIn mit Täterintrojekten zu arbeiten beginnt? Viele KollegInnen haben ja Angst, sich damit auseinanderzusetzen.

JS: Es ist besonders wichtig, sich immer bewusst zu sein: Diese Anteile reden und handeln aus einer ganz anderen Perspektive. Sie befinden sich noch im „alten Film", in der Zeit, als Misshandlungen und Qualen stattfanden. Mit diesem Wissen im Kopf kann ich als TherapeutIn in einem ersten Schritt vorsichtigen Kontakt mit dem täterimitierenden Anteil aufnehmen. Ich weiß, dass allein schon die Kontaktaufnahme zu mir aus dem Erleben dieses Anteiles höchst bedrohlich sein kann. Ich rechne also mit ablehnenden kämpferischen Reaktionen, weil dieser Anteil wahrscheinlich die alte Todesangst spürt. So kann ich aggressives ablehnendes Verhalten einordnen und eine gesunde Distanz einnehmen, ohne mein Mitgefühl ausschalten zu müssen. In kleinen Schritten werde ich danach mit sorgfältigem Nachfragen versuchen zu verstehen, wie der Anteil denkt, was seine Einstellung, sein verinnerlichtes Wertesystem ist. In einem behutsamen Dialog wird sich zeigen, wie gut die Bindungsfähigkeit aktivierbar ist. Es geht primär darum, ein zartes, zunächst sehr verletzliches Bindungsband entstehen zu lassen.

MH: Können Täterintrojekte überhaupt mit TherapeutInnen in Beziehung treten? Das wird ja auch immer mal bezweifelt?

JS: Selbst in meiner Arbeit mit hoch dissoziativen Menschen erlebe ich meistens, dass die Täterintrojekte, auch wenn sie vorerst noch so rau, aggressiv und starr erscheinen, durchaus fähig sind, mit mir in Beziehung zu treten. Bald spüren sie, dass ich zu verstehen versuche, wie sie in einem unvorstellbaren Ausmaß verletzt, gequält und gedemütigt worden sind. Nicht ihr destruktives Verhalten ist in der therapeutischen Arbeit primär das Thema, sondern der Grund, warum es dazu gekommen ist, sich so wie die Täter verhalten zu müssen. In diesen Gesprächen erahnen die Anteile nach und nach den Unterschied zwischen Vergangenheit und Gegenwart. Sie verharren nicht mehr nur unmittelbar im alten Erleben, sondern erkennen allmählich die gegenwärtige Welt. Allein schon die Tatsache, dass man mit einem Menschen spricht, der einen anständig behandelt, zeigt: Es muss eine andere Welt geben als die alte, einzige, die sie gekannt haben. Sie merken, dass sie in ihrem Erleben in der Vergangenheit stecken geblieben sind. Und Schritt um Schritt gelingt ihnen eine Neuorientierung in der Gegenwart.

MH: Wie versuchst du, diese Anteile für die Therapie zu gewinnen? Kannst du auch dafür ein Beispiel erzählen?

JS: Im Kontakt mit Täterintrojekten wende ich verschiedene Gesprächstechniken an, um mich ihnen in angemessenem Tempo anzunähern. Faszinierend ist zu erleben, wie das ursprüngliche Denkvermögen der gesamten Persönlichkeit den Täterintrojekten bei fortschreitender Festigung der therapeutischen Beziehung wieder zugänglich wird.

Hier als Beispiel ein Ausschnitt aus dem Gespräch mit dem Täterintrojekt M einer multiplen Frau. Sie ist eine Überlebende von organisierter sexueller Ausbeutung. Es handelt sich nicht um den ersten Kontakt mit M. Er ist aber noch sehr misstrauisch, die täterorientierte Prägung definiert sein Denken und Handeln. Das Gespräch beginnt nach einem Wechsel der Anteile.

Th: Hallo, wer ist jetzt da?
M: (schweigt)
Th: Sagst du mir, wer du bist?
M (mit tiefer Stimme): Warum willst du das wissen?
Th: Nun, vielleicht kennen wir uns ja schon? Vielleicht warst du schon mal da?
M: (schweigt)
Th: Weißt du, das hier ist freiwillig, es ist o.k., nur gerade so viel zu sagen, wie man will und kann ... Ich bin mir nicht sicher, bist du vielleicht M?
M: (schweigt)
Th: Ich nehme mal an, es gibt einen Grund, warum du gerade jetzt gekommen bist, gell?
M: (Blickt böse und schweigt.)
Th: Du hast bestimmt gute Gründe, jetzt zu schweigen. Vielleicht ist es für dich auch nicht so klar, ob du mit mir reden sollst oder nicht. Vielleicht möchtest du irgendwie, aber dann ist es auch nicht so ganz einfach, mit mir zu reden.
M: Ich hasse dich.
Th: Hm, wo hast du das gelernt, jemand, die ...
M (fährt heftig dazwischen): Ich hasse dich, ich hasse dich, ich hasse dich (guckt jetzt richtig böse und aggressiv).
Th: Ja o.k., ich höre dich.
M: Ich hasse dich.
Th: Als ob du das so gelernt hast ...
M (etwas leiser): Ich hasse dich, ich hasse dich.
Th: Wo hast du das gelernt?
M (heftig): Ich hasse dich!
Th: M, pass auf, du musst gar nichts sagen, das ist o.k. Kann es sein, dass du denkst, du musst das so sagen, weil es sonst gefährlich ist?
M: Ich darf nicht mit dir sprechen.
Th: ... haben sie gesagt ...
M: Ja, ich muss alle hassen, die helfen wollen.
Th: ... haben sie gesagt, gell, und nicht nur gesagt ...
M: Das war verdammte Scheiße ... Ich hasse dich ...
Th: Ja gell, das war nicht lustig ... Und dir blieb nichts anderes übrig, als das zu tun, was sie verlangten. Du solltest alle hassen, die helfen wollen ...
M: (schweigt mit Tränen in den Augen)

Diese Art von Annäherung ist ein entscheidender Schritt in der Therapie. Der Satz: „Ich hasse dich“ ist bei M tief eingeprägt und erscheint roboterhaft, wenn er mit mir in Kontakt tritt.

MH: Und allein die Tatsache, dass er überhaupt mit dir spricht, ist schon ein Fortschritt?

JS: Ja. Der Aufbau von Bindung entspricht einem Grundbedürfnis der KlientIn und ist gleichzeitig aus Tätersicht verboten. Gegen Verbote zu handeln ist aus der alten Perspektive (lebens)-gefährlich und macht Angst. Um zu überleben, muss man so handeln, wie die Täter es wollen: eine feindliche Haltung einnehmen, ablehnen, hassen. Damit steht die KlientIn zwischen dem natürlichen Bedürfnis nach Bindung und den Geboten und Verboten der Täter. Dieses Dilemma ist typisch für die Arbeit mit Täterintrojekten und wiederholt sich in der Therapie meistens über längere Zeit. Dabei nimmt die Intensität der Feindseligkeit ab, die Bindung festigt sich und der täterorientierte Anteil beginnt in der Therapie mitzuarbeiten, wobei er meistens eine misstrauische Grundhaltung beibehält.

MH: Du bist ja auch Ausbilderin und Supervisorin. Wie ermutigst du die KollegInnen, die Arbeit mit den so „schwierigen" Persönlichkeitsanteilen zu wagen?

JS: Ich ermuntere die KollegInnen, den Kontakt zu den Täterintrojekten behutsam anzuregen. Entscheidend ist zu verstehen, dass diese wie oben beschrieben noch „im alten Film" sitzen und ihr destruktives Agieren nicht gegen die Therapeutin gerichtet ist. Es handelt sich dabei um einen Ausdruck von den erlittenen, überlebten Nöten und Qualen. In Seminaren und Supervisionen üben wir, wie die Beziehung zu diesen Persönlichkeitsanteilen, die so bedrohlich und abweisend wirken, sorgfältig angeregt und aufgebaut werden kann. Die TherapeutIn soll annehmen, was von ihnen kommt, und neue Aspekte aus der Gegenwart vermitteln. So kann Bindung entstehen. Diese Arbeit braucht viel Geduld und Ausdauer vonseiten der TherapeutIn, vermeintliche Rückschritte gehören dazu. Wenn die Betroffene noch im Kontakt mit den Tätern steht, ist die Arbeit mit den Täterintrojekten häufig nicht oder noch nicht möglich.

MH: Manche KollegInnen finden diese Arbeit sehr anstrengend.

JS: Um nicht selber in Erschöpfung oder Verbitterung zu geraten, ist Selbstfürsorge und die gesunde Distanzierung zur eigenen Arbeit und zu den KlientInnen ein Muss. Selbstfürsorge, Humor und gezielte Distanzierungstechniken für die KollegInnen sind daher ein Dauerbrenner in der Ausbildung und Supervision.

MH: Was kann passieren, wenn Täterintrojekte sich auf die Therapie gar nicht einlassen?

JS: Dann wird die Therapie wahrscheinlich stagnieren und / oder es kommt zu einem Therapieabbruch. Von der gesamten Persönlichkeit arbeitet ja in dem Fall nur der therapiewillige Teil mit. Der Rest der Persönlichkeit macht etwas ganz anderes, sucht vielleicht weiterhin regelmäßig die Täter auf oder wird von ihnen abgeholt. Die KlientIn wird vielleicht weiter gequält und / oder quält sich weiterhin selber. Die gespaltenen Parallelwelten bleiben erhalten und die Therapie hilft bestenfalls, die Situation etwas besser zu ertragen. In dem Fall muss sich die TherapeutIn von der KlientIn irgendwann verabschieden, um nicht hilflose Zeugin vom schrecklichen, destruktiven Geschehen zu bleiben.

MH: Müssen alle Täterintrojekte in die Therapie einbezogen werden?

JS: Um erfolgreich mit traumatisierten Menschen zu arbeiten, müssen wir alle Anteile, also das gesamte Persönlichkeitssystem, „mitnehmen". Das bedeutet nicht, dass alle Täterintrojekte aktiv mitarbeiten müssen. Es genügt, wenn sie die Arbeit „geschehen lassen". Wichtig ist, dass sie einen Bezug zur Therapie und zur TherapeutIn haben und die Arbeit nicht laufend sabotieren, sondern sie mindestens tolerieren.

MH: Und was kann im besten Fall bei der Therapie herauskommen?

JS: Im besten Fall lernen die Täterintrojekte um: Sie nutzen ihre Fähigkeiten zugunsten der gesamten Persönlichkeit und lernen, diese der therapeutischen Arbeit und der Entwicklung der gesamten Persönlichkeit zur Verfügung zu stellen.

Täterintrojekte sind beispielsweise äußerst wachsam und kennen in Alltagssituationen kaum Angst. Sie können als Aufpasser, Wächter und Warner in gefährlichen Situationen entscheidende Schutzfunktionen übernehmen. Lassen sich ehemalige Täterintrojekte in die Therapie mit einbeziehen, so gewinnt das gesamte Persönlichkeitssystem an Kraft und Durchsetzungsvermögen. Innere Konflikte, die sehr kräfteraubend sind, werden seltener. Die Klientin kann die gewonnene Energie konstruktiv nutzen, um sich von den destruktiven Täterkreisen ganz zu lösen, so gut wie möglich zu heilen und um für ihr Leben einen ihrem Wesen entsprechenden Sinn zu suchen.

Jacqueline Schmid ist eine der renommiertesten Traumatherapeutinnen der Schweiz. Sie arbeitet als psychologische Psychotherapeutin, Supervisorin und Ausbilderin in Zürich und hat das Schweizer Institut für Traumatherapie SITT (↗ http://www.sitt.ch) begründet.

10. Kann man mit Täter(introjekte)n arbeiten?

Wer selbst Gewalt erlebt hat und gegen andere gewalttätig wird, hat im Innern täteridentifizierte Anteile. Häufig auch noch täterloyale dazu, also solche Gedanken, Gefühle und Impulse, die Menschen zu bestätigen und zu verteidigen, die an einem selbst zum Täter geworden sind. In familiären Situationen gibt es meist beides: täteridentifzierte Persönlichkeitsanteile beim gequälten Kind, die so reden, sich fühlen und handeln wie die äußeren (erwachsenen) Täter, z.B. die Eltern. Und täterloyale Persönlichkeitsanteile, die den Quälern recht geben: „Ich tauge ja auch nichts", „Man kann gegen die sowieso nichts machen, die sind viel zu stark", „Ich liebe meinen Papa eben".

Ein Grund für dieses Phänomen, dass man im Innern Selbst-Zustände von Täterloyalität und Täteridentifikation hat, ist das Bindungssystem: Ein Kind muss sich binden an die erwachsenen Personen in seiner Umgebung, es ist abhängig von ihnen. Also muss es den Anteil von sich unterdrücken, der das Böse im Elternteil entdecken könnte, wie Jennifer Freyd es in ihrem Buch „Betrayal Trauma" (1996) so gut beschrieben und inzwischen mit ihrem KollegInnenstab in zahlreichen Studien belegt hat (s. Kaehler & Freyd 2009 und 2011). Daher wird ein Kind lernen zu dissoziieren: Es wird still werden, eigene Gefühle unterdrücken, sich anpassen und in Teilen seines Wesens übernehmen, was von außen kommt.

Ja, ein Kind schnappt auf, was es von seinen Bindungspersonen eben so hört. Und wenn der Vater / Großvater / Onkel / ältere Bruder etc. zu ihm sagte: „Halt's Maul!", dann gibt es etwas im Innern, das immer dann, wenn man sich anvertrauen will, sagt: „Halt's Maul!" Wenn die Mutter sagte: „Ach Kind, es hat ja alles keinen Zweck", dann gibt es etwas im Innern, das immer dann, wenn man sich aufrichten will und Hoffnung schöpft, sagt: „Ach, hat doch alles keinen Zweck." Ein Kind, das gedemütigt, für jedes Sich-Wehren misshandelt, zum Aufgeben gezwungen wurde, wieder und wieder, hat Gedanken und Stimmen im Kopf, die von Demütigendem, Gemeinem, von Versagen und Hoffnungslosigkeit sprechen. Es ist dann, als wolle man sich aufschwingen – und erlebt, dass etwas im eigenen Inneren einen niederdrückt. Je öfter ein Kind im Laufe des Lebens vergeblich versucht hat sich anzuvertrauen, je öfter es wieder zurückgestoßen wurde ins Elend, verlassen, im Stich gelassen wurde – desto mehr neigt es dazu, eigene Vorwärtsbewegungen aus dem eigenen Inneren heraus abzubrechen oder ganz zu unterdrücken. Je mehr ein Kind entwertet und zu für sein eigenes Empfinden zutiefst beschämenden Handlungen gezwungen wurde, desto mehr wird es sich selbst hassen und sich schuldig fühlen.

10.1 Wie zeigen sich Täterintrojekte?

Später wird daraus vielleicht eine Niedertracht, eine Gemeinheit, eine Schändlichkeit im eigenen Innern. Viele Gewaltüberlebende richten das nur nach innen. Sie hassen sich, ihren Körper, ihre Lebendigkeit. Dann werden sie vielleicht – ohne es bewusst zu wollen – viel dafür tun, sich zugrunde zu richten: sich in Gefahren begeben; mit dem Feuer spielen; süchtig werden nach Betäubung. Sie werden vielleicht ihren inneren Schmerz in körperlichen Schmerz verwandeln, indem sie sich verletzen, freundliche Beziehungen abbrechen, zynisch oder hoffnungslos werden. Sie werden unter Zwangsvorstellungen leiden, sich oder ihren Schutzbefohlenen oder anderen schwächeren Lebewesen etwas antun zu müssen. Manche tun das dann auch. Wenn sie keine gewissenlosen Psychopathen sind (siehe Kapitel 16 „Gewissenlos"), werden sie sich auch dafür hassen, dass sie ihren Zorn, ihre Verzweiflung, ihren Hass an anderen abreagiert haben. Manche wurden auch gezwungen, anderen etwas anzutun, oder ihnen wurde von den Erwachsenen in ihrer Umgebung ein Kind genommen, das in ihrem Bauch begonnen hatte zu wachsen. Dann werden sie sich so fühlen, als hätten sie ihr Lebensrecht für immer verwirkt. Und da das nicht auszuhalten ist, müssen sie wieder dissoziieren. Dann gibt es Selbst-Zustände – PsychotherapeutInnen nennen das „States" –, in denen sie überschwemmt werden von schlimmen Impulsen und hämmernden gemeinen Sätzen im Kopf. Und andere Zustände, in denen sie davon überhaupt nichts wissen oder diese anderen Impulse nur ganz schwach im Hintergrund spüren. Sehr viele fühlen sich dann falsch: verlogen, verdreht, als Mogelpackung, irre. Fähigkeiten, Talente und Erfolge, die sie hatten, werden bedeutungslos. „In Wirklichkeit bin ich nichts und werde nie etwas sein."

Die meisten, die sich so fühlen, kommen niemals in Psychotherapie. Sie finden nicht, dass sie es wert sind. Manche werden – etwa im Zuge von Strafverfahren – gezwungen, eine Psychotherapie zu beginnen. Längst nicht alle sind auch fähig dazu, aber manche können noch motiviert werden, wenn die TherapeutIn ihnen respektvoll und wertschätzend entgegenkommt.

Wer freiwillig in Psychotherapie kommt, leidet in der Regel massiv und seit vielen Jahren unter dem, was andere ihm oder ihr angetan haben, aber auch unter den inneren quälenden Gefühlen, Vorstellungen und Gedanken; möglicherweise auch unter realer Schuld, weil sie anderen Gewalt angetan haben.

Mit anderen Worten: Jede/r Gewaltüberlebende ist ein Mix aus vielen Zuständen. Aus Alltags-Ich-Zuständen, in denen man zu Hause, im Supermarkt, bei der Arbeit funktioniert. Aus Erinnerungs-Zuständen als Erfahrungen, gedemütigt, verlassen und gequält worden zu sein. Und aus aufgenommenen bösartigen und zynischen Zuständen, übernommenen Sprüchen, Gedanken, Impulsen, die von der „Gegenseite" kamen und längst verinnerlicht sind. Bei hoch dissoziativen Menschen sind das sogar innere abgespaltene Selbst-Anteile, die von den Betroffenen als ich-fremde innere „Leute" wahrgenommen werden. Und die wollen auch gesehen, für sich selbst genommen werden, sie haben ihren eigenen Stolz, ihre eigenen Wertvorstellungen, ihren eigenen Verstand. Sie „ticken" einfach anders.

10.2 Wie wird in der Therapie mit Täterintrojekten umgegangen?

Seit vielen Jahren amüsieren, manchmal erschrecken mich auch die diversen Vorstellungen, was alles mit den verinnerlichten täterloyalen und täteridentifizierten Persönlichkeitsanteilen in früh traumatisierten Menschen zu tun wäre. Das Motto scheint häufig zu sein: Weg mit ihnen! Sie austreiben, sie konfrontieren, sie selbst genauso gewalttätig behandeln, sie zerbrizzeln, sie als Drachen töten, nachdem man ihnen die Schatzkiste (ihr Bestes) „geraubt" hat etc. Offenbar folgen viele PsychotherapeutInnen hier den Wünschen der Alltagspersönlichkeit der KlientIn, die sich der lästigen, quälenden, hämischen inneren Kommentare und Aufforderungen entledigen möchte, sowie den oft sehr entsetzten und erschreckten inneren (Opfer-)Anteilen, die eindeutig vermitteln: „Mach das weg!" Aber ist das wirklich empfehlenswert?

Nicht wenige TherapeutInnen brechen sogar die Therapie ab, wenn sie z. B. dem zynischen oder gar hasserfüllten Täterintrojekt in einer KlientIn begegnet sind. Wenn sie harte hingeworfene Sätze hören wie: „Hören Sie auf mit dem Scheiß!" Oder: „Ich glaube eben an andere Dinge als Sie und meine Welt ist nicht Ihre!" Oder: „Das gab es nicht für mich und das wird es nie geben, basta!" Oder wenn sie gar nur Schweigen und finstere Blicke ernten, egal wie sehr sie versuchen, mit diesen Anteilen bzw. Selbst-Zuständen ein Gespräch zu beginnen, dann zucken KollegInnen förmlich zusammen: „Wie benimmt sich mein nettes, liebes, freundliches Gewaltopfer denn plötzlich? Wie guckt die / der mich in den letzten Stunden so feindselig an!" Wenn eine KlientIn hoch dissoziativ ist, begegnen TherapeutInnen möglicherweise sogar dem einen oder anderen Anteil oder der „Person" oder Teilpersönlichkeiten, die glauben, sie wären tatsächlich (so wie) ein bestimmter Täter oder eine Täterin – manche sind ihrerseits TäterInnen gegenüber anderen Lebewesen außen, viele aber vielleicht nur in ihrem Innern. Sie sprechen von den anderen Persönlichkeitsbereichen dann vielleicht sogar in der dritten Person: „Die tut, was ich sage!" Oder: „Sie können sich hier einen abzappeln, die wird das Maul nicht aufmachen – wehe!"

In solchen Fällen müssen PsychotherapeutInnen oder BeraterInnen sich schon gut auskennen. Denn sonst denken sie automatisch: „Diese Person spricht ja jetzt genau wie der Täter – die *ist ja eigentlich so!* Und mit Tätern wollte ich nie arbeiten. Also, das geht aber nicht. Die ist nicht therapiefähig!" Als Supervisorin sind mir unendlich oft solche Abbruchswünsche von KollegInnen geschildert worden. Meist in der Form, dass die KlientIn einfach nicht „beziehungsfähig" sei, dass der Klient „destruktiv" sei, dass sie „doch eine Borderline-Struktur" habe, eine Psychose oder Schizophrenie; dass sie doch antisozial sei, doch eine PsychopathIn, mit anderen Worten: Dass die KlientIn schuld sei, denn sie hätte der TherapeutIn bislang nur etwas vorgespielt, sei „eigentlich" aber so gestört, dass man sie nicht behandeln könne. (Die Suche nach dem Eigentlichen haben auch PsychotherapeutInnen offenbar unausrottbar verinnerlicht.) Manchmal auch in der Form, dass die TherapeutIn sich selbst beschuldigt: „Ich habe bestimmt etwas falsch gemacht. Ich war zu gewährend (ich war zu streng). Ich habe mich zu viel (zu wenig) um die ‚Kleinen' in ihr / ihm gekümmert. Sie / er hatte bestimmt Täterkontakt oder hat selbst wieder etwas angestellt und ich hab das nicht gemerkt (wollte das nicht wahrhaben)" etc. Manchmal erreicht mich der Wunsch auch in erfrischend ehrlichem Gefühlsausbruch: „Kannst du mir nicht die Absolution geben? Ich will nicht mehr mit ihm / ihr arbeiten!" Bis hin zu: „Ich sehe dann diesen kalten, bösen Blick – so hat mich immer mein Vater angeschaut. Das kann ich nicht, da breche ich lieber die Therapie mit dieser PatientIn ab." Meist werbe ich dafür, sich die eigenen Ängste anzuschauen und diese gegebenenfalls sogar noch einmal selbst psychotherapeutisch zu bearbeiten – und wenn irgend möglich – weiter mit der KlientIn zu arbeiten oder ihr – ohne sie zu beschuldigen – behilflich zu sein, jemand weniger Befangenes zu finden.

Denn abgesehen von dem Sonderfall, dass tatsächlich KollegInnen dauerhaft von den Täter(introjekt)anteilen in einer KlientIn gequält bzw. gestalkt werden – in diesem Fall ist ein unzweideutiges Verhalten der Abgrenzung und Sanktionierung nötig –, gilt doch: Natürlich gibt es in jedem Gewaltopfer den „bösen" Teil da innen oder mehrere davon. Schließlich wurde die KlientIn bösartig behandelt, also spiegelt sich das im Innern in mehr oder weniger von der Alltagsperson abgespaltenen Persönlichkeitsanteilen. Doch die allerwenigsten KlientInnen richten diese so destruktiv empfundenen Impulse direkt und ungefiltert gegen ihre TherapeutIn. Es ist eher ein Zeichen von zunehmendem Vertrauen, wenn sie ihr diese zeigen!

Vielleicht gilt es überhaupt erst einmal zu untersuchen, was wir denn unter einem Täterintrojekt verstehen können, welche Bedeutung es in einer Persönlichkeit hat, um dann noch einmal nachzudenken, wie wir denn mit diesen Anteilen der Persönlichkeit umgehen könnten.

10.3 Wie entsteht ein Täterintrojekt?

Ein Täterintrojekt besteht aus den verinnerlichten Gedanken, Stimmen, Emotionen und Handlungsimpulsen eines Täters / einer Täterin, die auf eine sehr einfache, unmittelbare Art in die Persönlichkeit eines Opfers eindringen und dort ein Eigenleben führen. Vermutlich geschieht das auf dem Weg über die Spiegelneurone, in denen gespeichert wird, was andere uns buchstäblich vor-machen. Wenn wir als TherapeutInnen die Täterintrojekte einer KlientIn zu sehen und zu spüren bekommen, dann sehen und spüren wir also, was unsere KlientIn vom Täter, der sie gequält hat, gesehen und zu spüren bekommen hat. Wir hören, was sie gehört hat. Wir bekommen – in der Regel in äußerst gemäßigter Form! – „ab", was sie erlitten hat. Und wir erhalten die einmalige Chance, diese abgespaltenen, zwangsweise aufgenommenen Partikel ihres Erlebens empathisch wahrzunehmen, ihnen stellvertretend für die immer noch entsetzten und erschreckten Bereiche ihrer Persönlichkeit die Hand hinzustrecken und sie einzuladen, statt immerzu feindselig und „anti" zu sein, ihr Potenzial zu nutzen und der Persönlichkeit in ganz wesentlichen Bereichen beizustehen. Das ist eine für alle inneren „Anti"-Persönlichkeiten zunächst geradezu irrwitzige Vorstellung, die bei näherer Betrachtung aber durchaus interessant werden könnte.

Bei früh traumatisierten Menschen besteht ein Täterintrojekt aus den verinnerlichten grausamen, hämischen, gleichgültigen, hasserfüllten, zynischen, beschuldigenden etc. Gedanken, Gefühlen und Handlungsimpulsen der – meist elterlichen – Bindungspersonen, die zum Täter am Kind geworden sind. Der typische Fall solcher Täter sind ein misshandelnder und ansonsten weitgehend abwesender Vater und eine gleichgültige, beschuldigende und innerlich häufig abwesende Mutter und weitere Menschen, die Macht über das Kind hatten. Wobei sowohl der Vater als auch die Mutter mit hoher Wahrscheinlichkeit selbst entsprechende Erfahrungen in ihrer Herkunftsfamilie gemacht haben bzw. durch weitere Traumatisierungen: Kriegserfahrung, Flucht und Vertreibung, Verlust von wichtigen Bindungspersonen, Unfälle, Fehlgeburten, Vergewaltigungen etc. All das führte dazu, dass sie nicht (mehr) in der Lage waren, ihrem Kind ein sicheres Bindungsangebot zu machen.

Toxischer Stress, also traumatische Erfahrungen, etwa Bindungstraumatisierungen, scheinen sich nicht nur unmittelbar schädlich auszuwirken. Sondern sie scheinen auch die „Ein-Schalter" mancher Gene auf „Aus" zu stellen, und zwar so, dass diese ausgeschalteten Gene an die nächste Generation weitergegeben werden können, wenn keine ausreichende Verarbeitung der Erfahrung, etwa durch eine Psychotherapie, erfolgt. Der Neurowissenschaftler Joachim Bauer sagt dazu: „Individuen, die frühes Leid, Vernachlässigung oder Traumatisierungen erlitten haben, werden davon einen biologischen Fingerabdruck zurückbehalten, der ihr eigenes Verhalten beeinflusst. Indem sie einen Teil der selbst erlittenen Erfahrungen nicht durch ihre

Gene, sondern durch ihr verändertes Verhalten an ihre eigenen Kinder weitergeben, erzeugen sie bei diesen ähnliche epigenetische Muster" (2006, S. 170 f.).

Dieser Weitergabeprozess scheint nicht nur frühe Traumatisierungen zu betreffen, sondern auch spätere. Dies wurde z. B. bei schwangeren Frauen untersucht, die während der Schwangerschaft traumatische Erfahrungen machten: „Wenn Schwangere von ihren Partnern misshandelt werden, verändert sich bei ihren Kindern dauerhaft das Gen für sogenannte Glucocorticoid-Rezeptoren, jene molekularen Sensoren, die Stresshormone wie Cortisol erkennen und wie eine Schaltstation weitere Reaktionen des Gehirns vermitteln", fasst der *Spiegel* (2012, Nr. 25, S. 127) entsprechende Studien zusammen und zitiert den Konstanzer Forscher Thomas Elbert: „Der Körper der Mutter signalisiert diesen Kindern, dass sie in einer bedrohlichen Umwelt aufwachsen .., im späteren Leben sind diese Kinder ängstlicher und weniger neugierig, ihre Stressachse ist anfälliger als die anderer Menschen." Weitere Studien, etwa von Catherine Monk von der New Yorker Columbia University (Monk, Fitelson & Werner 2011, Monk, Newport et al. 2012) belegten, so der *Spiegel* weiter, dass bei allen schwangeren Frauen, die unter Stress gesetzt wurden, ihr Blutdruck sowie die Atem- und Herzfrequenz in die Höhe schossen. „Doch nur bei jenen Frauen, die eine unbehandelte Depression, oft in Verbindung mit einer Angststörung, hatten, klopfte auch das Babyherz schneller. ‚Diese Feten sind offenbar schon im Mutterleib stressempfindlicher als andere', erläutert Monk. Das Muster setzt sich fort: Nach der Geburt sind die Babys nervöser und lassen sich weniger leicht beruhigen als ihre Artgenossen" (ebd., S. 128). Catherine Monk ist dabei, eine Langzeitstudie über Teenager-Schwangerschaften durchzuführen, da diese jungen Mütter besonders unter Stress stehen.

Was diese bislang noch isolierten Studien zu epigenetischen Auswirkungen von Stress andeuten: Schwierige Lebenserfahrungen werden nicht nur durch Modell-Lernen weitergegeben, sondern verändern auch die Funktionsweise unseres Erbgutes – und werden von einer Generation zur anderen „fortgepflanzt". (Im Literaturverzeichnis finden Sie weitere Studien dazu.)

In Hunderten von Gesprächen mit hoch dissoziativen KlientInnen habe ich mich mit dem „Feind im Innern" unterhalten. Und es liegt mir, je länger ich diese Arbeit mache, zunehmend fern, ihn oder sie in irgendeiner Weise „austreiben" zu wollen, von schlimmeren, noch gewalttätigeren Handlungen ganz zu schweigen. Im Gegenteil: Diese Anteile der Persönlichkeit zu verstehen, zu studieren, ihnen Respekt zu zollen und sie in der therapeutischen Arbeit herbeizubitten, bevor man sie einlädt, dann auch ihre Gedankenwelt zu überprüfen und ihre Impulse in solche zu verwandeln, die der Gesamtpersönlichkeit mehr nutzen als schaden – dies gehört meinem Verständnis nach zu den Kernaufgaben jeder Traumatherapie.

10.4 Welche Funktion hat ein Täterintrojekt?

Eine der wichtigsten Fragen, die wir uns stellen sollten, ist: Wozu sind diese inneren Abbilder der äußeren TäterInnen da, die dann im Innern einer Persönlichkeit ein Eigenleben entwickeln? Welchen biologischen oder sozialen Nutzen haben sie? Auf den ersten Blick keinen: Die KlientIn wird gequält, innerlich aufs Äußerste gequält von diesen täteridentifizierten und täterloyalen Gedanken und Stimmen und Impulsen. Man kann sich nur wundern, dass es so vielen gelingt, nicht gegen andere zu richten, was sich in ihnen selbst als unerträgliche Drucksituation stets aufs Neue aufbaut. Innere Stimmen wiederholen, was der Täter sagte, wie er „tickte" (fühlte, dachte), was er tat. Oder was sie tat. Denn das eine sind die statistisch betrachtet eher männlichen, oft einfach gewalttätigen Äußerungsformen von Täteridentifikation und ihre Widerspiegelungen im Innern: Hass (Selbsthass), Zerstörungswille (Selbstzerstörungsimpulse), Schuldzuweisungen (Schuldgefühle), Hemmungslosigkeit (Scham), Sadismus (Zusammenbruch) etc. Das andere sind die eher „weiblichen" Formen, insbesondere der Täterloyalität im Innern von Überlebenden häuslicher und familiärer Gewalt: die Folgen von Verrat (Verlassenheit), Opferung (Opfermentalität), Verantwortungsabwehr (Schuldübernahme), Gleichgültigkeit (Suchttendenz), Depression (Verzweiflung) etc.

Wozu ist das gut? Darauf kann es erst einmal nur eine Antwort geben: Es dient dazu, die Monstrosität und die Wucht der Gewalt und des Zusammenbruchs der (familiären) Schutzsysteme so auf mehrere Individuen zu verteilen, dass das Überleben des jeweiligen gesamten (Familien-)Systems ermöglicht wird. Biologische Systeme sind letztlich erst einmal auf eines ausgerichtet: auf das Überleben. Erst danach kommt das qualitativ gute Gedeihen, Wachsen und Verbessern.

Wie es aussieht, wenn es in einem außer Rand und Band geratenen intergenerationalen System wie einer Misshandlungs-Familie um das schiere Überleben geht, können wir häufig studieren. Der klassische Fall in unserer patriarchalen Gesellschaft: Ein Mann verliert in Teilen oder vollständig seine Macht (er wird arbeitslos, trinkt übermäßig Alkohol, ist frustriert oder anderweitig gedemütigt, es droht eine Trennung von der Partnerin oder der soziale Abstieg ...) und er beginnt (vermehrt), Gewalt anzuwenden. Seiner Partnerin ist es nicht gelungen, einen wirklich stabilen Partner zu bekommen, stattdessen klammert sie sich an diesen nur äußerlich starken, innerlich aber angeschlagenen oder gebrochenen Mann; sie ist selbst nicht stark genug oder wurde nie ermutigt, ihre Träume vom besseren Leben auch ohne diesen Mann in die Tat umzusetzen. Sie schwankt, vielleicht droht sie ihm manchmal zu gehen, vielleicht trinkt sie mit ihm oder bagatellisiert seine Ausfälle, vielleicht hat sie dieses Kind und ggf. die anderen Kinder nur bekommen, weil sie sich soziale Anerkennung davon versprach, etwa in ihrer Herkunftsfamilie.

Diese beiden hilflosen und unreifen Menschen laden dann ihre eigene Wucht der Verzweiflung auf die Kinder oder zumindest auf eines davon, das sie – in einem außerfamiliären System würde man sagen – mobben oder schlimmer noch: foltern. Dieses Kind ist an allem „schuld"; es ist nicht klug genug, nicht brav, nicht still genug, nicht schön genug, es ist einfach falsch. Es ist Müll. Man darf es missachten, auslachen, herumstoßen, es anschreien, es widerlich und ekelhaft finden (das ist psychische Misshandlung), darf es schütteln, an die Wand werfen, treten und schlagen, würgen und boxen, verbrennen und in die Dunkelheit bzw. Kälte aussperren (das ist körperliche Misshandlung); darf es an seinen „geheimsten" Stellen reiben, beißen und kneifen, es penetrieren mit Händen und Penis und Gegenständen (das ist sexualisierte Gewalt). Das alles vielleicht sogar nach dem Motto: „Du bist doch meine Prinzessin" – „Du bist so wie ich" – „Ich will doch nur dein Bestes" – „Wenn du das aushältst, wirst du besonders stark" etc. Man darf das Kind verkaufen an andere, die es benutzen, darf es strafen, wenn es weint, darf einfach alles damit tun, alles. Darf es töten, wenn man das Gefühl hat, man kommt ungestraft davon; wenn nicht, versucht man, wenn bzw. weil es nicht „richtig" ist, wenigstens seine Seele zu vernichten. Wenn es überlebt und „komisch wird", darf man es abgeben bei Ärzten und Fachstellen, weil es „kaputt" ist – die sollen es reparieren. Man darf das tun, damit man selbst am Leben bleibt und sich „richtig" fühlen kann.

Das scheint ein biologisch amokgelaufenes Gesetz der seltsamen Spezies Mensch zu sein. Oft bleiben diese (Familien-)Systeme denn auch erhalten; macht das misshandelte Kind später die Misshandlung (familien-)öffentlich, wird es meist erleben, dass es „weggebissen" und ausgestoßen wird – und sich der Kreis der „Familie" oder insgesamt des Misshandlungssystems umso enger zu schließen scheint.

Und das Kind? Es wird sich genauso fühlen, wie es behandelt wird. Ausgestoßen, anders, falsch, als Müll. Manchmal wird es sogar nicht nur denken, sondern auch „gestehen" müssen, dass es alles falsch gemacht hat, dass es eine Strafe verdient hat; es wird lernen, dass es nicht weinen darf, weil dann alles noch schlimmer wird. Es muss vor allem unbedingt lernen, dass ihm die erlittenen Qualen nichts oder kaum etwas ausmachen. Denn sein basaler Instinkt ist in der äußersten Not ebenfalls aufs Überleben ausgerichtet. Also übernimmt und trägt es die Last der Generation vor ihm – und vielleicht vom Rest des (Familien-)Systems ebenfalls, darunter von Geschwistern oder anderen Kindern, die vergleichsweise „unbeschwert" aufwachsen dürfen.

10.5 Aggressive Anteile und / oder Täterintrojekte?

In Situationen des Überleben-Müssens, das haben uns die Neurowissenschaftler in den letzten Jahrzehnten genauer erklärt, ist der Organismus eines Lebewesens vom normalen Funktionsmodus auf den „Verteidigungsmodus“ umgeschaltet. Statt eines durchgängigen Bewusstseinsstroms werden fragmentierte Wahrnehmungen und Gedächtnisspeicherungen dafür sorgen, dass das Unerträgliche portioniert und stets aufs Neue eine Überlebens-Anpassungsleistung möglich wird.

Was das für traumatisierte Kinder bedeutet, hat die strukturelle Dissoziationstheorie gut beschrieben (siehe das Grundlagenwerk von van der Hart et al. 2009 und das Interview 2 mit Onno van der Hart in diesem Buch): Das Kind befindet sich häufig in Zuständen, in denen es nur um sein Überleben kämpft, indem es körperlich Flucht- oder Kampfesimpulse ausagiert, sich innerlich abschaltet, kollabiert, nach außen aber scheinbar angemessen funktioniert. Wenn das Kind solch unerträglichen äußeren Bedingungen über eine längere Zeit immer wieder ausgesetzt wird, dann wird sein ganzes Stresssystem anders aufgebaut als das anderer Kinder, was zum Beispiel Martin Teicher in seiner „Kaskadentheorie“ (z. B. in Brisch 2011) gut beschrieben hat: Wenn ein Kind früh und über längere Zeit massive Bindungstraumatisierungen erlebt, wird seine Hirnentwicklung nicht genauso aussehen wie die von anderen Kindern. Es wird in manchen Teilen seines Vorderhirns vielleicht eine Frühreife entwickeln, die es ihm ermöglicht, sich äußerlich perfekt auch an die lebensfeindlichsten Bedingungen anzupassen. So wird es vielleicht seine erwachsenen Bindungspersonen schon als kleines Kind trösten, beruhigen und versorgen; während gleichzeitig die Bereiche, die für die Entwicklung von Mitgefühl mit sich selbst, Einfühlung in andere, schlussfolgerndes Denken, theoretisches Bewerten der Handlungen anderer etc. zuständig sind, sich unzureichend entwickeln. Diese Bereiche sind eben nicht überlebenswichtig, ja sie wären sogar hinderlich.

Wenn ein Kind zum Beispiel darüber nachdenken würde, wie es das überhaupt findet, dass es so behandelt wird, würde es entweder so wütend oder so verzweifelt werden, dass es vielleicht sterben könnte oder Amok liefe. Doch ein „Junges“ unserer Spezies kann sich erst frühestens ab der Pubertät offen gegen die primären Bindungsfiguren wenden. Daher gibt es in den meisten Gewaltüberlebenden aggressive selbstverteidigende, pubertär wirkende Zustände bzw. Anteile. Dann schreien sie und fluchen, springen auf und schimpfen wüst, stoßen weg und funkeln ihr Gegenüber an: „Wenn du das noch EINMAL machst, dann ...“ Sodass das Gegenüber zurückweicht vor diesem mörderischen Hass.

Selbstverteidigende aggressive Anteile sind oft negativ gegenüber einer Therapie eingestellt: Bloß niemandem trauen! Was soll das Geschwätz? Wichtig für Psychotherapeuten: Selbstverteidigende Anteile sind zwar oft „anti“ eingestellt zu vielem, was die Alltagspersönlichkeit will, und sie können Gefühle nicht leiden; oft versuchen sie auch, innere traumatisierte Zustände oder Selbst-Anteile zum Schweigen zu bringen. Doch das sind keine Täterintrojekte, sondern Selbstverteidigungsimpulse, die der KlientIn, beginnend mit dem Einsetzen der Pubertät, häufig beim Überleben geholfen haben. Vor dem Alter von 13 oder 14 Jahren kann ein Kind sich gegen primäre Bindungspersonen kaum wehren. Das wird durch das Bindungssystem verhindert, das jedes Kind dazu zwingt, sich an die Bindungsperson anzupassen, koste es, was es wolle. Jede sozial lebende Spezies, auch der Mensch, verfügt über dieses biologische Primat, sich „als Junges“ vorrangig an die Bindungspersonen anzupassen. Das Kind muss sich also binden; und wenn es kein sicheres Bindungsangebot bekommt – das würde es, wenn es noch nicht bindungsmäßig schwer gestört ist, sofort annehmen –, muss es sich auch an nahe erwachsene Menschen binden, die „dysfunktional“ sind und ihm das Leben und Aufwachsen erschweren, die es also immer wieder radikal in seiner Not im Stich lassen oder es gar immer wieder zu quälen und zu zerstören versuchen. Eine primäre Bindungsperson wie ein Elternteil muss sich schon sehr lange sehr schlecht benehmen, bis ein Kind beim Heranwachsen sich ganz und gar von ihm abwendet.

Selbst die in der Pubertät entstandenen Selbstverteidigungsanteile, die wir in den Gewaltüberlebenden finden, können sich selten gegen die primären Bindungspersonen durchsetzen, auch wenn diese noch so gewalttätig sind. Eher werden sie ihre Wut an anderem auslassen: am eigenen Körper, in Form von selbstverletzendem Verhalten wie den Kopf gegen die Wand schlagen, sich schneiden oder verbrennen, riskantes und unfallträchtiges Verhalten zeigen, exzessiv Sport treiben, nichts oder zu viel essen bzw. erbrechen etc. Dabei wird „der Körper“ oft als nicht zugehörig betrachtet, als Feind, der traktiert werden kann oder muss, etwa weil er Schmerzen hat oder einfach nicht richtig „funktioniert“.

Und / oder die Wut wird gedanklich aktiv: „Alle Menschen sind Arschlöcher! Vertraue keinem!“ Oder „Ist alles eh scheißegal, also her mit dem Alk(ohol), den Medis (Tabletten), dem Joint (Haschisch / Marihuana), dem Druck (Heroin), der Pfeife (Kokain / Crack), den Pillen (Exstasy)“ etc. Oder her mit dem widerwärtigen anderen (missbräuchliche Beziehungen). Bei Jungs und Männern und auch bei manchen Mädchen und Frauen: „Her mit der Gefahr, dem Spiel mit dem Feuer, dem Klappmesser, den mit dem Handy gedrehten Gewalt- und Mobbingszenen.“ Und dann kann auch ein selbstverteidigender Anteil kippen in ein schon vorhandenes Täterintrojekt („Selbst stark sein, das ist es“) und sogar in aktives Täterverhalten.

Problem: Bindung

Tragisch ist, dass die meisten Kinder, die von ihren primären Bindungspersonen nicht bekommen haben, was sie brauchten, und auch von sonst niemandem, einen Bindungshunger entwickeln, mit dem sie sich zunächst sehr lange an ebendiese so unzureichenden Bindungspersonen wenden. Und solange sie an diese gebunden bleiben, so lange bleiben sie auch innerlich bei dem, was sie übernommen haben: Sie wiederholen das, was sie in den Momenten der höchsten Not aufgenommen haben, innerlich immer wieder und richten es gegen sich selbst ... bis sie vielleicht ein eigenes Kind haben, das ihnen als Blitzableiter dient, auch wenn sie sich in ihrem Alltagsbewusstsein noch so sehr vorgenommen haben, alles „ganz anders" zu machen.

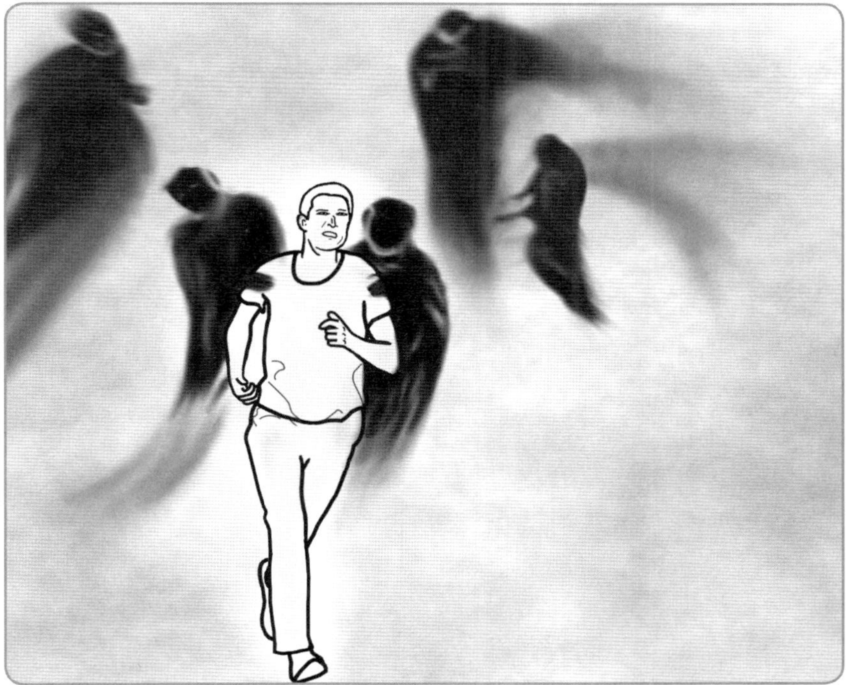

Die Schwierigkeit in der Psychotherapie mit früh traumatisierten Persönlichkeiten besteht folglich darin, ihnen sichere Bindung anzubieten, obwohl sie meist noch an die Personen in ihrer Herkunftsfamilie bzw. ihrem Täterkreis – innerlich und meist auch noch äußerlich – gebunden sind. Und die Tragik besteht darin, dass jemand, der eine zerstörerische frühe Bindung aufrechterhält, sich mindestens ambivalent bis extrem misstrauisch gegenüber Menschen verhält, die anders sind – auch wenn das Anderssein sehr attraktiv, weil freundlich zugewandt etc. ist. So kommt der seltsame

Befund zustande, dass traumatisierte Menschen den HelferInnen gegenüber extrem misstrauisch sind und kleinste „Fehler" hart sanktionieren, mit Rückzug oder Abbruch drohen etc., während sie gleichzeitig treu gebunden bleiben an Menschen, von denen sie äußerst schlecht behandelt werden. Diese destruktiven Bindungen halten zum einen deswegen, weil es primäre Bindungen sind (Eltern etc.), aber auch, weil eine solche primäre Bindungsperson ihnen schon häufig gezeigt hat, dass ihre Macht über sie über Leben und Tod reicht. „Er hätte mich umbringen können, hat es aber nicht getan" – so begründete eine Frau mir gegenüber einmal ihre strikte Loyalität zu ihrem Misshandler.

Jetzt stellen Sie sich bitte vor, was es bedeutet, wenn man in der Psychotherapie versucht, die täterloyalen bzw. täteridentifizierten Anteile, Zustände oder abgespaltene Persönlichkeitsbereiche „auszutreiben" oder feindselig zu behandeln. Was wird das bewirken? Meist wohl dies: Entweder wird die Therapie über kurz oder lang abgebrochen. Oder wenn eine neue Bindung in der Psychotherapie entsteht, werden die entsprechenden Teilbereiche der Gesamtpersönlichkeit in den Betroffenen „brav" geleugnet, weiter abgespalten, gewalttätig behandelt – und äußerlich passt sich die Persönlichkeit der neuen Bindungsperson (TherapeutIn) wiederum an. Das hat sie ja perfekt gelernt, das kann sie wunderbar. Empfehlenswert? Eher nicht, selbst dann nicht, wenn Teilbereiche der KlientInnenpersönlichkeit geradezu darum betteln, weil sie „genervt" sind oder sich sogar extrem gequält fühlen von den aufgenommenen und entwickelten so destruktiv erscheinenden Anteilen oder anderen inneren „Leuten": „Mach das / die weg!" Was aber kann man sonst tun?

Entscheidend ist nicht der Inhalt, sondern die Struktur

Warum nicht auch diese Teile der Persönlichkeit mit Wertschätzung, Sorgfalt, Achtsamkeit und Respekt behandeln? Wenn das schwierig erscheint, empfehle ich Folgendes, das ich auch KlientInnen so sage: Achten Sie nicht so sehr darauf, *was* die Täterintrojekte jeweils im Einzelnen sagen – sie wiederholen das, was die Persönlichkeit im Moment der höchsten Not zwangsweise aufnehmen musste, und das sind meistens Sätze, Gefühlszustände oder Impulse der äußeren Quäler. Sondern achten Sie darauf, *wann* diese „andere Seite im Innern" sich meldet. Denn das könnte eine sehr wichtige Bedeutung haben. Und zwar deshalb, weil diese „andere Seite" ein Teilbereich der eigenen Persönlichkeit geworden ist. Immer, wenn sich von dort etwas ins Alltagsbewusstsein eindringend oder innerlich als Stimmungsabfall oder sadomasochistische Reinszenierung bemerkbar macht, könnte das eine bestimmte Funktion in der Gesamtpersönlichkeit haben. Mit anderen Worten: Nicht der Inhalt, sondern die Struktur könnte hier die Funktion bestimmen. Die Persönlichkeitsstruktur hat sich nicht „gegen“ diese Anteile entwickelt, sondern mit ihnen. Wenn nun die destruktiven Anteile „laut“ werden, hat das eine strukturelle Bedeutung für die gesamte Persönlichkeit. Und zwar möglicherweise auch eine überlebenswichtige.

An komplex dissoziativen Persönlichkeiten mit stark abgespaltenen Teil-Identitäten lässt sich das gut studieren. Typischerweise melden sich die „gemeinen, bösen und kalten“ Seiten der Persönlichkeit ausgerechnet immer dann, wenn sich die anderen Bereiche der Persönlichkeit schwach und schlecht fühlen. Warum? Gegenfrage: Warum haben manche von Ihnen, die Sie das jetzt lesen, das Gefühl, sie müssten sich gelegentlich „selbst in den Hintern treten“, wenn sie etwas schaffen wollen? Etwa weil das schon einmal erfolgreich war? Ja, wir möchten alle liebevoll und achtsam und freundlich und wertschätzend miteinander umgehen, auch innerlich. Und wie reden Sie mit sich, wenn Sie glauben, sich unbedingt zu etwas disziplinieren zu müssen? „Stell dich nicht so an!“, „Nun mach schon!“, wird vermutlich das Mindeste sein, was Sie sich innerlich zurufen. Und woher das kommt, können Sie bei näherem Nachdenken rasch herausfinden: Weil jemand von ihren primären Bindungspersonen so war – und / oder weil Sie im Laufe des Heranwachsens bemerkt haben, dass es etwas nutzt, wenn Sie so harsch mit sich sind. Und wie wäre das, wenn wir in einer gemeinsamen Psychotherapie dann ihre innere KritikerIn austreiben wollten?

Beispiel: Der innere „Er“

Eine hoch dissoziative junge Frau, mit der ich vor vielen Jahren in einer Klinik gearbeitet habe, antwortete spontan auf meine Frage, was wohl wäre, wenn es den inneren „Er“, der sie immer wieder zwang, nichts zu essen – es war rasch klar, dass es dabei um das Thema „Kontrolle“ ging –, wenn es den also gar nicht mehr gäbe, was dann passieren würde? „Wir würden auseinanderfallen.“ Weshalb? „Weil ‚Er‘ für Ordnung sorgt.“ Sie war selbst über ihre Antworten erschrocken, weil sie noch wenige Minuten zuvor heftig verlangt hatte, diese „Scheißstimme da innen wegzumachen“. Sie hatte zeit ihres Lebens genau das versucht, aber selbst massive Dosen von Heroin hatten diese Stimme nicht vertrieben. Ja, es war hart für sie zu akzeptieren, dass diese Stimme, die ihr immer wieder verbot zu essen (und, wenn es schlimm kam, auch: zu trinken) eine wichtige Funktion in ihrer Persönlichkeit hatte: für Ordnung zu sorgen, zu disziplinieren, zu bestrafen, sich abzugrenzen, das Gefühl von Kontrolle über eine Situation zu bekommen. Es war genau das, was sie gelernt hatte: Ihre Täter hatten sie so behandelt, vor allem ihr Vater. Und sie selbst hatte in ihrer Verzweiflung genau dann ihre schlimmen Verzweiflungsattacken in den Griff bekommen, wenn sie wieder eine Weile hungerte. Allerdings war es inzwischen zu lebensgefährlichen Körpersymptomen gekommen, sodass dieser Bewältigungsmechanismus jetzt für die Gesamtpersönlichkeit weitaus schädlicher war, als dass er nutzte. – Ja, das Wirken des „Er“ war inzwischen lebensgefährlich!

Der innere „Er" hatte längst ein Eigenleben entwickelt. Wir konnten ihn befragen. Zunächst durfte nur ich das, denn die Alltagspersönlichkeit und erst recht die kleineren traumatisierten Anteile der Persönlichkeit fürchteten oder hassten diesen Anteil. Doch ich durfte fragen und ich bekam Antworten. Ich fragte respektvoll, und erst erntete ich Hohnlachen, doch nach kurzer Zeit wurde mir ernsthaft auf mein weiterhin respektvolles und sorgfältiges Fragen geantwortet. Und zwar jedes Mal. Und das nicht nur bei dieser KlientIn, sondern bei jeder, die sich ernsthaft auf den psychotherapeutischen Prozess einließ. Es schien ein Muster zu geben: Wurden diese Persönlichkeitsanteile von der TherapeutIn ernst genommen, respektvoll befragt und gelegentlich gebeten, ob sie etwas tolerieren konnten (einen kleinen Schritt, einen kleinsten gemeinsamen Nenner ...) und wurde ihnen deutlich, wie wichtig sie waren für das Überleben und die Entwicklung der gesamten Persönlichkeit – dann wurden Kompromisse, Duldungen und Veränderungen möglich (siehe auch Interview 3 mit dem Persönlichkeitssystem von Frau K.). Und haben die Verhandlungen mit der TherapeutIn einen bestimmten Punkt erreicht, gelingt es auch, innere Verhandlungen zwischen verschiedenen Seiten der Persönlichkeit direkt zu führen. Aus Zerstörern im Innern können dann innere Mahner, Warner und KritikerInnen, vielleicht sogar innere oder nach außen adäquat handelnde Beschützeranteile werden. Aus quälenden Impulsen können mit der Zeit kraftvolle Bewegungen in Form von (angemessenem) Sport, Selbstverteidigung, Sich-Wehren etc. werden. Die Angstfreiheit der Täterintrojekte (nichts ist kontraphobischer, also mehr gegen die Angst wirkend, als in ein Täterintrojekt zu wechseln!) kann für die Persönlichkeit nutzbarer gemacht werden. An anderer Stelle habe ich darüber bereits ausführlicher geschrieben (etwa in Reddemann, Hofmann & Gast 2011; Huber 2009) und werde es auch in diesem Buch immer wieder tun.

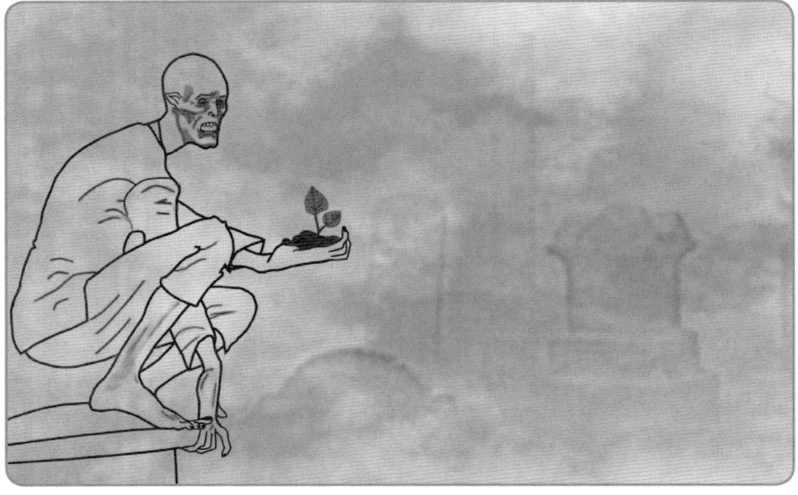

10.6 Wandel durch Annäherung

Es geht meines Erachtens nicht darum, in einer Psychotherapie gewaltvolle Metaphern zu benutzen oder Vorschläge zu machen, die auf eine Vernichtung von Teilbereichen einer traumatisierten Persönlichkeit hinauslaufen. Es geht auch nicht darum, ausschließlich äußere Anpassungsleistungen zu erzwingen („Das darf ich nicht mehr sagen, nicht mehr tun, sonst werde ich bestraft oder von meiner TherapeutIn verlassen.") Meiner Meinung nach sollte sich jede Psychotherapie mit Traumaüberlebenden gewaltvoller Bilder oder Suggestionen enthalten und so wenige Sanktionen androhen und anwenden wie möglich. Regeln und „Gesetze" in der Therapie dienen dem gemeinsamen Freiraum zum Arbeiten, nicht primär der Bestrafung und der Sanktionierung. Nichts in einer Psychotherapie ist in Stein gemeißelt. Ausnahmen von vereinbarten Regeln muss es stets geben, weil (insbesondere früh) traumatisierte Menschen, die so viele Grenzverletzungen erlebt haben, auf diese Weise überhaupt nur lernen: „Ich bin gerade an eine Grenze gestoßen, ich habe sie überschritten, die Alarmglocke ist ertönt – und jetzt sitzen wir hier, schauen uns an, ein wenig blass um die Nase beide, und versuchen herauszufinden, was denn jetzt das Angemessene, das Richtige ist, damit es weitergehen kann."

Gewalt gab es im Leben der Betroffenen mehr als genug. Und es ist überhaupt nicht nötig, den Täterintrojekten und anderen Selbst-Anteilen gewaltvoll zu begegnen. Respektvoll, ja. Ihnen die Regeln der Verhandlungen vermittelnd und die Grenzen der Möglichkeiten aufzeigend, ja. Wichtig ist diese Grundregel, und sie gilt beiden Seiten: keine Gewalt in der Psychotherapie, weder nach außen noch nach innen (das Letztere gelingt den KlientInnen meist erst im Laufe der Zeit). Das gilt immer, aber ganz besonders während der Zeit der Verhandlungen um Tolerierung von therapeutischen Fortschritten und später während der aktiven Unterstützung durch die ehemaligen „dunklen", anti- oder täteridentifizierten Anteile. Es geht um „Wandel durch Annäherung" sozusagen. Das ist schwer durchzuhalten, insbesondere bei StraftäterInnen und Menschen, die mit Impulskontrollproblemen ringen. Manche, besonders EntscheiderInnen und AusbilderInnen, aber auch viele konkret an der Basis arbeitende SozialarbeiterInnen und PsychotherapeutInnen glauben, mit „schwierigen" KlientInnen so wertschätzend umzugehen, so individuell, so auf sie zugeschnitten mit dem Behandlungsprogramm, das ginge nicht.

Doch, das geht. Sehr gut sogar, auch bei Gewaltüberlebenden, die selbst bereits zum Täter oder zur Täterin geworden sind, wenn diese ernsthaft in der Psychotherapie arbeiten. Und es gibt weitaus mehr, die das wollen, als jemals Therapien bewilligt werden. Auch in diesem Buch finden Sie Beispiele dafür (siehe etwa das Interview 6 mit Marianne Wick). Ich habe es selbst häufig erlebt und die KollegInnen, die mit

Menschen in solchen schwierigen Situationen arbeiten, einschließlich der Forensiker, erzählen mir oft davon.

Wenn wir nicht als PsychotherapeutInnen die individuelle Förderung unserer KlientInnen im Auge und dabei ihre Möglichkeiten und Fähigkeiten ebenso im Dialog behalten wie unsere eigenen Möglichkeiten und Grenzen; wenn wir uns nicht einlassen auf diese Menschen, ohne ihren Gewalterfahrungen wieder mit Gewalthandlungen und Gewaltfantasien zu begegnen – wer dann?

Ja, manche Menschen sind so gefährlich, dass wir darauf bestehen müssen, dass sie unter Verhaltenskontrolle gehalten werden und sich rein äußerlich anpassen, obwohl das innerlich nicht mit ihren Denk- und Fühlweisen übereinstimmt (siehe Interview 11 mit Frank Urbaniok). Aber das sind sehr wenige. Alle anderen profitieren davon, dass wir uns bemühen, einen Zugang zum „Drachen in ihrem Inneren“ zu bekommen, ihn zu erreichen, zu berühren, ihn anzuregen, sich zu verändern. Und sehr viele Menschen reagieren auf ein solches Angebot, indem sie sich wirklich öffnen – dem Schmerz, der Erkenntnis, der Veränderung. Das tun sie nur, wenn sie spüren, dass da jemand ist, den man auf Jiddisch „a Mensch“ nennt. Genau das ist es, was sie brauchen: ein aufrichtiges, freundliches, ihnen offen und aufrichtig begegnendes, sie gewaltfrei förderndes und annehmendes Gegenüber, das – bei aller Klarheit und Autorität, bei allem Grenzensetzen und Regeln-Vertreten – freundlich und wo immer möglich auch liebevoll ist. Und ich meine: Genau das ist es, was auch diese Gesellschaft braucht.

11. | Therapie – aber wie?

Dieses Kapitel kann kein Lehrbuch der praktischen Beratung und Therapie mit komplex traumatisierten Menschen ersetzen. Diejenigen, die sich genauer informieren wollen, finden am Ende dieses Beitrags Hinweise auf eine ganze Reihe von ***Lehrbüchern***. An dieser Stelle möchte ich einige Hinweise geben, speziell zum Thema Arbeit mit Gewaltüberlebenden, die mit Täterintrojekten ringen, die sie innerlich quälen und / oder sie nach außen zum Täter werden lassen.

Jede Therapie mit Traumaüberlebenden, egal ob ambulant oder stationär, ob von der Kasse bezahlt, von einer PsychologIn oder ÄrztIn durchgeführt oder privat finanziert, ob in einer Beratungsstelle oder einer Heilpraktiker- oder Kunsttherapie-Praxis oder in einem Gefängnis ... jede ernst zu nehmende Therapie mit Traumaüberlebenden hat eine ganz bestimmte Struktur, weil sie sonst nicht funktionieren kann. Eine traumatherapeutische Arbeit, schon erst recht eine, die innere destruktive Anteile in der Klienten- / Patienten-Persönlichkeit behandeln will, muss unbedingt eine ***Einzeltherapie*** sein. Alles andere ist gut zum Ergänzen, Erweitern, Eröffnen neuer Perspektiven. Doch nur im „Einzel" kann das Vertrauensverhältnis zustande kommen, das wirklich zu einer Persönlichkeitsveränderung führen kann.

Gruppentherapie allein ist sinnlos, um das mal sehr klar auszudrücken, denn dieses Klientel braucht zum Lernen den direkten, nahen, persönlichen Face-to-face-Kontakt mit einem verlässlichen und kompetenten Therapeuten oder einer Therapeutin. Es empört mich jedes Mal, wenn ich stationäre Behandlungsprogramme in psychotherapeutischen und psychiatrischen Kliniken sehe, die fast ausschließlich Gruppentherapie plus einer halben Stunde Einzel-„Therapie" anbieten – und die behaupten, sie würden Traumatherapie machen. Das, liebe Leserin, lieber Leser, ist ein Etikettenschwindel! Hier will eine Klinik Geld machen. Denn Gruppentherapie ist billiger als Einzeltherapie. Viele deutsche Psychotherapie- und Psychiatrie-Kliniken sind privatisiert und die Eigentümer beuten ihre Mitarbeiter und auch die PatientInnen nach Strich und Faden aus. Man kann das wirklich nicht anders ausdrücken. Die KollegInnen werden bis auf das letzte Quentchen ihrer Kraft belastet, Personal allüberall eingespart. Gleichzeitig werden PatientInnen angelockt mit schönen Begriffen – und Traumatherapie ist „in". Also werden viele Menschen enttäuscht diese Kliniken wieder verlassen. Schon haben die Krankenkassen festgestellt, dass eine stationäre Behandlung psychischer Erkrankungen relativ sinnlos zu sein scheint, denn weder werden die PatientInnen schneller arbeitsfähig noch reicht ihnen ein Klinikaufenthalt. Im Gegenteil: Oft sind sie drei, vier oder mehr Male stationär mit derselben Erkrankung. Das ist sehr teuer für die Krankenkassen. Und frustrierend für die PatientInnen. Ein wesentlicher Grund dafür ist eben, dass man den PatientInnen eine Eins-zu-Eins-Therapie (Einzeltherapie) gar nicht oder in völlig unzureichendem Umfang anbietet. Dabei wäre das die einzige Therapieform, die hilft, wie man schon in der Behandlung traumatisierter Kinder bemerkt hat (siehe Interview 9 mit Karl Heinz Brisch in diesem Buch).

Doch es gibt noch weitere wesentliche Punkte, die beachtet werden sollten:

1. **Ist die Motivation intrinsisch oder extrinsisch** für den / die Ratsuchende/n? Täter werden anfangs ausschließlich extrinsisch motiviert sein: Sie wollen nicht (wieder) ins Gefängnis bzw. erhoffen sich eine Hafterleichterung. Sie gilt es überhaupt erst für die eigentliche psychotherapeutische Veränderungsarbeit, die schmerzhaft ist, zu gewinnen. Aber auch viele Menschen, die von sich aus zu PsychiaterInnen und PsychotherapeutInnen gehen, müssen erst gewonnen werden, sich von „Mir geht es so schlecht, helfen Sie mir!“ zu „Ich will mich ändern, helfen Sie mir bitte“ zu bewegen.

2. **Mögen wir uns?** Die TherapeutIn schaut sich die KlientIn daraufhin an, ob sie sie mag. Man sollte niemals, wirklich niemals, längere Zeit mit einer KlientIn arbeiten, die man nicht mag. Umgekehrt gilt genauso: Eine KlientIn / PatientIn oder wie auch immer die Begriffe für einen betroffenen Menschen lauten, sollte die Freiheit haben, genau zu schauen, ob sie die TherapeutIn mag, und sollte niemals längerfristig mit jemandem therapeutisch an der Veränderung ihrer Lebensumstände arbeiten müssen, den sie nicht mag. Weil die Therapie dann mit großer Wahrscheinlichkeit schiefgeht. Denn spätestens, wenn die „unliebsamen“ Bereiche der Persönlichkeit zum Vorschein kommen, die ganz andere, die schwierige, gemeine, bösartige Seite – oder wie auch immer man das nennen will, was wir hier als Täterintrojekte bezeichnen –, dann werden beide Beteiligten darauf angewiesen sein, einander grundsätzlich zu mögen und einander ausreichend zu vertrauen, um gemeinsam durch diese „Hölle“ zu gehen. Und es soll sich niemand TraumatherapeutIn nennen dürfen, der nicht prinzipiell zu einer solchen Arbeit bereit ist, sondern es nur „nett“ haben will! Genauso sollte niemand ein Recht auf einen Psychotherapieplatz haben bzw. ihn auf Dauer behalten, der partout nicht an seinen inneren destruktiven Anteilen arbeiten will!

3. Um festzustellen, ob beide zueinander passen, sind **probatorische Sitzungen** unerlässlich. Denn viele früh traumatisierte Menschen haben ein „nettes“ Äußeres, aber auch sehr andere, gar nicht nette Zustände bzw. Anteile. Früh traumatisierte Menschen haben durchweg intensive andere „Zustände / Anteile“, manche sogar innere „Leute“, die überhaupt nichts von der Therapie halten und sich vor Machtverlust fürchten und daher eher zur TherapeutIn in Konkurrenz gehen (siehe Interview 7, das Gespräch mit „Sandra“). Also sollten es genügend

probatorische Sitzungen sein. Sehr oft reichen die fünf oder sechs von der Kasse genehmigten Stunden bei weitem nicht aus, sondern es müssen eher 25 bis 50 Stunden sein, bis die TherapeutIn und die KlientIn die innere Landkarte der KlientIn ausreichend wahrnehmen können, um sich ein Bild zu verschaffen: Wird es wohl gehen, wirklich miteinander in die Tiefe zu schauen und alle Teilbereiche der Persönlichkeit einzubeziehen?

4. **Sicherheit im Kontakt herstellen:** In der Zeit der (erweiterten) Probatorik werden beide einander beäugen: Wie können wir miteinander? Wie soll die Sitzordnung, die Länge der Therapiesitzung, die Frequenz der Stunden sein? Welche Hilfsmittel werden gebraucht? Kleine Rituale sind wichtig, zum Ankommen, z. B.: Welche Symbole möchte die KlientIn im Raum haben, die ihr Sicherheit vermitteln? Hat sie einen Zettel oder ihr Tagebuch mit, um die Punkte zu benennen und aufzuschreiben, die ihr wichtig sind für bzw. von heute? Hat sie Mittel zum Reorientieren zur Verfügung, wie Igelball, Riechfläschchen, Pfefferkörner oder -schoten, bestimmte andere Gegenstände? Im Fall von schwereren Dissoziationen sind auch Worte, Gesten oder Hinweise der TherapeutIn wie: „Können Sie mir mal eben gerade sagen, wie viele gelbe Blumen dort in der Vase stehen? – „Können Sie mal alle blauen Gegenstände hier im Raum aufzählen?" etc. hilfreich. Weitere Hilfsmittel können imaginative Techniken sein. Die Bildschirmtechnik, um alle „schwierigen" Bilder zu distanzieren: „Können Sie sich einen Flachbildschirm da drüben an der Wand vorstellen? Gut. Und darunter auf dem Fußboden können Sie sich vorstellen, dass da ein DVD-Rekorder steht, der alle Bilder aufnimmt? Prima. Und dann werfen Sie sozusagen alle Bilder, die nicht so einfach sind, da drüben an die Wand auf den Bildschirm. Jedes Bild wandert – sobald es klar zu sehen ist – automatisch runter auf die DVD, sodass wir hinterher diese DVD rausnehmen und irgendwo, z. B. in einem Tresor, gut in Sicherheit bringen können." Der Tresor kann ebenfalls imaginiert und von einem inneren Helfer bewacht werden. Weitere Hilfsmittel können sein: Malutensilien und andere Gegenstände zum Gestalten, Kuscheltiere als Symbolisierungen von Persönlichkeitsanteilen oder HelferInnen etc. (Hinweis: In meinen Büchern: „Wege der Traumabehandlung" und „Viele sein" sowie im Übungs-Buch „Der innere Garten" finden Sie zahlreiche Anregungen.)

5. Dann werden die **ersten „schwierigen" Themen** angesprochen. Die Frage der TherapeutIn dazu könnte sein: „Was muss sich für Sie am dringendsten ändern?" Manchmal lautet die erste Antwort: „Alles." Das engt es ein aufs Wesentliche, denkt die TherapeutIn dann, seufzt innerlich, schaut die KlientIn freundlich an und sagt so etwas wie.: „O.k., dann werden wir jetzt jede Stunde wieder aufs Neue danach suchen, was von all dem, was sich alles ändern soll, am allerdringendsten ist, und wir werden immer daran zuerst arbeiten." Dann empfiehlt es sich, für

diese Hauptsymptome bald schon gemeinsam eine Art Behandlungsplanung zu erstellen: Was soll, wenn es wirklich besser wird, dabei herauskommen? (Ein Schema für eine Behandlungsplanung bietet Abbildung 7 auf Seite 166). In dieser ersten Zeit wird die KlientIn erleben, dass die TherapeutIn alles, wirklich alles willkommen heißt, was in der KlientIn lebt und sich zeigen oder sich anderweitig beteiligen möchte. Es werden diese unterschiedlichen Teilbereiche der Persönlichkeit – Zustände, Anteile, „Leute" im Innern etc. – wahrgenommen und mit der Zeit entsteht eine erste innere Landkarte. Manche KlientInnen, die noch in Täterhänden sind oder sich innerlich sehr wenig kennen, brauchen lange Zeit, um sich mit „anderen" Anteilen ihrer Persönlichkeit überhaupt auch nur von Ferne befassen zu können. Innere Landkarten sind anfangs lückenhaft und unvollständig, aber zumindest ahnen beide – TheapeutIn und KlientIn – dann, dass „da noch etwas ist", das mit der Zeit in die Therapie hineingebeten wird.

6. Wenn die KlientIn noch **Täterkontakt** hat oder gar weiterhin von anderen Menschen gequält wird oder wenn sie schon einmal andere Lebewesen gequält hat, vor allem wenn das in jüngerer Zeit geschehen ist, haben diese Themen absolute Priorität. In jeder Stunde. Auch wenn die KlientIn alles tun wird, um die TherapeutIn davon abzuhalten: Es wird vereinbart, Schritt für Schritt das Verhalten (bezeichnet mit: „aus Sehnsucht" oder: „kann mir nichts anderes vorstellen" oder: „dann kommen sie mich holen") zu verändern. Ein Beispiel für den Rückzug von Menschen, die an der KlientIn zum Täter / zur Täterin geworden sind: Nicht mehr unberechenbarerweise bei den TäterInnen anrufen oder angerufen werden (Handy-Nummer, E-Mail etc. verändern), weniger selbst anrufen, weniger Situationen haben, in denen „nichts anderes ging, als sie zu sehen". Dann nach und nach für die Täter Zugänge sperren: Wohnung sichern oder umziehen, Konto, E-Mail, Telefon etc. sichern oder (erneut) ändern; sich in eine Klinik, zu verlässlichen Freunden, in ein Schutzhaus begeben etc. Bis hin zu einer angemessenen Kontrolle des Kontaktes, und zwar in der Form, dass die KlientIn nach dem Kontakt keine Verschlimmerung von Symptomen mehr erlebt oder sie den Kontakt verlässlich beendet hat.

7. **Verträge und Vereinbarungen** werden von allem Anfang an in der Therapie zusammen ausgehandelt und stets aufs Neue angepasst an das, was sich gerade herausstellt (denn solch schwierige Themen werden oft am Anfang geleugnet oder können erst besprochen werden, wenn mehr Vertrauen da ist). Auch wenn die KlientIn eine Sucht oder eine gesundheitsgefährdende Essstörung hat oder sich selbst massiv verletzt, gilt es, Vereinbarungen zu treffen, mit der beide Seiten leben können. Das bedeutet oft für die TherapeutIn, dass sie „hart an der äußersten Kante surfen muss", was die Toleranz von schwierigen Verhältnissen und Verhaltensweisen der KlientIn betrifft. Kann man noch psychotherapeutisch ar-

beiten, wenn der Bodymaß-Index der Klientin unter 15, 14 oder gar 13 gesunken ist? Oder umgekehrt: Wenn sie eine Adipositas per magna hat, Bluthochdruck, Diabetes – und mit der Insulinspritze mal unter- mal überdosiert oder ihren Diätplan in den Müll wirft? Wenn sie alkoholisiert in der Therapiestunde erscheint? Fast alle KollegInnen würden diese Fragen verneinen. Ich nicht. Sondern ich würde sagen: Kommt darauf an, ob in der Therapie bislang die Richtung stimmt. Stimmt sie und stimmt die Motivation der KlientIn – dann weitermachen, aber die körperliche Situation der KlientIn von ärztlichen KollegInnen immer wieder überprüfen lassen.

8. Meine Erfahrung ist: Bei komplex traumatisierten KlientInnen müssen immer wieder Konferenzen unter KollegInnen – **Intervision, Supervision, internistisches Konsil** – sowie intensive Gespräche mit der KlientIn klären, ob weitergearbeitet werden kann oder nicht. Viele Kliniken haben starre Vorschriften – und machen es sich da oft zu leicht, finde ich. Viel besser sind **individualisierte Pläne**. Denn für die eine KlientIn kann es endlich weitergehen, wenn sie nur nicht weiter zunehmen muss, sondern ihr (Unter-)Gewicht eine Weile halten „darf", bis in der Therapie ein weiterer genügender innerer Kompromiss gefunden werden konnte, damit sie wieder ein Pfund zunehmen darf. Oder wenn mit der Insulinspritze „unverantwortlich hantiert" wird, kann es sein, dass man in der Therapie die Zustände identifizieren muss, in denen dies geschieht, und dafür sorgen muss, dass andere Möglichkeiten der Stressregulation gefunden werden können. Oder dass der innere „Jemand" gefunden wird, der für dieses Verhalten verantwortlich ist, um mit ihm oder ihr so lange zu verhandeln, bis er / sie einverstanden ist, dass regelmäßiger und angemessener Insulin gespritzt werden „darf".

9. Einen **„Raum des Nachdenkens"** errichten. Bei hoch emotionalen und hoch dissoziativen Menschen ist es nicht gut, gleich „in die Vollen" zu gehen, was Gefühle angeht. Sondern es ist viel besser, zunächst so etwas zu sagen wie: „Wir wollen hier immer wieder zusammen nachdenken. Dazu ist es gut, wenn Sie alles in sich, das sehr starke Gefühle hat, ein wenig schützen." Ich gebe das Bild einer Röntgenschürze als Beispiel: Sie wird umgelegt, um beim Durchleuchten zarte Teile der Persönlichkeit zu schützen. Ich bitte daher alle KlientInnen, die sich schwierigen Themen nähern wollen, sich erst einmal alle inneren Anteile, die starke Gefühle haben, hinter einem Schutzwall oder etwas Ähnlichem vorzustellen. Andererseits, so sage ich: „Alles, was in Ihnen denken und nachdenken kann, ist hier in der nächsten halben Stunde besonders willkommen – egal von welcher Seite." Die Konzentration darauf, die hoch emotionalen Bereiche aus einem Diskurs über schwierige Themen zunächst einmal herauszuhalten, hilft sehr. Erst nach und nach werden dann die emotionaleren Anteile auch gehört

und in die inneren Verhandlungen einbezogen. Weiterhin hilft, immer wieder innere Beobachterinstanzen und so etwas wie die „innere Weisheit“ zu befragen.

10. Schutz für alles, was zart ist. **Imaginationsübungen** helfen. Und oft ist auch das aus der „ganz anderen“, der vielleicht als „dunkel“ erlebten „Ecke“ zart. Braucht Schutz. Ist besonders. Sehr viele Menschen mit vielen Verletzungen sind einfach besondere Menschen mit seelischem Schmerz und seelischer Tiefe. Mit Empfindungsintensitäten und daraus erwachsenen, nicht selten geradezu genialischen Ausdrucksformen von Kreativität. Viele können Kunstwerke erschaffen. Häufig sind die kreativsten Menschen solche, die besonders gelitten haben. Also reicht es oft schon, wenn HelferInnen anregen, innere Räume zu schaffen für alles, was einen solchen Schutz- oder Rückzugsraum braucht. Ob es ein innerer Garten ist oder eine Höhle, ein Baumhaus oder eine Insel, ein Traumland oder ein eigener Planet … Alles im Innern, das sonst einfach in namenlosem Grauen lebt, braucht vielleicht eine Vorstellung von einem solchen Schutzraum. Häufig werden Teil-Identitäten, die noch im Trauma leben, nach der Traumabearbeitung in solche Schutzräume, bei denen sie vorher nur Zaungäste waren, hineinkommen können.

11. **Bearbeitung traumatischer Szenen:** Wann immer ausreichende Stabilität erreicht ist, werden trauma-prozessierende Arbeiten helfen, innere unerträgliche Spannungen und daraus folgende Symptome zu erleichtern. Die bekanntesten Arbeitstechniken sind die Bildschirmtechnik, die narrativen Erzähltechniken und EMDR (siehe u.a. der von mir herausgegebene Sammelband: „Viele sein“). Dabei ist es wichtig, dass immer nur das bearbeitet wird, was die innere „Gegenseite“ mindestens tolerieren kann.

12. Um diese Tolerierung oder sogar Unterstützung der traumaverarbeitenden Arbeit erreichen zu können, sind – möglichst direkte – **Gespräche mit den Täterintrojekten und andern oppositionellen Anteilen** in der Persönlichkeit notwendig. Daher hilft es, nicht nur mit den Persönlichkeitsbereichen zu kooperieren, die gern mit der TherapeutIn zusammenarbeiten, sondern besonders nach den Anteilen zu fragen, die gleichgültig oder sogar explizit „dagegen“ sind, und – vorausgesetzt, die Alltagspersönlichkeit ist damit einverstanden und die traumatisierten Anteile der Persönlichkeit können immer wieder in Sicherheit gebracht werden und verstehen, worum es geht – vorrangig erst einmal mit diesen oppositionellen Anteilen zu arbeiten. Einfache Diskursstrategien wie die ***Kaskadentechnik*** („Das ist so, weil …? Und das denken Sie so, weil …? Ah, und das glauben Sie, bleibt so, weil …?) bzw. ***sokratische Dialoge*** helfen sehr, etwa: „Ach, und seit wann glauben Sie das?“ – „Ah, das hat man Ihnen erzählt. – Und

was sagen Sie dazu?" – „Wie finden Sie das? Ist das o.k.? Soll das so bleiben"? Etc. (Siehe auch hierzu einige Hinweise im Band „Viele sein", Huber 2011, S. 138 ff.)

13. Der ***Körper*** sollte in die Arbeit einbezogen werden. Gute Hinweise finden sich in den Büchern von Peter Levine, Pat Ogden (2010) und Babette Rothschild (2011). Ich selbst habe mit Techniken wie der vom EFT/TFT abgeleiteten „Körper-Problem-Ressourcen-Technik" sowie der „Hand-aufs-Herz-Technik" (in Huber 2010) zwei Methoden vorgestellt, die explizit, auf einfache Weise und beiläufig die körperlichen Rückmeldungen in die psychotherapeutische Arbeit mit einbeziehen.
14. Häufig helfen konkrete übende Verfahren, wie sie in den **Skills-Techniken** etwa von Marsha Linehan und ihren NachfolgerInnen zu finden sind. Literaturtipps dazu: Boon et al. (2011) – besondere Empfehlung – sowie Sendera (2005).
15. Alle diese und viele weitere Möglichkeiten der Arbeit können in unterschiedlicher Reihenfolge angegangen werden, ich empfehle allerdings, die ersten vier bis fünf Punkte nacheinander „abzuhandeln".

Der Sinn dieser therapeutischen Arbeitsweise besteht darin, ein Klima zu schaffen, in dem Begegnung möglich wird. Und was „Begegnung" in der Psychotherapie mit früh traumatisierten Menschen heißen kann, davon handelt das nächste Kapitel.

Literaturempfehlungen:

U. Beckrath-Wilking et al. (2013): Traumafachberatung, Traumatherapie und Traumapädagogik: Ein Handbuch zur Psychotraumatologie im beratenden und pädagogischen Kontext

C. Courtois et al. (2011): Komplexe traumatische Belastungsstörungen und ihre Behandlung. Eine evidenzbasierte Anleitung

J. Endrass et al. (2012): Interventionen bei Gewalt- und Sexualstraftätern. Risk-Management, Methoden und Konzepte der forensischen Therapie
Das Buch bietet einen sehr guten Überblick über die Therapie, die möglich und sinnvoll ist, wenn ein traumatisierter Mensch zum Täter geworden ist.

M. Huber (2003a und 2003b): „Trauma und die Folgen" sowie „Wege der Traumabehandlung"
Ein zweiteiliges Lehrbuch zu Komplextrauma

M. Huber (2011): Viele sein. Ein Handbuch
Hier geht es schwerpunktmäßig um solche komplex traumatisierten Menschen, die auch eine komplexe dissoziative Störung haben (Ego-State- bzw. dissoziative Identitätsstörung).

L. Hantke & H.-J. Görges (2012): Handbuch Traumakompetenz
Schwerpunkt: Beratung

L. Reddemann (2011): Psychodynamisch-imaginative Traumatherapie PITT: Ein resilienzorientierter Ansatz in der Psychotraumatologie

U. Sachsse et al. (2012): Komplexe Traumafolgestörungen: Diagnostik und Behandlung von Folgen schwerer Gewalt und Vernachlässigung
Schwerpunkt: stationäre und ambulante Psychotherapie

Wer gute ***Hinweise und Tipps*** haben möchte zum Umgang mit täterloyalen und täteridentifizierten Persönlichkeitsanteilen, findet in den folgenden Büchern gute und praxisnahe Anwendungsbeispiele:

L. Halbhuber-Gassner et al. (2010): Achten statt Ächten in Straffälligenhilfe und Kriminalpolitik
Darin: das Kapitel von M. Huber

J. Peichl (2007): Innere Kinder, Täter, Helfer & Co: Ego-State-Therapie des traumatisierten Selbst
Therapie-praxisorientiert

L. Reddemann et al. (2011): Psychotherapie der dissoziativen Störungen
Darin: der Beitrag von M. Huber zu Täterintrojekten

R. Vogt (2012): Täterintrojekte: Diagnostische und therapeutische Konzepte dissoziativer Strukturen
Mit zahlreichen guten Beiträgen internationaler KollegInnen

12. Mit „schwierigen“ Gewaltüberlebenden arbeiten – eine Herausforderung

Was wahr ist, streut nicht Sand in deine Augen,
was wahr ist, bitten Schlaf und Tod dir ab
als eingefleischt, von jedem Schmerz beraten,
was wahr ist, rückt den Stein von deinem Grab.
…
Du haftest in der Welt, beschwert von Ketten,
doch treibt, was wahr ist, Sprünge in die Wand.
Du wachst und siehst im Dunkeln nach dem Rechten,
dem unbekannten Ausgang zugewandt.

Ingeborg Bachmann, aus „Anrufung des Großen Bären“

Wer als professionelle HelferIn oder BeziehungspartnerIn mit den kalten, dunklen, sadistischen und (selbst-)quälenden Anteilen von Menschen direkt zu tun hatte, weiß, wie hart das sein kann. Nur wer bereit ist, dem „Monster“ in die Augen zu sehen – beziehungsweise den Anteilen der Persönlichkeit, die sich so „monsterhaft“ fühlen –, kann auf Dauer eine Veränderung dieser Persönlichkeitsanteile bewirken helfen. Fies, hässlich, gemein: Es ist nicht leicht, jemanden zu mögen, der „böse“ ist oder sich tief innen so fühlt. Und doch ist dieses Kapitel, wie das ganze Buch, eine einzige ermutigende Aufforderung sowohl an Betroffene wie an professionelle HelferInnen: Trauen Sie sich an diese Arbeit heran, denn erstens ist sie keineswegs so schwer, wie man oft denkt, und zweitens ist sie unerlässlich, weil sich sonst nichts ändert.

Sicher hilft es, sich im Umgang mit Menschen, die Gewalt erlitten haben und selbst grausame, nach innen oder außen gerichtete Tendenzen haben, eines immer wieder klarzumachen, und ich werde nicht müde, es auf tausend verschiedene Arten auszudrücken: In den „dunklen“ und „negierenden“ Anteilen der Persönlichkeit, den inneren Entwertungen und Gemeinheiten, in dem, was die Therapie am liebsten sabotieren möchte, damit sich an den schlechten Verhältnissen nichts ändert – kurz: in den Täterintrojekten –, ist gespeichert, was das Opfer im Moment der höchsten Not vom Täter gesehen, gehört, gerochen, gespürt hat. Was es von der TäterIn übernommen, aufgenommen, gespeichert und in kritischen Momenten stets aufs Neue aktiviert hat. Manchmal sind es direkte Eins-zu-eins-Übernahmen: Die „innere Mutter“ spricht die Entwertungen aus, wie die äußere es tat; der „innere Vater“ vermittelt das Gefühl, schlecht und ekelhaft zu sein etc. Wenn es sich bei den erlittenen Grausamkeiten um Traumata gehandelt hat, wenn also primäre Dissoziation stattfinden musste, man sich innerlich „aufteilen" oder „wegmachen" musste, werden die Täterintrojekte ebenfalls dissoziiert. Ohne eine Bearbeitung der traumatischen Erfahrung kann man nicht nur seine eigenen Opfererfahrungen nicht integrieren, sondern auch nicht seine eigenen Täterintrojekte. Die sind dann nicht nur unbewusst und verdrängt, sondern schlimmer noch: dissoziiert. Wer dissoziierte Anteile hat, kann diese nicht spontan und bewusst wieder zusammenfügen. Sondern muss eine Erfahrung machen, dass Alltagsbewusstsein und Hier-und-Jetzt-Orientierung einerseits und die Partikel der frühen Erfahrungen andererseits sich zusammenfügen. Dieses Zusammenfügen geht nicht allein. Es geht nur in Beziehung zu einem anderen Menschen! Wenn man keine nahen erwachsenen Personen hat, die einem dabei helfen, dann wird man eine TherapeutIn dafür brauchen.

In diesem Kapitel wird es darum gehen, wie schwer es ist, jemanden zu finden, der oder die einem hilft, traumatisch abgespaltene Erfahrungen und Täterintrojekte zu integrieren. Und da ich weiß, wie zögernd viele KollegInnen sind, diese Arbeit zu tun, möchte ich in diesem Kapitel sozusagen noch einmal dafür werben, den Rat- und Hilfesuchenden doch einen Platz anzubieten. Sich die Mühe zu machen, über längere Zeit „neben dem zu sitzen", das sich kläglich, abgelehnt, feindselig oder boykottierend verhält. Frühe Traumatisierungen können nur verändert werden, wenn wir dem „Feind im Innern die Hand hinstrecken".

Das ist ja das Erstaunliche, und ich will es noch einmal sagen, weil es so schwer ist, das zu verstehen: dass gewalt-traumatisierte Menschen während der Einwirkung von traumatischem Stress sich quasi nicht nur selbst in die Einzelteile auflösen (hier eine Bildwahrnehmung, dort ein Geräusch, ein rasender Schmerz – wegdissoziiert und im Körpergedächtnis gespeichert – Gefühle ganz woanders), sondern in einem Teil ihrer selbst speichern, was sie vom Täter / von der Täterin wahrgenommen haben. Und der entscheidende Punkt ist: Nicht nur, was sie wahrgenommen haben. Sondern im Gehirn ist gespeichert und jederzeit abrufbar, wie der andere „getickt" hat, also was man innerlich „gespiegelt" hat von den Körpergefühlen, Gedanken, Empfindungen der TäterIn. Die Spiegelneurone in unserem Gehirn scheinen dafür verantwortlich zu sein, dass wir gar nicht anders können, als im Moment der Einwirkung von Gewalt in uns aufzunehmen, wie der Täter „drauf" war.

Wenn die TäterIn sogar eine primäre Bindungsperson war – Vater, Mutter oder Vater- bzw. Mutter-Ersatz, dann ist dieser Prozess der dissoziativen Aneignung dessen, was sich gegen einen selbst gerichtet hat, ungeheuer intensiv gewesen. Denn jedes Kind „studiert" seine primäre Bindungsperson (Mutter, Vater oder ein entsprechender Eltern-Ersatz). Wenn diese Bindungspersonen wiederum selbst verschiedene

Anteile haben (böser Papa, lieber Papa etc.), dann gibt es im Innern des Kindes danach z. B. ein gutes Papa-Introjekt und ein böses. Waren – was tatsächlich in Misshandlungs-„Familien“ häufig geschieht – der Vater brutal, die Mutter ängstlich oder kalt, dann hat das Kind unterschiedliche Introjekte: brutale, ängstliche und kalte.

Wenn diese Introjekte – wie es bei hoch dissoziativen Menschen häufig der Fall ist – ein Eigenleben entwickeln, dann können sie sich auch innerlich anpassen, ohne bei genauerem Anschauen ihre Herkunft verleugnen zu können.

Für eine meiner hoch dissoziativen Klientinnen war es neulich in einer Therapiestunde ein Aha-Erlebnis, als wir intensiv über das Thema sprachen, woher ihre „rechts außen“ verorteten „bösen und mich lähmenden“ Stimmen kamen:

„Ach deshalb sind die Stimmen so unterschiedlich und so widersprüchlich! Manche sagen: ‚Du bist schlecht, böse, du hast das verdient, du wolltest das doch auch‘ und so weiter. Andere von den Stimmen haben Sie ja schon mal angegriffen, in der Art: ‚Wiegeln Sie die‘ – also mich – ‚nicht auch noch auf, sich am Arbeitsplatz zu wehren. Das hat doch eh keinen Zweck, das macht alles für sie nur noch schlimmer. Die anderen bei der Arbeit sagen doch auch nichts. Es hat doch noch nie geholfen, sich zu wehren‘ und so weiter. Ich habe mich immer gewundert, dass das so verschieden ist. Aber jetzt verstehe ich! Das mit dem Schlecht- und Böse-Sein hat immer mein Vater gesagt. Und dass ich das doch auch gewollt oder verdient habe. Das andere, dass es eh keinen Zweck hat, sich zu wehren, hat meine Mutter immer gesagt. So ist das also! Damit kann ich echt was anfangen!“

Diese Klientin ist sehr intelligent, und doch war es ihr vorher unmöglich gewesen, ihre sie so erschreckenden und lähmenden, sie zu schlimmen Selbstverletzungen veranlassenden inneren Stimmen, von denen sie lange nicht wagte, jemandem zu erzählen, irgendwie zu „verorten“, also zu verstehen, woher sie kamen. Und als sie es in einer stationären Psychotherapie zum ersten Mal verstand: „Das sind Täterintrojekte“, war sie erst erschreckt, dann erleichtert, dann verwirrt: „Aber wieso dann so unterschiedliche Stimmen? Sind die besonders perfide, passen die sich jeder Situation an, nur um mich zu quälen?“ Sie war lange blind für den Verrat der Mutter an ihr, versuchte, dem Vater oder anderen Männern, die sie gequält hatten, die Stimmen zuzuordnen, was aber schwierig bis unmöglich war. Erst als sie in der ambulanten Psychotherapie ihrer Mutter gegenüber zunehmend kritischer werden konnte, begann sie, den anderen Teil der inneren Stimmen zu verstehen und zuzuordnen. Interessanterweise gelang ihr das erst, als die Beziehung zu mir so vertrauensvoll war, dass sie innerlich begann, immer wieder zu vergleichen: „Wie werde ich von Frau H. behandelt – wie hat mich meine Mutter behandelt?“ Erst schien es ihr, als sei „Frau H.“ etwas Exotisches, eine Art innerer Mary Poppins. Doch dann verstand sie:

Frau Hs Verhalten war gar nicht so exotisch. Sie benahm sich nur auf eine für die Klientin exotische Weise: Sie hörte nämlich zu, ohne „genervt“ zu sein. Sie bestätigte die Wahrnehmung der Klientin. Sie forderte sie heraus, mehr über sich zu verstehen. Und vor allem: Sie gab ihr das Gefühl, sie vorbehaltlos zu mögen und ihr zuzutrauen, sich auch aus den schwierigsten Verhältnissen herauszuarbeiten. Sie unterstützte sie darin, sich nicht zu begnügen. Sie fand ganz vieles gut, was die Klientin sagte und tat. Mit anderen Worten: Sie war auf eine verlässliche Weise freundlich und unterstützend. Und das half.

Es half zu sehen, dass die Mutter das alles nicht oder nur *sehr selten* getan hatte. Es half der Klientin zu sehen, dass die Mutter selbst todunglücklich war, angepasst und ängstlich, verzagt und doch als Erwachsene für das Kind, das meine Klientin gewesen war, sehr mächtig in ihrer Art. Erst durch den Unterschied im Erleben konnte dann auch die innere Stimme „Es ist alles sinnlos; wehre dich nicht, pass dich besser an, dagegen kommt man nicht an ...“ verstanden werden als das täterloyale Introjekt der Mutter. Und Stimmen wie: „Stell dich nicht so an, daran bist du selbst schuld“ konnten sowohl der Mutter als auch dem Vater zugeordnet werden, die beide diese Ansicht vertreten hatten.

Ich bin vielen Menschen begegnet mit genau solchen Stimmen im Kopf – oder entsprechenden Gedanken, Gefühlen und Handlungsimpulsen. Stimmen oder Gedanken oder Impulse, die quälten, die niederdrückten, die sie innerlich „fertigmachten“. Die ihr Selbstwertgefühl, das zarte Pflänzchen, immer wieder zertrampelten: „Ha, bilde dir bloß nichts ein!“ – „Das kannst du eh nicht – vergiss es!“ „Sei still! Halt den Mund! Red bloß nicht weiter!“ Oder: „Es wird nicht geheult!“ (Siehe auch Interview 2 mit dem Traumaexperten Onno van der Hart in diesem Buch.)

E-Mail-Dialog 1

Wie unendlich quälend das sein kann, möchte ich anhand eines E-Mail-Dialogs deutlich machen. Oft schreiben mich, gerade nachts – ich sitze oft noch spät am PC – Menschen in Not über meine Website an. Zum Beispiel so:

Liebe Frau Huber,

wir haben Ihr Buch „Viele sein“ gelesen und fühlen uns zum ersten Mal verstanden. Haben leider riesige Probleme. Besonders mit und in Therapie. HILFERUF ... an Sie. Wir wissen nicht weiter ...

Meine Antwort: Ja? Ich höre zu. Mögen Sie etwas dazu schreiben?
Freundliche Grüße!

Hören Sie wirklich zu??? Uns? Jetzt???

Ja. Ich sitze hier und höre zu. Liebe Grüße!

Wir können es gar nicht glauben ... Wir können auch schwer Worte finden ... Haben „Er.“ In. N. Er. T. [Erläuterung MH: Einen inneren zerstörerischen „Er“ – und innert heißt innen. Aus allem ergibt sich das Wort „erinnert“. Diese Frau, die sich selbst als „Viele“ im „Wir“ benennt, versucht auf poetische Weise zu beschreiben, wie es ihr geht.]

Und seitdem ist unsere Welt. In sich zusammen gebrochen ... Ehe kaputt. Vorläufige Erwerbsminderungsrente. Und ein Gesundheitssystem. Das eher destruktiv ist ... Und wir finden nicht raus. Aus der. Selbst.Z.ER.Stör.Ung ... HILFE ...

Ja. Was könnte denn helfen? Braucht Ihr eine gute TherapeutIn? Liebe Grüße

Wir bräuchten schnell eine erfahrene Therapeutin. Und noch schneller eine Klinik. Aber. Wir sind anscheinend „ZU KOMPLEX“. Und sehr frustriert ...

Oh dann seid Ihr in guter Gesellschaft. Willkommen im Club! Die Menschen, mit denen ich arbeite und für die ich mich einsetze, sind alle so. Viel zu „schwierig“. Also müssen wir für Euch jemanden suchen, der keine Angst vor „schwierigen“ Menschen hat, die Viele sind, was? Mögt Ihr mir sagen, in welchem Postleitzahlenbereich Ihr fahren könnt? (Ich selbst komme nicht infrage, aber ich helfe gern beim Suchen.) Und was Kliniken angeht, schon mal ein Tipp: www.vielfalt-info.de und dann unter dem Stichwort „Kliniken“ nachschauen. Ich sag's gleich: Ist alles nicht einfach. Aber Schwierigkeiten kennt Ihr ja schon. Es wird also nicht leicht, aber das Leben kann sehr viel netter werden, wenn man jemand Verlässliches an der Seite hat, der/die mit einem schaut, wie's weitergehen kann. Liebe Grüße!

Kennen wir alles schon ... Stehen seit Monaten auf Wartelisten. Und ... Also auch Sie. Können nichts. Tun ....

Keine Instant-Hilfe, sorry. Ich habe eine Kartei. In der finden sich einige hundert KollegInnen. Ja, ich weiß, viele haben nur eine Warteliste. Und doch könnte es noch hier und da jemand geben, den/die Ihr noch nicht kennt, noch nicht versucht habt, dort anzurufen. Ja, ich weiß, es ist de-

mütigend und quälend, nicht sofort Hilfe zu bekommen. Leider ist unser System so schwerfällig. Also, von mir aus eine Ermutigung: nicht aufgeben, weiter suchen. Freundliche Grüße!

Und was tun ... Gegen die Stimmen ... Was tun gegen selbst. Durch. Ge. Führte. Retraumatisierung. Immer wieder. Um. Im Scham. Schuld. Schande. Ekel. Karussell. Zu. Fahren. Was???

Sehr gute Fragen. Darf ich sie etwas umformulieren? Was tun **mit** *den Stimmen? Zuhören, ohne unbedingt darauf zu hören, was sie wortwörtlich sagen, sondern eher: „Hm, jetzt ist da diese Stimme. Was hat sie jetzt gerade auf den Plan gerufen da innen? Was will sie mir ‚eigentlich' sagen?" Meist ist das keineswegs sinnlos, was die Stimmen so bedeuten. Schuldgefühle: Was tun? O.k, es gibt Schuldgefühle. Sind sie von heute, von früher? Haben sie recht oder sind sie viel zu viel? Gibt es eine reale Schuld dahinter oder hat man die Schuld von jemand anderem aufgenommen? All das gilt es, mit einem vertrauenswürdigen Menschen zu besprechen, meist mit einer TherapeutIn. Daher: Weiter suchen! Herzliche Grüße*

Wohnen im PLZB ... [Anm. MH: Sie gab den genauen Postleitzahlenbereich an, diese und folgende Angaben habe ich anonymisiert.] Stehen auf Warteliste der K.-Klinik. Und Haus Kr. Und irgendwo bei Hannover. Konnten nicht bleiben in der A.-Klinik. Wegen. Dem Essstörungsprogramm. Waren in Bad H. In der Psychiatrie E. (schrecklich). Sind zu komplex für die Ü.- Klinik. Werden nicht genommen wegen Anorexie in B ... Ist doch alles echt schräg ...

Ja, kenne ich. Dabei ist die Essstörung nur ein Selbsthilfeversuch. Man kann bei Euch, weil Ihr „viele seid", die nicht isoliert behandeln, wenn man nicht die gesamte Persönlichkeit einbezieht. Irgendwann wird die Anorexie sich verändern, weil es nicht mehr nötig ist, nicht essen zu dürfen, um Kontrolle zu haben. Tja, sagt das mal euren TherapeutInnen. Als KlientIn, als „PatientIn" ist man ja oft in einer blöden Situation, gell, die hören vielleicht einfach nicht auf einen, leider. Und oft ist man ja auch selbst so verzweifelt und unsicher, dass man das kaum erklären kann.

Ihr könnt zum einen auch nachfragen bei ... [Anm. MH: Ich gab ihr die Webadresse eines Traumazentrums], die haben auch oft aus der süddeutschen Großregion Therapieplätze. Dann bei (Anm. MH: Ich fügte eine Liste an von KollegInnen in ihrem Großraum).

Ach Frau Huber, haben wir schon hinter uns ... Frau E. nimmt niemand. Und diese Listen haben wir erfolglos durchtelefoniert ... Und wir sind diagnostiziert als seit Jahren andauernde Ptbst (Anm. MH: komplexe Posttraumatische Belastungsstörung), andauernde Persönlichkeitsveränderung nach Extrembelastung, Anorexie, wiederkehrende Depression, Alkoholmissbrauch. Toll, gell??? Borderline und Suizidalität wurden auch schon erwähnt. Alle reden und niemand hilft ... Außerdem kommen nur weibliche Therapeuten infrage. Morgen habe ich Selbsthilfegruppe. Wildwasser. BEI FRAU S. durften wir vorübergehend sein!!! Das war schön!!!

Na, mal ein Lichtblick: Bei irgendjemand war es mal schön! Weiter so. Ach, ich weiß, es ist zum Auswachsen, gell. Und ich kann Euch doch auch niemanden backen (das Backrezept würde ich mir patentieren lassen ...). Ja, das mit der Frau als Therapeut verstehe ich. Und unter gar keinen Umständen aufgeben, das gilt nicht. Macht Euch nicht schlecht. Ich kenne eine Menge Leute, auf die all das, was Ihr schreibt, und mehr, zutrifft – so what. Trotzdem sind das wunderbare Menschen. Und Ihr besteht mit Sicherheit aus noch sehr viel mehr als allen diesen Diagnosen.

Richtet Euch auf zu Eurer vollen Größe, vermutlich überragt Ihr mich um Haupteslänge (ich bin 1,60 klein), und dann geht Ihr weiter und kümmert Euch um Euch und sucht, wenn es partout keine PsychotherapeutIn gibt, eine ErgotherapeutIn (Fragt nach guten, die gibt es, die in Kliniken gelernt haben – das kriegt man bei Euren wundervollen Diagnosen auf Rezept!) oder eine Beraterin in einer Beratungsstelle wie Frau S.

Liebe Grüße! (Merkt Ihr: ich wedele sozusagen mit dem Handtuch, reiche mentale Erfrischungsgetränke und sage im Grunde vor allem eins: Haltet durch!)

E-Mail-Dialog 2

Vermutlich können Sie sich als LeserIn gar nicht vorstellen, wie viele Hunderte von solchen E-Mail-Ermutigungen ich jedes Jahr versende, und dabei bin ich auch oft zwischendurch mal ganz verzagt, wie eine andere Korrespondenz deutlich machen soll:

Sehr geehrte Frau Huber,

Sie schreiben zurzeit ein neues Buch. Das ist erfreulich, ich bin gespannt, ich will es lesen. Sie schreiben zurzeit ein neues Buch. Das ist leider fatal, denn dadurch konnten Sie meiner Therapeutin, Frau Z., nicht als Supervisorin zur Seite stehen.

Frau Z. schätze ich sehr. Sie hat Menschenliebe und Empathie. Für meine verwüstete Seele war es wie ein Nachhausekommen. In ein freundliches, schützendes Zuhause (andere Sorten von Zuhause kenne ich leider auch). Und sie ist bereit, im Zweifelsfall den Menschen über die Methode zu stellen. Solange sie sich ihrer Sache sicher fühlt. Ich bin ihre erste Patientin mit Dissoziationsneigung: Ich habe Ego-States, aber auch abgespaltene Anteile. Wenn diese durch Trigger nach vorne kommen, handele ich wie ferngesteuert.

Zunächst konnte ich sie überreden, trotzdem die Reise mit mir zu wagen, zumal ich in Gestalt meiner nahen Menschen und meines Neurologen ein „Notfallnetz" habe. Das Ganze kippte, dachte ich bisher, als ich ihr eine für meinen Neurologen bestimmte Liste zum Gegenlesen zeigte. Dort sind meine Selbstmordanteile und deren Gefährlichkeit für mich und andere (bis hin zu Amok) aufgeführt. Diese Liste hat sie wohl erschreckt (mich selber übrigens auch; ich überblicke das sonst nicht alles). Ausschlaggebend war aber, dass sie mein inneres System nicht verstanden hat. Sie suchte sich eine Supervisorin (in Ermangelung von M.H. eine andere). Diese erwies sich als wenig hilfreich. Schließlich bat mich Frau Z. eindringlich, mich in erfahrenere Hände zu begeben.

Also wendete ich mich an Frau K., die bei meiner vorherigen Therapeutensuche keinen Platz frei hatte, die aber, wie ich mich erinnerte, langjährige Erfahrung mit Traumatisierten besitzt. Frau K. war auch jetzt mehr als ausgebucht („täglich fünf Neuanfragen!" – Das bedeutet, dass ungefähr ein Promille der Hilfe suchenden Anrufer behandelt werden würden, wenn sie pro Jahr zwei neue PatientInnen annimmt!). Sie sagte mir, bei einem angebrochenen Therapiezyklus (25 Stunden sind in Anspruch genommen, also nur noch 55 Verhaltenstherapiestunden beantragbar) sei bei Kollegen wenig Neigung zu erwarten, sich die Mühe einer Gutachtenerstellung zu machen. Ich solle also zwei Jahre warten. Aber auch dann gäbe es das Problem, dass Kollegen wenig Neigung hätten, jemand mit langjähriger Therapieerfahrung und einem solchen Krankheitsbild zu übernehmen, da es massenhaft leichtere und somit Erfolg versprechendere Fälle gäbe.

Das heißt für mich: zwei Jahre überhaupt keine Therapie (Überbrückungssitzungen einmal im Monat werde ich in Ermangelung eines Therapeuten / einer Therapeutin ja nicht haben) und danach wohl kaum (da Burnout sich zur Volkskrankheit auswächst, dürfte es auch noch in zwei Jahren eine Klientenschwemme geben).

Diese Nachricht, ohnehin schon furchtbar, wurde gänzlich empathiefrei und mit einer Gleichgültigkeit und Kälte vorgetragen, die mich frieren ließ. Irgendwelche Hinweise, was ich stattdessen machen könne, gab es nicht. Immerhin gestattete Frau K. mir, mich im Dezember oder Januar wieder zu melden (ohne Gewähr, ob ich auf ihre Vor-Warteliste käme). Falls sie mich nach den zwei Jahren in Anschauung nehmen wollte, würde sie sich nebst den fünf probatorischen Sitzungen weitere Probesitzungen ausbedingen, um zu sehen, ob sie mit mir zusammenarbeiten will (unwahrscheinlich, wenn ich so unwillkommen bin).

Mein Neurologe, bei dem ich zum Glück am selben Tag einen Termin hatte, nannte mir als Möglichkeit die psychiatrische Institutsambulanz der A.Klinik. Laut Internetseite kennt man sich dort mit Traumafällen und deren Behandlung aus. Die Mitarbeiterin der Annahmestelle der Institutsambulanz verhielt sich aber dermaßen barsch, dass ich mich nicht traue, da noch einmal anzurufen, um, wie geheißen, die Kollegin zu kontaktieren. Leider macht dies die Schwelle für mich auch sehr hoch, mich bei Suizidgefahr in die A.Klinik einweisen zu lassen. Das ist angesichts der fremdgefährdenden Anteile etwas ungünstig.

So weit mein Fall: keine Hoffnung auf Heilung mehr. Ob ich daran zerbreche, ist einerseits mein persönliches Problem und das meiner nahen Menschen, die mich mögen und um mich kämpfen. Andererseits war den Äußerungen von Frau K. klar zu entnehmen, dass ein enorm hoher Prozentsatz an schwer Traumatisierten ohne therapeutische Hilfe bleiben wird. Was bleibt diesen Menschen also an Möglichkeiten, außer sich umzubringen oder sich durch eine Sucht „wegzumachen?“ Leider nicht selten, dass sie ihre Frustration oder Verzweiflung ausagieren, indem sie selbst erlittene Gewalt an Schwächere weitergeben, was Neutraumatisierungen, Krankheiten, Verletzungen und damit volkswirtschaftliche Schäden auslöst. Es handelt sich also durchaus um ein gesellschaftliches Problem, und es müssen unbedingt Strukturen geschaffen werden, dass abgewiesene Hilfesuchende aufgefangen werden können.

Dass ich nun trotzdem um Ihre Hilfe bitte, um mir Namen weiterer TherapeutInnen und Institutionen, die ambulant behandeln, nennen zu lassen, liegt an einem ermutigenden Telefonat mit einer Mitarbeiterin der Telefonischen Anlaufstelle des *Unabhängigen Beauftragten Sexueller Missbrauch* und der Zusage einer freundlichen Frau vom Integrationsfachdienst, für mich telefonische Erstkontakte zu TherapeutInnen herzustellen. Laut Telefonischer Anlaufstelle kann man bei der Krankenkasse einen Erstattungsantrag stellen, wenn man von vier KassentherapeutInnen abgelehnt worden ist. Einige (leider nicht alle) Krankenkassen übernehmen dann die Kosten für Therapie bei privaten TherapeutInnen.

Anbei eine Liste von TherapeutInnen, die Sie mir – ich habe mich ja schon einmal an Sie gewandt – nannten und die ich schon kontaktiert habe:

Name	Kontakt	Ergebnis
H. K.	2011	Sagte auf meine Frage, ob sie bereit sei, mir ein empathisches Gegenüber zu sein und mir Gefühle zu spiegeln, es läge ihr nicht, Patienten zu bemuttern (sollte sie auch gar nicht, ich will nur kein kaltes, mitgefühlsmüdes Gegenüber, aber das war nicht kommunizierbar).
S. R., Verhaltenstherapeut	2011	Freundlich, aber peinlich genau methodentreu (dann fühle ich mich nicht sicher, weil mein Problem sehr komplex ist und eines gedanklich souveränen Gegenübers bedarf).
K. K.	2011 und 2012	2011 freundlich, 2012 s. o. [Frau K. in der Mail]
B. G.	2011	Empörung, dass ich sie von Ihnen gegrüßt habe. Wir seien weder verwandt noch verschwägert. – So vorverurteilt, konnte ich kein Vertrauen fassen und sagte ab.
A. Z., Verhaltenstherapeutin	2011 bis heute	Gesprächshabitus hervorragend, sehr bedauerlich, dass sie sich mit meinem Fall überfordert fühlt.
G. E.	2011	Höflich und korrekt, könne zurzeit nicht mehr Patienten annehmen, denn sie müsse auf ihre Psychohygiene achten.

Für Ihre Unterstützung herzlichen Dank im Voraus!

Mit freundlichen Grüßen …

Hier meine Antwort:

Liebe Frau ..., herzlichen Dank für Ihre E-Mail und den Anhang. Ich erzähle Ihnen mal, wie es mir beim Lesen ging: Meine Arme wurden schwerer und schwerer, ich schwankte zwischen Entsetzen und Verständnis und Resignation und Zorn. Ja, genau so wird es gewesen sein, und was Sie erlebt haben, könnte bundesweit in gleicher Weise passieren. Es ist einfach zum Auswachsen. Niemand meint es böse, alle sind überfordert – und Sie als Klientin sind auf der Strecke geblieben. Alle diese KollegInnen habe ich ausgebildet, sie sind alle gut, sie geben sich alle Mühe – und trotzdem sind sie einfach so oft am Ende mit ihrem Latein, wie ich jetzt hier. Was können wir bloß tun, um Ihnen und den anderen Ratsuchenden gerecht zu werden?

In Ihrem konkreten Fall zunächst einmal: Weitersuchen. Geben Sie bloß nicht auf. Irgendwo da draußen ist jemand, mit dem Sie arbeiten werden: Freundlich, mitfühlend, klar, mit guten Ideen und trotzdem immer so an Ihrer Seite, dass Sie es spüren können. Und wenn Sie irritiert sind und meinen, dass die TherapeutIn gerade Mist macht, sitzt sie da, hört zu, nickt und denkt nach. Dann sagt sie – aufrichtig und nicht technisch – so etwas in der Art, dass sie nachdenkt, wie sie bloß darauf gekommen ist, etwas zu sagen, das so irritierend wirkt auf Sie. Und dann fragt sie: „Könnten Sie mir mehr dazu erzählen? – Und danke für Ihr Vertrauen, dass Sie mir das überhaupt gesagt haben, was Sie so irritiert hat." Mit anderen Worten: Irgendwo ist eine KollegIn, die zwar auch nicht perfekt ist – so jemand gibt es nicht –, aber die nicht narzisstisch gekränkt ist, wenn Sie Vorschläge von ihr ablehnen oder Äußerungen infrage stellen oder ihr Ihre zerstörerischen Anteile zeigen. Die keine Angst hat vor Ihnen, vor Ihren ungewöhnlichen, sie quälenden, aber auch ihren originellen und einfach einmaligen Seiten; sondern die sich freut, dass Sie bereit sind, sie ihr zu zeigen. Die vor allem freundlich und verlässlich an Ihrer Seite sein und sie am Ärmel zupfen will (im übertragenen Sinne): „Kommen Sie, Sie können da raus, wo Sie es gerade so aussichtslos finden. Dooooch, wir schauen uns das an, nur Mut!" Und dann schaut sie mit Ihnen, und dann merken Sie, wie viele gute Ideen aus Ihrem Innern alle guten Vorschläge, die Sie von der Therapeutin akzeptieren können, ergänzen könnten. Sie merken, dass alles da ist, aber dass es nur geht, das zusammenzubekommen, wenn außen jemand dabei hilft, ohne etwas zu verurteilen. Eine Person, die Sie als Autorität akzeptieren können, aber die Sie – und die sich – immer wieder infrage stellt.

Ja, so jemanden gibt es. Und zwar gar nicht so selten. Diese KollegIn wird versuchen, mit jeder einzelnen KlientIn so sorgsam zu sein. Und dann muss sie versuchen, nicht auszubrennen, wenn sich die Erfolge nicht sofort einstellen, wenn es dauert, wenn es Rückschläge gibt, wenn die Krankenkasse nicht mehr zahlen will, wenn ... Ach, das kennen Sie ja.

So, jetzt haben wir beide tief geseufzt, gell? Hm, ich gebe Ihnen mal weitere Adressen, vielleicht müssen Sie doch ein wenig fahren? Hier noch ein paar Ideen (Anm. MH: und dann habe ich ihr noch eine Liste weiterer KollegInnen angehängt).

Bitte informieren Sie mich weiter, ich höre zu und hoffe inständig, dass es Ihnen vergönnt sein möge, bald jemand Gutes zu finden. Und darf ich Ihre E-Mail – natürlich anonymisiert – in meinem Buch verwenden?

Hier die Antwort:

> Danke!!! Ich bin tief berührt von Ihrer prompten, tröstlichen, liebevollen, hilfreichen Reaktion!
>
> Diese Botschaften kommen bei mir an:
>
> Sie signalisieren, dass *Sie* mich annehmen.
>
> Sie vertrauen, dass ich auch so, wie ich bin, Hilfe bekommen kann, ja werde. Sie weisen mich darauf hin, dass ich auch innerhalb einer Therapie Irritationen erleben kann, und zwar ohne dass mein therapeutisches Gegenüber mich ablehnt – sei es, dass ich versehentlich getriggert worden bin, sei es, dass ich bewusst herausgefordert wurde, damit ich lerne. (Das tut dann schon weh, aber lässt sich klären und auch nicht vermeiden, wenn ich mich verändern und weiterkommen will.)
>
> Sie lassen mich hoffen, dass ich jemanden finden könnte, der ohne Angst vor meinen originellen Seiten ist. So hätte ich vielleicht sogar die Chance, stummen oder wenig beredten Teilen von mir eine Stimme zu geben – indem ich Bilder zeigen darf oder meinen selbst gedrehten Film.
>
> Und Sie lassen mich hoffen, dass ich jemanden finden könnte, der bereit ist, mich mit Geduld und Einfühlung zu begleiten, damit ich es schaffe, mit gefürchteten Teilen meines Ichs in Kontakt zu kommen, deren Potenzial schätzen zu lernen und lebbar zu machen.
>
> Danke für die Namen und detaillierten Adressen von Traumatherapeutinnen!
>
> Danke für Ihre Fürsorge und Ihr Interesse, Weiteres über meine Suche zu hören!
>
> Und ich bin einverstanden damit, dass Sie meine Mail und meinen Brief für Ihr Buch verwenden. Wenn ich zum Thema etwas beitragen kann, freue ich mich.
>
> Mit herzlichen Grüßen

Ist es nicht eine wirkliche Schande für unseren Berufsstand und diese Gesellschaft, dass diese so hoch motivierte, offenbar auch sehr intelligente und immer noch berufstätige, aber sehr verzweifelte Frau so lange nach angemessener Unterstützung suchen muss?

12.1 Die Beziehung zur TherapeutIn

Ja, es ist ein Elend: Nur ein kleiner Bruchteil der so ernsthaft verletzten und sich selbst und andere (potenziell) verletzenden Menschen bekommt die Chance, in einer Psychotherapie oder auch nur in einer stationären oder beraterisch verlässlichen Helfersituation zu lernen. Viele machen auf ihrer Odyssee hier und da mal die Erfahrung, dass da jemand für sie Gutes ist, sie beginnen sich aufzuschließen, sich anzuvertrauen – und dann ist schon wieder Schluss. Weil die Kasse nicht mehr zahlen will, weil die TherapeutIn Angst vor den dunklen Innenwelten ihrer KlientIn bekommt, weil diese früh traumatisierten Mensch anstrengend sind, weil sich nach dem Motto „Zwei Schritte vor, einen zurück" immer wieder Probleme einstellen; weil es viele Komorbiditäten gibt (Süchte, Essstörungen, schwere Selbstverletzungen, Suizidalität, Fremdgefährdungen ... und die Profis nicht wissen, wo anfangen, welche Anträge zuerst). Und so weiter.

Andererseits: Von diesen so „schwierigen" Menschen gibt es immer mehr. Und dann kann doch eine vernünftige Ausbildung aller im pädagogischen sowie Sozial- und Gesundheitswesen nur beinhalten: Liebe KollegInnen, lernt, mit diesen Menschen umzugehen! Dazu passen auch die Interviews mit Karl Heinz Brisch und Marianne Wick in diesem Band. Und ich füge hinzu: Es ist doch überhaupt nicht so schwer, traut euch mal ran an die „dunklen Ecken" in der KlientIn!

Natürlich ist eines entscheidend: Der Aufbau einer verlässlichen und ausreichend vertrauensvollen Beziehung (siehe Kapitel 14 „Begegnung"). Manche Ratsuchenden brauchen viel Distanz und freundliche Nüchternheit im Kontakt, andere würden davonlaufen, wenn sie nicht spüren würden, dass sie gemocht und mit Wärme in den Augen angeschaut werden. Viele früh Traumatisierte und vor allem so gut wie alle, die überhaupt keine sicheren und verlässlichen Bindungspersonen hatten, sind äußerst misstrauisch und scheu. Eine „blöde" Bemerkung, eine Unsicherheit, ein Augenbrauenzucken beim Gegenüber – schon werden die Fühler wieder ins Schneckenhaus zurückgezogen: Oh – zu gefährlich. Nichts wie weg hier!

Ich kann mich noch gut bei meinen eigenen Psychotherapien erinnern, wie genau ich mein Gegenüber gescannt habe: Müde? Fahrig? Unkonzentriert? Nervös? Zuckt zurück, weil ich etwas Bestimmtes gesagt habe? Satt-selbstzufriedene Ausstrahlung? Freude am Ausüben von Macht? Gönnerhaft? Entwertend? Kalt? – Und schon waren innerlich meine Jalousien wieder heruntergelassen. Vertrauen aufzubauen ist nämlich eine verdammt schwere Angelegenheit – auf beiden Seiten. Ich hoffe, dass jeder professionell helfende Mensch mindestens eine Psychotherapie gemacht hat. Das ist nicht nur deswegen gut, weil man lernt, sich mit sich in einer helfenden Beziehung auseinanderzusetzen. Sondern weil es wichtig ist, die Position der KlientIn zu kennen, um nie nachzulassen, später selbst achtsam an diese so zarte und kostbare Beziehung heranzugehen, immer wieder aufs Neue.

Es ist wirklich eine stete Herausforderung, für eine KlientIn über eine längere Zeit immer wieder eine Atmosphäre von Verlässlichkeit und unnarzisstischer, achtsam-freundlicher Aufmerksamkeit zu schaffen. Und für die KlientIn ist es eine enorme Herausforderung, nicht davonzulaufen, vor allem, wenn es die üblichen Schwierigkeiten gibt: Probleme mit der Finanzierung dieser Beziehungsarbeit. Frust, wenn sich nicht rasch etwas bessert, und die Schmerzen, die inneren Qualen, der furchtbare Drang ... immer noch nicht wirklich besser geworden sind. Wenn es Ablenkungen gibt durch andere Beziehungen, etwa eine neue Verliebtheit oder ein Wiederaufleben alter, wenn auch problematischer Kontakte. Wenn es zu Krankenhaus- oder Gefängnisaufenthalten bzw. juristischen Verfahren kommt, die alle Beteiligten in Atem halten. Wenn Wohnungs- und Finanznot herrscht. Wenn neue Wunden geschlagen oder alte aufgerissen werden – auch in der therapeutischen Beziehungserfahrung. Hier gilt es auf beiden Seiten, die Motivation immer wieder aufzurichten bzw. hochzuhalten und dafür zu sorgen, dass sich Erfolge einstellen – und dass auch die kleinsten Fortschritte gewürdigt und gefeiert werden.

Bei kassenfinanzierten Therapien kann das bedeuten: Immer wieder sollte die TherapeutIn mit der KlientIn darauf achten, dass „man ja etwas Gutes in den Antrag schreiben muss", dass man also Erfolge berichten sollte, damit eine Fortsetzung der Therapie genehmigt wird. Daher hilft es sehr, immer wieder darauf zu achten, dass tatsächlich solche nachvollziehbaren Erfolge erreicht wurden und werden: Symptome erst einmal nicht zu verschlimmern, sondern eher hier und da schon einmal zu verbessern ist ein erster Schritt. Mehr Boden unter den Füßen zu haben, was Wohnung, Arbeit / Ausbildung, Geld, Gerichtsverfahren, Anträge etc. angeht, kann ein solcher erster wichtiger Schritt sein. Da empfehle ich eine Behandlungsplanung, wie ich sie u.a. im Buch „Viele sein" beschrieben habe. Hier eine Grafik dazu:

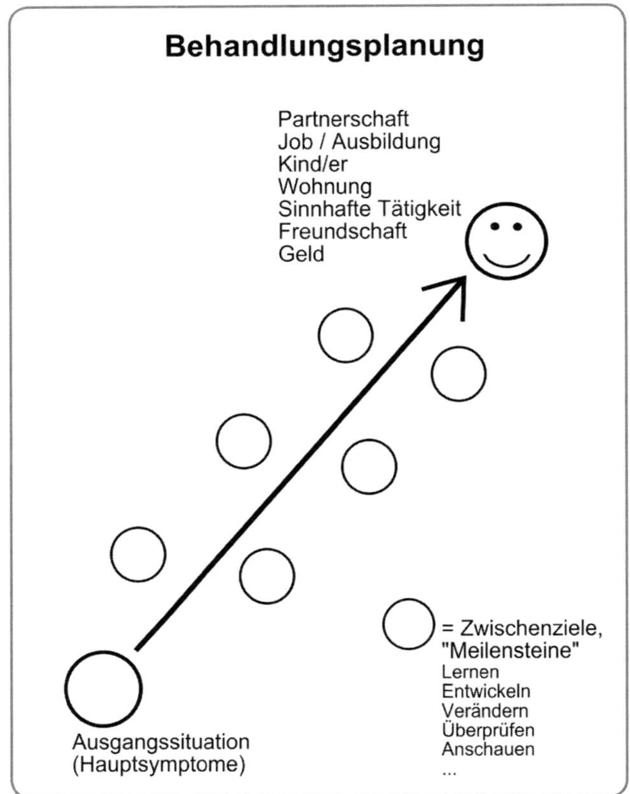

Abbildung 7: Behandlungsplanung

Und während an so ganz basalen Themen gearbeitet wird, baut man Schritt für Schritt eine vertrauensvolle Arbeitsbeziehung auf.

Natürlich funken einem nach kurzer Zeit die Täterintrojekte, andere skeptische Innenanteile und vielleicht auch äußere Personen mit anderen Interessen dazwischen. Das ist völlig normal. Dann gilt es, die Aufmerksamkeit dorthin zu wenden.

12.2 Innere Landkarten

Sehr gut sind innere Landkarten: Welche Persönlichkeitsanteile gibt es? Diese inneren Landkarten sind nicht gleichzusetzen mit Diagnosen. Sondern sie beschreiben bildlich, wie eine KlientIn ihre Innenwelt zusammengesetzt sieht. Die Anleitung dazu könnte sprachlich zum Beispiel so lauten: „Wie sind Sie manchmal? Können

Sie versuchen, auf einem Bild zu skizzieren (oder mit einzelnen Kärtchen oder Figuren ...), welche ‚Seinszustände' Sie kennen? Wir suchen dabei nach Zuständen von Denken-Fühlen-Verhalten. Wenn Sie z. B. Hobby-MusikerIn sind, dann könnte es sein, dass es in Ihrem Innern eine ‚MusikerIn' gibt. Sobald Sie in diesem Zustand sind, denken Sie auf eine bestimmte Weise, fühlen auf eine bestimmte Weise und verhalten sich auf eine bestimmte Weise. Vielleicht ist ihre musische Seite aber so in Sie integriert, dass sie das nicht als einen einzelnen ‚Seinszustand' erleben, sondern als einen fließenden Übergang zu Ihrem Alltags-Ich. Dann kann es vielleicht andere Seinszustände geben: Ein inneres Kind zum Beispiel, das Sie in einem bestimmten Alter in sich fühlen; wenn das ‚Kind' in Ihnen ‚vorne' ist, haben Sie das Bedürfnis, so zu denken, zu fühlen, zu sprechen oder zu handeln wie dieses Kind, das Sie einmal waren. Vielleicht merken Sie sogar erst, dass dieses ‚Kind' ‚da' war, wenn man es Ihnen erzählt? Oder Sie haben so etwas gar nicht? Auch gut. Wenn doch: Möglicherweise können Sie es symbolisch darstellen? Vielleicht nehmen Sie ja das eine oder andere Sonstige in sich wahr, das eher nicht identisch ist mit ihrem normalen Alltags-Ich, etwas, wo Sie „anders", vielleicht sogar für Sie selbst manchmal unverständlich anders sind. Denken Sie dabei auch an innere Anteile oder Zustände, auch an abgespaltene ‚Dinge' oder ‚Leute', die offenbar in Ihnen leben – manche Leute haben so etwas –, die Sie aber weder mögen noch als so recht zu sich gehörig betrachten. Aber Sie wissen, dass sie da sind, und manchmal kommt das aus Ihnen heraus. Versuchen Sie bitte, diese ‚Seinszustände' oder, wie auch immer Sie das nennen würden, als eine Figur, eine Farbe oder Form oder als sonstige Gestalt zu symbolisieren und aufzumalen oder zu schreiben, in eine kleine Skulptur zu verwandeln oder wie auch immer Sie das machen möchten. Und geben Sie dann auch Ihrem Alltags-Ich – vielleicht gibt es ja davon auch mehrere – jeweils ein Symbol."

Eine solche Einladung zu früh auszusprechen, wenn die Beziehung noch nicht tragfähig genug ist, wird bei Menschen, die sich ja in der Regel schämen für ihre inneren teilweise oder vollständig abgespaltenen Zustände bzw. Anteile, wenig Erfolg haben. Ist die Beziehung aber ausreichend vertrauensvoll für die KlientIn, dann kann es sein, dass Sie nach kurzer Zeit eine ganze Reihe von solchen Symbolen mit ihr zusammen anschauen können. Diese „Draufsicht" kann – je nachdem wie fragmentiert eine Persönlichkeit ist – ermöglichen, die Anteile zu gruppieren und auf diese Weise Zusammenhänge und die Psychodynamik eines ganzen Persönlichkeitssystems zu verstehen.

Innere Landkarten bei dissoziativen Menschen enthalten oft folgende Elemente: das unbeschwerte Kind, traumatisierte Kind-Anteile, innere BeobachterInnen, innere HelferInnen, Bereiche der Persönlichkeit mit bestimmten Fähigkeiten und Talenten, grenzwertige Anteile wie etwa „WächterInnen", aggressive BeschützerInnen; dann täterloyale Anteile („selbst schuld“; „verliebt” in Täter) sowie täteridentifizierte Anteile („Wir haben die Macht und werden durchsetzen, was wir wollen“).

Als Beispiel eine innere Landkarte (von F. H. – danke!) in Form von bemalten Matrioschka-Figürchen:

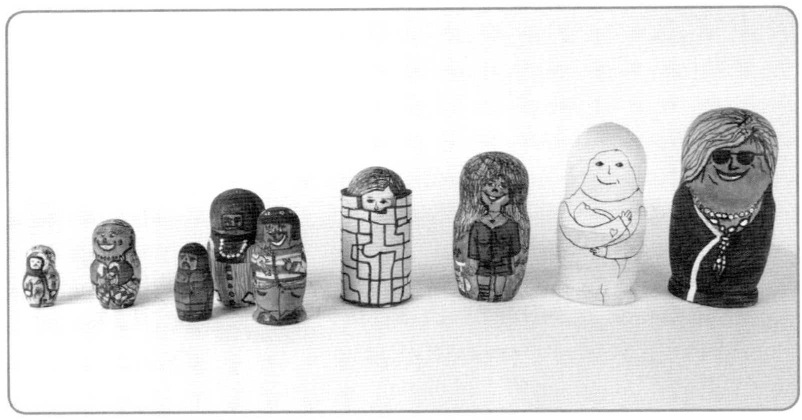

Abbildung 8: Innere Landkarte 1

Und hier ein anderes Beispiel einer inneren Landkarte von den Ks (danke!):

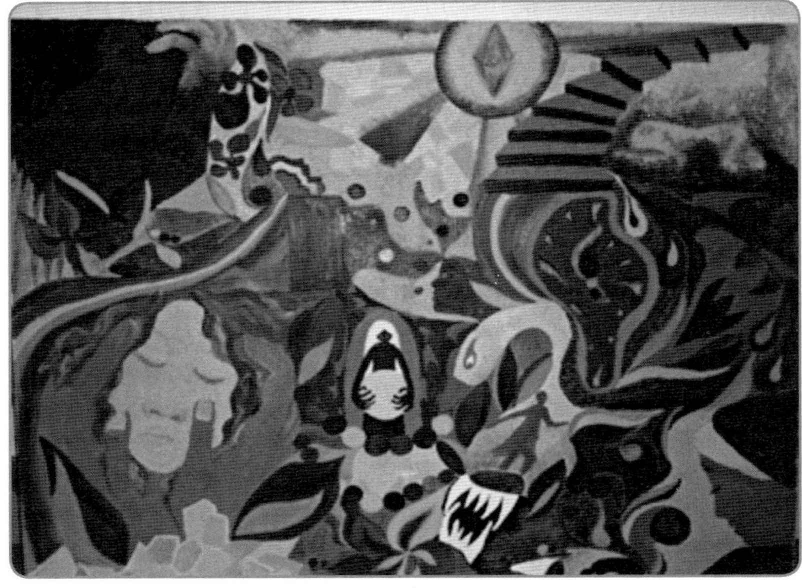

Abbildung 9: Innere Landkarte 2

Nachdem sie eine eine Weile in Therapie gewesen war, malte die junge Frau eine neue innere Landkarte:

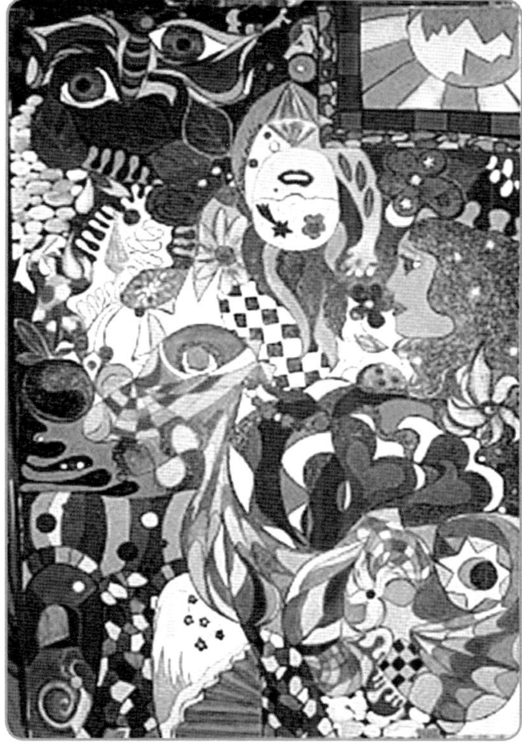

Abbildung 10: Innere Landkarte 3

Ihr Kommentar zu beiden Bildern ist sicher interessant und trägt zum Verständnis dieser – wie ich finde – künstlerischen Bilder bei:

> An beiden Landkarten haben wir jeweils mehrere Wochen bis Monate gemalt. Sie waren nicht von vornherein als „Landkarten" geplant. Wir haben versucht, so viel wie möglich von dem, was wir gerade von allen wahrnehmen konnten oder wer wo gerade „steht", auf ein Bild zu bekommen. Neu war, dass nicht Einzelne nur etwas gemalt haben, was sie gerade beschäftigt, sondern dass wir es geschafft haben, das Bild lange stehen zu lassen und zu warten, wer etwas ergänzen möchte. Die beiden Bilder sind echtes „Teamwork". Manche von uns haben sich auch einzelne Elemente zusammen erarbeitet: Eine/r hat die Idee, jemand anders macht eine Skizze, wieder jemand anders überlegt die Farben oder malt einfach drauf los, ergänzt ... usw.

Zu Abbildung 9:

Da ist Gutes und Beängstigendes, manches klar, manches diffus, manches alt, manches neu, zum Teil nicht sicher, woher.

Von links oben im Uhrzeigersinn zu dem, was wir in Worte bekommen:

Eine Erwachsene, die langsam zu ahnen beginnt. Kinder, die stumm schreien (Gesichter). Kinder, die sich nach Licht, Wärme und Schönem sehnen (Kristall, Strahlen um Scherben herum). Kinder, die nur Schönes kennen dazwischen (Regenbogen) oder andere trösten können (Blumen, Seifenblasen). Persönlichkeiten, die Heilsames gefährlich finden (Schwert). Eine Treppe zum besseren Verstehen, unter der das Grauen lauert und etwas, mit dem man für immer einsam bleiben muss. Eingeschlossene Tränen – heilsame und schmerzhafte und nie geweinte. Zeitverluste (Uhr). Die Schwanenmutter, die versucht, Schutz zu geben. Darunter eine nicht greifbare Seele in Not, darunter Introjekte – die scharfen Zähne und die verurteilende Beobachterin. Unten rechts in der Ecke J. (sehr emotionale und bewusste ANP). Dazwischen das Blau steht für das leere Nichts. In der Mitte ein Kind, das sich wie ein Monster fühlt und verzweifelt Wärme sucht, sie aber nicht an sich heranlassen kann. Die Perlenketten aus Persönlichkeiten, die versuchen, sich untereinander zu verbinden. Unten links ein Scherbenhaufen aus welchen von uns, die einander nicht kennen, sich mit nichts verbinden können und wie eingefroren wirken. Tröstende Hände – sie stehen für die Therapie, für unsere Partnerin und für eine unerwartete liebevolle Begleiterin in der Not. Eine geöffnete Tür, durch die sich niemand zu gehen traut. Das Wasserglas ... für den Prozess.

Zu Abbildung 10:

Viel mehr Ressourcen, deutlichere Konturen. Wiederkehrend: die Tür, davor die Schnecke für die Entscheidung, sehr langsam zu sein. Der Mond für die Mahnung, vorsichtig und in der Nähe des Lichts zu bleiben. Die Treppe, umschlossen von denen, die sich zusammenfinden konnten, um gemeinsam bei bestimmten Prozessen zu helfen. Im Torbogen die Suizidalität, die wir gemeinsam ernst genommen und angenommen haben und der wir einen sicheren Ort im Bild, nicht im Leben gegeben haben. Einzelne Steine, deutlich konturiert, nicht zuzuordnen erst mal. Der freundliche, liebevolle, „königliche“ Drache hat viel neues Ressourcen-Ko-Bewusstsein vereint. Die „große Mutter“ (Sternenhimmel-Haare), nie real, nie verinnerlichbar, aber schön und beruhigend im Bild. „Die Irre“ – kopfüber, maskiert, strahlend, charmant, kein oder toter Körperbezug (blaue Arme, Schneidedruck). Hoffnung im blauen Kristall. Erarbeitetes Gutes rechts oben, mühsam zusammengebastelt und zu schützen versucht. Eingefrorene, denen wir zu helfen versuchen: grau oben in der Mitte. Die Augen links oben stehen für den Kampf um die Zuordnung und das Festhalten verschiedener Realitäten. Links in der Mitte der auferstehende Vogel – ein sehr wertvolles Geschenk. Links daneben die um Gleichgewicht bemühte bunte „Nana“.

Ich kann immer nur staunen ob solch kreativer Vielfalt, die sich in immer stärkerer Weise als eine „Einheit in der Vielfalt“ erleben kann. Solche Menschen wurden früher schlicht als „Schizophrene“ verkannt!

Eine andere Frau (danke Frau Z.!) entdeckte durch ein von ihr gemaltes Bild (s. Abbildung 11), dass sie zu diesem Zeitpunkt noch Täterkontakt hatte. Und zwar fiel es ihr in einer Live-Supervision zusammen mit ihrer Therapeutin ein, während ich mit ihr sprach. Ich fragte sie nämlich, ob ihr zu diesen blauen Augen, die sie „überwachten“, etwas einfiele. „Nein, eigentlich nicht“, sagte sie. „Hm“, sagte ich, „Sie selbst haben ja keine blauen Augen ...“ – „Das stimmt, meine Augen sind dunkel“, sagte sie. Und ich fragte weiter: „Sie wissen nicht, was Ihr Unbewusstes mit diesen blauen Augen signalisiert hat?“ – „Nein!“ Sie schaute mich ratlos an. Ich atmete einmal ein und einmal aus, und dann wagte ich es: „Gibt es jemanden in Ihrer Familie, der blaue Augen hatte?“ – „Ja, mein Vater hat blaue Augen!“ Bingo. Den Rest der Stunde verbrachten wir damit, dass Frau Z. und ihre vielen Innen-Anteile diese Information „verdauten“. Frau Z. ist eine kluge Frau. Sie war einfach nur „blind für den Verrat“. Sie realisierte zu diesem Zeitpunkt in ihrer Alltagspersönlichkeit noch nicht, dass ihr Vater sie immer noch quälte. In ihrer Alltagspersönlichkeit war sie bis zu diesem Moment überzeugt gewesen, dass ihr Vater längst fern von ihr war. Um sie aus ihrer Schreckreaktion etwas herauszuholen, fragte ich dann, was wohl die „Ds“ auf ihrem Bild bedeuteten. Das war einfacher für sie: Die „Ds“ signalisierten, so Frau Z. – und das habe sie bewusst so gemalt –, dass es noch einige „destruktive“ Anteile in ihr gab, die bislang noch draußen geblieben waren aus dem therapeutischen Prozess. Trotzdem ergab alles zusammen bereits eine Figur: ein Gesicht. Auch das war ihr bis zu diesem Augenblick gar nicht bewusst geworden. Doch beim Hinschauen in dieser Therapiestunde verstand sie es, und wir konnten darüber sprechen:

Der Mund schwieg und beobachtete nur. Die Augen überwachten alles und waren mächtig; gemeinsam mit den Ds beherrschten sie die Figur in der Mitte. Dort war schon etwas zusammengewachsen, was ein Fortschritt war im Vergleich zu ihrem früheren Selbstgefühl von Zerrissenheit. Aber jetzt galt es offenbar, den Ds, den Augen und der Beobachterin, die „vielleicht auch sprechen könnte“, in der Therapie mehr Raum zu geben.

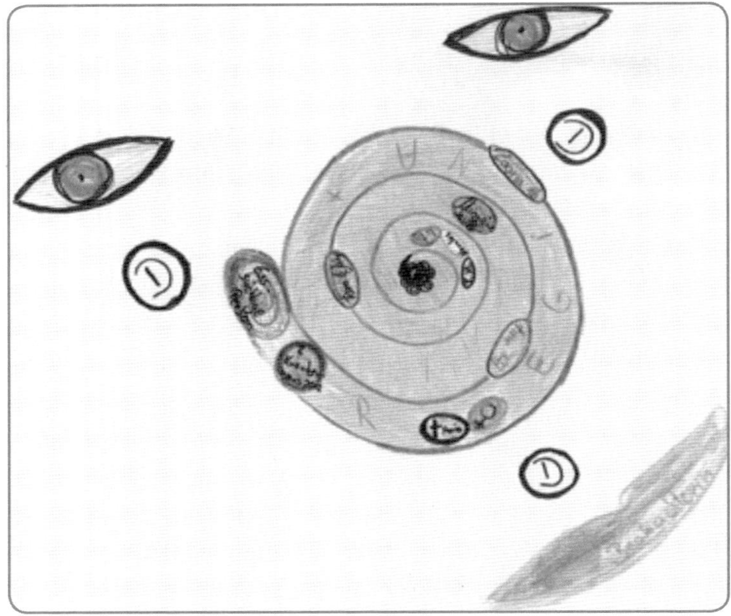

Abbildung 11

Sie können an diesen Bildern erkennen, wie wertvoll es sein kann, nicht sprachliche Therapieverfahren wie Kunsttherapie, Ergo- und Gestaltungstherapie in die Arbeit mit einzubeziehen. Wie viel mehr alle Beteiligten hinterher wissen können, als sie vorher wussten (siehe Interview 5 mit Renate Stachetzki in diesem Buch).

Wenn deutlich geworden ist, dass es noch destruktive oder boykottierende Anteile der Persönlichkeit gibt, die bislang nicht in die Therapie mit einbezogen waren, führt das für viele KlientInnen häufig zunächst zu einer Krise: „Ich habe doch schon sooo viel gearbeitet, und da ist immer noch so etwas Zerstörerisches, immer noch so viel ‚anti'. Ich merke das an Schmerzen, und manchmal, wenn Sie etwas sagen, lacht es hämisch in meinem Kopf", sagte einmal eine KlientIn zu mir. Eine andere klagte: „Die werden nie, nie, nie mit Ihnen reden!" Und doch war es gar nicht so schwer, als wir es dann versuchten. Denn sobald ich ein ernsthaftes Interesse signalisiere, wirklich zuzuhören, bekomme ich Kontakt auch mit den boykottierenden oder destruktiven Innenanteilen einer Persönlichkeit. Auch und sogar ganz besonders, wenn die Persönlichkeit hoch dissoziativ ist, also Ego-States hat oder eine dissoziative Identität (multiple Persönlichkeit). Viele KollegInnen fürchten die Arbeit mit solchen KlientInnen, aber auch hier möchte ich eine Ermutigung aussprechen und werde einige Beispiele in diesem Buch dafür bringen (siehe: Interview 7 mit Sandra, oder Interview 4 mit Frau K.).

12.3 Hinweise für die Arbeit mit schwierigen Persönlichkeitsanteilen

Bevor ich auf diese direkten Gespräche mit Täterintrojekten eingehe, hier noch ein paar Hinweise: Wenn Sie sich an die Arbeit machen, sehr tabuisierte und „schwierige" Persönlichkeitsbereiche in der KlientIn zusammen anzuschauen, schauen Sie doch vielleicht, ob Sie die Voraussetzungen dafür haben (siehe Kapitel 10 „Therapie – aber wie?").

Das Allererste ist natürlich: Haben Sie eine vertrauensvolle therapeutische (oder beraterische) Beziehung zusammen geschaffen?

Das Zweite ist: Gibt es für die KlientIn schon wenigstens minimal das Gefühl, „Boden unter den Füßen" zu haben?

Das Dritte ist: Gibt es ein Einvernehmen darüber, dass alle Anteile und Bereiche (und bei hoch dissoziativen Menschen: alle „Leute da innen") in der Therapie willkommen sind?

Das Vierte ist: Kann die Alltagspersönlichkeit (bei hoch dissoziativen Menschen: die Alltagspersönlichkeiten) immer wieder doch im Alltag „funktionieren", wie es dringend nötig ist?

Und **das Fünfte**: Bestehen noch destruktive Kontakte zu anderen Menschen und ist die KlientIn bereit, darüber mit Ihnen nachzudenken? Dann erst kann man sich mehr und mehr den schwierigeren Anteilen da drinnen zuwenden.

In einem ausführlichen Fallbericht von Renate Stachetzki, der Selbstdarstellung der Klientin Frau K. und den Gesprächssequenzen, die ich mit Frau K. bei der Live-Supervision in der Klinik geführt habe (Kapitel 15 und die Interviews 3 und 4), möchte ich beispielhaft zeigen, wie die Arbeit mit den angeblich so unaushaltbar schwierigen „Anti-Persönlichkeits-Anteilen" (oder den anderen „Leuten da drinnen") aussehen kann.

13. Der Krampfanfall – Ausdruck eines inneren Kampfes

Zunächst eine Abbitte: Vielleicht habe ich in meinen Büchern und in meinen Vorträgen und in meinen Lehrveranstaltungen oft zu forsch darauf bestanden, dass es KlientInnen rascher besser gehen soll. Immer habe ich versucht zu sagen, dass es Zeit braucht, Zeit für alles, doch wahrscheinlich, nur allzu wahrscheinlich bin auch ich der Versuchung erlegen, einfache Ansagen zu machen: Sie sollten sich innerhalb weniger Minuten reorientieren können in Raum und Zeit. Sie sollten sich an Regeln halten, unbedingt. Sie sollten ...

... und dann die Praxis

Das langsame und zähe und mühsame Reorientieren aus furchtbaren Abreaktionen zum Beispiel. Ich habe eine Klientin auf deren Wunsch am Ende der Stunde verlassen, um nach zehn Minuten nach ihr zu schauen und sie zu verabschieden – und finde sie in tiefer Abreaktion vor: Sie liegt auf dem Behandlungssofa, die Wülste über den Augenbrauen und den geschlossenen Augen zucken wild, der Körper krampft, die Atmung geht sehr schnell und sehr flach, es ist eher eine Art Schnappatmung. Ich spreche, wie immer, ruhig und klar und freundlich, bitte alles innen, mitzuhelfen, dass etwas „nach vorn kommen kann, das sich in Raum und Zeit orientieren kann" – und bemerke, wie die Klientin sich abmüht:

Die Augen werden, wie zugeklebt sind sie, aufgerissen, der Blick irrt hin und her, die Pupillen weit, weit oben, hin und her und hin und her rast der Augapfel, niemand könnte das spielen, das ist wirklich eine echte große Anstrengung. Der Blick versucht verzweifelt, sich an etwas festzuhalten, an einem Gegenstand im Raum, an einer Lampe vielleicht, einem Buch im Regal, einem Kuscheltier da drüben, der Lehne eines Stuhls – und mit ungeheurem Aufwand wird der Kopf gehoben. Die Hand, die rastlos den Igelball knetet, versucht ihn loszulassen, los – zu – lassen. Die Finger werden steif gespreizt, irgendwann fällt der Ball heraus, die Hand zuckt zurück zum Gesicht, streicht über die Stirn, die Augen, wieder und wieder, die Kiefer mahlen ... die Augen fallen wieder zu. Ich spreche ruhig und klar: „Bitte die Augen wieder aufmachen. So ist es gut, danke", und die Augen werden wieder aufgerissen, das gleiche rasende verzweifelte Suchen nach einem Halt für den Blick beginnt; der Mund versucht, Worte zu formen, es kommt nur ein dumpfer Laut.

Die junge Frau, die immer so bemüht war, die Contenance zu wahren, versucht erkennbar verzweifelt, aus dem Orkus ihrer inneren Raserei in eine äußere geordnete Form zu kommen. Und das dauert. Sie strengt sich an, so sehr, dass ich immer beruhige. „Schön langsam, ganz ruhig, wir haben Zeit." Bis sie „wieder da" ist und überhaupt in der Lage, mit wegrutschendem rechtem Bein vorsichtig ein paar Schritte zu tun, wird es noch eine halbe Stunde dauern. Ich werde am Schluss eine Stunde überzogen haben. Werde sie zum Auto begleitet haben, Minischritt für Minischritt, werde ihr zugehört haben, wie sie sich windet vor Peinlichkeit: Es tut ihr so leid, sie hätte längst ... Sie versteht auch nicht, wieso. „Ich kann doch jetzt schon wieder ins Haus, es wird schon gehen ..."

Als sie im Auto sitzt, noch quer, weil sie die Beine nicht anziehen kann, und ich sie bitte, erst dann loszufahren, wenn sie sich wirklich dazu in der Lage fühlt, lacht sie: „Ach, das Autofahren geht immer automatisch, ich kann das dann schon", sinkt dann aber bleich zurück und ich bleibe unschlüssig an der geöffneten Autotür stehen, bis sie mich wegschickt, und ich nehme ihr noch das Versprechen ab, mir eine E-Mail zu schreiben, wenn sie daheim angekommen ist. Ich darf nicht bleiben, um zu sehen, ob sie gut losfahren kann, das will sie nicht. Später wird sie mir schreiben (siehe unten), dass sie erst noch zwanzig Minuten eine Konzentrationsübung – ein Puzzle – machen musste, bis sie bereit war loszufahren. Sie wird mich anrufen, im Stau steht sie dann und es ist ja schon spät, sie will mir nur Bescheid sagen, damit ich mir keine Sorgen mache. Ich freue mich und wünsche ihr, dass sie gut nach Hause kommt und dann gut schläft. Morgen wird sie früh aufstehen und wieder mindestens acht bis zehn Stunden in ihrem Betrieb arbeiten.

Was vor dem Krampfanfall geschehen ist

Sie hat mir heute ihre Not geschildert: Ihr Verantwortungsgefühl für ihre Schutzbefohlenen (sie arbeitet in einem sozialen Beruf); die Schikane durch ihre beiden Vorgesetzten – schon so viele KollegInnen haben sich versetzen lassen. Auch sie hat einen Versetzungsantrag vorbereitet, aber dann verliert sie ihr schönes, vertrautes Arbeitszimmer und die freundlichen Gespräche mit den Kolleginnen – die einzigen Sozialkontakte, die sie derzeit hat. Und wie immer haben wir uns am Ende für die Gefühle ihrer inneren traumatisierten Kinder-Anteile Zeit genommen, die in der stationären Traumatherapie mit den vielen Traumabearbeitungssitzungen zu kurz gekommen sind: All der Kummer, der „wie in einem brodelnden Kochtopf" in ihr tobt und für den wir Ventile schaffen, eins nach dem anderen, und manchmal, so wie heute, scheint es gut zu gehen – um dann ganz plötzlich doch in eine massive Dissoziation und den Krampfanfall zu münden.

Sie hatte mir erzählt, dass sie schon mehrfach mit Krampfanfällen in der Notaufnahme eines Krankenhauses war und dass sie einen Notfallzettel in der Tasche hat, der erklärt, dass sie schwer traumatisiert ist, eine dissoziative Identität hat und man ihr Medikamente nur mit ihrer Zustimmung geben soll; weil sie einige Male Szenen mit Ärzten erlebt habe wie: „Stellen Sie sich nicht so an" – „Beim nächsten Mal weisen wir Sie in die Psychiatrie ein". Dass „nebenher" Kommentare gefallen seien wie: „Da können wir jetzt grad niemand reinlegen, da liegt noch der Psychoanfall." Offenbar haben die Ärzte sie unter „Hysterikerin" abgehakt und ihr zu verstehen gegeben, sie könne ja, wenn sie wolle, und sie spiele ihre Krampfanfälle nur.

13.1 Dissoziative Krampfanfälle sind keine „Anstellerei"

Das zeigt, dass diese Kollegen dissoziative Krampfanfälle als „Anstellerei" betrachteten, was nicht stimmt. Richtig ist dagegen, dass es möglich ist, mit viel Umlernen und rechtzeitigem Umsteuern nach und nach die Krampfanfälle zu verhindern. Das ist ein regelrechtes Training, das übrigens auch Epileptiker mit entsprechenden hirnorganischen Befunden gut tut: Man lernt, die Häufung von Stress zu bemerken, das innere Aufschaukeln, die ersten Anzeichen für einen kommenden Krampf, um durch gezieltes Selbstberuhigen, Ablenken, Hilfeaufsuchen etc. den Krampfanfall zu vermeiden. Das ist ein mühsamer und anstrengender Lernprozess, der nur unter Anleitung erfolgen kann. Meine Klientin hat jetzt in einer Klinik gelernt, mit ihren Krampfanfällen umzugehen, und verstanden, dass sie dann kamen, wenn sie sich zu viel zugemutet hat. Beschrieben hat sie mir das so:

„Als wir die Wiedererinnerungen noch nicht hatten, kamen für uns die vielen Gefühle oft ohne Grund und wir wussten nicht, wie wir mit ihnen umgehen konnten. In der Klinik haben wir ein Skills-Training gemacht und vor allem langsam eingesehen, dass wir Viele sind. Und je mehr wir das angenommen haben, desto besser konnten wir mit den Gefühlen umgehen, desto seltener kamen die Krampfanfälle. Aber desto mehr fiel auch der ‚positive' Effekt eines Krampfanfalles weg: Er tötete nämlich alle Gefühle, die sich gerade so furchtbar anfühlten, und nahm den enormen Druck ist weg – und es wurde einfach leer. Der Nachteil war, dass wir einfach keine Kontrolle mehr über den Körper hatten. Und jeder konnte dann mit einem machen, was er wollte. Trotzdem war es früher durchaus erleichternd, als ich noch nicht wusste wohin vor schlimmen Gefühlen, wenn der Krampfanfall gekommen war und die Gefühle weggemacht hatte."

Ihre stationäre Psychotherapeutin hatte ihr damals sehr geholfen, die Zusammenhänge zu verstehen. „Aber auch ohne therapeutische Anleitung haben wir gemerkt, dass der Anfall sich nähert, wenn sich die Gefühle zu sehr auftürmen. Und dass wir dann teilweise in einen alten Film geraten, in dem es viel Angst gibt, geschlagen zu werden. Daher macht der Körper dann oft Abwehrbewegungen. Wenn die Gefühle sich so auftürmen, kämpfen wir wie automatisch gegen sie, und das kostet so viel Kraft. Dann denken wir: ‚Ich kann nicht mehr, jetzt lass ich einfach den Krampfanfall zu, dann ist es vorbei, dann sind die Gefühle weg und es ist wieder Ruhe.' Auch wenn der Preis dafür ist, sich wie ein Zombie, wie ein lebender Toter zu fühlen."

Sie habe sich wie ein Schnellkochtopf vor der Explosion gefühlt, sagte die Alltagsperson in dieser „Viele-Frau", und es kam ihr dann vor, als habe jemand endlich und lange auf das Dampfventil gedrückt, sodass sich die brodelnde Gefühlssuppe wieder beruhigen konnte. Danach habe sie dann stets ihr volles (Arbeits-)Leben wieder aufnehmen können, ohne zu bemerken, dass in ihrem Innern sich wieder der Gefühls-Stress aufstaute, der den nächsten Krampfanfall auslösen würde. Sie konnte es damals nicht merken, dass sie eine multiple Persönlichkeit ist. Damals wusste sie wohl, dass es innere Stimmen gab, und vermutete auch innere Anteile als „eine Art von Ego-States, also irgendwelche inneren Zustände", aber sie hatte bei einem ersten Aufenthalt in einer psychosomatischen Klinik PatientInnen mit einer multiplen Persönlichkeit, also einer dissoziativen Identität, kennengelernt, die so in Not und teilweise sehr chaotisch waren. „So wollte ich auf gar keinen Fall sein" und so ist sie auch nicht.

Das „dumme Kindergeschrei" und die bösartigen Kommentare

Sie funktionierte und war froh, sich um das innere „dumme Kindergeschrei" nicht kümmern zu müssen; schon gar nicht wollte sie diese „gemeinen und bösartigen Kommentare" in ihrem Kopf beachten müssen, die ihr vorwarfen, sie mache alles falsch. Sie sei ohnehin selbst an allem schuld, sie sei eben zutiefst böse und schlecht, und überhaupt solle sie sich nicht so anstellen. Inzwischen hat sie diese inneren gemeinen und bösartigen Kommentare als die Täterintrojekte ihrer Kindheitspeiniger identifiziert: Ihr Vater und sein Freund, die das Kind ausgebeutet und emotional unter Druck gesetzt hatten, viele Jahre lang. Auch die Mutter hat in ihr eine innere wehleidige bis gleichgültige Stimme hinterlassen: „Sei nicht so egoistisch, kümmer' dich mal um andere" (die Mutter meinte damit: „um mich"). Die Mutter ist im Übrigen, wie meine Klientin berichtete, selbst traumatisiert worden von ihrem eigenen Vater, wie sie der Tochter gestand. Dieser Opa taucht in mehreren schrecklichen „Erinnerungs-Filmen" meiner Klientin als Täter auf; sie möchte überhaupt nicht, dass da „etwas dran" ist ... Gleichzeitig hat sie gelernt, dass an den schlimmen inneren Wiedererlebensszenen, in die sie gelegentlich immer noch hineinrutscht – allen gelernten Skills, allen Tresor-Übungen etc. zum Trotz –, doch mehr „dran“ ist, als sie bis heute für verkraftbar hält.

13.2 Therapieverlauf und Aussichten der Klientin

Wenn man sich nur für wenige Minuten in die Persönlichkeit dieser jungen Frau versetzt, kann man sich nur wundern, was sie aus ihrem Leben gemacht hat: Sie ist Vollzeit berufstätig, wenn auch immer wieder mit Ausfällen, die sie als „chronische körperliche Erkrankung“ tarnt. Sie lebt in einer gemieteten Wohnung. Sie pflegt Hobbys. Sie hat wenige, aber freundliche Sozialkontakte.

Und da sie sich überhaupt nicht „anstellt“, sondern äußerst diszipliniert an ihrer eigenen Veränderung arbeitet, halte ich es jetzt, noch immer in der ersten Phase der ambulanten Psychotherapie, selbstverständlich aus, wenn sie einmal trotz aller Bemühungen noch kurz „wegkippt“. [Es ist – dies schreibe ich einige Monate später – nicht mehr vorgekommen, nur das eine Mal; vermutlich hat das hier geholfen:] Wir sind beide gerade dabei zu lernen, was es braucht, damit wir die „Kleinen“ in ihr hören und anerkennen können und dann den Übergang zum „Großsein“ wieder gut ermöglichen, ohne den „Umweg“ über das massive Flashback bzw. den Krampfanfall. Wir sind beide optimistisch, dass das klappen kann. Aber wenn es eines Tages wieder eine halbe Stunde dauern sollte, weiß ich: Sie stellt sich nicht an, sondern sie gibt sich äußerste Mühe. Und darum werde ich sie weder entwerten noch beschuldigen, sondern Geduld haben, was auch immer geschieht.

Das irritiert auch ihre Täterintrojekte, und ich ahne schon, dass ich als Nächstes mit ihnen zu tun bekomme – wenn sie nicht schon in den derzeitigen Gefühlskrisen der Klientin eine direkte oder indirekte Rolle spielen. Ein-, zweimal hatte ich schon Kontakt zu diesen inneren Anteilen, die sich automatisch im Moment der höchsten Not mit den Tätern identifizieren mussten. Und spürte, wie sie hin- und hergerissen waren zwischen: „Da ist da draußen jemand, der mich / uns ernst nimmt, zuhört und nachfragt und merkt, dass wir dann auftauchen, wenn die Gefühle der anderen da innen so stark werden“ und dem Wiederholen höhnischer und zynischer Kommentare, wie sie die Täter auch früher schon gemacht haben, wenn das Kind sich an freundliche Menschen wenden wollte. Und ich ahne: Wenn das Reorientieren und Flashback-Verhindern klappen soll, werden genau diese täterimitierenden oder auf andere Weise innerlich in Opposition zur Therapie befindlichen Anteile eine Rolle spielen müssen. Sie können helfen – wenn sie wollen. Sie haben längst in der Klientin ein Eigenleben entwickelt; sie verfügen über einen eigenen Willen, eigene Möglichkeiten des Denkens, Fühlens und Handelns – an den erwachsenen Alltagspersönlichkeiten vorbei, von denen, wie ich inzwischen weiß, sich mehrere die Aufgaben teilen.

Es wird also dauern, bis eine koordinierte Form von Bewusstseinsveränderung – hin zu den traumatisierten Kinderanteilen, hin zu anderen Bereichen des Innenlebens, hinschauen, zuhören und etwas verstehen, und dann wieder zurück ins Alltagsbewusstsein – ohne Absturz oder zwanghaftem „Ventil-Öffnen" möglich ist. Vielleicht wird es Jahre dauern. Und ich werde da sein, um diesen Prozess zu begleiten, wenn ich soll. Ja, es ist eine anstrengende Arbeit und doch lohnt sie sich sehr. Hätte ich es nicht schon oft erlebt, würde ich sicher manchmal verzweifeln. Und noch mehr dazu neigen als ohnehin leider manchmal, einfachere Lösungen vorzuschlagen.

Dabei weiß ich doch, wie jede KollegIn auch: Jeder Mensch ist ein Universum für sich. Manche können sich rasch und gut reorientieren, manche brauchen Zeit. Manche versuchen, mit dem Verlust des Bewusstseins zu spielen, manche strengen sich enorm an, nur ja ihr Alltagsbewusstsein zu behalten. Manche sind zerrissen zwischen vielen unterschiedlichen Wünschen und Strebungen und Automatismen. Aber die meisten versuchen mit allem, was sie haben und können, ihr Leben zu meistern. Bewundernswert!

Übrigens: Meine Klientin hat mir freundlicherweise für diesen Text ihre Stundenzusammenfassung vom Tag, an dem dieser Krampfanfall stattfand, zur Verfügung gestellt. Hier ein Auszug:

„Im ersten Teil ging es um die Arbeitsplatzproblematik. Dann machte Frau Huber einen Schnitt und meint, dass es ihr jetzt noch wichtig sei zu gucken, wie es den Kleinen geht. Das tut gut, dass sie die nicht vergisst ... Mal wieder ein ‚Beweis' für die DIS ist, dass ich jetzt auf einmal nicht mehr weiß, wie es dann genau weiterging. Das Arbeitsthema konnte ich so runterschreiben ... Ich weiß auch nicht, wer mit ihr gesprochen hat. Der erste Teil ist gerade ganz weg. Dann weiß ich, dass es innere Widersprüche gab, die zunächst nicht ausgesprochen werden konnten. Dann wurden sie doch ausgesprochen und zunehmend kam Verzweiflung auf, Tränen kamen. Es wurde von dem Bild im Krankenhaus gesprochen, wo [sie sehr klein war und ihre] Mama an dem Intensivfenster stand und weggegangen ist. Dass ich sehe, wie ich nach ihr schreie und ganz unruhig im Bett bin. Das Bild sollte ich auf die weiße Wand projizieren, damit es nicht so nah ist. Ich sagte, dass zu dem Bild die Gefühle passen würden. Dann sprachen wir über den Wunsch nach Halt ... und wir konnten weinen. Frau Huber hat unsere Gefühle bestätigt, war DA. Ich habe dann irgendwann ... [ihre Kuscheltiere, die innere Helfer symbolisieren] aus der Tasche genommen, und als die gedrückt werden konnten, konnten auch noch ein paar Tränen mehr fließen.

Dann kam irgendwann Verzweiflung und ein erstes Zittern fing an, weil innen dennoch ständig eine Zensur war und ständig so viel Zusammenreißen wie noch möglich; weil ständig irgendwelche abwertenden Kommentare in meine Richtung kamen und gleichzeitig das Gefühl da war, vor lauter Druck gleich zu zerspringen.

Ich spürte, dass wir zeitlich zum Ende kommen mussten. Da war aber noch so viel Gefühlsdruck. Es kamen die Gedanken, wir müssen uns jetzt zusammenreißen, wir müssen jetzt gehen, die Zeit ist um. Aber die Gefühle sind noch wild im Körper rumgerast, weil auf einmal so viele da waren, die wir täglich irgendwo wegpacken, um den Alltag zu schaffen. Sie [MH] merkte, dass sie uns noch nicht gehen lassen konnte, und wir vereinbarten, dass ich noch ein bisschen sitzen bleiben konnte, und sie zum Essen ging. Als ich alleine war, kam das Zittern wieder. Und da habe ich gedacht, dass ich es ein bisschen zittern lasse, damit der Druck rausgeht. Und dann kam auf einmal der Punkt, wo die Erschöpfung gesagt hat, es soll einfach nur „weg" sein, und dann wurde das Zittern stärker und wurde zum Kampf gegen die Gefühle. Es wurde ein Mini-Krampfanfall. Sie [MH] kam dann nach einer Weile wieder und war ganz ruhig und lieb, meinte wir sollten ruhig atmen und mal jemand nach vorne holen, der sich wieder orientieren könne. Das ging dann auch. Ich hatte weiter den Druck, jetzt raus zu müssen, weil wir schon nach halb neun hatten. Sie begleitete uns dann noch zum Auto. Sie meinte nichts dazu, ob wir fahrtauglich seien, sondern sagte ganz selbstverständlich, dass wir gut auf uns aufpassen sollten und ihr eine Mail schreiben sollten, wenn wir zu Hause sind. Das tat gut. Sie machte uns keinen Druck und sorgte sich aber. Im Auto habe ich dann noch 20 Minuten lang ein kleines Puzzle gemacht, das ich mir als Skill eingepackt hatte, danach ging es besser und ich konnte losfahren.

Dann kam dooferweise noch der Stau. Zwei Stunden habe ich für acht Kilometer gebraucht. Ich rief sie aus dem Stau kurz an, damit sie sich keine Sorgen machen müsse, wenn wir nicht so schnell eine Mail schickten. Da war sie auch ganz lieb. Später kamen dann erste diffuse Ängste, dann zunehmend Ausfallerscheinungen. Schmerzen, Krämpfe in den Beinen und um 0.00 Uhr habe ich kaum noch richtig gucken können. Aber der Engelschutz [ihr Wort für Schutzengel] hat uns wohlbehalten nach Hause gebracht."

Mir ist es wichtig, das so deutlich aufzuschreiben und die Notizen der Klientin hinzuzufügen, damit jede/r sehen kann: Von „sich anstellen" kann hier überhaupt keine Rede sein. Die Klientin hat enorm gekämpft, sie hat eine anstrengende und ernsthafte therapeutische Arbeit gemacht und hat alles dafür getan, verantwortlich mit sich und mir und als Autofahrerin unterwegs zu sein. Also: Dissoziative Krampfanfälle sind keine „gespielten" Anfälle. Sondern Stressabreaktionen, die der Körper als ein zu öffnendes „Ventil" gefunden hat, wenn nichts anderes mehr geht. Ich wünsche mir, dass Menschen mit dissoziativen Krampfanfällen respektvoll behandelt werden. Dass es keine „Hysterie" ist, zeigt unter anderem die Tatsache, dass bei dieser Klientin trotz meines freundlichen Reagierens bislang kein weiterer Krampfanfall vorgekommen ist.

14. Begegnung

Erste Rosen erwachen,
und ihr Duften ist zag
wie ein leisleises Lachen;
flüchtig mit schwalbenflachen
Flügeln streift es den Tag;
und wohin du langst,
da ist alles noch Angst.
Jeder Schimmer ist scheu,
und kein Klang ist noch zahm,
und die Nacht ist zu neu,
und die Schönheit ist Scham.

Rainer Maria Rilke

Man hatte vor tausend Dingen Angst,
vor Schmerzen ...
vor dem eigenen Herzen,
man hatte Angst vor dem Schlaf,
Angst vor dem Erwachen,
vor dem Alleinsein ...
vor dem Tode – namentlich vor ihm, dem Tode.

Aber all das waren nur Masken und Verkleidungen,
In Wirklichkeit gab es nur eines,
vor dem man Angst hatte:
das Sich-fallen-Lassen,
den Schritt in das Ungewisse hinaus,
den kleinen Schritt hinweg.
Über all die Versicherungen, die es gab.
Und wer sich einmal,
ein einziges Mal hingegeben hatte,
nur einmal das große Vertrauen geübt
und sich dem Schicksal anvertraut hatte,
der war befreit,
Er gehorchte nicht mehr den Erdgesetzen,
er war in den Weltraum gefallen
und schwang im Reigen der Gestirne mit.

Hermann Hesse[8]

Diese beiden Gedichte schickte mir, mit dem Kommentar „mit Tausenden Sternlein vom Himmel, aus dem wir kommen“ eine multiple Klientin, nachdem ich ihr geschrieben hatte: „Ja, ich glaube auch, dass durch ein Fühlen des Schmerzes und durch ihn hindurchzugehen etwas an Versehrtheit sich wandelt und es gut sein kann, viel besser als nichts zu fühlen. Aber das lernt man erst, wenn man es macht, gell? Und vor allem: immer wieder versucht, in Begegnung zu gehen. Es ist mir eine so große Freude, euch dabei zu begleiten.“

8 Aus: Hermann Hesse, Klein und Wagner, in: ders., Sämtliche Werke in 20 Bänden. Herausgegeben von Volker Michels. Band 8: Die Erzählungen 3. © Suhrkamp Verlag Frankfurt am Main 2002. Alle Rechte bei und vorbehalten durch Suhrkamp Verlag Berlin.

14.1 Was hilft in der Therapie?

Ich möchte Sie zu einem vielleicht interessanten Gedankenspiel anregen: Wenn Sie einmal überlegen, welche Lektüre Sie zu Ihrer Psychotherapie (als KollegIn oder als KlientIn) inspiriert hat – welche Texte haben Ihnen wirklich weitergeholfen? Wo haben Sie am meisten verstanden von dem, was eine Psychotherapie sein kann? Welche Bücher haben Ihnen am meisten imponiert? Welche haben Sie tief innen erreicht, Ihnen den Mut verliehen, selbst Psychotherapie zu machen?

Texte von KlientInnen

Mir bedeuten jetzt, Jahrzehnte nachdem ich angefangen habe, psychotherapeutisch zu arbeiten, die Texte meiner KientInnen sehr viel. Was sie mir in den Stunden sagen, was sie mir am Telefon oder per E-Mail erzählen, wie sie die Welt sehen, welche eigenen oder gefundenen Zeichnungen oder Gemälde, Geschichten oder Gedichte (siehe oben) sie mir schicken, was ihnen als Resonanz auf unsere Therapiestunden einfällt. Das alles ist für mich unglaublich interessant und inspirierend; jeden Tag habe ich das Gefühl, enorm viel hinzuzulernen, und das erfüllt mich mit tiefer Dankbarkeit. Viele meiner KlientInnen sind so viel bessere ExpertInnen ihrer selbst, als ich es je sein könnte. Sie wissen es anfangs nur nicht, sie trauen sich nicht, auf ihre Intuition zu hören, oder erleben so viel Hin- und Hergerissensein, dass sie mich als freundliche und verlässliche Begleitung und manchmal auch als eine Art „Coach" für eine mehr oder weniger lange Zeit brauchen. Und doch findet das meiste an Entwicklung dann „einfach so" statt: Vor meinen Augen entsteht aus einem sich kärglich und wie Unkraut fühlenden Lebewesen, auf dem man herumgetrampelt hat, dem – um das Bild der Pflanze fortzuführen – Wasser und Dünger gefehlt haben, ein bunter und blühender Garten. Den kann die KlientIn auch selbst weiter gut hegen, wenn sie die Beziehung zu mir loslassen und sich überlegen kann, ob sie sich dann noch ab und zu melden möchte oder nicht. Kann es etwas Schöneres geben, als ZeugIn solchen Wachstums und derart zunehmender Autonomie zu werden?

Diese Freude ist eine Belohnung für sich. Sie ist viel mehr als der berühmte „Pygmalion-" oder „Rosenthal-Effekt", nach dem LehrerInnen allein durch ihre – häufig unbewusste – ermutigend positive Ausstrahlung einen positiven Effekt bei SchülerInnen bewirken, die sie für besonders begabt halten (s. Rosenthal & Jacobson 1983). Gleichwohl kann dieser Effekt durchaus auch eine Rolle spielen, etwa wenn PsychotherapeutInnen möglichst vielen ihrer KlientInnen solch gute Prognosen zuschreiben, nach dem Motto: „Wenn einer es bis zu mir geschafft hat – das muss jemand ganz Besonderes sein." Apropos Effekte: Was sich auch immer wieder bestätigt, ist, dass PsychotherapeutInnen besonders gut ansprechen auf sogenannte YAVIS-KlientInnen (= young, attractive, verbal, intelligent, social) – also auf KlientInnen, die jung, attraktiv, intelligent, sozial eingestellt sind und die sich verbal gut ausdrücken können. Diese Zuschreibung mag auf viele junge Psychotherapie-KlientInnen zutreffen. Doch was ist mit all denjenigen, die sich für alt, hässlich, dumm, autistisch halten und kaum ein Wort herausbringen? Vielleicht wirkt da der genannte Pygmalion-Effekt auch, aber ich glaube, eine grundsätzlich liebevolle Einstellung und ein Herz für „schwarze Schafe" genügen eigentlich, um aufseiten der TherapeutIn die Motivation herauszukitzeln. Wie mag es Ihnen gehen?

Gespräche unter KollegInnen

Dann finde ich die Gespräche unter KollegInnen sehr hilfreich. Über alles, was uns im Leben und in der Arbeit wichtig ist: Achtsamkeit, Bindung, auch manchmal Bitternis und Burnout-Gefahr, dann aber wieder Ermutigungen und konkrete Erfahrungen aus der alltäglichen Praxis-Arbeit. Die Gespräche in den Supervisionen, in denen wir zusammen nachdenken, sind für mich als Supervisorin mindestens ebenso lehrreich wie hoffentlich für die Rat suchenden KollegInnen. Wie spannend ist es zu sehen, dass therapeutische Prozesse nicht „einfach so" ins Stocken geraten, sondern weil meist eine Schwelle bei der KlientIn *und* eine bei der TherapeutIn erreicht wurde, die beide verstanden und möglicherweise überwunden oder zumindest respektiert werden sollten. Im therapeutischen Prozess gibt es zwei „Milchstraßen", die aufeinandertreffen: Das Universum der KlientIn – und das der TherapeutIn. Beide verfügen über viele Erfahrungen, viele Zustände, viel Offenes und viel Verborgenes, viel Mitgeschlepptes und viel Kreatives. Immer wieder ZeugIn eines solchen vieldimensionalen Begegnungsgeschehens zu werden und in die dort stattfindenden Prozesse Einblick nehmen, vielleicht sogar ein klein wenig (mehr kann es tatsächlich nicht sein): dazu beitragen zu können, dass der Prozess möglichst heilsam verläuft – das ist mir ein großes Glück.

Lektüre

Und dann die Lektüre. Theoretische Texte müssen an meine Erfahrungen anknüpfen, sonst mag ich sie nicht lesen. Also gefallen mir meist Arbeiten der KollegInnen, die sich mit dissoziativen Störungen und Komplextrauma nachdenklich und kreativ, auch wissenschaftlich, beschäftigen, und das sind glücklicherweise immer mehr aus immer mehr Arbeitsfeldern. Auch kulturhistorische, neurowissenschaftliche und philosophische, soziologische und politologische sowie poetische Texte und Romane interessieren mich, solange sie sich bemühen, größere Zusammenhänge zu erklären, ohne eine allein selig machende Theorie zu verkünden, was leider allzu oft der Fall ist. Ich mag Vorläufiges, Vorsichtiges, Tastendes mehr als Fertiges und Vorgegebenes. Ein Vielleicht mehr als ein „So ist es und nicht anders". Vielleicht spiegelt sich das in den Experten-Gesprächen, die Sie in diesem Buch finden.

Und früher? Psychoanalytische Texte von Sigmund und Anna Freud, von Jung, Adler, Ferenczy, Federn und vielen anderen haben mich schon als Schülerin fasziniert, aber häufig wegen ihrer Strenge und ihrer oft kalten, unbeteiligt wirkenden Art der Analyse sowie der Insider-Fachsprache befremdet (Ausnahmen: einige der Arbeiten zur Objektbeziehungstheorie und Bindungstheorie). Jahrzehnte später und bis heute habe ich leider immer wieder erlebt, dass KollegInnen, die PsychoanalytikerInnen werden wollten, unter hohen Anpassungsdruck gerieten, nur noch in der hermetisch verschlossenen Welt „ihres" analytischen Instituts und dessen Weltsicht zu kreisen; eine Welt, in der allzu oft keine Fragen offen blieben, aber LehranalytikerInnen übergroße Macht über die jungen KollegInnen auszuüben schienen: Die Patriarchen (oder Patriarchinnen) konnten jederzeit beschließen, die KandidatIn sei „noch nicht reif" und müsse noch weitere Jahre lernen (weitere zigtausend Euro für ihre Ausbildung und ihre Lehranalyse bezahlen ...). So manches Mal kamen mir die nicht „ausgestiegenen", sondern dann irgendwann „fertig analysierten" und dann selbst als AnalytikerIn praktizierenden KollegInnen eher wie Mitglieder einer Sekte vor. Und die Texte mit ihrer oft apodiktischen Art, selbstverständlich könne man nur Psychotherapie „richtig" machen, wenn man psychoanalytisch denke und vorgehe, waren und sind meist nicht nach meinem Geschmack. Dabei finde ich sehr viel Kluges an tiefenpsychologischen Denkweisen: Dass sich das in Beziehung Erlittene in der therapeutischen Beziehung spiegelt zum Beispiel, und dass es wichtig ist für die TherapeutIn, eigene Empfindungen und Erinnerungen zu trennen von dem, was die KlientIn in ihr auslöst und vielleicht auf sie projiziert hat. Diese und andere Übertragungs-Gegenübertragungs-Dynamiken machen Psychotherapie zu einem aufregenden und ausgesprochen herausfordernden Abenteuer.

An der Universität hatte ich mich – das ging damals noch: eine inneruniversitäre Psychotherapieausbildung! – für den Schwerpunkt Verhaltenstherapie entschieden. Doch auch wenn sich die KollegInnen an der Uni Münster bemühten, den Blick zu öffnen – in Richtung Gesprächspsychotherapie, Familientherapie, Gestalt etc. –, so kam mir doch der verhaltenstherapeutische Ansatz selbst seltsam mechanistisch vor: Störungen werden gelernt und können verlernt werden. Dazu helfen übende Verfahren. Punkt. Schon meine ersten eigenen Versuche als Psychotherapeutin (1976 mit einer Gruppe tablettenabhängiger Frauen, gemeinsam mit der Sozialarbeiterin Heidrun Zöllner) machten mir klar: Es gab noch so unendlich viel für mich dazuzulernen, um KlientInnen wirklich helfen zu können! „Meine“ Klientinnen damals waren, wenn ich es von heute aus betrachte, alle mit frühen, teils schweren Traumatisierungserfahrungen belastet. Unter anderem berichteten sie über sexualisierte Gewalterfahrung als Kind und Jugendliche, was mich damals erst einmal fassungslos und hilflos machte – zum einen hatte ich Derartiges nicht selbst erlebt, zum anderen davon im Studium so gut wie nichts gehört! Ein reiner: „Das ist gelernt – das kann verlernt werden“-Weg war angesichts der Tatsache, dass die Frauen Tabletten einnahmen, um ihre sie bedrängenden Schreckenserinnerungen in Schach zu halten, obsolet. Einen anderen kannte ich noch nicht, aber ich bin den Frauen bis heute unendlich dankbar: Noch in demselben Jahr machte ich mich auf die Reise in die USA, um zu lernen, wie unter Gewalterfahrungen leidenden Kindern und Erwachsenen Unterstützung gegeben werden könnte.

Die Lektüre von verhaltenstherapeutischer Literatur verursacht mir bis heute lange Zähne, ich finde sie mühsam und oft langweilig und es fehlt mir etwas ganz Entscheidendes. Etwas, das ich leider auch in der „klassischen“ psychoanalytischen Literatur nicht fand: Die Beschreibung von Psychotherapie als ein Beziehungsgeschehen und Hinweise darauf, wie dieses Abenteuer, sich einzulassen auf einen anderen Menschen, gut zu bewerkstelligen wäre. Erst meine Beschäftigung mit humanistischen Therapieverfahren, mit der modernen Hypnotherapie und den bindungs-, körper- und system-orientierten Therapien sowie mit tiefenpsychologischen Ansätzen von analytischen „QuerdenkerInnen“ wie Luise Reddemann oder Harvey Schwartz ließen mich etwas mehr von dem Abenteuer spüren, das Psychotherapie bedeuten kann.

Virginia Axline: Beispiel für eine humanistische und achtsame Psychotherapie

Die Faszination für psychotherapeutisches Arbeiten habe ich also weniger aus psychoanalytischer oder verhaltenstherapeutischer Lektüre. Sondern zum Beispiel aus Büchern wie „Dibs“ von Virginia Axline, über die vorsichtige, Raum für Entwicklung lassende, als „nondirektive Spieltherapie“ in die Literatur eingegangene Psychotherapie mit einem autistisch wirkenden Jungen, das ich in den 1970er-Jahren las. Erst später fand ich heraus, dass Axline bereits 1947 in einem Buch, das ich erst Ende der 1980er-Jahre in die Hände bekam (Axline 1989), die Grundsätze humanistischer (Kinder-)Therapie formuliert hatte (Übersetzung MH):

1. Die TherapeutIn baut eine warme, freundliche Beziehung zum Kind auf und ermöglicht so bald wie möglich einen guten Rapport (Arbeitsbeziehung) zwischen dem Kind und sich.

2. Die TherapeutIn akzeptiert das Kind genau so, wie es ist.
3. Die TherapeutIn vermittelt dem Kind, dass es die Erlaubnis hat, alle seine Gefühle zum Ausdruck zu bringen.
4. Die TherapeutIn nimmt aufmerksam die Empfindungen wahr, die das Kind ausdrückt, und spiegelt sie dem Kind, damit es sie und sein eigenes Verhalten verstehen kann.
5. Die TherapeutIn behält den ganzen Prozess über einen tiefen Respekt für die Fähigkeiten eines Kindes, Probleme zu lösen, wenn es die Gelegenheit dazu bekommt. Sie ist verantwortlich dafür, dem Kind Wahlmöglichkeiten aufzuzeigen und Veränderungen seines Verhaltens zu ermutigen.
6. Die TherapeutIn versucht nicht, innerhalb der Therapie die Handungen oder Wahlmöglichkeiten des Kindes zu dominieren; das Kind bestimmt den Prozess, die TherapeutIn folgt ihm.
7. Die TherapeutIn versucht nicht, den Therapieprozess hastig zu beschleunigen; Therapie ist ein sich allmählich entfaltender Prozess, und die TherapeutIn erkennt ihn auch als solchen an.
8. Die TherapeutIn setzt nur die Grenzen, die notwendig sind, um den Therapieprozess in der realen Welt zu verankern und das Kind auf seine Verantwortung innerhalb der therapeutischen und seiner anderen Beziehung/en hinzuweisen.

1947! Der Zweite Weltkrieg war gerade eben vorbei, als Virginia Axline diese Grundsätze einer humanistischen und achtsamen Psychotherapie mit Kindern aufschrieb. Und in dem 1964 erschienenen Fallbericht „Dibs“ schreibt sie: „Das Kind muss sich zuerst selbst verstehen lernen und kann dann Selbstachtung erwerben und ein Gefühl für Würde erhalten. Erst dann kann es die Persönlichkeiten, Rechte und Verschiedenheiten anderer Menschen respektieren“ (1972, S. 65). Ich wünschte mir heute sehr oft ein allgemeines gesellschaftliches Verständnis von Psychotherapie, das so aussieht.

Noch mehr Lektüre

Weiter: Gelernt habe ich aus Büchern wie „Sheila“, „Bo und die anderen“ oder, besonders berührend, „Kevin – Der Junge, der nicht sprechen wollte“ von Torey Hayden, einer damals jungen Psychologin, die sich auf seelisch beeinträchtigte und traumatisierte Kinder intuitiv und behutsam einfühlend einließ. Im Klappentext zu „Kevin“ hieß es 1983: „Ihre Methoden sind ungewöhnlich und mehr vom Herzen und gesunden Menschenverstand diktiert als von Lehrbüchern.“ Kevin zum Beispiel war ein 15-jähriger Junge, der nicht mehr sprechen konnte, nachdem er, vom Stiefvater gequält und misshandelt, auch noch mit ansehen musste, wie dieser Kevins Schwester ermordete. Die Art Torey Haydens, sich einzufühlen in das Gegenüber, ihre kreativen Interventionen immer abhängig zu machen von dem, was jeweils möglich war, sehr lange durchzuhalten, viel auszuhalten, dabeizubleiben und die Kinder so allmählich über das Angebot einer wertschätzenden und achtsamen Beziehung für das Lernen zu gewinnen, das hat mich sehr beeindruckt. Weitere Bücher, die mich viel beschäftigt haben, waren zum Beispiel „Sybil"; „Ich bin viele" oder „Aufschrei", allesamt Schicksale und teils ungewöhnliche therapeutische Wege von Menschen mit einer multiplen Persönlichkeit. Therapie-Romane wie „Ich habe dir nie einen Rosengarten versprochen" (für mich kein Beispiel für Schizophrenie, sondern für eine komplexe dissoziative Störung), „Schlechter als morgen, besser als gestern" von Lisa Alther über eine Depressionsbehandlung oder „Ich und die anderen" über mehrere multiple Persönlichkeiten und ihre unterschiedlichen Lebenswege, um nur einige zu nennen, haben mich ebenfalls zur Auseinandersetzung über psychotherapeutische Möglichkeiten und Grenzen früh traumatisierter Menschen angeregt. Was ich in Romanen, Sachbüchern und Fernsehfilmen überhaupt nicht leiden kann, ist eine Detailverliebtheit, wenn es um die Schilderung von Grausamkeiten geht. Und es mag kindisch sein, aber ich brauche bei Spielfilmen oder Romanen ein Happy-End – das wahre Leben ist grausam genug.

Wie sich Begegnung entwickeln kann

Ja, vielleicht überlegen Sie auch einmal, welche Lektüre Ihnen besonders viel bedeutet hat. Und ich könnte wetten, die meisten von Ihnen haben doch einen ähnlichen Geschmack wie ich: Sie mögen Geschichten, in denen seelisch erschütterte Menschen achtsam und annehmend begleitet und gefördert werden, bis sie sich selbst auf den Weg in ein möglichst selbstbestimmtes Leben machen können. Technische Hinweise über Therapieverfahren sind sicher auch anregend, aber im Umgang mit lebendigen Menschen sind wir immer darauf angewiesen, aus Beispielen zu lernen, wie andere es gemacht haben. Und nach dem Motto: „Was du nicht willst, das man dir tu, das füg' auch keinem andren zu" möchten wir solche Geschichten lesen, in denen gequälte Menschen von ihren TherapeutInnen aufrichtig freundlich und vorsichtig liebevoll behandelt werden. Zuallererst das: aufrichtig freundlich und vorsichtig liebevoll. Dann lernen wir auch gerne, welche „Kniffe und Tricks" diese TherapeutInnen angewandt haben.

Vermutlich werden die KollegInnen unter Ihnen mir auch beipflichten, dass sie bei Live-Demonstrationen von ihren AusbilderInnen mehr gelernt haben als aus deren Büchern. Dass sie beim Zuschauen entweder gedacht haben: „Oh nein, das gefällt mir nicht" und dann auch die vorgeschlagene Intervention eher kritisch sahen. Oder dass sie gespürt haben: „So möchte ich auch behandelt werden, wenn ich KlientIn / PatientIn bin", und dass sie sich dann auch für die jeweilige Methode öffneten. Ich wette, dass sie die Haltung der LehrtherapeutInnen mehr interessiert hat als das, was diese im Einzelnen gesagt haben. Zwar möchten wir alle immer wissen, „wie" es gelingen kann, seelische Heilungsprozesse in Gang zu setzen. Doch das ist oft nur sekundär eine Frage der richtigen Technik, auch wenn gute Psychotherapieausbildungen sehr viele Kenntnisse über Zugangswege und Interventionen beinhalten, die meist durchaus anregend und sinnvoll sind. Primär ist Psychotherapie meiner Überzeugung nach eine Frage von Begegnung und was sich in dieser Begegnung entwickeln kann.

Gerade heute habe ich hier in meinem Schreib-Exil mit einer KlientIn telefoniert, die ich seit 23 Jahren kenne. Sie kommt normalerweise einmal im Monat für 50 Minuten zu mir, häufiger kann und will sie das nicht. Sie meldet sich zwischen den Sitzungen so gut wie nie; und diese 50 Minuten im Monat reichen ihr, um seit ca. 20 Jahren außerhalb der Psychiatrie zu bleiben und ganz, ganz vorsichtig psychotherapeutisch mit mir zu arbeiten. Als sie 1989 im Alter von 28 Jahren zu mir kam, konnte sie nur verängstigt in einer Ecke sitzen, von mir abgewandt, und ertrug nur sehr wenig gemeinsame Interaktion und Gespräch, bevor sie abwehrend den Kopf schüttelte, heftig zu weinen begann, sich noch verängstigter weiter zurück- und in sich zusammenzog oder Wutanfälle bekam oder wieder hinauslaufen musste. Gestern hatte sie auf meine Mailbox gesprochen und mich um Rückruf gebeten, was sie in all den Jahren nur dreimal getan hat. Als ich zurückrief, lachte sie erfreut auf: „Wie schön!" Und erzählte, nachdem sie ihre Nachricht auf Mailbox hinterlassen habe, „war bereits zwei, drei Stunden später der Zustand vorbei", der sie gequält hatte. Wir frotzelten darüber, dass es doch gut sei, so jemanden zu haben, dem man nur auf die Mailbox sprechen müsse und dann ginge es einem besser. Was war gewesen?

Sie erzählte, dass es um ihre endgültige Berentung und Bewilligung der Grundsicherung gegangen sei. Die Frau auf dem Sozialamt habe sie streng befragt, dann alles eingetippt und sich schließlich zu ihr umgewandt. „Und dann hat sie mich sehr ernst angeguckt und gesagt: ‚Jetzt sind Sie am Ende, jetzt geht es für Sie nicht mehr weiter, das ist jetzt endgültig'". Sie sei zwar einerseits entlastet – endlich die Grundsicherung für immer –, andererseits verstört durch die Doppelbotschaft: Das ist endgültig. Aber auch: Sie sei am Ende, also das Allerletzte. Damit sei sie aus dem Sozialamt gekommen und habe sich gesagt, dass sie ein Versager sei oder sich vielleicht doch nur anstelle. Auf meine Frage: Nein, niemand, den sie kenne, habe Verständnis für ihre Verzweiflung gehabt, „den meisten erzähle ich das sowieso nicht. Die gehen alle arbeiten oder haben Kinder oder irgendetwas vorzuweisen. Und ich …?!" Ja und sie. Ich erinnerte sie daran, dass ich sie ja inzwischen sehr gut kenne und dass ich genau weiß: Sie stellt sich nicht an. Sie hat alles versucht, um mitzuhalten, hat etliche Prüfungen in ihrem Leben bestanden, war sich für keinen Job je zu schade, hat sich unglaublich angestrengt. – Doch sobald sie an mehreren Tagen über mehrere Stunden hintereinander mit anderen Menschen zusammen sein musste, brach sie zusammen. Dann fielen ihr die Häuser auf den Kopf oder überall hinter den Büschen – wie sie aus den Augenwinkeln sah – starben Tiere.

Mit anderen Worten: Sie hat eine so massive und chronische Stressverarbeitungsstörung, dass sie nur wenig Stress aushält. „Ja, jetzt fällt mir was auf: Ich war in der letzten Zeit nicht nur einmal, sondern dreimal in der Woche bei meiner Sportgruppe, das war einfach zu viel. Jetzt, wo wir darüber reden, kann ich das sehen", sagte sie. Und meinte: nicht der Sport war das, was sie nicht so häufig aushielt. Sondern die Menschen. Ich bestätigte, dass heute schon sehr vieles zusammenkommen müsse, damit es ihr schlecht geht – früher war das sehr viel schneller der Fall. Und außerdem war durch meinen langen Schreib-Urlaub unser letzter Termin schon über drei Monate her, das war selbst für sie, die sie nur selten kommt, eine zu lange Zeit, das konnte sie andeuten. Sie sei so froh, dass ich mit ihr spräche, „dann bekomme ich das wieder klar". Wir haben dann besprochen, was ihr jetzt wohl am meisten helfen würde, und sie sagte: „Komisch, aber Rückzug von Menschen und in meinem Garten pusseln und meine Katze streicheln, das ist es." Und dann wünschte sie mir noch eine schöne weitere Schreib-Zeit und konnte auflegen.

Das Gespräch hat etwa eine Viertelstunde gedauert. Dass diese Frau es aushält, seit 23 Jahren einmal im Monat ihre Themen zu mir zu tragen und sie mit mir zu sortieren, dass sie dabei über die Jahre ganz allmählich dazu gekommen ist, freundlicher mit sich selbst zu sein, eine Katze halten zu können, nie mehr stationär in die Psychiatrie aufgenommen werden zu müssen, dass sie einige wenige, aber stabile Bekanntschaften hat, mehrmals in der Woche für je drei Stunden arbeiten kann, ihren Schrebergarten seit vielen Jahren pflegt und sich einmal im Jahr eine Woche Wanderurlaub zusammenspart – das alles ist nach dem Inferno ihrer Kindheit und Jugend und bei ihrer Menschenscheu ein richtiges Wunder, über das wir uns beide immer wieder freuen können.

14.2 Entscheidend ist: Beziehung

Die Not dieser Klientin, dass man ihr nicht ansieht, wie schlecht es ihr oft geht, weil sie ja auf zwei Beinen läuft, ganz „normal" aussieht und sich sogar recht gut ausdrücken kann – diese Not teilt sie mit den meisten meiner KlientInnen, die früh und langjährig familiäre und außerfamiliäre Gewalt erlitten haben. Eine Not, die dazu führt, dass sie sich oft als „Aliens" fühlen, als eine Art Außerirdischer, die nicht in diese Welt zu gehören scheinen. Was „haben" sie nur, das man ihnen von außen nicht ansieht? Stellen sie sich vielleicht nur an? Das befürchten sie nicht nur, das hören sie auch oft. Von ihren Eltern, von FreundInnen und PartnerInnen, und innen nagen die Selbstzweifel auch. Und die hämischen inneren Stimmen, die das wiederholen, was die Täter einst sagten: „Bist bloß zu faul", „Wenn du dich nicht so blöd anstellen würdest", „Kein Mensch wird dir glauben" ... Wenn wir den seelisch erschütterten Kindern, Jugendlichen und Erwachsenen keinen Rahmen der Begegnung geben, innerhalb dessen wir sie vorbehaltlos akzeptieren und ihnen eine vorsichtige und liebevolle Unterstützung anbieten, damit sie ihre zahlreichen Gefühlszustände wahrnehmen, einordnen und koordinieren können, wird sich an ihrem Verhalten, das ihnen Leid macht, auch nichts verändern. Und sie kommen zu uns, weil sie unter unerträglichen Gefühlszuständen und dem sich daraus ergebenden Verhalten leiden: tiefe Trauer, die nicht enden will; abgründige Verzweiflung, die dem Tode zustrebt; Suchtverhalten und Zwänge, die sie nicht in den Griff bekommen; Angst- und Panikanfälle, die das Leben unerträglich machen; Schlaflosigkeit und entsetzliche Albträume; Einsamkeit und Kontaktscheu, ein In-sich-zurückgezogen-Sein, das die Distanz zu den Menschen da draußen immer größer werden lässt. Und Schmerzen, immer wieder diese Schmerzen, die nicht weggehen, auch wenn man den x-ten Arzt aufgesucht hat ...

Beispiel: Beziehungserfahrung in der Therapie

Ausgerechnet ich als ehemalige Verhaltenstherapeutin komme, je älter ich werde und je mehr Berufserfahrung ich sammle, immer stärker dazu, das Thema Beziehung(en) generell in den Mittelpunkt meiner Arbeit zu stellen. Das hat auch dazu geführt, dass ich die therapeutische Beziehung für entscheidend wichtig halte, ganz besonders für früh und langjährig traumatisierte Menschen – also die Klientel, mit der ich schwerpunktmäßig arbeite. Lange geduldig „da" zu sein und fundamentale Beziehungserfahrung anzubieten von Verlässlichkeit, Trost, Zutrauen, Hilfe – eine Lernerfahrung von basalster Beziehungsgestaltung zu ermöglichen, das erst, so glaube ich immer mehr, versetzt die früh traumatisierte Persönlichkeit in die Lage, das alles in sich selbst aufzubauen und danach ihre Traumatisierungen auch verarbeiten zu können, damit die schlimmen Symptome vergehen. Eine meiner Klientinnen mit einer dissoziativen Identität (sie schreibt manchmal über sich und ihre anderen Persönlichkeitsanteile als „Wir") hat neulich in einer E-Mail an mich geschrieben:

„Mir ging heute Morgen ein Satz aus Ihrer Mail mit dem Trösten nicht aus dem Kopf. Da haben Sie geschrieben: ‚Euch aber gilt es zu trösten, immer wieder, und ich wünsche mir auch für euch dass Ihr das immer besser könnt, so' (und da war dann das Bild mit den beiden Bären) [Anm. MH: Ich habe ihr einen Cartoon geschickt, in der ein größerer Bär einen kleineren tröstet]. Danach war so eine kleine Angst losgegangen, dass wir irgendwas falsch machen, dass wir mehr alleine klarkommen müssten, dass wir zu viel zu Ihnen kommen mit den Problemen, etc.

Heute Morgen kamen mir die Gedanken, dass das doch irgendwie gar nicht gehen kann, sich selbst zu trösten, wenn man gar nicht richtig weiß, wie sich das anfühlt. Wir können uns doch imaginativ nur etwas vorstellen, wenn es dazu eine Gefühlserinnerung in uns gibt, oder? Wenn ich noch nie eine Zitrone gegessen habe, dann kann ich mir auch nicht vorstellen, wie die schmeckt. Und dann wird sicherlich bei der ‚Zitronenübung' auch nicht mein Speichelfluss angeregt und die Gesichtsmuskeln ziehen sich auch nicht zusammen. Wenn man also nicht weiß, wie sich ‚Sicherheit', ‚Geborgenheit' oder eben ‚Trost' anfühlen, dann kann man es sich doch auch nicht innerlich vorstellen und dann reagieren der Körper und die Gefühlswelt auch nicht entsprechend, weil es einfach keine Erinnerungsspur gibt, oder doch?

Ich habe ja heute einigen Leuten mitgeteilt, dass ich am Wochenende nicht kommen kann [Anm. MH: Sie hatte einen schweren Autounfall]. Einige Reaktionen habe ich schon erhalten und je nach Typ sind die anders ausgefallen. Die eine erzählt sofort von ihren Problemen, die Nächste ist ganz sachlich, förmlich, aber einige reagieren so ähnlich, wie Sie das gemacht haben. Sodass ich gedacht habe: ‚Hey, das gibt es scheinbar öfter.' Es war so was im Sinne von: ‚Oh, das tut mir aber sehr leid für dich, da muss es dir ja jetzt so oder so gehen und das und jenes Schwierige musst du gerade durchstehen, viel Kraft dazu.' Das ist scheinbar ein ‚Nahrungsmittel', das wir in unserem Leben noch nicht oft gegessen haben und für das es noch keine wirkliche Erinnerungsspur in unserem aktuellen Wackelpudding-Gehirn gibt, aber dieses Nahrungsmittel schmeckt verflixt lecker."

Dieselbe Klientin beschreibt, was es ihr bedeutet hat, dass ich sie im Krankenhaus am Tag nach dem Unfall besucht habe. Sie hatte eine schwere Gehirnerschütterung, war sehr erschreckt und verwirrt, hatte starke Kopf- und Muskelschmerzen und befand sich erkennbar noch im Schock, als ich kam. Sie hatte in der Nacht im Krankenhaus kaum geschlafen, ihr Blutdruck war noch niedrig, sie konnte fast nichts essen, und wir haben ganz sorgsam und reorientierend miteinander gesprochen. Nach einer Weile, als sie immer noch beschrieb, wie durcheinander sie sei, habe ich sie gefragt, ob ich einmal ihre Hand nehmen sollte. Sie hat das sehr erfreut bejaht („Ich hätte mich nie getraut, Sie darum zu bitten"). Dann habe ich eine Weile ihre Hand in meine beiden Hände genommen und weiter mit ihr gesprochen. Mehrere Innenanteile kamen daraufhin hervor und wechselten sich ab in dem Bedürfnis, mir die Chronologie des Unfalls zu erzählen. Ich wollte sie gern nur beruhigen, aber sie bestanden darauf, „alles erst mal der Reihe nach [zu] erzählen, dann ist es besser". Und so war es. Ich habe einfach zugehört und sie beruhigt: Ach, so war das, und dann war das und dann das – wie gut, dass es jetzt vorbei ist ... Ein Innenkind erzählte auch, dass die „Großen" das sehr gut gemacht hätten nach dem Unfall, aber die Kleinen auch, weil sie „hinten geblieben" waren. Wie gut das war, haben wir noch besprochen, aber dass es auch, wenn man aus dem Krankenhaus (und dem auf die

Ärzte, die Pflegekräfte und die Mitpatientin im Zimmer Reagieren-Müssen) heraus sein würde, es eine Zeit geben soll für sie. „Ja, wir müssen weinen, das geht jetzt hier nicht", sagte die kleine Stimme. Nach einer Weile des Zuhörens und beruhigend Sprechens merkte ich, dass es jetzt gut war und ich gehen konnte. Später sagte mir die Klientin, dass sie nach meinem Weggang zum ersten Mal anderthalb Stunden tief und erholsam geschlafen habe.

In derselben E-Mail wie oben schildert sie die Nachwirkung: „Wir denken und fühlen gerade noch mal an die Situation, wo Sie uns im Krankenhaus besucht haben. Das war sooooo wohltuend. Ihre Hand können wir immer noch spüren und wo wir das gerade schreiben, kommen uns gleich die Tränen. Das ist doch dann nicht verboten, sondern da kann doch vielleicht eine kleine Erinnerungsspur anfangen zu wachsen, oder? Wir hätten jetzt gerne ein kleines Plätzchen in einer Ecke neben Ms Körbchen [Anm. MH: M ist mein Hund] und würden da einfach ein bisschen liegen, ohne dass wir Sie stören würden."

Was manchen KollegInnen vielleicht als unzulässige Regression erscheint, ist meines Erachtens ein enormer Fortschritt für diese Klientin, die erst seit ein paar Monaten zu mir kommt. Durfte ich sie im Krankenhaus besuchen, wo ich doch ihre ambulante Psychotherapeutin bin? Ich habe dazu das Setting der Therapiesituation verlassen. Die Klientin war auf dem Weg zu mir, als sie in den Unfall geriet; sie hatte mich noch im Krankenwagen angerufen, um mir Bescheid zu sagen, dass sie nicht zu unserem Termin kommen könne. Automatisch sprach sie von sich in der Mehrzahl, und ich habe beruhigend auf sie eingesprochen und ihr geraten, jetzt erst einmal immer nur von sich „in der Einzahl zu sprechen", denn ich fürchtete, dass man sie vielleicht sonst als „Psychiatrie-Fall" behandeln würde. Nachdem sie versorgt war, rief sie mich noch einmal an; ich hatte darum gebeten. In diesem Telefonat habe ich sie gefragt, ob es gut wäre, wenn ich sie am folgenden Tag besuche, und sie hat sich erkennbar darauf gefreut. Im Krankenhaus hat sie sich mir in einem hilflosen, gleichzeitig tapferen, aber auch merklich dissoziativen Zustand gezeigt und mir erlaubt, freundlich, beruhigend und reorientierend mit den Alltagspersönlichkeiten und den Innenkindern zu sprechen – ich war und blieb also ihre Psychotherapeutin. Durfte ich ihr anbieten, ihre Hand zu halten? Ich habe das in der Situation eine Weile überlegt und mich dann dafür entschieden, ihr das anzubieten, weil ich den Eindruck hatte: Sie ist noch so im Schock – sie muss physisch spüren, dass ich da bin. Das könnte ihr helfen, sich noch besser in der Gegenwart zu verankern und zu spüren, dass der Unfall vorbei ist. Gleichzeitig war es eine liebevolle und tröstende Geste, die offenbar so hilfreich war, dass die „Kleinen" mir hinterher erzählten, sie hätten sich einige Stunden danach nicht die Hände gewaschen – und das, obwohl die Klientin sehr auf Sauberkeit bedacht ist –, „denn die Hand hat noch eine Weile nach Ihnen gerochen“. Das Riechen und Berühren war vielleicht hilfreicher als viele Worte, die wir gesprochen haben; sie beschrieb es hinterher als „gefühlsmäßig viel erinnerbarer, weil wir das bis heute noch fühlen können, und die Worte, die wir gesprochen haben, an die können wir uns nicht mehr so erinnern“. In jedem Fall aber habe das Mich-Riechen und -Fühlen wesentlich dazu beigetragen, dass die gesamte Persönlichkeit der Klientin danach tief schlafen konnte.

Diese Frau hat ihr Leben lang (sie ist Ende dreißig) versucht, sich allein durchzuschlagen und möglichst niemanden zu brauchen. Dabei hilft sie selbst in ihrem sozialen Beruf vielen Menschen. Ihr wurde stets von ihren Eltern vermittelt, dass Probleme ihre eigene Schuld seien. Über die Sexpartys, bei denen sie als Kind von mehreren Erwachsenen gequält wurde, wurde zu Hause nicht gesprochen („Ist doch lange her“) – sie besitzt noch eines der Videos, die damals gedreht wurden. Bis heute beherrscht der früher noch offensiver sadistische Vater die Familie. Bis heute wird die junge Frau von gemeinen, hämischen, entwertenden und zu Selbstschädigung auffordernden Stimmen gequält. Nichts stehe ihr zu, sie solle sich nicht so anstellen, sie sei böse, schuldig, schmutzig, schlecht ... Die Mutter sprach mit der Tochter eher über ihre eigenen Probleme, und wenn sie um Hilfe gebeten wurde, wagte sie es nicht, sich gegen den Vater und an die Seite des Kindes zu stellen. Auch sie übernahm die Haltung ihres Mannes dem Kind gegenüber: „Stell dich nicht so an, du bist selbst schuld.“ Meine Klientin beschreibt sie als „emotional nicht da – sie konnte das nicht, weil sie das selbst nicht erfahren hat von ihrer Mutter“. Und ich wundere mich bis heute, wie dann die Tochter dieser Mutter und die Enkelin dieser Großmutter – meine Klientin – es schaffen konnte, ihrerseits „emotional da“ zu sein – wenn auch aufgeteilt in viele Gefühlsbereiche und Anteile.

Das habe ich immer wieder wahrgenommen: Dass es suchende, spürende, sehnsuchtsvolle Kinder (und Tiere und Pflanzen!) gibt, die etwas in sich tragen, das sich entfalten möchte auch unter den widrigsten Bedingungen; Kinder etwa, die überall die Spuren finden von Situationen und Menschen, die es ihnen ermöglichen könnten, mehr davon zu leben. Und die Glücklicheren nehmen ein Körnchen Zuwendung hier und da auf und ihre innere Saat – ihre Begabungen, Talente, Fähigkeiten, Eigenschaften – blühen auf.

Dass diese junge Frau jetzt auf einmal beginnt wahrzunehmen, dass auch andere Menschen freundlich zu ihr sind, ist relativ neu. Vor allem, weil sie seit den stationären Traumaexpositionssitzungen in vielen Bereichen der Persönlichkeit mehr weiß und mehr fühlt, sodass sie auch den Mangel, das Nicht-Gehabte, mehr wahrnehmen kann. Bislang war ihre Selbstwahrnehmung geprägt von den inneren Entwertungen, die sie von ihrem Vater, ihrer Mutter und anderen Tätern übernommen hatte – und alternativ dazu vom Nichtsfühlen, aber Funktionieren.

Ein Gefühlszustand, den sie nur allzugut kennt, auch in ihren Alltagspersönlichkeiten, ist Scham. Sie schämt sich immer noch sehr. Dass sie nicht alles ganz allein schafft, dass sie manchmal jemanden braucht, dass sie Selbstverletzungsattacken und schwere dissoziative Zustände hat. Sie bekommt z. B. gelegentlich immer noch dissoziative Krampfanfälle, auch wenn diese Form des totalen Zusammenbruchs glücklicherweise viel seltener geworden ist. Dabei hat eine intermittierend stattgefundene stationäre Traumatherapie geholfen (und meines Erachtens dabei vor allem die verlässliche gute Beziehung zur dortigen Traumatherapeutin – viele KlientInnen würden durch brennende Reifen springen, nur damit ihre TherapeutIn bei ihnen bleibt und sie weiterhin unterstützt ...). Sie schämt sich, dass sie manchmal „wie ein Kind spricht", dass sie ohne ihre imaginären oder als Kuscheltiere symbolisierten inneren Helfer sich nicht trösten kann. Sie hat Fotos von vier Menschen zu Hause, die sie immer wieder anschaut, hat sie mir erzählt, und auch das ist ihr peinlich: ein Bild von ihrer stationären Therapeutin, ein Bild ihrer Ergotherapeutin und ein Bild ihrer ambulanten Psychotherapeutin, dazu eines von ihrem Lieblingsseelsorger. „Darf ich das?", fragt sie sich, und mich. Und ich bestärke sie: Doch, das darf sie. Sie wird das nicht zeit ihres Lebens so brauchen, aber jetzt gerade tut es ihr gut, es gibt ihr Halt und das Gefühl, nicht ganz allein zu sein, und deshalb ist es natürlich vollkommen in Ordnung. Denn die Bilder vermitteln ihr eine Erinnerung, eine, wie Psychoanalytiker sagen würden, „Objektkonstanz". Sie bringen ihr – welcher Persönlichkeitsanteil da auch immer aus ihren Augen schaut – in Erinnerung, dass da draußen Menschen sind, die sie wirklich freundlich behandeln, ohne sie auszubeuten oder zu beschuldigen.

Leider sind das „nur" drei professionelle Kontakte, und bis auf den Seelsorger ihrer Glaubensgemeinschaft, der sie ebenfalls verlässlich ermutigt, gibt es keine privaten Beziehungen, die ihr ein positives Selbstbild anregen helfen. Aber bislang konnte sie keine anderen Menschen zulassen. Sie hat keine beste Freundin, denn sie ist davon überzeugt, eine „Zumutung für andere" zu sein, andere zu sehr zu belasten. Außerdem ist ihr allein die Vorstellung, sich auch in der Freizeit noch nach außen ständig kontrollieren zu müssen, ein Graus. Sie hatte noch nie eine Partnerschaft, allerdings einmal über zwei Jahre einen „festen Freund", zu dem sie die Beziehung abbrach, als er sie sexuell unter Druck setzte. Sexualität ist natürlich nach allem, was sie als Kind durchgemacht hat, der schwierigste Punkt überhaupt; eine sexuelle Beziehung mit einem Mann wünscht sie sich, aber noch kann sie sie nicht leben. So lebt sie allein in ihrer Wohnung, und sie braucht alle Energie, um ganztags berufstätig sein zu können. Außerdem singt sie in einem Chor und geht in ihre christliche Gemeinde; der Glaube gibt ihr Trost und Halt. Ich finde sie bewundernswert tapfer; sie hält Schmerzen, Flashbacks, schlaflose Nächte durch und geht danach diszipliniert zur Arbeit, wo sie offenbar beliebt ist, was sie mir aber nur indirekt vermitteln kann, weil sie es selbst noch nicht bemerkt. Oder wenn sie es ansatzweise bemerkt, glaubt sie es nicht, auch wenn die Alltagspersönlichkeiten es nur allzu gern glauben möchten.

Diese junge Frau (sie sieht viel jünger aus, als sie von ihrem Körperalter her ist) fällt nach außen hin kaum auf, und wenn, dann meist angenehm. Sie ist groß, schlank, klug und sieht gut aus. Sie ist ein liebevoll zugewandter und für andere beziehungsfähiger Mensch.

Alles das aber „weiß" sie ebenso wenig, wie sie sich vor ihrer Traumatherapie Vorstellungen von Geborgenheit, Sicherheit und Trost für ihr Innenleben und die anderen Persönlichkeitsanteile in ihr machen konnte. Diese Formen des Lernens haben erst begonnen, seitdem sie in Psychotherapie ist und die Beziehung zu ihren früheren primären Bindungspersonen – Mutter und Vater – zunehmend auch aus einer kritischen Distanz sehen kann. Sie muss den Unterschied zu dem, was sie bislang als „ganz natürlich" empfand, konkret erleben, sonst kann sich in ihr keine „Erinnerungsspur" davon bilden, wie sie es selbst beschrieben hat. Es nützt also nichts, wenn jemand ihr sagt, dass sie eine wunderbare Persönlichkeit ist; sie wird es (noch) nicht glauben können. Sie wird lernen, dass sie für ihre Selbstwahrnehmung „ganz in Ordnung" ist, mindestens das. Und das wird sie nicht auf der intellektuellen Ebene, sondern ganz allmählich vermittelt lernen, über die Beziehung zu verlässlichen und sie ohne Eigeninteresse fördernden Menschen. Die im Privatleben zu finden dürfte schwierig sein, denn die meisten Menschen haben sehr wohl eigene Interessen, wenn sie einer erwachsenen Frau begegnen. Sie wollen selbst etwas von ihr.

Was es braucht, ist sozusagen noch einmal zu erfahren, nicht ausgenutzt und ausgebeutet zu werden, denn dafür hat sie ein feines Sensorium. Und wie so viele selbst ausgebeutete junge Menschen ist auch diese Frau bereit, für andere ihr letztes Hemd zu geben und nichts für sich zu erbitten, nur damit sie bei jemandem, der ihr innerlich etwas bedeutet, „da sein darf" und ein wenig Zuwendung erfährt. Sie lernt aus den professionellen Kontakten, dass sie etwas bekommt, das ihr gilt, das sie ganz persönlich meint – und alle ihre inneren Zustände und Anteile ebenfalls, auch diejenigen, die sie selbst an sich unerträglich, unaushaltbar bzw. unerreichbar findet. Sie lernt, dass es eine Zuwendung von außen gibt, für die sie nicht „bezahlen" muss. Auch wenn die Krankenkasse oder auch die KlientIn selbst die Therapiestunde bezahlt: Hier ist die moralische Form der Bezahlung gemeint, die sie nicht leisten muss. Sie muss sich nicht quälen, sich nicht gegen ihren Willen zu etwas nötigen lassen, nicht Schreckliches und Schmerzhaftes erdulden, nur um ein wenig Zuwendung zu bekommen. Und das ist ihr erst einmal ebenso neu wie unheimlich.

„Gekaufte" Beziehungen – und dennoch Herz-zu-Herz-Verbindungen?

Schlimm genug, dass es in unserer Gesellschaft diese Form der bezahlten Arbeitsbeziehung braucht, wie Psychotherapie sie anbietet. Und es ist eine wirkliche und eine wirklich anspruchsvolle Arbeit, einer KlientIn sorgfältig psychotherapeutische Unterstützung zu geben, von daher ist es auch richtig und wichtig, dass sie finanziell entgolten wird. – Das zu diskutieren wäre einen eigenen Beitrag wert, denn traumatisierte Menschen bekommen nur schwer und wenig bezahlte psychotherapeutische Unterstützung, was gesellschaftlich als Skandal gelten müsste. Für die meisten traumatisierten Menschen ist es schon demütigend genug, sich einen Profi „kaufen" zu müssen bzw. den häufig schwierigen und nicht selten ebenfalls demütigenden Weg der Krankenkassenanträge gehen zu müssen. Wenn sie dann aber jemanden gefunden haben, der oder die mit ihnen therapeutisch zu arbeiten beginnt, sollen sie erfahren, dass es da etwas gibt, das man nicht kaufen kann: echte Mitmenschlichkeit, wirkliches Mitgefühl und vorbehaltlose Unterstützung auf dem Weg heraus aus dem Tal der Tränen; eine Haltung, die meiner Klientin auch von ihrem Seelsorger entgegengebracht wird, der allerdings selbst erkannt hat, dass es für sie wichtig ist, ihr Leid auch psychotherapeutisch zu verarbeiten. Und ich füge hinzu: Dabei ist die komplexe dissoziative Identität auch bedeutsam; sie zu verstehen und besser koordinieren zu helfen kann selten ohne psychotherapeutische Unterstützung gelingen. Eine Unterstützung, die allen abgespaltenen Anteilen gilt und sie alle einbezieht. Wer diese Form des fraglos Angenommenseins in der Herkunftsfamilie nicht erfahren hat, sondern das Gegenteil davon: Ausgeliefertsein, Verlassenheit, Misshandelt- und auch noch Beschuldigt-Werden, der oder die wird die achtsame, Schutz und Halt gebende Beziehung zur Therapeutin so dringend brauchen wie die Luft zum Atmen.

Ja, mir wäre es auch lieber, die Menschen hätten im Privatleben genügend vertrauensvolle und unterstützende Beziehungen, um wenig Psychotherapie zu brauchen. Es wäre mir lieber, alle Menschen würden auch die ungewöhnlichsten und schwierigsten Situationen gemeinsam lösen und würden sich füreinander liebevoll engagieren. Dann könnten sie das meiste aus sich selbst heraus schöpfen und es würde dann auch in der Psychotherapie, falls sie eine solche dann überhaupt noch benötigten, schon genügend Selbstfürsorge „da" sein. Da soll es auch hingehen: selbst groß werden und private, persönliche nahe Beziehungen eingehen.

Doch zu Beginn einer Psychotherapie – zumindest der mit einer komplex traumatisierten Persönlichkeit – ist es meist eine Illusion zu glauben, wir könnten sofort auf die Ebene reiner Symptombearbeitung gehen: Selbstverletzungen mithilfe von Bewältigungs-Skills verändern, Flashbacks reduzieren, andere Arten von Verhaltensveränderung sowie den positiven Umgang mit der Schreckenserfahrung (also ein

Reframing). Wir können natürlich so arbeiten; das wird die Symptome einer Posttraumatischen Belastungsstörung (PTBS) zumindest auf Dauer auch reduzieren, und wir sollten durchaus vieles davon tun. Doch da unsere komplex traumatisierten KlientInnen eine fundamentale Bindungsstörung haben, wird diese mitbehandelt werden müssen, weil sie entscheidend dafür ist, ob ein Mensch froh und lebensbejahend wird, private unterstützende Freundschaften und eine Partnerschaft eingehen und ggf. mit eigenen Kindern anders umgehen kann, als er oder sie selbst behandelt worden ist. Die Reduktion von PTBS-Symptomen kann man mit reiner Verhaltenstherapie erreichen. Für das andere aber, das vielleicht Wichtigere, gibt es bislang keine ausreichende „Operationalisierung“, vielleicht wird es die nie geben; also fällt der Beziehungsaspekt in den „evidenzbasierten“ Verfahren fast immer unter den Tisch.

Die Klientin, die ich gerade geschildert habe und die sich selbst zu dem Thema äußerte, hat bis vor wenigen Jahren alles dafür getan, niemanden zu brauchen, sich niemandem mehr ausliefern zu müssen. Wäre es ihr nicht immer schlechter gegangen, hätte sie nicht vermehrt Krampfanfälle bekommen, immer häufigere „Aussetzer“, nach denen sie mühsam versuchen musste herauszufinden, was in der Zwischenzeit geschehen ist, wäre sie nicht immer verzweifelter und suizidaler geworden – dann wäre sie nicht in Psychotherapie gegangen. Natürlich hätte sie lieber eine beste Freundin oder mehrere, natürlich möchte sie gern eine Partnerschaft leben. Doch wenn, wie bei Frühtraumatisierten üblich, das Urvertrauen durch Urmisstrauen ersetzt wurde, gibt es in der Regel keine ausreichend nahen und guten Beziehungen; also treten wir Profis erst einmal an die Stelle. Professionalität allein ist jedoch nicht genug. Wir TherapeutInnen können Aberhunderte von therapeutischen Techniken beherrschen – wenn wir unseren KlientInnen nicht auf liebevolle Weise begegnen, sie nicht in ihrem Innersten, da wo sich ein kleiner harter Knoten der Angst und Verzweiflung gebildet hat, erreichen –, dann können wir über vorübergehende äußere Anpassung hinaus keine therapeutischen (Persönlichkeits-)Fortschritte erwarten. Für Letztere reicht eine professionell-höfliche Form der Zuwendung nicht aus. Dann ist unsere echte Zuneigung gefragt, denn die KlientIn geht uns ans Herz, im wahrsten Sinne des Wortes, und sie muss, wenn es wirklich „ums Ganze“ und damit um wirklich dauerhafte Veränderung geht, von dort eine Antwort bekommen.

Damit ist keine private Beziehungsaufnahme gemeint. Die TherapeutIn bleibt der engagierte Profi. Doch sie wird versuchen – und viele KollegInnen tun das, egal was man ihnen in ihrer Ausbildung erzählt hat –, mit früh traumatisierten KlientInnen eine Herz-zu-Herz-Verbindung aufzubauen, weil sie spürt, dass das lebensnotwendig für diese KlientInnen ist, zumindest in einer bestimmten Phase ihres Lebens und Lernens.

Angenommen sein – gefördert werden

„Agape“ würden griechischkundige Neutestamentler die Form der liebevollen Zuwendung nennen, die in der Seelsorge wie in der Psychotherapie so wichtig ist: Eine selbstlose Form der Liebe, die nichts will, nichts begehrt, nichts vom anderen braucht, sondern etwas übrig hat für den anderen Menschen. Manche betrachten diese Eigenschaft als „Mütterlichkeit“, auch wenn wir uns als TraumatherapeutInnen bemühen, „mehr Coach als Mama“ zu sein. Wir werden die Übertragungsbeziehung nicht fördern, indem wir etwa zu einem erwachsenen Menschen sagen: „Sieh mich bitte als deinen Mutter-Ersatz an.“ In Wirklichkeit ist die sogenannte Mutter-Übertragung (auch männliche Therapeuten bekommen sie, nicht nur die Vater-Übertragung!) wohl eher die Übertragung der Sehnsucht nach einer basalen sicheren Bindung. Es ist interessant, dass dies so oft mit „Mütterlichkeit“ gleichgesetzt wird. Nennen wir es also Sehnsucht nach Angenommensein einerseits und das liebevolle Annehmen und Fördern andererseits, um das es geht.

Die Sehnsucht nach diesem fraglosen Angenommensein und Gefördertwerden führt die meisten KlientInnen zu uns, trotz allem Misstrauen, trotz aller schlechten Vor-Erfahrungen. Manche sind wirklich so verwundet, dass sie das Gefühl haben: „Wenn mich jetzt noch mal eine Person, diese hier, auch verrät – dann sterbe ich, einfach so. Noch einmal halte ich diesen Schmerz, verraten und verlassen zu werden, nicht aus.“ Wer das als Gegenüber spürt, weiß, wie viel Verantwortung man – hier: die PsychotherapeutIn – in einer solchen Situation übernimmt. Manche KollegInnen, vielleicht sogar viele, möchten es lieber einfacher haben. Weniger tief gehend, eher als eine reine Geschäftsbeziehung, freundlich, höflich, abgegrenzt, Feierabend. Und das meist nicht, meinte eine junge Kollegin, mit der ich darüber sprach, weil sie „zu faul“ sind, sondern weil sie Angst haben, ein bisschen Herz zu investieren. Sie haben Angst, die PatientIn abends „mit nach Hause“ zu nehmen, Angst, in „Verstrickung“ zu geraten, Angst, von der PatientIn „ausgesaugt“ zu werden. Um dieses Wagnis einzugehen, muss eine TherapeutIn vermutlich jeden der „dunklen“ Winkel in ihrem Innern kennen(lernen), stets aufs Neue bereit sein, über sich nachzudenken und sich und ihr Verhalten kritisch anzuschauen, und eine gute Supervision haben. Wenn nicht, droht bald ein Burnout. – Das hatte die eben erwähnte Kollegin bereits erkannt und ich konnte ihr nur zu ihrer Erkenntnis gratulieren.

Das Bedürfnis nach sicherer, haltgebender Beziehung können wir bei früh und komplex traumatisierten Menschen gar nicht verhindern, ja, es ist meiner Meinung nach sogar essenziell, damit ein Persönlichkeitswachstum überhaupt stattfinden kann – etwas, das mehr ist als bloße äußere (und damit nicht wirklich innerlich verankerte und je nach sozialem Umfeld jederzeit wieder veränderbare) Anpassung. Meines Erachtens ist die Fähigkeit, sich auf die eigene Bindungssehnsucht einlassen zu können und zu versuchen, sie mit einem anderen Menschen umzusetzen, die Grundvoraussetzung für die Persönlichkeitsentwicklung, und schon ohnehin dafür, Psychotherapie machen zu können. Wer sich nicht einlassen kann, mit allem Zittern und Zagen, wird als früh traumatisierter Mensch in einer Psychotherapie über das momentane Anpassen hinaus nicht weit kommen. – Das sehen wir z. B. immer, wenn KlientInnen von der Klinik nach Hause kommen und sofort wieder ihr altes, vor-klinisches Leben wieder aufnehmen. Daher ist für mich dies einer der Punkte, die ich in probatorischen Sitzungen versuche herauszufinden: Nicht nur, ob die KlientIn grundsätzlich introspektionsfähig ist, sondern auch, ob sie bereit ist, sich auf eine therapeutische Beziehung einzulassen, in der sie durchaus schmerzvoll, aber auch oft staunend und neue Perspektiven eröffnend lernen könnte, „wie es hätte sein können und sein sollen, und ja, wie es sein kann und für mich auch sein wird". Meine Erfahrung ist: Bei manchen KlientInnen kann es ein gutes Jahr dauern, bis sie entscheiden, ob sie diesen Weg gehen wollen. Viele müssen uns erst von allen Seiten beäugen und intensiv prüfen, bevor sie sich auf ein solches Abenteuer einlassen – und dann geht es im Grunde psychotherapeutisch erst los (siehe auch Interview 5 mit der Kunsttherapeutin Renate Stachetzki in diesem Buch).

Dabei bekommen wir PsychotherapeutInnen beide Formen von Erfahrungen einer KlientIn zu spüren: die gute (ein wenig Zuwendung bekommen; sich zumindest die Sehnsucht danach und die Fähigkeit, sich „trotz allem" einzulassen, erhalten haben) und die schlechte, also die Täter-Übertragung. Wir werden mit ihrer Liebebedürftigkeit ebenso umgehen müssen, ohne sie auszubeuten, wie wir uns herumschlagen mit allen ängstlichen und misstrauischen Vermutungen und entsprechenden Verteidigungshandlungen: „Du bist doch am Ende genauso wie meine Mutter (mein Vater). Auch du wirst mich verlassen, quälen, im entscheidenden Moment fallen lassen. Ich werde mich gegen dich verteidigen müssen, um überhaupt ins Leben zu kommen." In der therapeutischen Beziehung zu sein, zu bleiben, gemeinsam da hindurchzugehen ist wichtig, denn es ermöglicht die Nachreifung der KlientIn, ihr Umlernen: „Ein Mensch, von dem ich eine Weile abhängig bin, kann auch ganz anders sein als das, was ich so früh und prägend erlebt habe" wird zu: „Ich kann auch ganz anders sein als meine Mutter / mein Vater" bzw.: „Ich kann mich innerlich ganz anders liebevoll behandeln, als meine Mutter / mein Vater mich behandelt haben." Häufig wird erst auf diese Weise eine tiefe Traumabearbeitung möglich, in der alle wesentlichen Persönlichkeitsanteile ihr Wissen und ihre Erfahrung auf liebevolle, tröstende, versorgende und den Schmerz hinter sich lassende Weise teilen; erst dann ist auch die intergenerationelle Weitergabe von traumatisierenden Beziehungen, die ewige Wiederholung von Opfer- und Täterschaft zu beenden.

Entscheidend ist, dass wir zuallererst von den KlientInnen als ein liebevoller und achtsamer Mensch wahrgenommen werden, der eine sichere Bindung, Trost und möglichst konkrete und praktisch brauchbare Hilfe anbietet. Auch diese muss eher sehr basal sein: Manchmal brauchen sie Informationen, manchmal brauchen sie Hilfe beim Telefonieren, beim Verfassen von Briefen; sie brauchen vielleicht Rollenspiele für schwierige Gesprächssituationen, das alles mit unserer Haltung verbunden: „Du wirst das so gut machen, wie du nur kannst, und komm, wir schauen, dass du es wirklich so gut machen kannst, wie es dir möglich ist."

Manches ist mehr Sozialarbeit und Coaching als Psychotherapie. Und doch ist es basal, um die therapeutische Beziehung aufbauen zu können. Im Laufe der Zeit, wenn die Beziehung tragfähig ist, wird die KlientIn von uns mehr und mehr herausgefordert, aus der bedürftigen Position (zumindest immer wieder) herauszukommen und immer weiter selbstfürsorglich zu werden – was wir ja vorsichtig vom ersten Tag an beginnen anzuregen. Dieser Prozess, das möchte ich noch einmal betonen, geht von außen nach innen: Erst wird er durch eine andere Person – hier die TherapeutIn – erfahren, dann wird er so verinnerlicht, dass es der KlientIn möglich wird, sich selbst und andere Menschen (und andere Lebewesen) entsprechend liebevoll zu behandeln. – Wobei viele durchaus fürsorglich mit anderen umgehen können, nur mit sich selbst nicht, das dauert bei ihnen am längsten. Mit der Zeit dann werden wir TherapeutInnen mehr und mehr als eher ganz normale, also als fehlbare Menschen wahrgenommen, als Menschen, die manchmal dumme Sachen sagen, aber insgesamt durchaus „o.k." sind. Wir werden uns als TherapeutInnen unterwegs immer wieder in unseren Handlungen überprüfen müssen: Ist das, was wir tun, angemessen, zu viel, zu wenig, gerade recht? Wir werden diese Fragen auch mit der KlientIn erörtern, dabei aber versuchen, eine eigene innere Unabhängigkeit zu bewahren, auch indem wir unsere Arbeit supervidieren lassen.

Für die KlientIn ist und bleibt die ganze Zeit der Psychotherapie über eines entscheidend: dass sie den Unterschied fühlen kann – nicht nur kognitiv verstehen, sondern emotional und körperlich fühlen – zwischen dem, was sie an Mangelerlebnis oder anderen schlimmen Beziehungserfahrungen hatte, und dem, wie es sich anfühlen kann, getröstet und liebevoll behandelt zu werden.

Wenn es uns also gelingt, dieses „andere" fühlbar zu machen, das Trost heißen könnte, Angenommensein, Achtsamkeit, Förderung, Liebe – was auch immer an Begriffen sich damit verbindet –, dann passiert etwas Wunderbares. Eine Klientin hat es so ausgedrückt: „Das ist vielleicht so, als wüsste man nicht genau, ob man Durst hat. Dann trinkt man etwas und merkt: Ach, das war es, ich hatte Durst. Oh, tut das gut. Erst wenn der Durst gestillt wird, wird einem gefühlsmäßig klar, was vorher der Mangel war. Und dann ermöglicht das schöne Neue erst, den alten Schmerz zu betrauern."

Also: Wer einer von den Eltern verlassenen und gequälten Persönlichkeit wirklich weiterhelfen will, wird nicht umhinkommen, sich auf eine authentische tiefe Beziehung einzulassen, die gleichzeitig professionell ist, also nicht nur „irgendwie nah", sondern auf eine sorgfältig dosierte, behutsame und angemessene Weise sicher und fördernd – und basal, das heißt die einfachsten Bedürfnisse nach Nahrung und Versorgung, körperlicher Unversehrtheit und Sicherheit ansprechend.

Bis die jeweilige früh traumatisierte Persönlichkeit zu uns kommt, dominieren innere Selbstwahrnehmungen, welche die frühen und leider so zerstörerischen und vernachlässigenden Bindungspersonen in ihr hinterlassen haben. Mit anderen Worten: Sie wurde und wird nicht nur von den destruktiven Bindungspersonen, sondern auch von ihren Täterintrojekten meist nach wie vor „klein gehalten". Also werden wir als TherapeutInnen mit diesen inneren, ganz anders denkenden, fühlenden und handelnden Persönlichkeitsanteilen ebenfalls Kontakt aufnehmen. Wir werden, um es optimistisch auszudrücken, den „Postillon d'amour" spielen zwischen den beiden Polen der Persönlichkeit – den eingeschüchterten und gequälten kleinen und den großen ehemaligen Opfer-Anteilen sowie den eher auf reines Funktionieren ausgerichteten erwachsenen Anteilen der Persönlichkeit einerseits und den täterimitierenden und täterloyalen oder autistisch skeptisch-abwehrenden Persönlichkeitsanteilen andererseits. Und auch das ist meine Erfahrung: Ohne die – durchaus längerfristige – Beziehungsarbeit der TherapeutInnen können insbesondere früh traumatisierte KlientInnen diese Verbindung weder auf angemessene Weise herstellen noch den Kampf zwischen „Gut, aber Opfer" und „Böse, aber stark" in sich selbst lösen.

Interview 2 | „Wir sprechen von täterimitierenden Anteilen“

Fragen an den Traumaforscher und Psychotherapeuten Prof. Onno van der Hart, Universität Utrecht

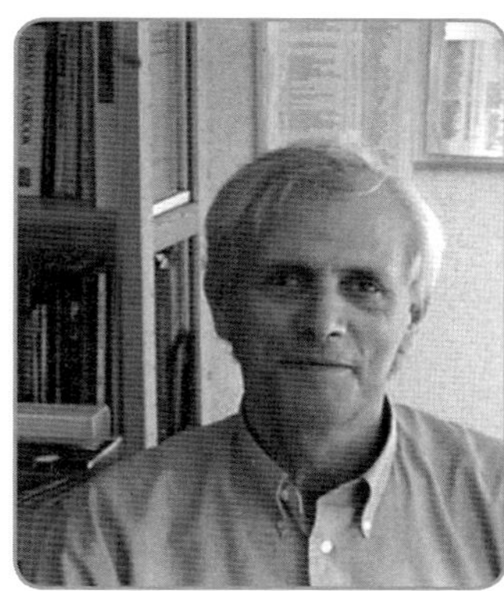

Michaela Huber: Täterintrojekt, Täter-Imitation, Täterimplantat, Täter-State – das Thema des Wiederholungszwanges von gewalttätigen Impulsen in Gewaltüberlebenden hat eine lange Tradition. Die strukturelle Dissoziationstheorie, die Sie mit Ellert Nijenhuis und Kathy Steele zusammen entwickelt und unter anderem im Buch „Das verfolgte Selbst“ beschrieben haben, hat eigene Vorstellungen von der Art, der Entstehung und der Therapie solcher Selbst-Anteile. Beginnen wir vielleicht mit dem Begrifflichen.

Onno van der Hart: Früher haben wir sie „Verfolger-Anteile“ genannt (Van der Hart, Nijenhuis & Steele 2006), heute sprechen wir von „täterimitierenden Anteilen", weil wir das klinisch bedeutsamer finden (siehe Boon, Steele & Van der Hart 2011; Van der Hart, Nijenhuis & Steele 2010). Ja, diese Persönlichkeitsanteile „stammen" sozusagen vom Täter und in hoch dissoziativen Menschen glauben diese Anteile sogar, sie „seien" der Täter selbst. Doch indem wir sie „täterimitierende Anteile" nennen, betonen wir gleich von Anfang an sowohl dem Alltagspersönlichkeitsanteil (genannt ANP: anscheinend normaler Persönlichkeitsanteil) als auch diesen „feindseligen" Persönlichkeitsanteilen gegenüber, dass wir einen Unterschied machen zwischen ihnen und den Tätern selbst. Allgemein finde ich den Begriff „Introjekt" zu passivisch, und „State", also Zustand, erscheint mir ein zu limitierendes Konzept, da ihm die Ich-Perspektive fehlt und weil bei dissoziativen Persönlichkeiten solche Anteile aus mehr als einem mentalen Zustand bestehen.

MH: Wie, glauben Sie, entwickelt ein Kind einen solchen täterimitierenden Anteil?

OvdH: Meinem Verständnis nach entwickeln Kinder in missbräuchlichen bzw. Misshandlungssituationen mentale Abbilder des oder der Täter(s). Dies geschieht unter überwältigenden, also desintegrativen Umständen. Die Desintegration findet statt in Form einer Dissoziation, und zwar durch die Aufteilung der Persönlichkeit in verschiedene voneinander getrennte Anteile. Diese Anteile werden entweder hintereinander oder auch simultan auftreten bzw. gespürt werden. Ein Anteil zum Beispiel wird nur Angst und Schmerz fühlen; ein anderer Anteil schaut von fern zu, was dem Körper angetan wird; wieder ein anderer Anteil ist wütend und will sich wehren und ein Anteil spiegelt bzw. imitiert den Täter. – Und alle diese Anteile wiederum sind abgetrennt von anderen Anteilen, die gerade nicht „da" sind – wie zum Beispiel der Alltagspersönlichkeitsanteil. Ich bin davon überzeugt, dass alle diese Anteile für das Überleben der Person in solchen extremen, lebensbedrohlichen Situationen von entscheidender Bedeutung sind – auch die täterimitierenden Anteile. Deren Aufgabe besteht darin, weiteren Schaden durch die äußeren Täter von der Persönlichkeit abzuwenden. Davon bin nicht nur ich überzeugt, sondern diese Überzeugung teile ich mit meinen KlientInnen.

Ein Beispiel: Wenn ein verletzter oder angsterfüllter Persönlichkeitsanteil weinen will, was während reaktivierter Traumaerinnerungen (Wiedererleben der Misshandlungssituation) leicht passieren kann, dann beginnt der täterimitierende Anteil, den Teil, dem die Tränen kommen, zu bekämpfen, um eine Eskalation der Gewalt durch den Täter – die früher tatsächlich in solchen Situationen stattfand – zu verhindern. Außerdem fühlen sich diese Anteile dann auch „machtvoll", was dazu führt, dass sich die gesamte Persönlichkeit in solchen Situationen zwar dissoziiert, aber auch „unter Kontrolle" fühlen kann und manchmal daraus durchaus einen gewissen Stolz entwickelt („Es wird nicht geheult."). Hinzuzufügen ist natürlich, dass täterimitierende Anteile auch die Rationalisierungen des äußeren Täters übernehmen können, etwa: „Das hast du verdient", „Du sollst auch bestraft werden", „Du bist schlecht und böse". Doch solche Äußerungen sollten die Therapeuten nicht davon abhalten, sich auf die ursprünglich dem Überleben dienende Bedeutung dieser dissoziierten Anteile zu konzentrieren.

MH: Wie unterscheiden Sie zwischen einem selbstverteidigend-aggressiven Anteil, etwa einem in der Pubertät entstandenen Zustand des Sich-Wehrens, und einem täterimitierenden Anteil?

OvdH: Wir unterscheiden kämpferische Anteile und täterimitierende Anteile. Kämpfende Anteile sind unserem Verständnis nach emotionale Persönlichkeitsanteile (EPs), die stecken geblieben sind im biologischen Aktionssystem „Ankämpfen gegen Bedrohung". Sie werden offen ärgerlich und wütend, besonders dann, wenn traumatische Erinnerungen aktiviert werden. Indem sie kämpferisch werden, verteidigen sie schwächere Anteile oder die Persönlichkeit als Ganzes. Da sie jedoch leicht auch auf unangemessene Weise wütend werden und in dieser Stimmung zu kämpfen beginnen, können sie die Situation für sich noch gefährlicher machen, etwa während einer Gruppenvergewaltigung. Sie können so auch eine andere unbeteiligte Person gefährden, die völlig zu Unrecht als gefährlich wahrgenommen wird. Täterimitierende Anteile dagegen richten, wie oben beschrieben, ihre Aggressionen gegen schwächere Anteile im Innern, welche die Misshandlung erlitten haben, um sie zum Schweigen zu bringen und selbst ein Gefühl der Macht zu erlangen.

MH: Ist das Vorhandensein und Auftauchen eines Täterintrojektes, das Sie einen Täter imitierenden Anteil nennen, ein Zeichen dafür, dass eine Persönlichkeit auch selbst zum Täter werden kann? Was unterscheidet einen (zukünftigen) Täter von einem (erneuten) Opfer?

OvdH: Ich glaube nicht, dass täterimitierende Anteile notwendigerweise ein Zeichen dafür sind, dass man selbst zum Täter werden kann – in dem Sinne, Kinder oder Frauen anzugreifen, also andere Menschen zum Opfer zu machen. Es gibt jedoch ein Risiko, dass einige darunter sind, die es tun könnten. Ich vermute, dass täterimitierende Anteile in der Tat nicht nur andere dissoziierte Persönlichkeitsanteile misshandeln können, sondern auch Menschen in der Außenwelt, etwa Kinder und Frauen. So ein Acting-Out kann zum Beispiel ursprünglich in einer Situation aufgetreten sein, in der ein kindlicher Anteil die Misshandlung wiedererlebt. Das hat den täterimitierenden Anteil auf den Plan gerufen und irgendwie dazu geführt, dass innere und äußere Realität in der Wahrnehmung durcheinandergerieten. Es ist jedoch auch möglich, dass der täterimitierende Anteil, indem er einen anderen Menschen zum Opfer macht, ein besonders starkes Machtgefühl entwickelt. Das ist dann eine Art operanter Konditionierung, die wiederum die Wahrscheinlichkeit erhöht, weiterhin andere Menschen zu missbrauchen. Außerdem dürfen wir die Möglichkeit nicht außer Acht lassen, dass der oder die ursprünglichen Täter das Kind gezwungen haben können, anderen etwas anzutun – auch das wäre eine Art operanter Konditionierung.

Letztlich sollten wir uns die Persönlichkeit als Ganzes ansehen, einschließlich ihrer Kernüberzeugungen. Ich kenne Mütter mit einer dissoziativen Identitätsstörung, die als Gesamtpersönlichkeit zu der Überzeugung gelangt sind, dass die Misshandlung ihrer eigenen oder anderer Kinder überhaupt nicht infrage kommt – auch wenn in ihrem Innern die täterimitierenden Anteile den anderen das Leben schwer machen können. Eine derartige ethische Einstellung kann sich sogar in solchen Müttern entwickeln, die tatsächlich gezwungen wurden, anderen Kindern Gewalt anzutun, wenn sie in der Lage waren, Mitgefühl für die Opfer sowie intensive Schuld- und Schamgefühle hinsichtlich dessen zu empfinden, was sie da tun mussten.

MH: Bei ritueller Gewalt, also organisierter sadistischer Ausbeutung, „schaffen" Täter bewusst Anteile, die sich „böse" und täterloyal verhalten sollen, ohne dass das Verhalten, das diese Opfer-Anteile zeigen sollen, eine direkte Imitation des Täters darstellt. Was sagen Sie dazu?

OvdH: Ja, das stimmt, in rituell misshandelten Menschen finden wir dissoziative Anteile, die den Befehlen ihrer „Führer" gehorchen. Ich würde sie nicht „täterimitierende Anteile" nennen, aber ich weiß bislang nicht, wie ich sie sonst nennen soll. Mir sind sie in der Therapie häufig begegnet, wo sie ebenfalls intensive Schuld- und Schamgefühle über ihre erzwungen zerstörerischen Handlungen zum Ausdruck gebracht haben.Vielleicht könnten wir sagen: Ja, es sind dann täterimitierende Anteile, wenn sie eine Befriedigung aus ihren zerstörerischen Handlungen ziehen, denn dann war operante Konditionierung am Werk. Ich würde sie aber nicht täterimitierende Anteile nennen, wenn sie nur in einer aussichtslosen Lage zu solchen Handlungen gezwungen wurden und dabei Seelenqualen, Scham und Schuldgefühle empfanden.

MH: Welche Empfehlungen für die Psychotherapie ergeben sich daraus?

OvdH: Es ist unerlässlich, dass die TherapeutIn den täterimitierenden Anteilen hilft, Verbündete des therapeutischen Prozesses zu werden. Gelingt dies, so können sie wesentliche Beiträge zum Gelingen der Therapie leisten; misslingt es, dann können diese Anteile weiterhin die Therapie sabotieren und das Leben der KlientIn sehr unglücklich machen.

Das erste Behandlungsprinzip ist, empathisch zu sein gegenüber dem oder den Alltagspersönlichkeitsanteilen und den angstvollen emotionalen Anteilen, die sich für die täterimitierenden Anteile schämen. Gleichzeitig sollte die TherapeutIn über die Entstehung und Funktion dieser Anteile aufklären und das vielleicht anhand von Beispielen anderer Misshandlungs-Überlebender verdeutlichen. Der entscheidende Punkt ist ja, dass diese Anteile in den extremsten Momenten im Leben der KlientIn beim Überleben geholfen und zu allem gegriffen haben, was funktionierte. Und das waren u.U. auch die Worte und Handlungen des ursprünglichen Täters, um das Kind am Schreien oder Weinen zu hindern. Die TherapeutIn sollte über die Alltagspersönlichkeitsanteile auch Empathie für diese Anteile mitteilen, die, gefürchtet und verachtet, eine einsame und vollkommen missverstandene Position im Persönlichkeitssystem einnehmen. Die TherapeutIn könnte erklären, dass diese Anteile, wie andere Emotionale Persönlichkeitsanteile (EPs), immer noch in der Trauma-Zeit leben, also gegenwärtig immer noch die Welt so betrachten, als fänden Missbrauch und Misshandlung immer noch statt (ein Eindruck, der sich durch das Wiedererleben der Traumaerinnerungen im Innern der Persönlichkeit auch für sie noch verstärkt). Auf diese Weise werden die Alltagspersönlichkeitsanteile (ANPs) konsistent und dauerhaft darin unterstützt, die Phobie vor diesen am meisten gefürchteten Persönlichkeitsanteilen zu überwinden und reflektierend statt reflexhaft auf sie zu reagieren.

Bei all dem sollte sich die TherapeutIn darüber im Klaren sein, dass alles, was sie mit den Alltagspersönlichkeitsanteilen bespricht, auch von den täterimitierenden Anteilen im Innern mitgehört wird, auch das Reframing (Anders-Einsortieren) der durch sie verursachten Symptome. Da diese Anteile auch in der Traumazeit leben, sollte die TherapeutIn sehr darauf bedacht sein, immer wieder die Unterschiede deutlich zu machen zwischen den gefährlichen Situationen der Vergangenheit und der (hoffentlich sicheren) heutigen Gegenwart. Da in dieser ersten Phase der Therapie die traumatischen Erfahrungen noch nicht integriert sind, sollte die TherapeutIn großen Wert darauf legen, dass alle Anteile der Persönlichkeit immer wieder dazu ermutigt werden, die Gegenwart bewusster wahrzunehmen; wir nennen das „Präsentifikation". So waren die Selbstbeschädigungen der Persönlichkeit durch die täterimitierenden Anteile in der Vergangenheit unter Umständen überlebenswichtig; heute sind sie vielleicht reine Wiederholungen von Erfahrungen aus der Traumazeit, die zum Beispiel durch Reaktivierung von Traumaerinnerungen ausgelöst werden. Die TherapeutIn sollte den täterimitierenden Anteilen respektvoll begegnen. Verhindern sie zum Beispiel, dass die Alltagspersönlichkeitsanteile mehr über die Traumageschichte erzählen wollen, kann man das erst einmal respektieren und sagen, sie hätten wahrscheinlich gute Gründe dafür, und dann diese Gründe explorieren, statt mit der Exploration der Traumageschichte fortzufahren. Möglicherweise fürchten die täterimitierenden Anteile, die TherapeutIn könne sie aus ihrer Machtposition vertreiben, wolle vielleicht nicht mit ihnen arbeiten, hasse oder verachte sie, wolle sie loswerden, und das könne ihr möglicherweise auch gelingen. Die TherapeutIn kann ihnen dabei behilflich sein, diese aus der Traumazeit stammenden Vorurteile zu korrigieren. So könnten sie zum Beispiel merken, dass sie durchaus Macht behalten können, während sie mit der TherapeutIn zusammenarbeiten. Sie könnten dann lernen, andere Anteile zu akzeptieren und mit ihnen gemeinsam an einer Verbesserung der Situation zu arbeiten.

Ein letztes Thema in diesem Zusammenhang betrifft das Setzen von Grenzen. Während der Arbeit daran, die Gegenwart zunehmend „anders" als die Traumazeit wahrzunehmen, sollte die TherapeutIn großen Wert darauf legen, dass dem Verhalten der täterimitierenden Anteile nach innen und außen starke Grenzen gesetzt werden. Ob eine KlientIn sich an solche Begrenzungen halten kann, sagt viel aus über mögliche Persönlichkeitsstörungen, die mit Affektregulation und Impulskontrolle zu tun haben, und spricht umgekehrt für die Bereitschaft, aktiv in der Therapie zu arbeiten, statt Gefühle auszuagieren.

(Übersetzung: Michaela Huber)

Onno van der Hart ist emeritierter Professor für Psychopathologie chronischer Traumatisierungen an der Abteilung für Klinische und Gesundheitspsychologie der Universität Utrecht und Psychologischer Psychotherapeut am Sinai Zentrum für Seelische Gesundheit in Amstelveen, Niederlande. Zudem ist er Supervisor und Ausbilder im Bereich Diagnostik und Behandlung dissoziativer Störungen. Zu seinen zahlreichen Fachveröffentlichungen gehört das Buch „Abschiedsrituale: Lernen, leichter loszulassen", Paderborn: Junfermann, 2010.

Literaturempfehlungen

Boon, S., Steele, K., & Van der Hart, O. (2011); Van der Hart, O., Nijenhuis, E. R. S., & Steele, K. (2006); Van der Hart, O., Nijenhuis, E. R. S., & Steele, K. (2010)

15. Psychotherapeutin Renate Stachetzki berichtet über Frau K.

Anmerkung MH: Um das Interview mit Frau K. und auch die Ausschnitte aus der Live-Arbeit mit ihr besser einordnen zu können, habe ich ihre stationäre Psychotherapeutin, Renate Stachetzki, gebeten, mit Frau Ks Einverständnis und ihren wirklich großartigen illustrativen Bildern – herzlichen Dank an Frau K.! – einen Kurzbericht für das Buch zur Verfügung zu stellen. Hier ist er:

15.1 Die Geschichte von Frau K.

Kindheit

Frau K. wuchs unter schwierigen familiären Bedingungen mit einem Zwillingsbruder und fünf älteren Halbgeschwistern bei einer alleinerziehenden Mutter auf. Sie fühlte sich von dieser oft für das Familienschicksal verantwortlich gemacht und bestraft und hatte eine enge Bindung an den Zwillingsbruder. Eine einjährige Trennungszeit von ihm im Vorschulalter erlebte sie als traumatisch und reagierte mit schwerer Erkrankung.

Bereits zu dieser Zeit war ein hilfreicher Innenanteil entstanden in Form eines damals noch kindhaft ausgestalteten Indianers, der das kleine Mädchen trösten und in eine visionäre Welt entführen konnte. Dieser innere Helfer besteht bis heute und kümmert sich um die verängstigten Innenkinder und berät in reiferer erwachsenerer Form die heutige Erwachsene.

Aufgrund ihrer Geburt als Kinder ohne ehelichen Vater habe man sie, in einer ländlichen Gemeinde im Norden der ehemaligen DDR aufgewachsen, als „Bastarde" bezeichnet und Frau K. war als Kind sehr bemüht, unauffällig, angepasst und freundlich zu sein. Vor dem Hintergrund eines damals schon entstehenden Selbstbildes, weniger wert zu sein als andere, sei es ihr auch immer sehr schwergefallen, Kontakt zu anderen Gleichaltrigen zu haben, und sie blieb eng an den Zwillingsbruder gebunden. So hatte ab dem zehnten Lebensjahr ein Lehrer leichtes Spiel, der seine sexuellen Übergriffe als Belohnung und Schutz bezeichnete. Dies hatte sie zwar verwirrt, sie konnte sich jedoch nicht widersetzen.

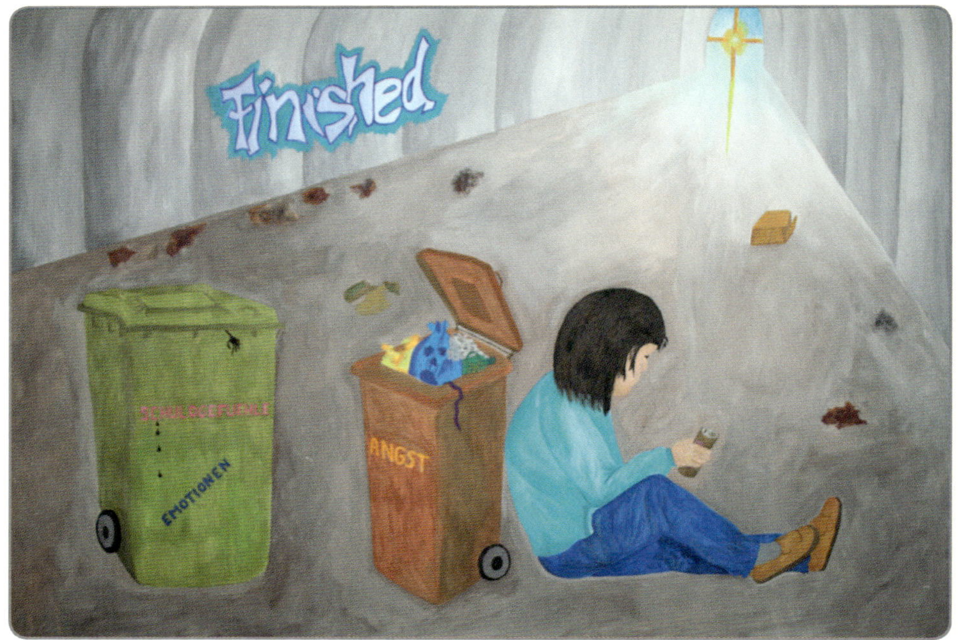

Abbildung 12: „Rubbish Feeling“

Veränderungen ab dem zwölften Lebensjahr

Ab dem zwölften Lebensjahr kippte auch die bis dahin vertrauensvolle und körperlich enge Beziehung zum Bruder und er wurde ebenfalls sexuell gewalttätig. Offenkundig selbst zunächst irritiert über den Wechsel der Beziehungsebene, veränderte der Bruder das Beziehungsgefüge radikal und begegnete ihr ab da nur noch auf erniedrigende und sadistisch quälende Weise und sexuell gewalttätig. Dies führte später auch dazu, dass er mit anderen Männern gemeinsam Täter wurde. Ab dem zwölften Lebensjahr habe sie sich verändert, habe versucht, genau der „Bastard“ zu sein, als den man sie ohnehin bezeichnete, und das Liebenswürdige abzulegen. Damit kam es zu heftigen inneren Kämpfen (s. Abb. 13 und 14).

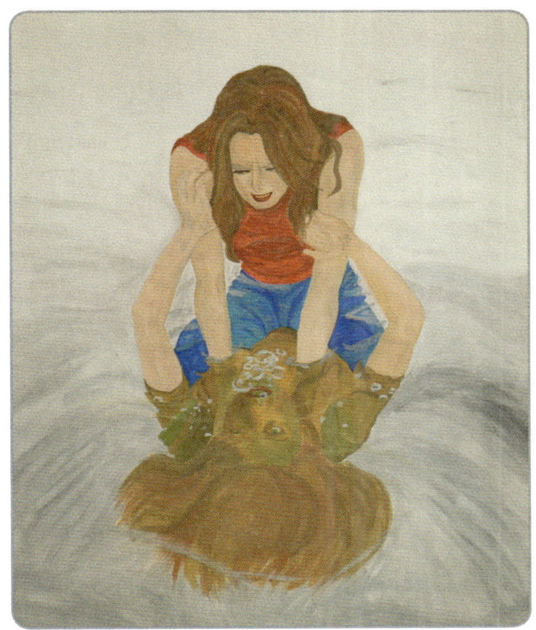

Abbildung 13: „Bastard“

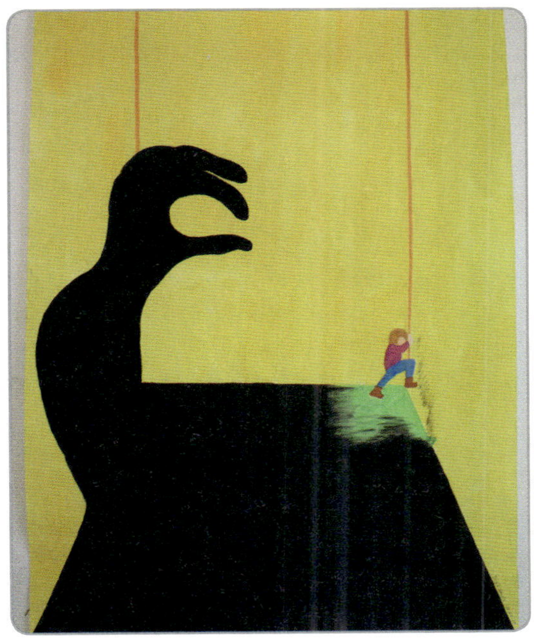

Abbildung 14

Nach der Schulzeit

Eine aufgeschlossene, wissbegierige und lernwillige Seite blieb jedoch in Frau K. bestehen, die trotz aller Schwierigkeiten die Schule gut abschließen konnte. Da sie sich jedoch immer geweigert hatte, der SED beizutreten, habe sie Schwierigkeiten mit der Stasi gehabt. Sie wurde mehrfach verhört und terrorisiert und es sei ihr nicht gestattet worden, das von ihr angestrebte Studium zu beginnen. Sie begann dann eine Lehre zur technischen Zeichnerin, arrangierte sich mit den Gegebenheiten dieses Berufes und übt ihn bis heute aus. Für Frau K. war zunächst kaum verständlich, dass sie sich, trotz eines selbstständigen Lebens fern von ihrer Herkunftsfamilie, dieser fast bedingungslos verbunden und zu Gehorsam verpflichtet fühlte. Die sexuelle Gewalt durch den Bruder und andere Männer fand fortgesetzt regelmäßig statt, bis über das 30. Lebensjahr hinaus. Noch nach einer Klinikbehandlung suchte der Bruder sie auf und versuchte sie unter Faustschlägen einzuschüchtern und zum Schweigen innerhalb der Therapie zu verpflichten.

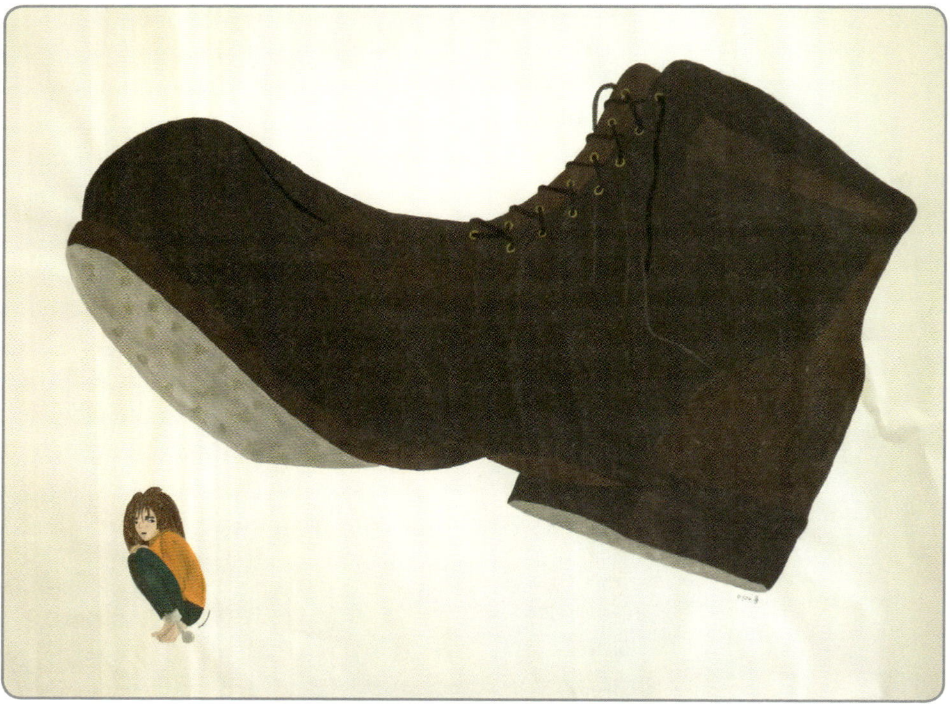

Abbildung 15: „Judgement“

Krankheitsgeschichte

Die Krankheitsgeschichte von Frau K. durchlief viele Stationen und Diagnosen über Borderline, Angststörungen, Schizophrenie (wegen der inneren Stimmen) sowie Depression. Neben einem schon lange vorliegenden Asthma bronchiale und einer Neurodermitis wurde eine Autoimmunerkrankung diagnostiziert, die rasch ein schwerwiegendes Krankheitsbild entwickelte, mit vor allem juckenden schmerzenden Hautausschlägen am ganzen Körper und offenen Stellen. Frau K. berichtete von Situationen in einer Klinik, wo sie nackt vor Studenten habe stehen müssen, damit diese sich diesen besonders schweren Fall einer Autoimmunerkrankung genau ansehen konnten. An solchen Stellen war das Vorliegen eines dissoziativ aufgespaltenen Innensystems bereits ganz offenkundig: Sie erinnerte sich zwar an diese Vorgänge, vernahm jedoch keinerlei innere Beteiligung. Es wäre ihr nicht in den Sinn gekommen, sich gegen diese Art der Behandlung zu wehren. Die Abbildungen 16 und 17 verdeutlichen ihre eigene Vision davon, wie sie diese wahrnahm.

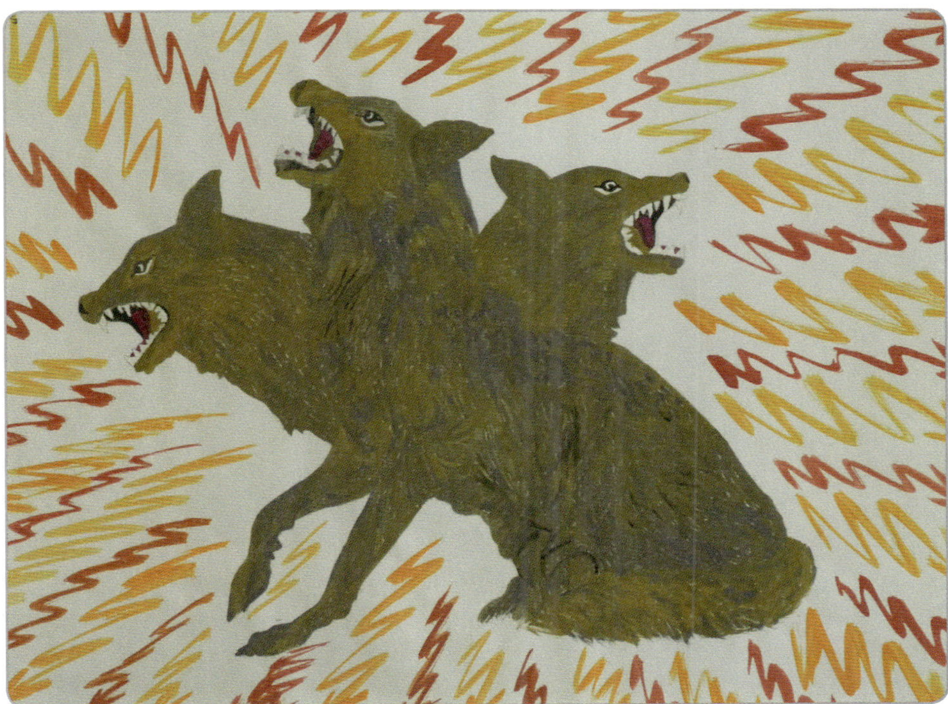

Abbildung 16: „Lupus Erythemathodes“

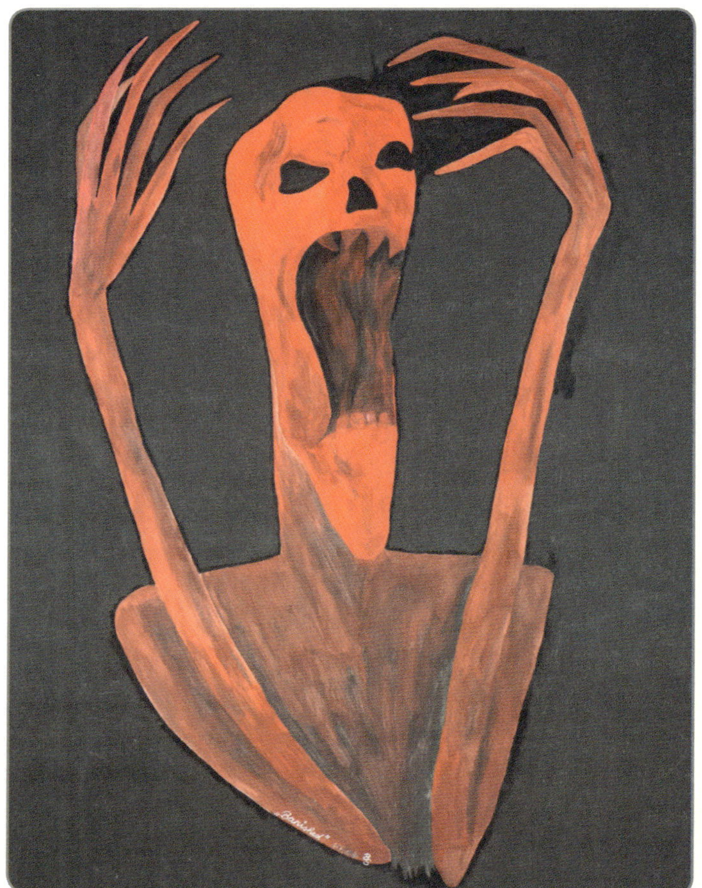

Abbildung 17: „Verbannt, verstoßen“

Im Verlauf der hiesigen stationären Behandlung tasteten wir uns prozessdiagnostisch langsam an das Vorliegen einer dissoziativen Störung heran. Frau K. war durch vieles geängstigt, war misstrauisch und stand unter Dauerstress, die von außen an sie gestellten Forderungen mit denen aus dem Innensystem in Einklang zu bringen. Sie berichtete, dass der Aufnahme bei uns eine wichtige grundlegende Lebensentscheidung vorausgegangen war, nämlich sich selbst für „das Leben“ zu entscheiden. Es sei „haarscharf“ gewesen.

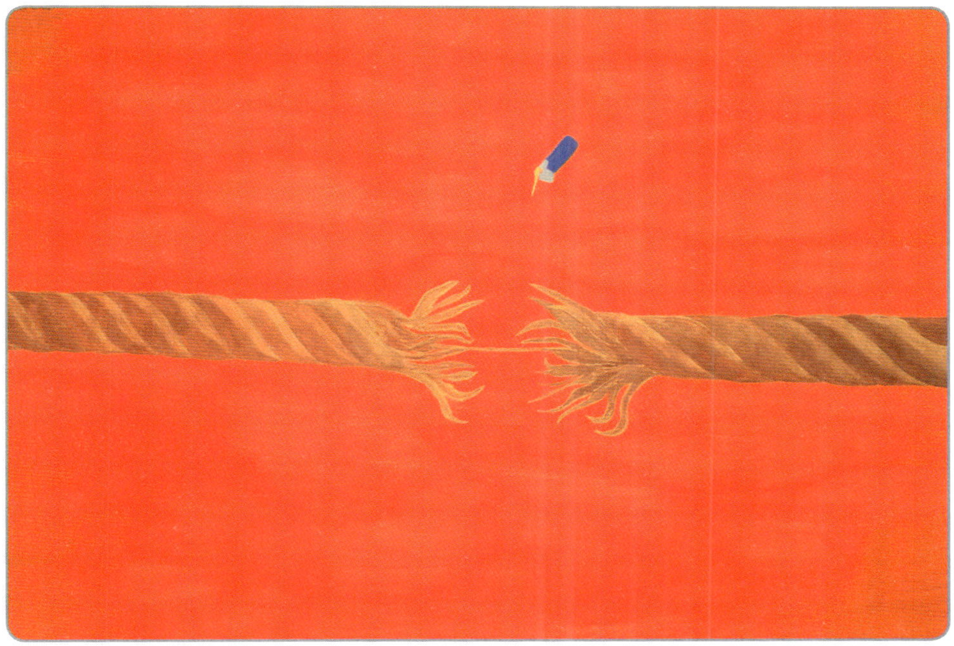

Abbildung 18

15.2 Malen und Gestalten in der Therapie

Das Malen und Gestalten, eine von Frau Ks wichtigen Ressourcen, half uns oft in der Behandlung. Über den gesamten Therapieverlauf hinweg wurde vieles zuerst in Bildern sichtbar und erst später verständlich.

Frau K. konnte meine Anregungen zum Erstellen einer inneren Landkarte rasch aufgreifen und kreativ umsetzen: Jeder, der Frau K. zu diesem Zeitpunkt schon bekannten Innenanteile bekam eine etwa postkartengroße Karte mit Abbildungen darauf, die in symbolisierter Weise den Anteil und seine Funktion im System wiedergaben. Die Anteile konnten sich natürlich nur nach und nach zeigen; die funktionalen und unterstützenden wurden dabei zuerst deutlich. Es schien, als ob die Persönlichkeitsanteile fast darauf „gewartet" hätten, über den therapeutischen Kontext wahrgenommen und zur Sprache gebracht zu werden.

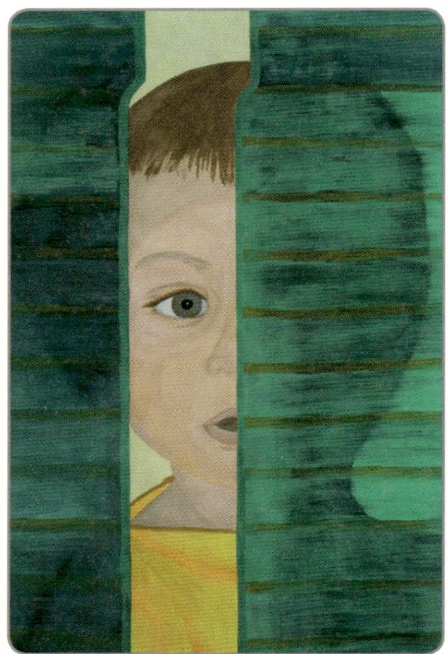

Abbildung 19: „Memories“

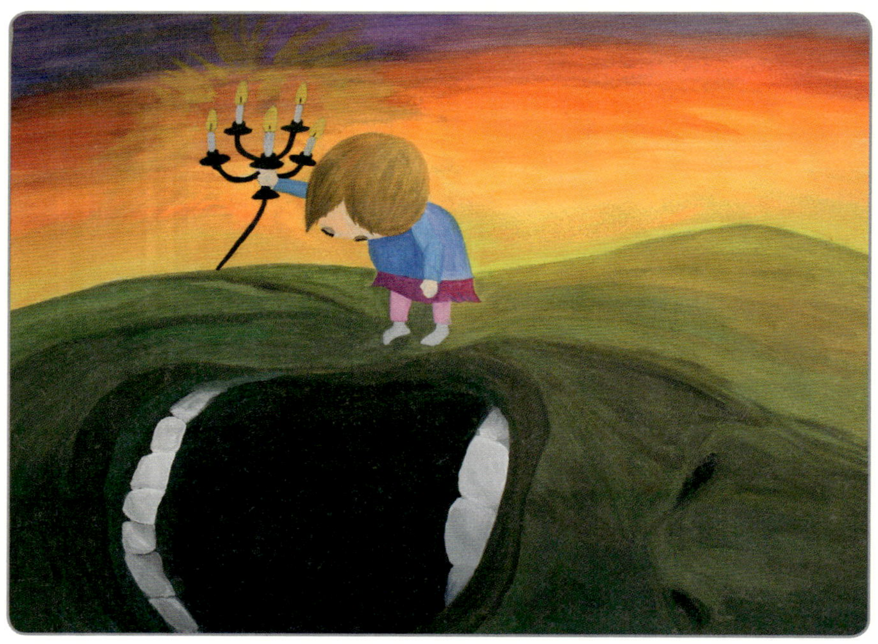

Abbildung 20: „Mir auf der Spur“

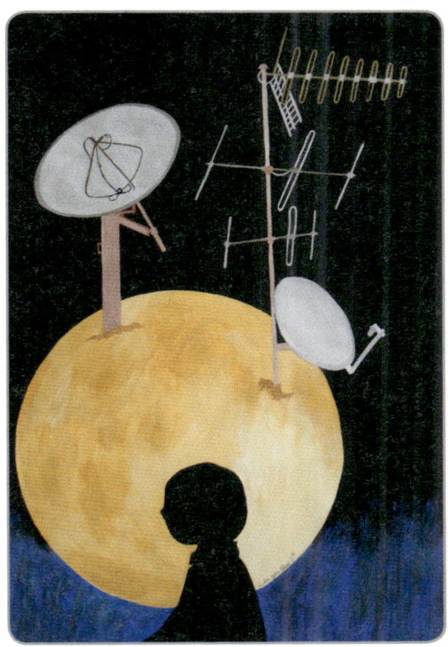

Abbildung 21: „Are you here?“

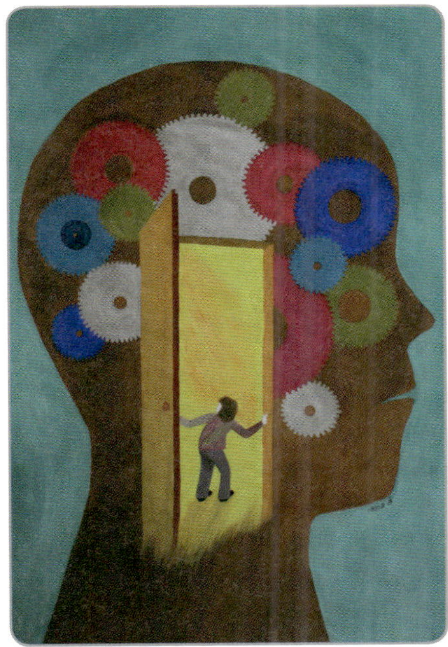

Abbildung 22: „Wer bin ich?“

Viele der aktuell schwierigen Situationen und inneren Kämpfe wurden besser verständlich, wenn wir die Kärtchen jeweils so auf den Boden im Therapiezimmer auf einer großen Pappunterlage anordneten, wie sie am Zustandekommen des aktuellen Geschehnisses Anteil hatten. So wurde sichtbar, wer vom Innensystem z. B. verängstigt auf eine bestimmte Situation reagiert hatte, wer dadurch noch alarmiert worden war, wer dann mit welchen Maßnahmen eingegriffen hat und wie ein „Beobachter" das Ganze abgespeichert und zur Nachbesprechung mitgebracht hatte. Die Kärtchen für die Innenanteile blieben zur Sicherheit bei mir im Therapiezimmer, eine Zweitausgabe „im Handtaschenformat" hatte Frau K. stets bei sich, um auch alleine in besserem Kontakt mit ihren Innenanteilen zu verbleiben, zwischendurch mal einen sogenannten runden Tisch zu machen, wenn etwas entschieden werden musste, und Ähnliches.

Während es auf der einen Seite über diese Arbeit mit der inneren Landkarte und viele gemalte Bilder und Specksteinarbeiten vergleichsweise leicht schien, das Innensystem zu erreichen, verstärkte sich die Symptomatik der Autoimmunerkrankung und es melden sich auch deutlicher Anzeichen für ein destruktives Geschehen. Es kam zu Selbstverletzungen und zwanghaftem Grübeln darüber, selbst schuld an dem Inzest und den anderen sexuellen Gewalttätigkeiten zu sein, da sie ja ein „Bastard" und nichts wert sei.

Es konnte auch bereits ein als „Bastard" bezeichneter Innenanteil identifiziert werden, (dargestellt auf seiner Karte in Schwarz-Rot mit einem Schwert, einer Pistole und einem Blitz), der so etwas wie „die Nabelschnur zum Zwillingsbruder" war, und der auch die schwere Hauterkrankung „gut" fand, zumal er selbst dabei nichts verspüre. Obwohl die Zusammenhänge langsam verständlich wurden, konnte nicht verhindert werden, dass die psychotherapeutische Behandlung durch eine Verlegung in die Hautklinik unterbrochen werden musste, um dort die medikamentöse Behandlung anzupassen. Wenigstens war Frau K. so weit gut darauf vorbereitet, dass sie sich im Hinblick auf den Umgang mit ihrem Körper besser abgrenzen und verhindern konnte, allen Blicken dargeboten zu werden.

Die stationäre Behandlung geht weiter

Etwa ein Jahr später fand der nächste stationäre psychotherapeutische Behandlungsschritt statt, bei dem gezielter und weitergehender mit den bekannten Innenanteilen geschaut werden konnte, wie das jeweilige Geschehen gesteuert wurde; auch der Anteil „Bastard" konnte besser einbezogen werden. Der Aufnahme war ein Familienfest vorangegangen, bei dem sie wieder „folgsam" den Kontaktangeboten ihres Zwillingsbruders und eines anderen Mannes gefolgt war und auch eine Besuchsankündigung hier in der Klinik hatte sie nicht abweisen können. In dieser Situation entstand in der Gestaltungstherapie das Bild einer Figur, die in verschiedene Richtungen zeigt und zielt (Abb. 23).

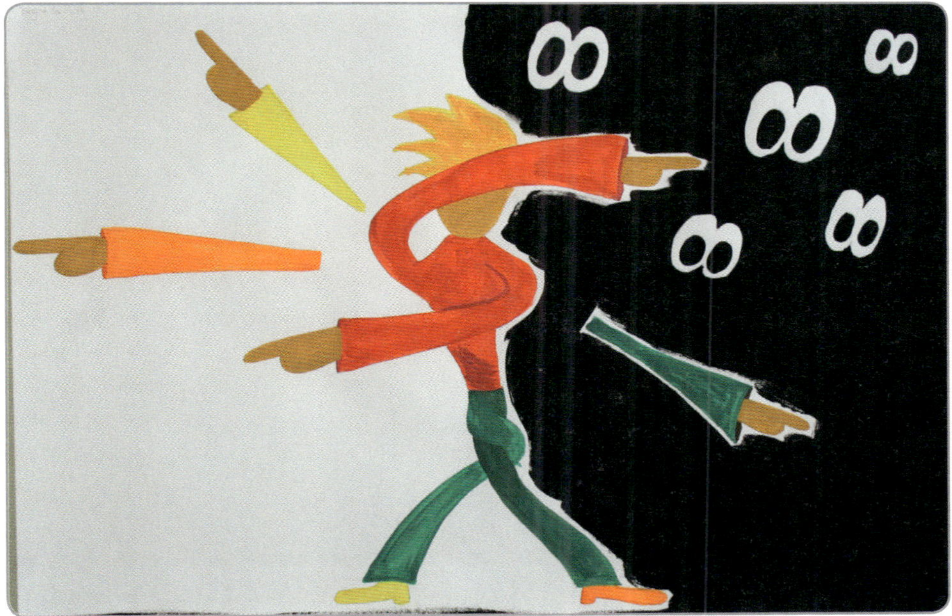

Abbildung 23

Auf diesem Bild wurde sehr gut deutlich, wie zerrissen sie sich innerlich fühlte von den Anforderungen unterschiedlicher Anteile und welche inneren Kämpfe den jeweiligen Entscheidungen vorangingen. Auch in dieser Behandlungsphase war eine vorübergehende Verlegung in die Hautklinik erforderlich geworden, bei der sie sich aufgrund schwerster Hautreaktionen wieder als „interessantes Forschungsobjekt" erlebte. Alle Laborparameter befanden sich jedoch im höchst kritischen Bereich und die Psychotherapie wurde zu einer Gratwanderung zwischen Überleben-Können, Überleben-Dürfen und Zerstörung. Die schwere Symptomatik der Autoimmunerkrankung wurde zunehmend auch als ein selbstverletzendes Verhalten „von innen" verstehbar, da früher praktizierte Formen wie Schneiden und mit dem Kopf an die Wand zu schlagen über Therapieverträge ausgeschlossen worden waren. Doch diese Gewaltfreiheit wurde noch nicht von allen Innenanteilen mitgetragen.

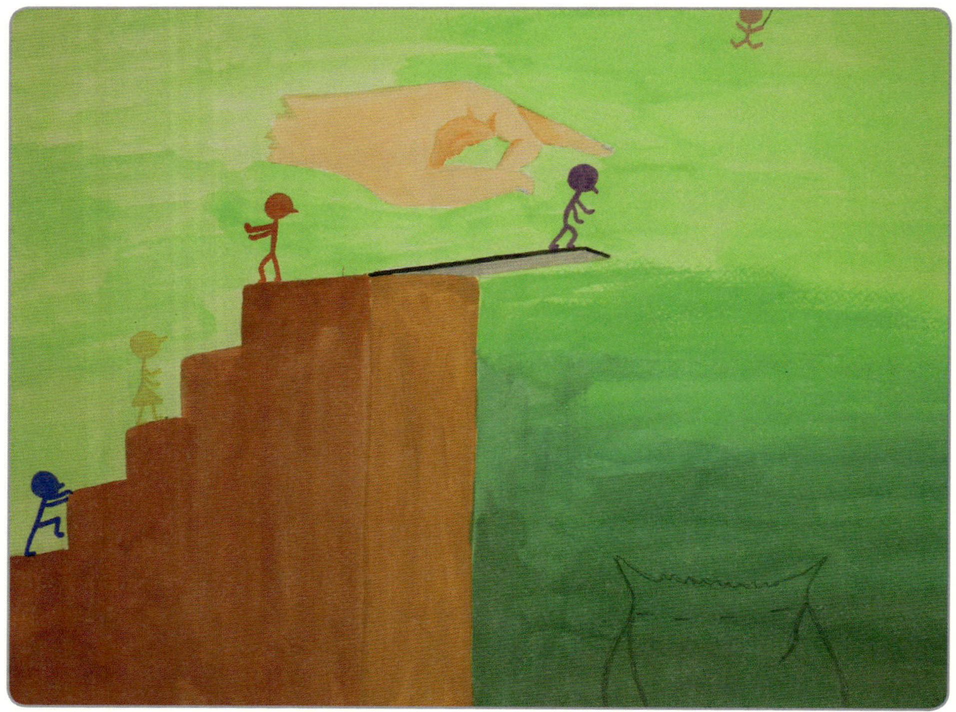

Abbildung 24

Nachdem sich über die Symptomzuspitzungen der Anteil „Bastard“ in all seiner Macht deutlicher zeigte und sich unter anderem mit „Nackenschlägen“ „einmischte“ (Abb. 24), gelang es auch besser, mit ihm in Kontakt und Verhandlungen zu treten. Er gab zu erkennen, dass er die ansonsten unerträglich schmerzhafte Trennung vom Zwillingsbruder, als die Beziehung anfing gewalttätig zu werden, dadurch habe abmildern können, dass er den Zwillingsbruder „im Innen“ ersetzt hätte. Dies jedoch mit all seinen auch sadistischen und gewalttätigen Aspekten; und vor allem habe er einen Satz des Bruders übernommen, nämlich: „Du gehörst mir!“ Dadurch habe er bislang auch Beziehung zu anderen Menschen und anhaltende Freundschaften weitgehend verhindern können. Es konnte zum Abschluss dieser Behandlungseinheit noch ausgehandelt werden, dass zunächst eine bessere Abgrenzung von der Herkunftsfamilie unbedingt erforderlich war, um dem Innensystem mit vielen jüngeren und verängstigten Anteilen mehr Sicherheit zu geben und vor allem die klare „Entscheidung zum Leben“ auch umzusetzen und sich nicht (mehr) wie „Müll“ zu fühlen.

Frau K. hat zwischen den stationären Abschnitten jeweils ambulant weiter gearbeitet, es dabei jedoch leider als nicht gut möglich empfunden, die Arbeitsweise der beiden Behandlerinnen in Einklang zu bringen. So war das dazwischen liegende Jahr bis zur Wiederaufnahme zum vierten Behandlungsabschnitt teilweise eher ein Abwarten gewesen, mit einem weiteren schweren Krankheitsschub und zuletzt massiver Überforderungssituation. Sie musste täglich in der Hautklinik zwei bis drei Stunden behandelt werden und im Anschluss daran noch den Anforderungen ihrer Vollzeitarbeitsstelle als technische Zeichnerin nachkommen. Das alles auszubalancieren war für sie sehr schwer (Abb. 25).

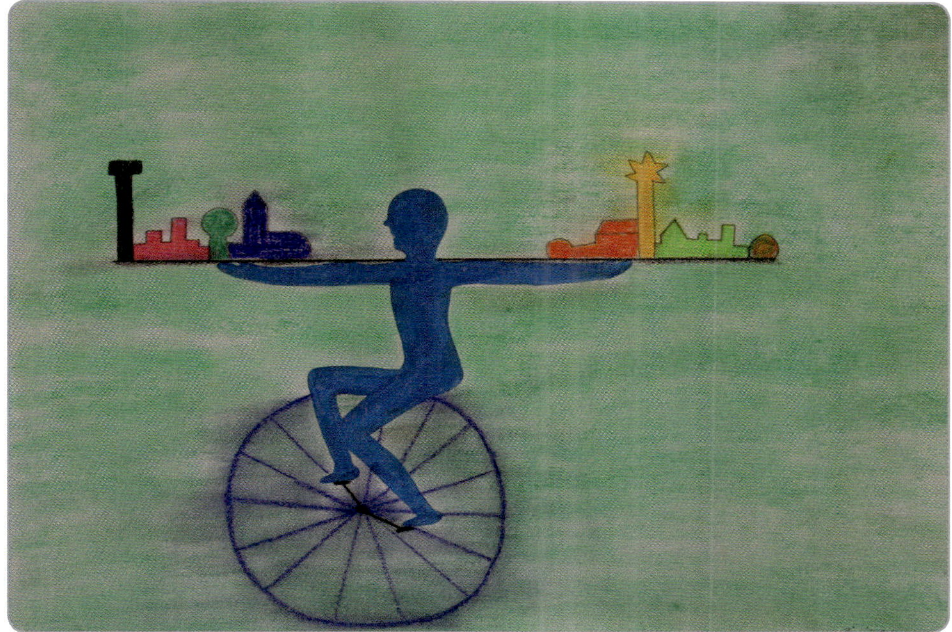

Abbildung 25

Entsprechend schwer erschöpft trat sie einen vierten Behandlungsabschnitt an und eines der ersten in dieser Zeit entstandenen Bilder (nachts, im Zimmer gemalt) zeigte die beiden Zwillinge, die sich gegenseitig mit Pistolen in Schach halten (siehe Abb. 36 auf Seite 234). Dadurch wurde deutlicher, dass dieser zentrale Punkt der fast lebensbedrohlichen Bindung an den Zwillingsbruder weiter im Fokus stehen musste.

Dieser vierte stationäre Behandlungsabschnitt brachte wesentliche und spürbare weitere Entwicklungen. Die verschiedenen Innenanteile zeigten sich deutlicher und klarer, die Kartensammlung zur inneren Landkarte wurde modifiziert und ergänzt.

Es durften sich jetzt noch mehrere Anteile zeigen, die sich ebenfalls den früheren Tätern näher fühlten oder zumindest loyal oder neutral und Richter- oder Helferaufgaben für den „Bastard“ und die Umsetzung der von ihm verlangten Normen leisteten. Der „Bastard“ selbst zeigte sich zunehmend interessiert zu verhandeln und seine eigene Position zu verändern, da er durch die Arbeit immer deutlicher das Leid der anderen Innenanteile spürte und sich selbst auch nicht mehr wohlfühlte. Nun wurde auch deutlicher, dass ein ca. fünfjähriges Innenmädchen, von dem Frau K. sagte, es bestünde seit ihrem dritten Lebensjahr, sich nach wie vor „nur halb“ ohne den Zwillingsbruder fühlte und sich nur über die schwer kranke Haut spüren konnte. Wir versuchten dann, über Felle und verschiedene Stoffe dieser Kleinen alternative Spür- und Beruhigungsmöglichkeiten zu geben, wodurch sich die Haut jeweils kurzfristig etwas beruhigen konnte. Die „anderen“ versuchten dann, still zu halten.

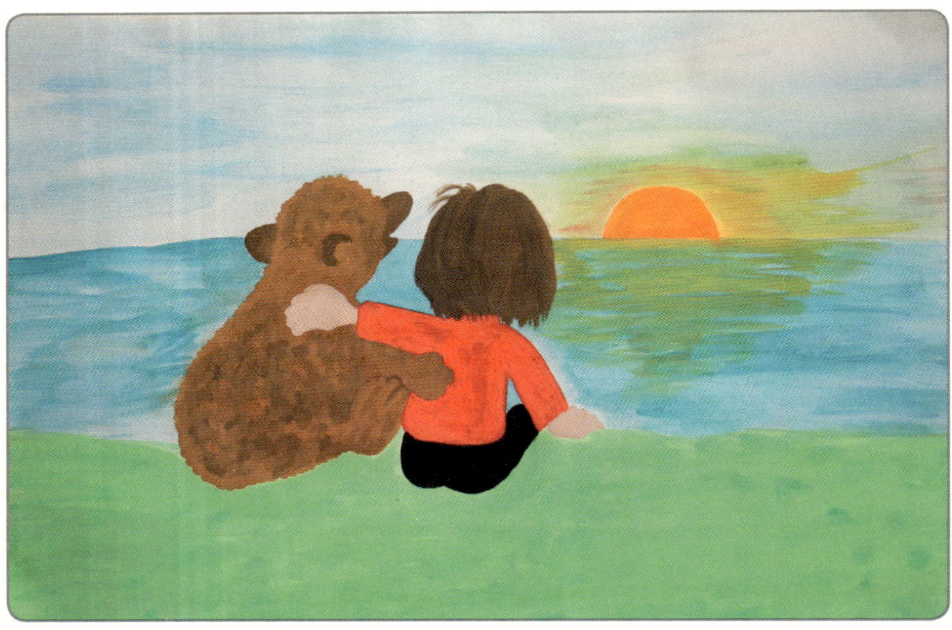

Abbildung 26

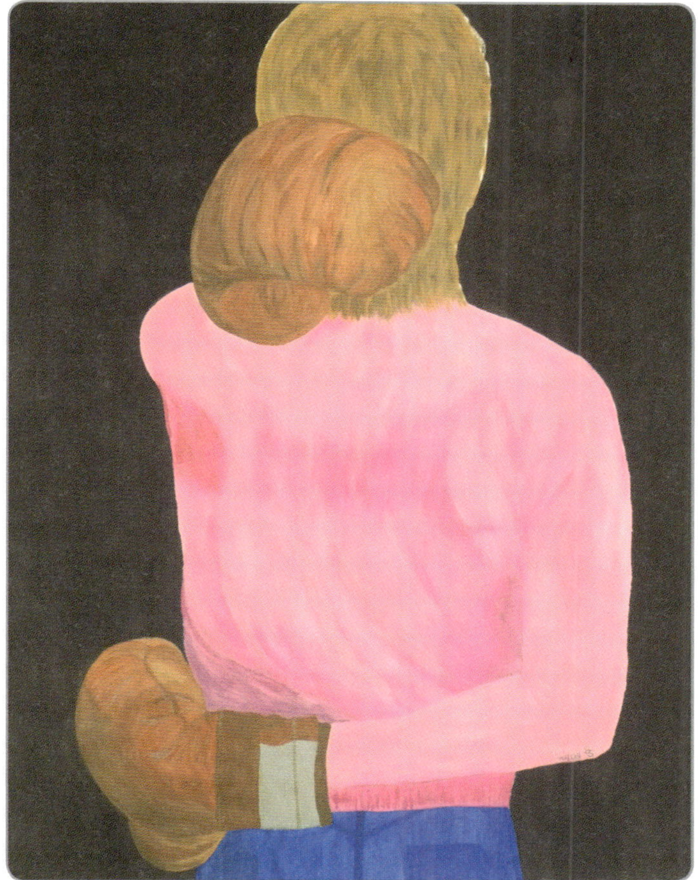

Abbildung 27: „Prävention"

Es gab allerdings auch Innenanteile, die sich nur durch den Schmerz im sadistisch-selbstbestrafenden Sinne spüren konnten und mit denen ebenfalls kleine Schritte der Toleranz und Schwellenverschiebung ausgehandelt werden mussten. Eine 14-Jährige, am anorektischen Ideal orientiert, die zeitweilig allen Innenanteilen für sie unangemessene Essenseinschränkungen und ungesunden Sport abverlangte, spüre sich „nur bei Schmerzen richtig". Der als alterslos bezeichnete indianische Anteil, der auch über schamanisches Heilwissen verfüge, gebe den Glauben an das Gute nicht auf. Er vermittle dies auch nach innen, beschütze die Seele und versuche, diese zu heilen, könne jedoch die Zerstörung des Körpers nicht verhindern.

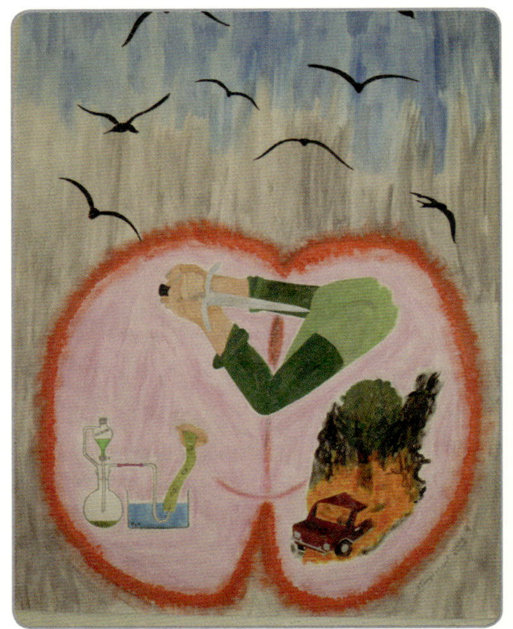

Abbildung 28

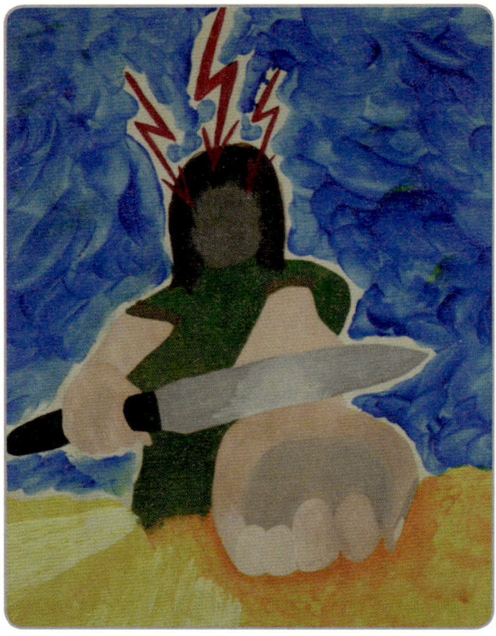

Abbildung 29

Ein wichtiger Schritt konnte in dieser Therapiephase noch durch eine Live-Supervisionsstunde mit Michaela Huber geleistet werden, in der sich die Patientin mit den wichtigen an der Therapie beteiligten Anteilen zeigen konnte. Sie fühlte sich verstanden und angenommen und von da an wurde die weitere Arbeit noch ein deutliches Stück intensiver[8]. Was für Frau K. bis dahin undenkbar war, wurde nun möglich: eine Art gemeinsamen Lebensraum für alle Innenanteile zu schaffen. Sie konnte sich nicht vorstellen, als Modell dafür ein gemeinsames Haus oder einen gemeinsamen Garten zu nehmen. Doch auf die ihr eigene kreative Weise fand sie einen Weg: Sie erschuf ein „Gelände", auf dem jeder der Innenanteile in einer ihm eigenen Weise untergebracht werden konnte und auf dem gleichzeitig Verbindungswege zu den anderen möglich waren. Dieser Prozess umfasste eine längere Zeit, war mit teilweise großen Schwierigkeiten verbunden, brachte jedoch die integrative Arbeit spürbar voran. Auch hier gab es wieder zuerst gemalte Bilder, die wir dann in den therapeutischen Sitzungen als Grundlage für das Aushandeln des jeweiligen Zu- und Miteinanders auf dem Gelände verwenden konnten. Dann entstand aus mehreren aneinandergefügten Blättern eine in Schwarz-Weiß gehaltene Darstellung des Geländes, auf dem schließlich jeder einen für ihn akzeptablen Platz gefunden hatte. Eine „Sicherungskopie" wurde für mich erstellt.

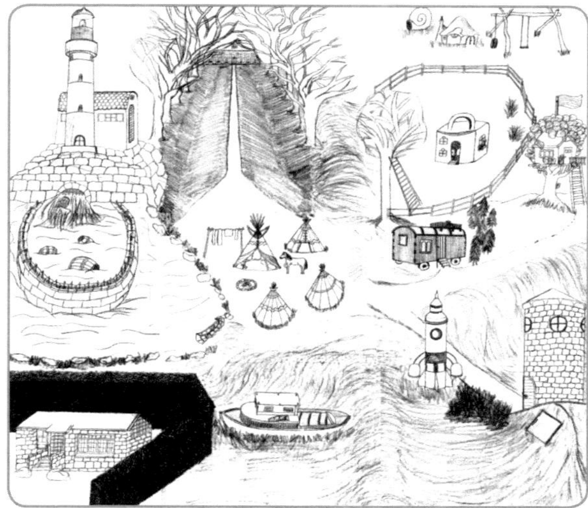

Abbildung 30: Das „Gelände" von Frau K.

8 Anm. MH: Das Wortprotokoll dieser Live-Supervision finden Sie als Interview 3 im Anschluss an dieses Kapitel.

Dieser erste Entwurf über Vorstellungen eines „inneren Zusammenlebens“ zeigte sich an vielen Stellen als verbesserungsbedürftig; dennoch erschien es Frau K. „fast wie ein Wunder“, dass er überhaupt möglich geworden war.

Die skizzierten wichtigen Einzelschritte im Verhandeln mit und Integrieren von Täteranteilen konnten nicht verhindern, dass bei Frau K. auch der weitere Verlauf nach wie vor krisenhaft blieb, dass es Momente von mehr Todes- als Lebensnähe gab. Auch die Haut reagiert weiterhin auf das Heftigste und die Alltags- und Arbeitsplatzgestaltung bleibt schwierig. Die im Innen notwendige Auseinandersetzung bei alltäglichen Fragen der Lebensberechtigung und -gestaltung lässt sich jetzt jedoch auf der Ebene verschiedener innerer Positionen immer klarer führen. Sie lässt sich zum einen täterseitig zuordnen und ist zum anderen inzwischen in ihrer Destruktivität besser verstehbar. So stellt Frau K. etwa im Bild „Rechtlos“ (Abb. 31) dar, dass es ihr, der inzwischen Großen, geschehen ist, dass sie als Mädchen angefasst und angegriffen wurde.

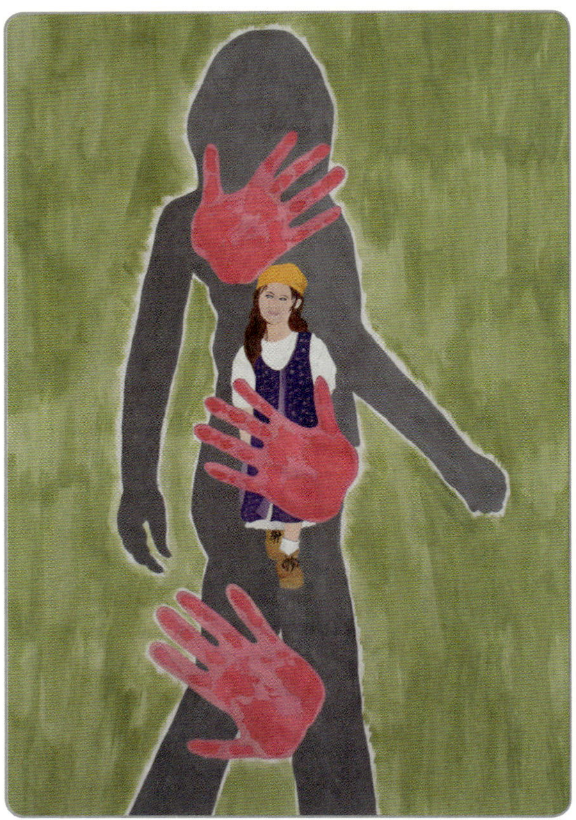

Abbildung 31: „Rechtlos“

Auch gibt es mittlerweile immer mehr Verhandlungen mit den anderen Anteilen und somit verändert sich die dissoziative Aufspaltung hin zu mehr Kooperation. Punktuell gelingende Gemeinsamkeit schafft bislang unbekannte Gefühle von Lebendigkeit und „Ganzsein" und ist damit auch richtungsweisend für die weitere integrierende Arbeit, die sie manchmal humorvoll kommentiert. So zeigt die rechte Seite in Abbildung 32, wie es einmal werden soll.

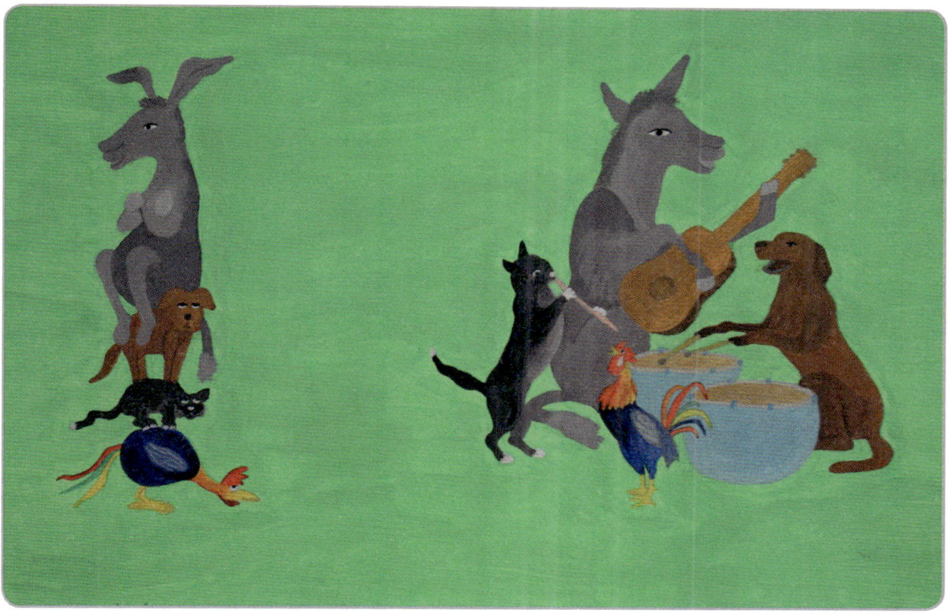

Abbildung 32: Bremer Stadtmusikanten

Und ein Bild, das auf dem Weg der inneren Begegnung entstand:

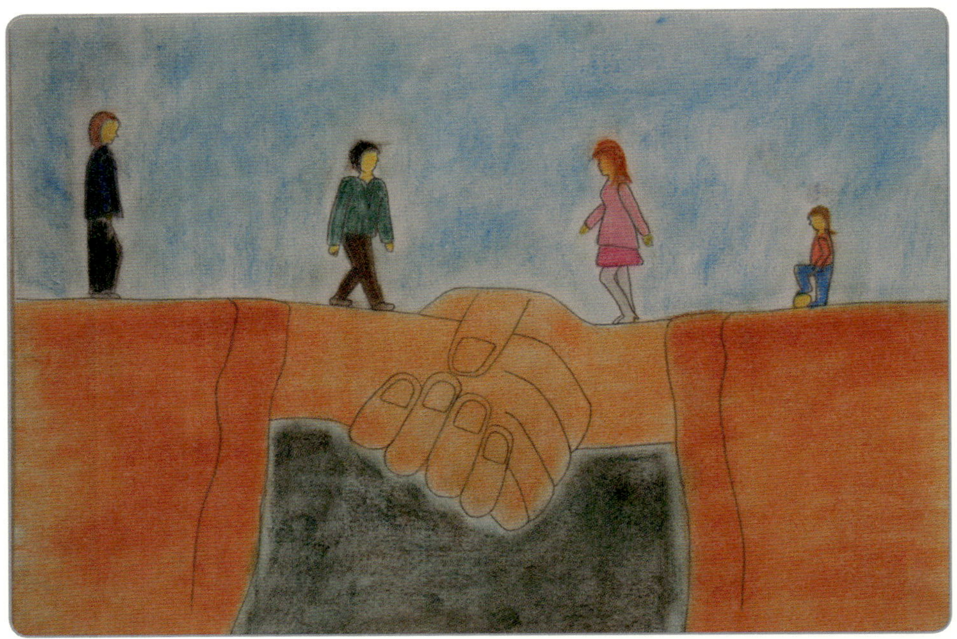

Abbildung 33

Allmählich, so hat sie den Eindruck, fallen die Bausteine ineinander:

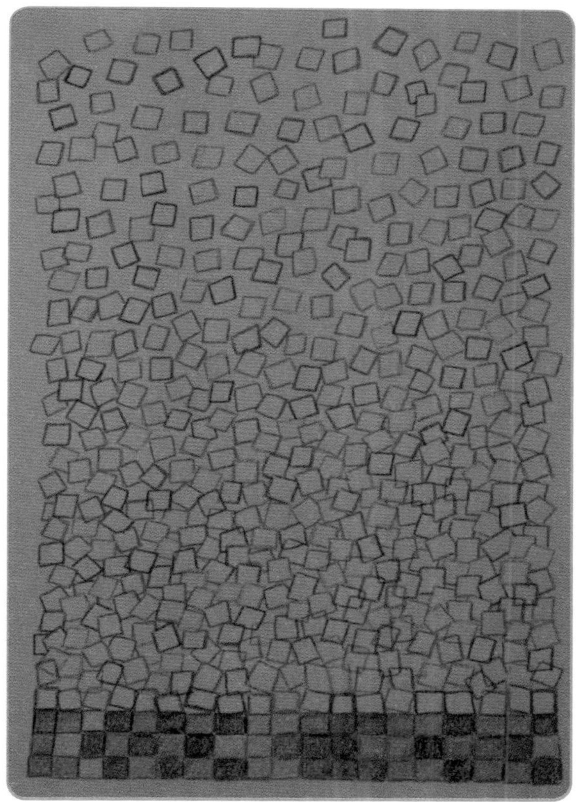

Abbildung 34

Und hier ein Bild mit dem Titel: „Bin ich Wir, sind Wir Ich?“:

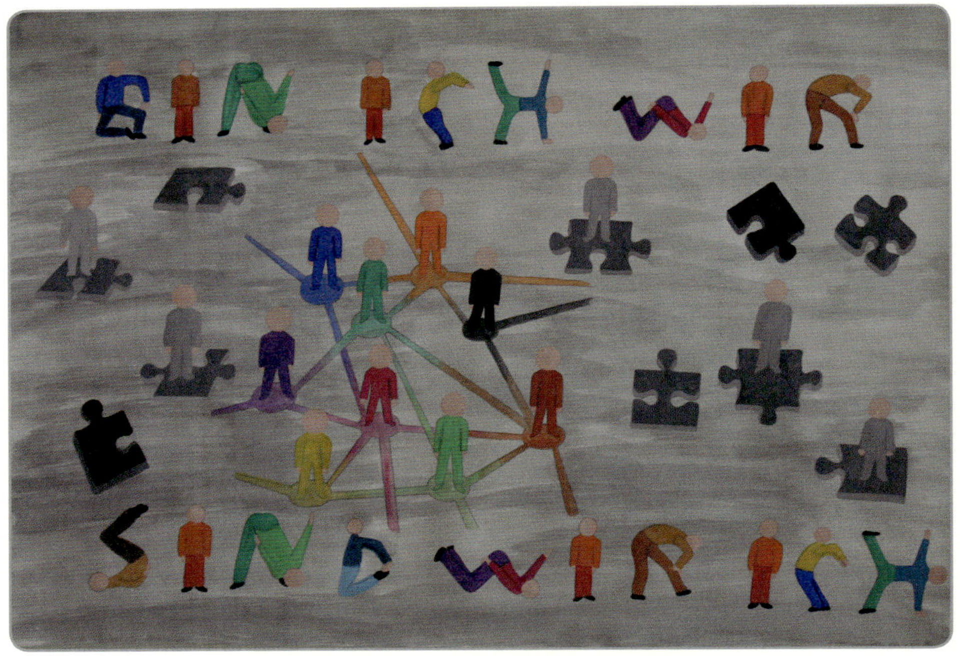

Abbildung 35: „Bin ich Wir, sind Wir Ich?“

Interview 3 | „Wir wollen verstehen, was ‚Er' für eine Bedeutung hat"

Gespräch mit dem Persönlichkeitssystem von Frau K. über ein Täterintrojekt

Vorbemerkung: Ich werde häufig gefragt: „Wie spricht man denn mit einer KlientIn, die ein Täterintrojekt hat, darüber? Hier ein Beispiel. Frau K. (siehe Kapitel 15, den Bericht von Renate Stachetzki, und das Interview 5 mit ihr sowie Interview 4 mit Frau K. in diesem Buch) habe ich in einer sogenannten Live-Supervision gesehen. Solche Live-Supervisionen biete ich immer dann an, wenn es gilt, einen therapeutischen Prozess besser zu verstehen bzw. aus einer schwierigen Situation herauszuhelfen. Frau K. leidet an einer schweren Auto-Immunerkrankung der Haut. Wir alle – BehandlerInnen wie die Betroffene selbst in ihren Alltags- und Helferpersönlichkeitsanteilen hatten den Eindruck, dass die Erkrankungsschübe unter anderem auch etwas mit ihrer jeweiligen seelischen Befindlichkeit und dem Handeln von „Innenpersonen" zu tun hatten. Aber was? „Sorgte" auch „jemand da drinnen" dafür, dass es immer schlimmer wurde? In der Livearbeit wurde deutlich, dass es einen inneren „Er" gab, der mit dem Zwillingsbruder identifiziert war, der Frau K. über viele Jahre schwer misshandelt hat. „Er" und zwei andere kleinere „Innenpersonen" hatten etwas mit dem Körpersymptom zu tun. Es folgen nun Auszüge aus dem wörtlichen Protokoll des Gesprächs, das ich mit dem Persönlichkeitssystem von Frau K. führte.

Th: Sie sind jetzt das dritte Mal hier – oder ihr seid ... Wie ist das eigentlich mit der Sprache genau: Ist es besser im Plural oder besser ‚Sie und alle anderen'? Wie haben Sie es am liebsten?

Kl: Also öffentlich vermeide ich das. Das sollen Außenstehende ja nicht wissen.

Th: Da draußen soll es niemand wissen.

Kl: Nein.

Th: Wir sind ja hier unter uns, sozusagen.

Kl: Ja.

Th: Ist es denn hilfreicher, in der Mehrzahl angesprochen zu werden?

Kl: Also mittlerweile: ja.

Th: Mittlerweile ja. Also so, dass ich sagen könnte: Alles, was da ist, oder ihr.

Kl: *Nickt.*

Th: *(Blickt auf die Zeichnungen am Boden.)* Guck mal, hier gibt's ja ganz viele Sachen, die ihr gemalt und gestaltet habt. *(Schaut Patientin freudig an)* So viele!

Kl: Ja.

Th: Ist das nicht erstaunlich? Das habt ihr alles hergestellt.

Kl: Hm.

Th: Malt das eigentlich einer oder eine von euch oder malt ihr da alle mit?

Kl: Ideen liefern alle.

Th: Ideen liefern alle ...

Kl:. ... aber malen tut bloß einer.

Th: Einer malt. Aha.

Kl: Und das andere machen andere.

Th: Also auch diese Steinskulpturen.

Kl: Die Steine machen andere.

Th: Die Steine machen andere. Hm, da gibt es ja verschiedene Situationen, die da „in Stein gemeißelt wurden“ sozusagen oder in Stein hergestellt wurden. Und diese kleine Pistole da, die schon vor ewigen Zeiten mal hergestellt wurde [aus Speckstein] ...

Kl: Ganz am Anfang, ja [Anm. MH bei ihrem ersten von bislang vier stationären Aufenthalten in dieser Klinik].

Th: Ganz am Anfang. Ist das in Ordnung, dass die da liegt, oder soll die da nicht liegen? Oder soll die anders liegen? Ist das in Ordnung, wie sie da liegt?

Kl *(zögernd)*: Ja.

Th: Ja? O.k.

Kl: Die könnte woanders hingucken.

Th: Die könnte woanders hingucken. *(Steht auf)* Ihr meint diese Pistole hier?

Kl: Ja.

Th: Soll die ... Wie soll die liegen? Ein bisschen so?

Kl: Hm. Ich merk' zwar ... nee. *(Patientin steht auf)*

Th: Am besten machen Sie es selbst, genau.

Kl: Dreht die Pistole weg von Kl. und Th.

Th: O.k. ... Ach so. Das Feuer würde dann eher da hingehen [nach außerhalb].

Kl: Ja.

Th: Das bedroht niemanden.

Kl: Nein.

Th: Tja, umso interessanter finde ich dieses Bild. *(Deutet auf das gemalte Bild, das eine Jugendliche zeigt, die einem Jungen die Pistole an den Kopf hält – und er umgekehrt ihr auch)*:

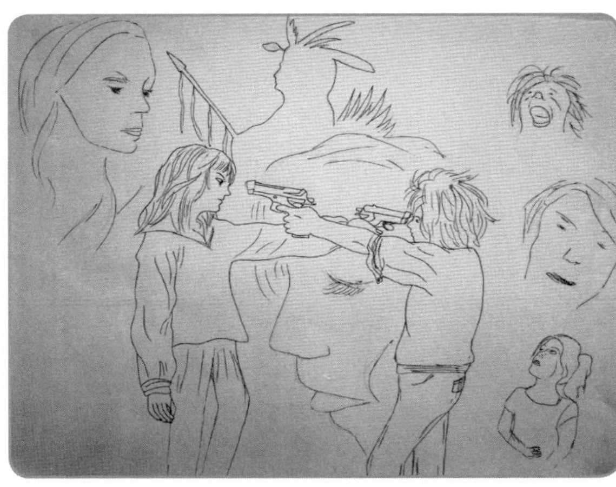

Abbildung 36: Das „Pistolenbild“

Kl: Ja.

Th: Gell. Wenn das in Ordnung ist, können wir das, weil es ja auch aus jüngerer Zeit stammt, mit in Betracht ziehen, dass es auch eine wichtige Aussage enthält?

Kl: Hm, ja.

Th: Ja, gell. Und es gibt aber immer, wenn ich mit jemandem so ein bisschen arbeite für das große Ganze, noch etliche Fragen. Was möchtet ihr gerne? Was wäre so das Wichtigste, was ist das, was sich am dringendsten ändern soll?

Kl: ... am dringendsten ändern soll?

Th: Was soll auf jeden Fall besser werden?

Kl: Also, auf jeden Fall besser werden soll – das Verhältnis da *(deutet auf das Bild)*.

Th: Das Verhältnis da [sie meint: im Inneren], hm.

Kl: Und ich hoffe, dass das mit meiner Haut besser wird, dass ich das besser verstehe.

Th: Aha. Vielleicht hat das eine mit dem anderen irgendetwas zu tun?

Kl: Manchmal denk ich das, ja, und manchmal denk ich, das ist wieder ganz großer Käse.

Th: Und wir wissen ja, wenn man Viele ist, dann denkt man das und das, und noch drei, vier fünf andere denken jeweils etwas anderes ...

Kl: Ja.

Th: Und das ist alles in Ordnung. Wir, die wir hier mit dem Viele-Sein arbeiten, rechnen damit, dass es ganz unterschiedliche Sachen gibt, die man denkt und fühlt, und für einen selber ist das auch sehr verwirrend, gell?

Kl: Hm.

Th: Wer bin ich denn wirklich? Und eigentlich bin ich doch vielleicht so – ne?

Kl: Ja, das war ganz schlimm, ja.

Th: Ja. Das macht einem so viel aus, und das kenn ich von allen, die viel dissoziieren. Dieses: „Ich hab so viel Unterschiedliches im Kopf." Hören Sie das auch als Stimmen, gibt es das auch als Stimmen?

Kl: Hm *(nickt)*.

Th: Genau. Und dann denkt man immer: „Gott, ich bin verrückt."

Kl: Ja.

Th: Dann denkt man irgendwann, man ist schizophren. Gab's das auch mal, dass man für verrückt oder psychotisch oder schizophren gehalten wurde?

Kl: Als ich das allererste Mal in die Klinik [Anm. eine andere Klinik] gekommen bin wegen dem Stimmenhören, da hat man das gedacht.

Th: Ja. Heute wissen wir ein bisschen mehr. Stimmen hören kann alles Mögliche sein. Ich fand's interessant zu lesen, dass Leonardo da Vinci und Beethoven Stimmen gehört haben. Die haben ihre kreativen Einfälle als Stimmen gehört.

Also, Stimmen hören ist gar nicht unbedingt entscheidend. Das heißt nicht, dass irgendetwas mit einem nicht in Ordnung sein soll, aber manche Leute wissen das noch nicht. Aber ihr habt hier so erarbeiten können: Ja, diese Stimmen haben eine Bedeutung. Und auch alles, was man macht, malt, gestaltet, alles hat eine Bedeutung.

Kl: *(nickt)*

Th: Und es hat auch alles eine Bedeutung, wie man sich fühlt, auch wenn man das nicht versteht. Aber wenn man an etwas denkt, etwas innerlich hört oder irgendeinen Zustand hat, dann spricht da sozusagen etwas. Und unsere Arbeit ist eben ein bisschen, das zu verstehen, ja? Und können wir nun verstehen, was die Haut spricht? [die Autoimmunerkrankung] Ich hab' so ein bisschen mitgekriegt, wie es mit der Haut ist.

Kl: Hm.

Th: Und es gibt von euch schon eine ganz wichtige Frage dazu. Wie soll das besser werden? Was wünscht ihr euch da, gibt es einen gemeinsamen Wunsch, oder gibt's unterschiedliche Wünsche dazu, was mit der Haut sein soll?

Kl: Also, ein Teil will's ganz weg haben. Das geht ja auch nicht.

Th: Aha, ein Teil will die Haut am liebsten ganz weghaben?

Kl: Hm.

Th: Was wäre denn dann, wenn man die Haut ganz weghätte? – Dann würde es nicht wehtun oder brennen. Weil die so spannt und sich so brennend anfühlt?

Kl: Also, das juckt halt sehr und manchmal merk ich nicht, wenn ich kratze.

Th: Das macht Leid ...

K: ... und das gibt halt sehr viele offene Stellen, ja.

Th: Ja also, ob sich das so wie ablösen sollte. Und teilweise ist es ja auch durch die Hautkrankheit ein bisschen so, als ob sich die Haut auflösen würde ...

Kl: Ich erleb' das als großen Widerspruch. Hier wird ja sehr viel Wert auf Achtsamkeit gelegt und sich selber annehmen und sich selber irgendwie mögen und so was ...

Th. *(nickt bekräftigend)*: Das wäre das Ziel. Aber dort sind ja die meisten nicht, wenn sie hierher kommen.

Kl: Es wird halt dadurch nicht wirklich leichter.

Th: Das heißt, es gibt was im Inneren, das das Leid loswerden will, indem man möglichst die Haut abschafft oder wegmacht. Aha. Aber das wird dadurch nicht wirklich leichter, sagt ihr. Wissen das alle? Dass diejenigen von euch, die die Haut loswerden wollen, das nicht machen, weil sie irgendwie verrückt sind oder bösartig, sondern weil sie wollen, dass das Leid ...

Kl: Das Leid soll aufhören.

Th: ... dass das Leid aufhört. Ist es innen klar, dass das so ist? Oder ...

Kl: Den meisten ist es klar.

Th: Den meisten ist es klar. Aber das ist noch wichtig, gell? Dass wir erst mal verstehen, da möchte was, dass die Haut am besten „gar nicht da" ist. Und machen die dann auch etwas dafür, dass die Haut nicht da ist? Weil die wollen, dass es aufhört, da drinnen?

Kl: Ja, die spüren halt nichts.

Th: Die spüren nichts. Und sorgen die auch dafür, dass die Haut sich ablöst oder so?

Kl: Hm. *(Pause)*

Th: Nur, falls ihr dazu etwas wisst. Nur so viel sagen bitte, wie es sich als in Ordnung anfühlt. Gibt's welche die auch so was denken wie: „Ich will sie auch loswerden und ich mach da auch etwas für"?

Kl: Es gibt einen, der dafür was macht.

Th: O.k., es gibt einen, der dafür was macht. Er will, dass dieses Leid aufhört, aha. Oder hat es einen anderen Grund, dass er da was tun will?

Kl: Der will eigentlich alles weghaben.

Th: Der will am liebsten alles weghaben. Ist denn das alles zu quälend oder ...?

Kl: *(nickt)*

Th: Oder zu schlimm, um durchzuhalten, hm?

Kl: Also das ... Der ist nicht sehr nett.

Th: Der ist nicht sehr nett. Habt ihr eine Ahnung, wer ... Hört der gerade zu?

Kl: Ja *(schnelle Antwort).*

Th: O.k. Vielen Dank, ja, dass er zuhört, ich bin immer froh, wenn der auch da ist. Es gibt also viele, die denken, er ist nicht nett. Findet er das auch, dass er gar nicht nett ist?

Kl: Der will gar nicht nett sein.

Th: Der will gar nicht nett sein. Aha. Wie möchte der denn sein? Der möchte gerne Kontrolle haben oder ...?

Kl: Der möchte gerne die Alleinherrschaft haben.

Th: Der möchte gerne die Alleinherrschaft haben, o.k.

Kl: Der möchte sie behalten, er hatte sie auch einmal.

Th: Er hatte sie auch einmal, aha, der hatte sie auch einmal.

Kl: Hm.

Th: Da hat sich was verändert, oder? Es ist ja jetzt nicht mehr so die Alleinherrschaft, wie früher ... Wie findet er das?

Kl: Der findet das ganz doof.

Th: Der findet das ganz doof.

Kl: Also, so richtig.

Th: Ach so, ganz doof, schrecklich scheußlich, furchtbar.

Kl: Ja.

Th: Ach so. Das ist wichtig, denn da gibt's vielleicht einen Druck auf dieser Seite, dass sich vielleicht was ändern soll, wieder in der Richtung, dass er wieder die Alleinherrschaft bekommt?

Kl: *(nickt)*

Th: Hm. Und er möchte die Alleinherrschaft, weil ... Hm ... ich möchte das verstehen. Alles, was man macht, hat einen Sinn. „Lieber will ich alleine herrschen, sonst ..." Was wäre sonst, wenn er nicht alleine da ist und herrscht?

Kl: Es kommt hier viel in Bewegung jetzt, und jetzt muss er teilen. Und jetzt muss er in Kauf nehmen, dass man, dass einige leben wollen.

Th: Ach so ... Und jetzt soll er das in Kauf nehmen. Kann er das schon ein bisschen in Kauf nehmen? Oder fällt ihm das ganz schwer?

Kl: Also bisher fiel es ihm sehr sehr schwer. Und jetzt soll hier ein innerer Begegnungsort gefunden werden.

Th: Ganz genau.

Kl: Den gibt es so jetzt noch nicht.

Th: Ja, ne. Das wisst ihr schon, dass wir auch oft dafür da sind, dass man sozusagen auch zuhört, wenn so ein – für einige in der Persönlichkeit oder für viele – unliebsamer Anteil oder „das ganz andere" spricht oder so.

Kl: Ja.

Th: Hm. Dass wir als Therapeuten auch sagen, komm wir hören erst mal zu, ja. Wir versuchen erst mal zu verstehen und wir versuchen dann zu vermitteln. Dass es irgendwie eine Verständigung geben kann. Und, weiß der da innen, von dem und mit dem wir gerade sprechen, wem der nachgebildet ist? Ist es ein Er?

Kl: Ja.

Th: Ja ... es ist ein Er, und er weiß, wer das Vorbild für den ist. Ist es ein bestimmter Mensch?

Kl: Ja *(nickt).*

Th: Ja. Ist der direkt mit dem Zwillingsbruder da *(zeigt auf das Bild)* identifiziert oder ist es ein anderer, dem er nachgebildet ist?

Kl: Dem *(deutet auf das Bild mit den beiden Pistolen, auf den Jungen).*

Th: Dem. Und das weiß der schon?

Kl: Ja.

Th: Hm.

Kl: Also, das da, das ist nur ein ...

Th: So ein Bild dafür?

Kl: Mein Zwilling.

Th: Das ist der Zwilling.

Kl: Ja.

Th: Genau. Und, Mensch, da fällt mir gerade ein ... Ihr habt ja gar nicht mehr so Kontakt mit dem, oder? Ihr habt das verändert, mit dem Zwilling da außen.

Kl: Das war wichtig.

Th: Ja, und jetzt müssen wir aber den da innen fragen, wie findet er das? Ist das schwer für ihn?

Kl: Nein, das macht nichts.

Th: Das macht nichts.

Kl: Er ist ja da *(klopft sich auf die Brust).*

Th: Er ist da. Ach so ... Ach ja ... Also, dem ist gar nicht mehr so wichtig, dass man diesen Zwillingsbruder außen sieht, oder so.

Kl: Nein.

Th: Das ist dem da innen gar nicht mehr so wichtig. Ach so. Wir versuchen zu verstehen. Und ist der auch ungefähr in dem Alter, wie ihr das aufgemalt habt? Weil der da ist ja nicht so groß oder erwachsen wie heute. Der sieht ja irgendwie jugendlich aus, oder?

Kl: Ja, so im Teenageralter.

Th: Teenager, klar. Und ist der innere Er, sag ich jetzt mal, ist der auch in dem inneren Teenageralter?

Kl: Der wächst mit.

Th: Der wächst mit. Ah so. Das heißt, der ist inzwischen so alt wie der Körper?

Kl: *(nickt)*

Th: Ah so. Ich finde das alles wichtig, was wir da versuchen zu verstehen. Und trotzdem habt ihr das so gemalt. Als ob das Teenager sind oder ... Ist das aus der Situation, wie man damals war, oder ist es was wie heute oder gibt es einen anderen Sinn davon?

Kl: Also, wir sind älter geworden, aber ...

Th: Aha.

Kl: ... die Situation ist ...

Th: ...wie damals ...

Kl: ... geblieben. Die ist dauerhaft.

Th: Aha. Das ist praktisch diese Situation, wie immer wieder im Innen auch.

Kl: Ja.

Th: Auch heute, so alt wie man ist. Ah so. Hm. Ich finde das interessant, dass ihr am Anfang erst diese Pistole hier hingelegt habt, und hier taucht die auf dem Bild wieder auf.

Kl: Das ist ganz peinlich. Also das, das war ganz spontan, die allererste Arbeit mit Speckstein, die wir hier gemacht haben [die kleine Pistolen-Skulptur], und ich wusste auch nicht, ob die hier irgendwo überlebt hat ... Eigentlich wollte ich die mitnehmen, wegschmeißen, oder so.

Th: Und versteht ihr das, dass ihr das gemacht habt, damals? Wie kann man das verstehen? Alle helfen mit und wir versuchen ein bisschen zu verstehen.

Kl: Ich wusste ja nicht, was da so kommt, und die erste Klinik, wo ich mal war ...

Th: Hm.

Kl: ... da bin ich eigentlich wegen einer Kniegeschichte hin. Das hat sich dann doch so umgepolt ... [Anm: Plötzlich ging es damals um ihr Stimmenhören.]

Th: Hm.

Kl: ... und ich wusste das nicht. Und konnte mit dem überhaupt nicht umgehen.

Th: Hm.

Kl: Und das war dann so, dass man vieles raufgeholt hat, preisgegeben, was weiß ich ...

Th: Hm.

Kl: Und dann ging dieser ganze Prozess los. Bis dahin war es alles schön unter ...

Th: ... dem Deckel?

Kl: ... unter dem Deckel, ja.

Th: Hm.

Kl: Und dann wurde alles so lebendig, und dann war der Teil (deutet auf den Jungen auf dem Bild) ähm ... Der wollte das ganz schnell wieder beenden. Er wollte genau diese Identität, die er hat, die wollte er ausleben. Er wollte so sein wie er [auf dem Bild].

Th: Hm. Ach so. Hat er den Vornamen von dem Vorbild angenommen?

Kl: Nein. *(zuckt zurück)*

Th: Nur so viel sagen, wie's o.k. ist. Ganz vorsichtig, immer gucken, nur das sagen, was o.k. ist. Hm. Also der hat einen Namen.

Kl: Ja, der heißt ... Bastard.

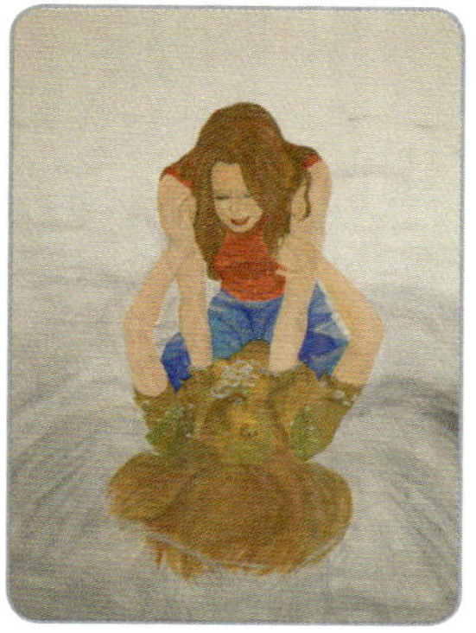

Aquarell von Frau K.: „Bastard“

Th: Oh, Hm. Ist kein schöner Name.

Kl: Aber trifft's. Das ist ja so.

Th: Das ist so?

Kl: Ja.

Th: Ja?

Kl: Also, wir sind ja beide ..., wir sind ja drei Bastards. Er ist einer [der Bruder], ich bin einer und in mir *(klopft auf Brust)* da gibt's auch einen.

Th: Aha ... Was verbindet die denn mit diesem Begriff? Das ist ja ein Schimpfwort, oder?

Kl: Hm. Also ...

Th: Findet ihr, dass ihr beschimpft werden müsst?

Kl: Was heißt beschimpft, also ...

Th: Oder ist es so, dass ihr sagt: „Da können wir stolz drauf sein, jawohl!"

Kl: Nein, nein.

Th: Nein?

Kl: Nein ... Also er jetzt schon.

Th: Er schon? Er zieht daraus eine eigene Würde?

Kl: Ja.

Th: Das ist wichtig. Aha, o.k.

Kl: Ja.

Th: „Ich bin so."

Kl: Ja.

Th: Hm, o.k.

Kl: Wir zwei *(deutet auf das „Pistolen"-Bild von sich und dem Zwillingsbruder)*, ja, sind halt unehelich und insofern sind wir halt Bastarde.

Th: Aha ... unehelich, jetzt verstehe ich das.

Kl: Das wurde eben so bezeichnet.

Th: Wer hat diese Angewohnheit gehabt, euch so zu nennen?

Kl: Alle ... die Lehrer ...

Th: Die Lehrer?!

Kl: Also, das war halt auf dem Dorf so.

Th: Das war auf dem Dorf so. Meine Güte, die waren ja wenig freundlich.

Kl: Wir waren ja mehrere, ich habe ja mehrere Geschwister. Das waren eben Bastarde.

Th: Ach Gott.

Kl: Und dann wusste jeder, dass wir damit gemeint waren.

Th: Wie findet ihr das heute, wenn ihr jetzt so sprecht? Wie findet ihr das, dass die so mit euch umgingen?

Kl: Hm ... Ja, es ist nicht nett.

Th: Nicht nett. Das stimmt.

Kl: Ich kann das gut ...

Th: ... wegtun?

Kl: Ich kann das gut wegtun.

Th: Das hat man geübt. Wenn man schon so bezeichnet wurde, ne? So, und ein Teil im Innern, der bezieht da sogar seine Identität und seine Würde draus: „Jawohl, ich bin ein Bastard."

Kl: Ja.

Th: O.k. So, damals als ihr da wart, so gedemütigt, und so, dass auffiel, dass Ihr irgendwie „anders“ seid, da hat Er innen gesagt: „Nur ich kann es beenden.“

Kl: Ja.

Th: Ja, o.k.

Kl: Das war richtig geplant dann, ja. Ich wollte nie wieder in so ne Klinik, ich wollte nie wieder, dass jemand irgendwas aus mir rauszieht.

Th: War das eine Angst, dass man die Kontrolle verliert?

Kl: Ja.

Th: Ja, das verstehe ich gut.

Kl: Ja, und auch, nicht zu wissen, wo geht das hin, was wird damit gemacht.

Th: Wo geht das hin, genau. Und der Anteil, der seine Würde daraus zieht, so bezeichne ich den jetzt mal, ja? Ich mag selbst keine unangenehmen Worte verwenden.

Kl: Hm.

Th: Hm, der seine Würde daraus zieht sozusagen, der ist dem nachgebildet *(deutet auf das Bild vom Bruder)*, und wisst ihr, wie der entstanden ist? Wisst ihr das schon? Dass das irgendwie in Situationen von ganz großer Not und Verzweiflung passiert sein muss?

Kl: Ich vermute.

Th: Ja, weil das ganz oft so ist. Das ist auch wichtig für den selber, dass er weiß, dass er ja auch in Situationen gekommen ist, wo das ganz schlimm war, um danach seine Aufgabe zu übernehmen,.

Kl: Ja.

Th: Und er hat sehr gut zugehört, wie man da sein muss, wenn man überleben will, nicht wahr? Und hat das sehr gut innerlich verankert in sich.

Kl: Ja.

Th: Hm. O.k. Und jetzt, jetzt hat der in euch eine bestimmte Rolle, wie soll man sagen, eine Position, oder ein ... er übernimmt etwas. Er hat ganz lange Kontrolle ausgeübt und so was, hm?

Kl: *(nickt)*

Th: Und, das versteh ich gut gell, wenn ein Kind gar keine Kontrolle hat – das sehen wir ganz oft –, dann kann es ja nicht aus sich selbst heraus so was entwickeln und sagen: „Das möchte ich aber nicht“ oder: „Lass das“, wenn jemand ihm irgendetwas tut. Aber das Kind kann sich im Moment von großer Not ganz weit wegbeamen, von dem, wo man ihm etwas tut, von dem Leid. So, als ob man sich in den andern intensiv hineinbegibt, als ob man damit so eins wird, also ob man – das plötzlich wie selber ist, ja?

Kl: Ja *(nickt)*.

Th: Ja, hm. Und so können wir uns das ein bisschen versuchen zu erklären und zu verstehen, wie der zu euch gekommen ist, dass er da ist. Man kann also gar nix dagegen tun, es ist einfach etwas, wenn einem was angetan wird. Ein Teil identifiziert sich automatisch mit dem, der einem das antut, hm. Und jetzt hat er aber ein ... ein Eigenleben. Der braucht den da außen gar nicht.

Kl: Nein.

Th: Und jetzt übernimmt der bestimmte Aufgaben. Also, ich sag es jetzt mal so: Ich weiß, viele unter euch leiden drunter, ja. Aber wenn wir das mal von Weitem begucken, dann sagen wir, er übernimmt bestimmte Aufgaben, ja?

Kl: *(nickt)*

Th: Und jetzt scheint es so zu sein, dass mehrere von euch bestimmte Aufgaben haben – oder da sind ...

Kl: Da sind. Ob's Aufgaben gibt, weiß ich nicht ...

Th: Es ist noch nicht klar, ob es Aufgaben gibt, aber erst mal sind sie da. Sodass ihr wahrnehmt, da sind ja einige, viele da.

Kl: Hm.

Th: Und jetzt sagt der Er: Was ist das denn für ein Haufen? Ja. Wusste er das, dass interessiert mich noch, wusste er, er hört ja zu, wusste er immer schon, dass es mehrere andere gibt, oder wusste er das gar nicht?

Kl: Von den Ersten wusste er.

Th: Von den ersten Abspaltungen, als es so schlimm war, wusste er. O.k. Aber die anderen, die dann kamen ...

Th: Die hat er ignoriert.

Th: Dann stell ich mir das aber schwierig vor, jetzt so zusammen irgendwie klarzukommen. Gar nicht so einfach, oder?

Kl: Es ist schwer.

Th: Der sagt wahrscheinlich: Ich will die Demokratie nicht, ich will die Diktatur!

Kl: Ja, eben.

Th: Gell.

Kl: Also, er will ...

Th: ... die Alleinherrschaft, oder? Oder die anderen wegmachen? Oder was war immer seine Art zu denken? Bestimmen, was passiert, oder was hat der für eine Funktion innerhalb der großen Gesamtpersönlichkeit von euch gehabt? Was macht ihn aus? Dass er ...

Kl: Drohen.

Th: ... droht. Und der hat manchmal anderes im Sinn ... Für seine Wahrnehmung muss er manchmal drohen.

Kl: Für seine Wahrnehmung, ja.

Th: Ja, hm. Der muss manchmal drohen, weil er denkt, dass die nicht machen, was er sagt?

Kl: Und dann muss er bestrafen.

Th: Dann bestraft er. Das heißt, er sorgt dafür, dass wieder Ordnung ist in seiner Vorstellung.

Kl: Ja.

Th: O.k., das ist wichtig. Wir versuchen zu verstehen, was er für eine Bedeutung hat. Er bezieht seine Würde daraus, dass er sich nicht binden soll. Und sagt sich: „Ich sorge für Abwehr. Und wenn die anderen da irgendwas machen, was nicht in das passt, was ich aufgenommen und gelernt habe, dann versuche ich auf meine Weise für Ordnung zu sorgen." Beschützt der auch manchmal?

Kl: Nein.

Th: Nein. Weil er eher so ist, dass er zwingt, dass man was ganz Bestimmtes macht und anderes nicht macht?

Kl: Ja.

Th: Hm. O.k. Und er sorgt aber dabei auf seine Weise für eine Art von Ordnung. Was ist das für eine Ordnung, die er herstellt? Dass man nicht reden darf? Oder dass man funktionieren kann im Alltag bei der Arbeit?

Kl: Dass man funktioniert wie immer.

Th: Dass man funktioniert.

Kl: Also nicht, dass ich meiner Arbeit nachgehen kann oder so was, sondern dass die Verhältnisse so bleiben, wie sie sind.

Th: Aha, er übernimmt diese Aufgabe, dass die Verhältnisse so bleiben, wie sie sind. Was ist ihm da wichtig? Was für Verhältnisse sollen so bleiben? – Nur so viel sagen, wie es in Ordnung ist, denn er merkt, dass wir zuhören und dass wir ganz sorgfältig sind und respektvoll, auch mit ihm, genau wie mit allen anderen ...

Kl: *(nickt)*

Th: Hm, ja, was ist ihm wichtig? Warum müssen die Verhältnisse so bleiben, wie sie sind in seiner Wahrnehmung?

Kl: Warum?

Th: Was ist so wichtig, dass es so bleiben soll? Lieber soll es so bleiben, sonst ...? Würde sonst das Chaos ausbrechen?

Kl: Sonst würde es dann richtig schlimm irgendwann.

Th: Sonst würde es vielleicht irgendwann richtig schlimm.

Kl: Also, das ...

Th: Hm?

Kl: Die Verhältnisse sind so wie links auf dem grünen Bild.

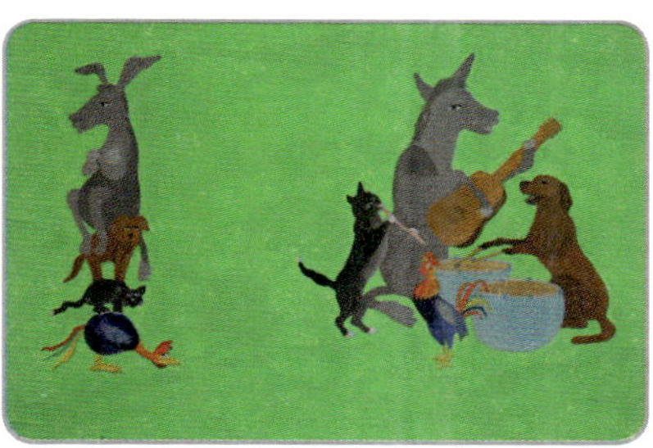

Th: Ach so. Das sind ja die Bremer Stadtmusikanten, sozusagen anders rum. Und ähm ... *(deutet auf den Esel)* ist er das? Ist das ein Symbol für den, den ihr den Bastard nennt?

Kl: Es könnte ein Symbol sein, also dann beherrscht er das so ... Es ist alles noch keine Ordnung da jetzt.

Th: Ach, so ist das.

Kl: Es ist halt so: Wer am lautesten schreit, wird zuerst bedient.

Th: Ach so. Und der kleine arme Hahn da unten, der muss das alles tragen, oder?

Kl: Der hat halt in der Position eh keine Stimme mehr.

Th: Gell, ooh. Und das, das wäre gut, wenn es so würde *(zeigt auf rechten Bildteil)*?

Kl: Also, es ist so, dass ich das jetzt während des Aufenthaltes für mich so akzeptieren konnte, dass es so ist [wie im linken Bildteil].

Th: Ist gar nicht so leicht, oder?
Kl: Dass es bewohnt ist.
Th: Dass es innen bewohnt ist.
Kl: Und wohl auch so bleiben wird.
Th: Mhm. Und je besser man sich verständigt, desto weniger Stress kommt auf.
Kl: Ja, genau
Th: Hmhm.
Kl: Ich finde das ... Also, man kriegt hier [in der Klinik] ganz stark vermittelt, dass das gar nicht mehr so doof sein muss.
Th: Hm.
Kl: Also, ich muss mich dafür nicht ... nicht nur schämen.
Th: Eben. Ja. Also, ich finde, Scham muss nicht noch mehr dazukommen.
Kl: Ja.
Th: Eher noch was anderes, gell? Also kann man sagen, eine der wichtigsten Sachen ist, von da nach da zu kommen *(zeigt auf das Bild: vom linken Teil zum rechten).*
Kl: Nach da, das ist irgendwie ...
Th: Nach da, das würde aber heißen, dass hm, dass der innere Er, sag ich jetzt mal, auch ein Wichtiger bleibt, vom Ganzen? Das habt ihr in dieses Bild hineingepackt. Der hat sogar die Leadgitarre. Interessant.
Kl: Naja.
Th: Ja also, was auch immer euer Unbewusstes da sagt. Es ist ja immer noch so viel, was da mitmalt, gell? Aber vielleicht ist das was für den inneren Er, dass es vielleicht gar nicht so sein muss: Du oder ich? Weil ... es gehört alles zu diesem großen Ganzen. Früher waren das mal zwei Leute. Ihr und der Bruder. Früher war das mal so. Dieses Pistolen-Bild bringt so eine Art Hin und Her zum Ausdruck, wie so ein Duell, oder?
Kl: Naja also, ... Er [der Bruder] ist ja, es gibt ihn ja heute noch, ja, er existiert ja noch ...
Th: Hm.
Kl: Und ich bin im letzten Jahr grad erst dabei, so diese Entfernung [die äußere Distanz zu ihm] auch wirklich zu halten.
Th: Hm.
Kl: Aber die ... das meinte ich, dass das Verhältnis gleich bleibt ... die Befehle ...
Th: Aus dem Innern?
Kl: ... zu kommen auf Knopfdruck oder auf Anruf ...
Th: ... zu kommen.
Kl: ... die sind nach wie vor da.
Th: Die sind auch innerlich?
Kl: Nee, von außen.
Th: Von außen, ah: zu kommen.
Kl: Zu kommen.
Th: Also der [Bruder], der erreicht euch noch per Telefon oder ...?
Kl: Ja.
Th: Der ruft auch an?
Kl: Ja.

Th: Na, dann ist es ja auch schwer, sich dagegen zu wehren. Wird mal Zeit für eine neue Handynummer, oder?

Kl: Ja, das werd' ich jetzt auch machen.

Th: Hm.

Kl: Bis jetzt war's o.k. Ich konnte das schon ganz gut, nicht hinzufahren.

Th: Das ist mutig. Und gibt's auch welche im Innern, die denken: „Doch, das muss ich aber machen" und da auch hingehen, wenn der Bruder anruft?

Kl: Ja, das ist das Doofe dabei.

Th: Ja, das gibt's fast immer. Ist halt nicht so einfach. Es gibt immer Anteile, die sozusagen ganz was Bestimmtes verkörpern im Innern, und die sind auch oft so unverbunden. Deswegen machen wir das ja, dass wir euch miteinander vertrauter machen, damit ihr euch überhaupt mal verständigt und euch einen gemeinsamen Willen schafft, zu dem, was ihr machen könnt. Da gibt's fast immer welche, die denken: „Oh, wir sollten das lassen, von dem wegzugehen." Gibt es auch Anteile, die den mögen?

Kl: Es gibt einen Anteil, der denkt, er ist nur halb ohne ihn.

Th: Er ist nur halb ohne ihn. Das ist ja bei Zwillingen nicht so selten, dass man so ein Gefühl hat, dass man zusammen wie ein Ganzes ist. Es gibt also so einen Anteil, der denkt, dass es wichtig ist, Kontakt zu haben. Und dann ist es wichtig, mit dem Anteil sorgfältig, auch beschützend, in Kontakt zu gehen und ihm vielleicht irgendeine andere Hälfte zu vermitteln. Sonst kann das immer dazu führen, dass doch noch mal der Kontakt zustande kommt [mit dem äußeren Bruder] – oder dass man Spuren legt, um [von ihm] noch gefunden zu werden oder so.

Kl: Hm.

Th: Da gibt's ganz oft, solche inneren Dynamiken, einfach, weil dann ein Anteil denkt: „Ich möchte doch hin." Oder „Ich bin ohne den gar nicht richtig lebensfähig."

Kl *(lebhaft)*: Guck mal. Das ist so wie hier [im Pistolenbild] nie richtig umgesetzt worden. Ich hab' nie diese richtige Wut gehabt, um das dann …

Th: Hm.

Kl: … zu machen.

Th: Das heißt, wenn ihr da so draufguckt, was bringt dieses Bild zum Ausdruck? Wir werden jetzt darüber sprechen, denn ihr wolltet das ja immer besser verstehen. Und wir gucken jetzt, dass wir so viel wie möglich verstehen. Was könnt ihr vielleicht ahnungsweise verstehen, was dieses Bild ausdrückt? Wovon spricht es? Und alle dürfen mitreden und mithelfen.

Kl: Ja, der arme Kerl, der will vielleicht gar nicht …

Th: Der arme Kerl will vielleicht gar nicht …

Kl: … schießen.

Th: Schießen. Aha. Und versteht ihr das jetzt, dass das bei euch ein Gedanke ist, der da ist? „Der arme Kerl will vielleicht gar nicht schießen." Könnt ihr das verstehen? Dass es etwas oder jemand bei euch gibt, der das denkt? So viel, wie man merken kann.

Kl: Ja, also jetzt bin ich ein bisschen verwirrt.

Th: Verwirrt. Es ist erstaunlich, ja. Das, wir nehmen's mal ganz vorsichtig, war ein vielleicht wichtiger Satz. Was auch immer das heißt, bezieht sich das auf den inneren oder auf den äußeren oder auf beide?

Kl: Hm.

Th: Nur so viel, wie ihr das spüren könnt, was es ist. Betrifft es beide – den Er innen und den Bruder außen oder nur einen?

Kl: Also, gefühlsmäßig eher im Innern.

Th: Gefühlsmäßig eher im Innern. Das ist ein neuer Gedanke.

Kl: Da kommt natürlich sofort: „Der lügt, der lügt, der lügt jetzt!"

Th: Ach so. Und ich verstehe alles, was kommt. Es gibt auch ganz viel vertrautes Denken, so, wie es immer ist, ja. Aber unsere Aufgabe ist, dass wir hier was verstehen. Und jemand hat kommentiert. Dürfen wir etwas mehr dazu hören? Wie kommt man drauf, dass der vielleicht gar nicht schießen will? Wer hatte diesen Gedanken?

Kl: Ach, wenn ich das jetzt wüsste.

Th: O.k. Mehr kommt jetzt noch nicht? Dann muss es uns jetzt erst mal reichen, ja. Das ist ein wichtiger Satz, ich bedanke mich sehr, bei allem, was so mitdenkt. Das ist ein überraschender Gedanke, damit muss man sich vielleicht erst einmal beschäftigen, was das da bedeutet. Und das ... ja?

Kl: Ja. Da kommt ein Kommentar.

Th: Da kommt noch ein Kommentar.

Kl: Also, es gibt noch einen anderen, es gibt einen Teil, der ist auch da. Der ist, der möchte gerne Therapie machen, und der ist jetzt aber nicht so sehr für Gefühls...

Th: ... Sachen

Kl: ... Sachen. Hm. Quasseln. Gefühlskram. Und ähm ... zeigt nicht gerne Schwäche; und es wird immer deutlicher, dass er die hat. Und es ist einer, der gerne in der Dunkelheit ist und der meint das: Gefühle bringen Unglück.

Th: Ja, hm. Ist auch sicher eine Erfahrung, die er mal gemacht hat.

Kl: Er stellt sich jetzt grad' vor, also er hält sich zurück, der Junge *(deutet auf Bild)* ...

Th: Hm.

Kl: ... und dass der ...

Th: Der Kommentar kam von dem Jungen [Es gibt offenbar einen inneren Jungen, der so alt ist wie auf dem Bild und der nicht identisch ist mit dem „Bastard"]?

Kl: Ja, und der Bastard drückt's dann aus.

Th: Bitte?

Kl: Der Bastard drückt's dann aus. Aber dass beide [die innere weibliche Innenperson und die innere männliche Innenperson] eigentlich wegmüssen von da ...

Th: Ah, dass die aus der Situation, sich gegenseitig zu bedrohen, beide wegmüssen, auch innen? Aber vielleicht wäre es das Wichtigste, dass wir das alle hören. Also im Sinne von: Es ist irgendeine Veränderung im Gange und es könnte sogar sein, dass da was Wichtiges grade passiert, auch bei denen, ja?

Kl: Hm.

Th: O.k. Könnte sich das auf die Körpergeschichte auswirken?

Kl: Also, ich merk' dass es [das Hautjucken] nachlässt.

Th: Ja. Wenn die sich ein bisschen mehr gehört und ernst genommen und einbezogen fühlen, kann das sein, dass das Körpersymptom ein wenig nachlässt?

Kl: Also, das hab ich jetzt grade, es ist grad ganz seltsam.

Th: Ja, das taucht so auf ... Irgendwas hängt da vielleicht zusammen. Dem würd ich mal nachgehen. Unbedingt, ja. Es könnte ganz wichtig sein, diese Verständigung, die könnte tatsächlich ... Im Grunde habt ihr es schon mitgebracht. Ihr habt [durch die Bilder] deutlich gemacht: „Das hier, das muss ich verstehen." Und dann könnte sich vielleicht etwas an dieser Körpergeschichte verändern. Vielleicht hat das eine mit dem andern etwas zu tun. Wenn wir das immer besser verstehen ...

Kl: *(schaut plötzlich anders, guckt sich um)*

Th: Ah ja, was auch immer gerade um die Ecke guckt und Hallo sagt.

Kl: Lass uns mal gucken.

Th: Genau, mal grade gucken: Sie ist noch da. Genau. *(Klientin hatte zu ihrer stationären Einzeltherapeutin hinübergeschaut).*

Einzeltherapeutin: Das hattet ihr schon, dass beide gleichzeitig die Pistole heben. Das wäre fast eine Möglichkeit gewesen damals, um da rauszukommen.

Th: Gell.

Kl: Hm.

Th: Das ist interessant, dass noch keine Lösung in dem Bild ist, aber das Bild zeigt etwas Wichtiges. Und ich würde das aufgreifen. Also, ich würde euch empfehlen, einfach genau daran weiter zu arbeiten. Jetzt würde ich am Ende noch mal fragen: Gibt es noch irgendetwas Wichtiges, das wir aus irgendeiner Ecke von euch noch hören sollten? Gibt es etwas, das jetzt noch wichtig ist, dass wir das wahrnehmen?

Kl: Es gibt ein Mädchen [innen].

Th: Es gibt ein Mädchen?

Kl: Das ist ganz aufgewühlt ...

Th: Ja?

Kl: ... dass es sich nur spürt, wenn's weh tut oder juckt oder ... Was soll die machen?

Th: Ah, was soll die machen? Das heißt, dafür muss man unbedingt etwas finden. Vielen Dank, dass das so deutlich wird. Wie es dem Körper geht, wirkt sich direkt auf manche von euch aus. Die einen wollen unbedingt, dass das aufhört, und die anderen spüren den Körper gar nicht. Aber für die eine von euch ist das wichtig, dass sie sich nur dann spürt, wenn man ganz doll kratzt. Das heißt, die braucht unbedingt eine Veränderung in ihrer Wahrnehmung oder etwas, das ihr hilft, damit das wirklich mit dem Körpersymptom besser werden kann. Sehr wichtig. Danke schön, dass ihr das noch gesagt habt heute. Auch, dass ihr da ganz gut schaut *(blickt zur Einzeltherapeutin).*

Gibt's noch irgendetwas, das jetzt für den Moment noch wichtig ist? Einmal noch mal innen gucken, damit wir alles Wichtige für den Augenblick gehört haben.

Kl: Also, die allgemeine Frage ist: Wer sorgt denn für Hoffnung?

Th: Richtig.

Kl: Wenn sie dann eintritt, nimmt uns etwas oft wieder die Hoffnung.

Th: Und die Frage ist, ob sie wirklich weggenommen wird. Ich bin davon gar nicht überzeugt. Ich finde, Ihr habt auf dem Bild [Bremer Stadtmusikanten] eigentlich eine ganz gute Variante gefunden. Und vielleicht ist das etwas – man malt ja immer mehr, als man schon wusste. Vielleicht habt ihr was ganz Wichtiges dahingemalt, sodass das eine wichtige Funktion haben könnte. Meine Erfahrung ist die: Wenn die inneren „Ers" ein bisschen mehr wahrnehmen: „Ich gehöre zu diesem Körper, und zu diesem Organismus dazu, zu diesen vielen. Ich bin auch anders wie der da, dem ich nachgebildet bin" ..., wenn man das mehr weiß, dann fängt man an zu gucken: „Ja, ich kann bestimmte Sachen. Ich habe keine Angst zum Beispiel." Meistens haben die inneren „Ers" fast keine Angst, die sind superklasse, wenn man mal was machen muss, wo man keine Angst braucht. Die können sich hinstellen: „O.k., ich mach den Rücken für euch frei, macht mal." Das können die hervorragend. Die können für Kontrolle sorgen. Am Anfang machen sie's so brachial, aber man kann lernen, auf andere Weise Situationen zu beruhigen, das Chaos zu sortieren oder mal für Ordnung zu sorgen. Und das könnte sogar eine ganz wichtige Aufgabe sein. Der kann aufpassen, der kann ganz viel mitkriegen, der kann eine Würde haben und sagen: „Pah, lass ich mich beleidigen? So? Dann BIN ich der Bastard!" Und ich finde, von ganz vielen Sachen, die der kann, könnten durchaus alle was haben. Aber es gibt etwas, das sozusagen gewaltvoll ist, das, was der da *(deutet auf das Abbild des Bruders auf dem Pistolenbild)* gemacht hat, der äußere „Er", ja? Als der noch in eurem Leben war, da war's ja für den Organismus von euch ganz schrecklich, da sind ja ganz schlimme Sachen passiert. Deswegen gibt's im Innern diesen Kampf, ja? Als ob sich das ständig wiederholt. Aber ich würde den Anteil von euch so sehen, dass der sich automatisch mit dem da identifizieren musste: Ein Teil von euch übernimmt das. Und er macht das erst mal so weiter. Wenn der anfängt sich zu verändern und ihr anfangt zu verstehen: „Hm, der, der da zu uns gehört, der hat Power, der hat Energie, der hat ganz bestimmte Sachen, wo er keine Angst hat, und so weiter. Das können wir doch eigentlich alles ganz gut brauchen." Dann gibt es eine andere Verständigung. Und da geht es hin. Von daher bin ich durchaus ermutigt zu sagen: Ja, so was in der Art *(deutet auf die rechte Seite des Bilds der Bremer Stadtmusikanten)* ist durchaus drin für euch. Und zwar für alle. Es ist noch ein ordentliches Stück Arbeit. Aber es geht. Das haben ganz viele hingekriegt.

Einzeltherapeutin: Und die laufen alle heute rum? Und sind o.k.?

Th: Ja, ja. Und es ist vielleicht auch wichtig, dass „Er" innen das selber wahrnimmt, dass es gar nicht darum geht, dass man ihn wegmacht. Aber dass man ihn auch herausfordern muss. dass er die andern nicht wegmacht. Ja? Also man sucht so erst mal nach dem kleinsten gemeinsamen Nenner: „Was können wir denn irgendwie? Was kann der tolerieren, was kann der so hinnehmen, noch so grade?" Aber der wird auch seine Forderungen stellen: „Jetzt hört mal zu, wenn ich hier nachgeben soll, und ihr das wollt, euch mehr im Leben tummeln, und ich soll jetzt das alles, was ich früher gemacht habe, nicht mehr machen. Was brauch ich denn dafür? Und darf ich auch mal tough sein? Dabei helfe ich dir heute, ja."

Kl: Hm ...

Th: Ja?

Kl: Ich will aber kein Mann [„vermännlicht"] sein. Ist doof.

Th: Das sagen viele ...

Kl: Ist es nicht so, wenn die [Innenpersonen] männlich sind, dass die das dann auch nach außen sein dürfen?

Th: Also, ich habe manche gesehen, die haben dann sozusagen auch den inneren Kompromiss nach außen getragen, ja. Aber das machen keineswegs alle. Manche sind vom Körper her dann nach wie vor ganz weiblich, aber im Innern gibt es so was Toughes, nach dem Motto: „Und wehe, wenn uns einer hier irgendetwas will. Ich kann auch anders!"

Einzeltherapeutin: Das kann eine Hausfrau sein, nicht wahr?

Th: Ja, das kann äußerlich eine Frau sein und innerlich so was haben, ja. Aber es gibt Menschen, die haben das auch nach außen irgendwie deutlich gemacht. Ich glaube, das werdet ihr rausfinden: Wie ist es für euch richtig? Demokratie ist ein ziemlich bunter Haufen und die müssen sich manchmal ganz schön – das sieht man auch an Parlamenten – zusammenraufen und manchmal geht's auch dann kurz mal in die eine oder in die andere Richtung. Aber da geht es hin. Und das könnte ein ziemlich nettes Leben werden für alle von euch. Viel weniger Stress, das schlimme Körpersympton ganz deutlich weniger. Wir haben ja gehört, da gibt's eine Kleine, die muss unbedingt das anders haben mit dem Körpergefühl, da muss man gut gucken, dass das geht. Aber ich bin sicher, da finden wir was, oder? Und dass alle zusammen irgendwas finden. Ihr seid da gut unterwegs, finde ich.

Kl: Echt?

Th: Ja, finde ich *(nickt)*. Vielen Dank an alles, was hier dabei war, hin oder her oder vor und zurück, was mitgespürt hat, was mitgesprochen hat, was gut aufgepasst hat, vielen Dank! Und dann bin ich ganz neugierig, was weiter so an spannenden, kreativen Dingen geschieht. Ihr könnt so viele gute kreative Sachen malen. Also, was ihr da noch zustande bringen werdet, darauf bin ich ganz neugierig. Wie schön. Hier arbeitet ihr weiter bei eurer nächsten Einzelstunde, gell?

Kl: *(nickt)*

Einzeltherapeutin: Ist das gut? Kannst du dir das vorstellen?

Th: Ja, sehr gut. Vielen herzlichen Dank auch dir (in Richtung Einzeltherapeutin) und dann verabschieden wir uns mal.

Kl: Vielen Dank.

Th: Sehr gerne. Es war mir eine Freude. Alles Gute.

Interview 4 | „Wir ringen um ein erträgliches Miteinander im Innern“

Interview mit Frau K., die „Viele“ ist, über ihre inneren Kämpfe

Michaela Huber: Ihr seid „Viele“ – also habt eine dissoziative Identitätsstörung als Diagnose –, und ihr führt seit Langem innere Kämpfe miteinander aus. Eure Bilder erzählen davon. Seit wann wisst ihr eigentlich, dass ihr „Viele“ seid? Wie habt ihr das gemerkt?

Frau K.: Richtig wissen wir es eigentlich erst seit 2010/2011 [stationäre Aufenthalte in Bad Mergentheim]. Bei einem Aufenthalt davor wurde ich zwar innerlich damit konfrontiert, dass es so sein könnte; nach all dem, was ich so mitbekam, wollte ich aber zu der Zeit ganz und gar nichts davon wissen. Es war furchtbar beängstigend und fühlte sich an wie: „Siehst du, doch verrückt, völlig durchgeknallt. Jetzt kommt es raus, dass mit dir etwas nicht stimmt, jetzt kriegen sie dich.“ Ich wollte doch normal sein, um nichts in der Welt so werden, wie man es mir zu Hause schon vor Jahren prophezeit hat, nämlich lebensunfähig zu sein ohne sie und irgendwann: Endstation Psychiatrie.

Gemerkt habe ich es schon früher, es aber eben immer zu erklären oder zu ignorieren versucht. Da waren:

- diese Stimmen im Kopf, die definitiv nicht von außen kamen, trotzdem nicht zuzuordnen waren;
- oft ganz seltsame Kommentare zum Geschehen außen;
- ab und zu Dinge in der Wohnung, im Einkaufskorb, im Auto, die gar nicht „mir“ gehörten oder gar nicht zu „mir“ passten (Werkzeug, Nahrungsmittel, Kleidungsstücke);
- zeitliche Lücken, die ich nicht erklären konnte, ich fand mich sehr vergesslich;
- mal gar kein Schmerzempfinden, mal war ich eine Mimose;
- Horrorfilme im Player, die niemand außer mir eingelegt und vermutlich auch geschaut haben konnte, obwohl mir vor solchen Sachen graust;
- Aussagen von mir, in denen ich mir offensichtlich widersprach oder wo ich Dinge verdreht habe oder verdrehe, mal „total emotionslos drauf bin“, ein anderes Mal wieder überempfindlich und nah am Wasser gebaut habe. Ich war einfach irgendwie launisch, ohne es wirklich beeinflussen zu können.

MH: Wer kämpft da in euch eigentlich gegen wen?

Frau K.: Ja, wer kämpft gegen wen? Die Bösen kämpfen gegen die Guten, ganz platt ausgedrückt. Es gibt welche, die sind an Therapie interessiert, sie wollen raus aus dem Elend, dem Gefängnis. Doch es gibt auch welche, die wollen, dass alles so bleibt, wie es war oder ist. Es gibt auch Kämpfe, wo die Angst alle zu vereinen scheint, ohne dass sie das immer so voneinander wissen, da die jeweilige Motivation unterschiedlich ist, denn dann geht es darum, gegen den Feind im Außen zu kämpfen (die Gesellschaft, einzelne Personen, schlimme Reize usw.)

MH: Wissen alle, dass sie einen Körper teilen?

Frau K.: Inzwischen, glaub ich, ja, aber das behagt zweien ganz und gar nicht und sie wollen die alleinige Vorherrschaft zurück. Andere dulden sich gegenseitig, wollen aber sonst nichts miteinander zu tun haben, nur unter ständigem Protest. Andere sind froh, nicht mehr allein zu sein.

MH: Wovon erzählen eure inneren Kämpfe?

Frau K.: Von vielen Dingen:

- von der Angst, es nie zu schaffen, nicht richtig zu sein;
- vom steten Sich-Wehren gegen die Erinnerungen und das schlechte Gewissen;
- von der Angst, verlassen zu werden;
- von den unbeherrschbaren Gefühlen, die wie Fluten einbrechen können;
- davon, Fuß zu fassen in einer Welt, die immer wieder als bedrohlich erlebt wird, auch wenn sie es so heute nicht mehr ist;
- von der Angst um ein Stück Leben (das System ist nur auf Überleben trainiert und kann das andere noch gar nicht wirklich);
- vom Anrennen gegen das Gefühl, weggesperrt bleiben zu müssen, damit es uns nach außen hin gut geht (akzeptiert vom Umfeld);
- von dem Gefühl, sich in der Öffentlichkeit immer möglichst anpassen zu müssen (wie ein Chamäleon), um dazuzugehören;
- von der Angst, Wechseln von Persönlichkeitsanteilen ausgeliefert zu sein, sie nicht kontrollieren zu können;
- vom Widerstand gegen die suizidalen Wünsche Einzelner und die passende Zerstörungswut anderer im Innen. Also kämpfen wir darum, destruktives Verhalten zu verhindern;
- davon, nach außen klar und strukturiert zu bleiben und trotzdem jedem im Innen noch gerecht werden zu wollen;

- von den inneren Auseinandersetzungen, jedem da innen verständlich zu machen, dass er / sie nicht 24 Stunden beanspruchen kann, sondern teilen lernen muss;
- und auch davon, ein für alle erträgliches Miteinander im Innen zu schaffen, alle ins Boot zu holen und von der Wichtigkeit einer Demokratie zu überzeugen;
- vom Ringen um Hoffnung und gegen Perspektivlosigkeit.

MH: Was hilft euch, wenn ihr diese inneren Auseinandersetzungen verstehen wollt?

Frau K.: Es hilft,
- die Zusammenhänge, Hintergründe und das Woher dieses verrückten Systems erklärt zu bekommen;
- ernst genommen zu werden, vertrauen zu können (Menschen im Außen);
- innerlich gegenseitigen Respekt anzustreben;
- dass in der Therapie jeder – ob gut oder böse – willkommen geheißen wird, keiner muss wegbleiben oder wird ausgestoßen;
- diejenigen, die gesehen und gehört werden wollen, zu Wort kommen zu lassen;
- möglichst alle zu ermutigen, sich zu beteiligen (das geht ohne therapeutische Hilfe nicht);
- ein runder Tisch – kein wildes Durcheinander und kein „Nur der Schnelle hat eine Chance";
- Tagebuch, Bilder malen (lassen);
- eine Therapeutin als Begleitung und Unterstützung, zu der man unbedingtes Vertrauen aufbauen kann bzw. konnte.

MH: Was möchtet ihr anderen Menschen sagen, die sich auch mit so heftigen inneren Kämpfen beschäftigen müssen?

Frau K.: Nicht aufgeben! Weder sich noch die Hoffnung. Das klingt vielleicht platt, ist aber lebenswichtig. Ein Spruch durfte bei uns mit Einverständnis aller aufgehängt werden: „Höre nie auf anzufangen! Fange nie an aufzuhören!" Das ist Ermutigung für die Willigen, die andern fühlen sich davon nicht angegriffen.

Hilfe suchen und wagen, sie anzunehmen. Aber genau prüfen, ob die Person auch wirklich versteht, worum es geht, das erspart viel Enttäuschung und Chaos. Die – wenn auch mitunter lange – Suche nach guten Therapeuten und / oder Kliniken lohnt sich trotzdem, denn es gibt sie. Ich hab solche gefunden.

Nichts erzwingen wollen im Prozess, sich und allen Zeit lassen.

Verträge können helfen.

MH: Was wünscht ihr euch von den helfenden äußeren Personen?

Frau K.: Bitte kein „Reißen Sie sich zusammen, Frau K."!

- Vertrauen nicht missbrauchen oder leichtfertig damit umgehen;
- ernst genommen werden, verstehen wollen (nichts ist schlimmer als das Gefühl, zu viel zu sein bzw. zu nerven);
- gegenseitiger Respekt;
- von ihnen aufmerksam gemacht werden auf das, was grad passiert oder passiert ist. Aber Vorsicht: Das darf nur eine absolute Vertrauensperson!
- Ehrlichkeit, auch mal Mut, zu sagen: „Ich weiß es nicht" oder: „Das versteh ich nicht", kein auswendig gelerntes, lösungsorientiertes Geblubber;
- Hilfestellung, um eventuell neue Abwehrmechanismen zu erlernen, zur Spannungsregulierung und Ressourcenverstärkung. Ich meine wirkliche Begleitung beim Erlernen dessen, was Leben heißt.
- Anerkennung dessen, was schon gut läuft, damit man nicht nur auf das fixiert ist, was noch nicht funktioniert.

MH: Möchtet ihr noch etwas hinzufügen?

Frau K.: Es vergingen verschiedene Klinikaufenthalte (seit 2000), Diagnosen (Schizophrenie, paranoide Angststörung) wurden gestellt und wieder verändert. Jahrelang wurden starke Psychopharmaka verabreicht, bis ich 2009 in Bad Mergentheim zum ersten Mal das Gefühl hatte, dem wirklichen Grund für all die verstörenden Dinge in meinem Kopf und meinem Empfinden nahezukommen, was sich dann im Intervall zwischen den Behandlungen bestätigt hat. Damit ging zwar ein anderes Chaos los, aber es ist, als hätte sich über allem eine Spannung gelöst, die schier unerträglich zu werden und im Suizid zu enden drohte.

Interview 5 | „Die Bilder waren vor den Worten da"

Ein Gespräch mit der Psychologin und Kunsttherapeutin Renate Stachetzki

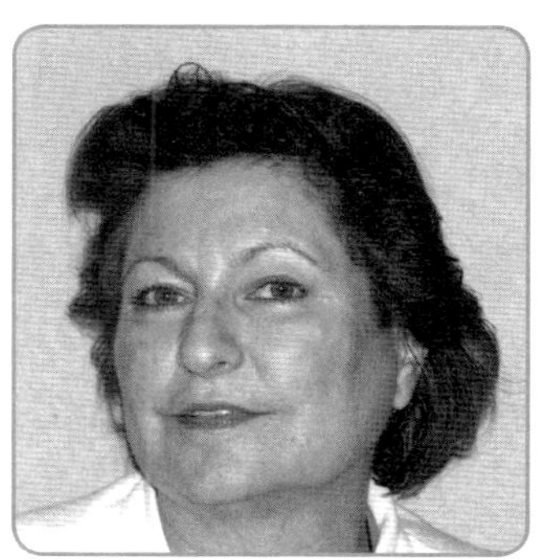

Michaela Huber: Renate, du arbeitest seit vielen Jahren als Stationspsychologin, inzwischen in leitender Funktion. Und ich kenne kaum jemanden, der so wie du als psychologische Psychotherapeutin ganz stark auf die Arbeit mit kunsttherapeutischen Methoden setzt. Warum tust du das?

Renate Stachetzki: Weil ich es aus eigener Anschauung ein wunderbares Mittel finde, sich selbst kennenzulernen. Ich habe neben meinen Ausbildungen als psychologische Psychotherapeutin, die tiefenpsychologisch und traumaadaptiert ausgerichtet waren, vor über 20 Jahren noch eine Ausbildung zur klinischen Kunst- und Gestaltungstherapeutin gemacht. Und diese Ausbildung enthielt unter anderem viel Selbsterfahrung über den eigenen bildhaften Ausdruck. Das gefiel mir schon sehr und vor allem beeindruckt mich die Erfahrung, was während der Gestaltungsprozesse innerlich geschieht. Es war wie ein Eintauchen in eine Welt, zu der ich lange keinen Zugang hatte. Ich konnte mich zum Teil wie ein Kind über meine Bilder freuen, erlebte aber auch, wie störanfällig das Malen war, wenn es um Konflikthaftes ging.

MH: Da erging es dir wie vielen von uns Profis: Wir wenden das gern an, das wir selbst „getestet und für gut befunden" haben?

RS: Genau. Seitdem habe ich auch mit meinen PatientInnen die Erfahrung gemacht, dass das Einbeziehen von Bildern und Gestaltungsprozessen unsere gemeinsamen Möglichkeiten deutlich erweitert. Gleichzeitig wird die therapeutische Beziehung oftmals entlastet, da über gemeinsames Fantasieren über die Bilder oder auch über ein gemeinsames Lachen über gekonnt humorvolle Darstellungen die oft vorhandene Grundschwere der Arbeit etwas abgemildert werden kann. Außerdem habe ich festgestellt, dass eigentlich alle Traumatisierten über das Kreative gut erreichbar sind und in diesem Bereich Ressourcen haben. Das Malen war oft schon früh für sie eine Ausdrucksmöglichkeit für Dinge, für die es keine Worte gab und die kaum in Worte zu fassen sind.

MH: Wie unterscheidet sich deiner Beobachtung nach die psychotherapeutische Arbeit mit oder ohne kunsttherapeutische Mittel?

RS: Ohne kunsttherapeutische Mittel arbeite ich mittlerweile gar nicht mehr, in irgendeiner Form beziehe ich sie immer mit ein. Dies kann – was ich derzeit optimal finde – so geschehen, dass ich die PatientInnen einzeltherapeutisch behandle und sie bei mir in einer kunsttherapeutischen Gruppe sind. Sie können aber auch außerhalb der Therapiestunden Gestaltetes mitbringen. Letzteres wäre dann auf jedes therapeutische Setting zu übertragen. Gemalt werden kann eigentlich immer und überall. In unserer Klinik fördern wir das noch dadurch, dass außerhalb der therapeutischen Gruppenzeiten abends und an den Wochenenden der Gestaltungsraum für „freies Gestalten" zur Verfügung steht.

MH: Habt ihr nicht die Befürchtung, dass die PatientInnen sich während des Malens oder Gestaltens – selbst in Begleitung – in traumatischen Szenen „verlieren" könnten?

RS: Auch wenn die Bilder traumaassoziierte oder täterintrojekt-bezogene Inhalte haben: Traumatherapie mithilfe und begleitet von Bildern hat immer etwas Kreatives, Farbiges, Angereichertes. Sich solche Inhalte zunächst auf der Bildebene anzuschauen ist allemal leichter, als sie sich im direkten Gespräch mitzuteilen. Wir können dann beide miteinander auf das vor uns liegende Bild als etwas „Drittes" schauen und haben damit von vorneherein eine Beobachterposition, was ich vor dem gemeinsamen Betrachten auch explizit vorschlage. Wir haben auch Möglichkeiten des Probehandelns, die ich auf rein verbaler Ebene so nicht habe. Wir können Bilder verschieben, umdrehen, unter- oder übereinanderlegen, abdecken, näher zueinander oder weiter voneinander weg legen und so weiter. Inzwischen nehme ich auch den Einstieg für traumaexponierende Einheiten regelhaft über Bilder, da sie direkt in das traumaassoziierte Belastungsmaterial hineinführen und – wenn es gleichzeitig entsprechend hilfreiche Bilder gibt – auch wieder heraus. Mir persönlich fällt die Begleitung der PatientIn über Bilder, die ich auch vor mir liegen habe, leichter als über imaginative Elemente, die diese Funktion natürlich auch erfüllen können.

MH: Noch einmal: Viele KollegInnen zögern, PatientInnen zum Malen oder Gestalten einzuladen, weil sie fürchten, diese würden dann vor allem schlimme Dinge, etwa traumatische Szenen, malen. Was sagst du dazu?

RS: Das Zögern halte ich für berechtigt und wir sollten die PatientIn auch nicht auffordern, unkontrolliert alles innere Material auf die Bildebene zu übersetzen. Ich spreche mit meinen PatientInnen in der Regel sehr genau ab, was gestaltet werden soll, passend zum therapeutischen Prozess, also z. B. Bilder, die eine innere Landkarte besser verstehbar machen, oder Bilder, die eine therapeutische Stunde im Hinblick auf das Hin- und Hergehen zwischen Ressourcen- und Belastungsmaterial strukturieren helfen. Natürlich geschieht es immer wieder, dass den PatientInnen das Malen „entgleitet" und neben dem bewussten Vorhaben etwas ganz anderes entsteht. Dies ist sogar fast regelhaft der Fall. Ich biete dann immer an, dieses so Entstandene zunächst einmal zur Kenntnis zu nehmen und zu versuchen, es in das, was wir vom Inneren wissen, einzuordnen und die Bilder aufzubewahren. Dafür biete ich oft eine Mappe in meinem Zimmer an, damit wir bei späteren therapeutischen Sitzungen, wenn es einen Zusammenhang gibt, diese Bilder hinzunehmen können.

MH: Gibt es keinerlei Einschränkungen für das Anleiten zum Malen?

RS: Doch, natürlich. Auch nicht kunsttherapeutisch ausgebildeten KollegInnen würde ich raten, die kreative Seite ihrer PatientInnen über das Malen von Bildern auf jeden Fall mit einzubeziehen, jedoch Strukturierungshilfen zu geben und keinesfalls dazu aufzufordern, unkontrolliert alles „herauszumalen". Denn das könnte dazu führen, dass die jeweilige KollegIn die PatientIn mit der entstehenden Fülle an traumaassoziiertem Material vielleicht nicht mehr angemessen begleiten kann.

MH: Apropos begleiten: Wie kannst du den therapeutischen Prozess mit kunsttherapeutischen Mitteln lenken?

RS: Bilder können den therapeutischen Prozess erleichtern und intensivieren, z. B. im Hinblick auf die so wesentlichen Aspekte der Personifikation („Das bin alles Ich!") und der zeitlichen Zuordnungen („Ach, das ist damals passiert und eigentlich ist das nur von dann bis dann passiert, auch wenn ich manchmal denke, es ist nie vorbei."). So sind Abbildungen von sich selbst als Kind gut dazu geeignet, den Unterschied zwischen damals und heute deutlicher spürbar zu machen.

MH: Du gibst ja auch Aufgaben, etwas zwischen den Therapiestunden zu gestalten. Was machst du, wenn es Verbote im Innern der PatientInnen gibt, sich zu äußern?

RS: Durch entsprechende Themenvorgaben für das Malen zwischen den Stunden kann ich verstärken, dass und wie wir uns in der Therapie auf etwas Bestimmtes fokussieren. Gleichzeitig beinhalten die Bilder oft auch Mitteilungen, die einzubeziehen vorher noch nicht möglich war. Ja, traumatisierte Menschen müssen sich fast immer mit Sprechverboten herumschlagen. Dann können über die Bilder Geschehnisse und Zusammenhänge gezeigt werden, ohne dass etwas „verraten" oder ausgesprochen werden muss. Es gibt dann schon mal vorab eine Art gemeinsames

Verstehen der Geschichte. Diese kann im weiteren Verlauf Stück für Stück, soweit es in entsprechenden Verhandlungen mit den Sprechverbots-Anteilen möglich wird, in Worte gefasst und somit gesamtpsychisch besser integriert werden.

MH: Also, um einmal ein Bibelzitat abzuwandeln: „Am Anfang war das Bild, erst dann kam das Wort"?

RS: So ist es. Eine Patientin sagte einmal: „Die Bilder waren vor den Worten da." Dieser Satz verdeutlicht gut, welche Chancen das Bildhafte für den therapeutischen Prozess hat. Anhand eines Bildes kann ich als Therapeutin selbst auch mal das Dargestellte aussprechen oder Fantasien dazu entwickeln und die PatientIn kann, an inneren Sprechverboten „vorbei", durch Nicken oder Kopfschütteln diesen Prozess lenken. In dieser Weise können vorher gemalte Bilder sogar zum Deprogrammieren nützlich werden, also wenn es darum geht, in die PatientIn „hineingefolterte" Automatismen („Ich muss das und das dann und dann immer tun, egal was ich selbst will.") zu verändern. Dann können wir Codes für eine Veränderung in den Bildern unterbringen und auf diese hinweisen, ohne sie aussprechen zu müssen.

MH: Welche Vorschläge machst du häufig, wenn es um traumatisierte Menschen geht? Was hilft ihnen besonders, sich über ihre Innenwelt Klarheit zu verschaffen?

RS: Meine Vorschläge gehen immer in Richtung einer Strukturierung, da traumatisierte Menschen ja meistens von der Überflutung ihrer ängstigenden Innenwelt bedroht sind. Zunächst muss es darum gehen, Kontroll- und Distanzierungsmöglichkeiten vom traumatischen Material zu schaffen. In der Regel stehen die PatientInnen aber unter starkem Druck, etwas von diesem Material „loswerden" zu wollen, und ich biete in solchen Fällen ein bipolares Arbeiten an: Ich schlage vor, dass das vor ihnen liegende Blatt in der Mitte geteilt wird oder dass sie zwei Blätter vor sich hin legen, von denen eins für Belastungsmaterial, das andere für ressourcenorientiertes Malen zur Entlastung und Distanzierung dient. Wenn ich beim Gestaltungsprozess anwesend bin, habe ich im Blick, dass die PatientInnen beim Gestalten innerhalb des „Toleranzfensters" bleiben, d.h., dass der Stresspegel nicht unvertretbar hochgeht und korrigierende Erfahrungen möglich bleiben. Wenn sie es nicht selbst steuern können, rege ich auf der Handlungsebene an, dass z.B. das in der Regel als Erstes entstehende Belastungsbild umgedreht oder weggelegt wird oder dass sie zwischendurch zu dem anderen Bild übergehen und bei Abfall des Spannungspegels wieder zurück zum ersten. Dieses Vorgehen ist dann auch modellhaft für etwas grundsätzlich Wichtiges in der Traumatherapie, nämlich, sich zwischen Belastungsmaterial und Distanzierung / Stabilisierung hin- und herbewegen zu können, um ein zunehmendes Erleben von Kontrolle über innere Abläufe zu bekommen.

MH: O.k., Ressourcenbild – Belastungsbild, das verstehe ich. Wie näherst du dich der bildlichen Darstellung des gesamten Innenlebens einer PatientIn?

RS: Eine wesentliche, in der Einzeltherapie eingesetzte Methode ist das Erstellen einer inneren Landkarte mit kreativen Mitteln. Hierzu fordere ich die PatientInnen auf, für alle zu diesem Zeitpunkt bekannten Innenanteile etwas zu gestalten. Also kleine Kärtchen, viereckig, kreisförmig oder in jeder beliebigen Form, am besten in unterschiedlichen Farben und aus Tonpapier. Die einzelnen Teile sollten dann, wenn vorhanden, mit Namen beschriftet und, wenn nicht, mit Symbolen versehen werden, die ihr ungefähres Alter und ihre Funktion im System verdeutlichen. Wenn möglich, sollte auf das Kärtchen oder auf die Rückseite eine Kurzcharakteristik geschrieben werden, damit ich mich beim gemeinsamen Zuschauen schneller orientieren kann.

MH: Und das machen die PatientInnen auch?

RS: Ich habe bis jetzt immer erlebt, dass sich die PatientIinnen, wenn auch unter spürbaren Widerständen, deren Analyse für den therapeutischen Prozess in der Regel auch von großem Informationsgewinn war, kreativ und bereitwillig diesem Prozess überlassen konnten und für mich immer wieder eindrucksvolle Darstellungen der inneren Landkarte entstanden.

MH: Und stellen sie auch symbolisch ihre inneren „Gegen-Seiten" dar?

RS: Erst einmal nicht. Daher ist es wichtig, dass ich als Therapeutin für das noch nicht Sichtbare trotzdem eine freundliche Einladung ausspreche. So gut wie immer sind die täteridentifizierten Anteile am Anfang bei der Gestaltung noch nicht dabei. Über ein zunehmendes Erleben von Lücken und Unvollständigkeit werden sie dann im weiteren Prozess noch spürbarer und „müssen dazu". Sie haben am Anfang oft keinen Namen und keine Charakterisierung, wegen der Sprechverbote, aber meistens gibt es bald irgendein „Platzhaltersymbol". Die Kärtchen für die einzelnen Anteile haben die PatientInnen bei sich und bringen sie in die Behandlungsstunden mit – die täterassoziierten Kärtchen teilweise in einem eigenen Umschlag, getrennt von den anderen –, und ich habe verschieden große Kartons in meinem Arbeitszimmer, die wir als Unterlage nehmen können. Bei einem dieser Kartons habe ich kurz unter dem oberen Rand eine Linie gezogen, die die „Grenze nach außen" symbolisieren soll und an der diejenigen Anteile liegen sollen, die hauptsächlich den Außenkontakt managen.Dadurch haben wir die Möglichkeit, die jeweils aktuelle Situation des Zu- und Miteinanders der inneren Anteile und ihre Verbindung mit der Außenwelt zu verdeutlichen und Abläufe zu rekonstruieren. Die Kärtchen / Innenanteile werden so verschoben, dass man sehen kann, wer z. B. getriggert wurde, wer dann eingesprungen ist, wie die dann entstandene Situation oder Symptomatik zu verstehen ist usw. Es ist erstaunlich, wie sich traumatisierte dissoziative Klientinnen über diesen Weg verständlich machen und auch selbst ein besseres Verständnis ihrer Innenwelt entwickeln können.

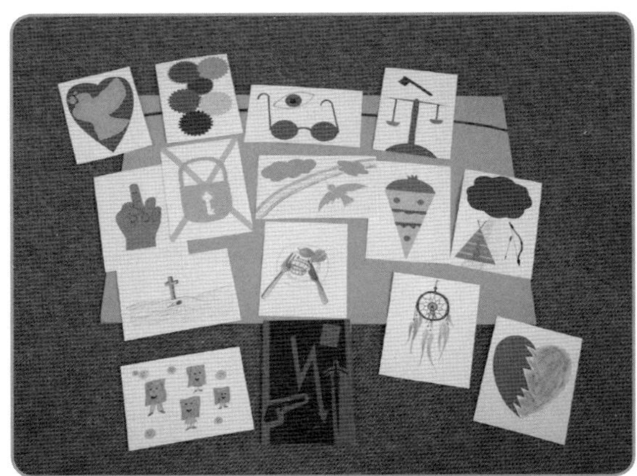

Abbildung 37: Beispiel einer inneren Landkarte

MH: KritikerInnen werfen TraumatherapeutInnen vor, sie würden sich viel zu sehr „in der Arbeit mit den Innenwelten verlieren". Was sagst du dazu?

RS: Dazu kann ich nur sagen, dass das Problem ja im Wesentlichen auch in der Innenwelt liegt. In der Regel bestehen die traumatisierenden Situationen nicht mehr, wenn PatientInnen zu uns in die Therapie kommen. Sie setzten sich jedoch im Inneren fort und die Therapie muss dort ansetzen. Natürlich ist es auch wichtig, die heutigen Interaktionen und Problemfelder im Auge zu behalten und die Symptomatik in diesen Zusammenhängen zu beleuchten. Wer sein Leben zum Besseren verändern möchte, wird sich jedoch mit den Manifestationen der früheren Gewalteindrücke im Innern und dabei zentral mit täteridentifizierten Anteilen auseinandersetzen müssen.

MH: Du hast ja zahlreiche Bilder von inneren Kämpfen und Täterintrojekten in den PatientInnen gesehen. Was ist deiner Meinung nach ein Täterintrojekt?

RS: Unter Täterintrojekten verstehe ich alle Manifestationen früherer Gewaltsituationen und Täter im Innern, in der Regel repräsentiert in Anteilen oder Innenpersonen, die den jeweiligen Tätern ähnlich sind und die im heutigen Leben ähnlich destruktive Auswirkungen haben und Normen der Täter tradieren. Sie sind erfahrungsgemäß in der Therapie nicht so einfach zu erreichen, aber ihr Einbezogenwerden in die Therapie ist von entscheidender Bedeutung.

MH: Was tust du, um sie einzubeziehen?

RS: Lass mich noch in Richtung der KollegInnen sagen: Nur die Opferseite der PatienntInnen zu sehen reicht nicht. Jetzt zu deiner Frage: Im gestaltungstherapeutischen Prozess sind die Täteranteile meist zunächst indirekt erkennbar. Dabei ist es wesentlich, die Bildentstehung aufmerksam zu beobachten. Manchmal stockt der Gestaltungsprozess, wird ohne erkennbare Gründe abgebrochen, das Dargestellte wird durchgestrichen oder übermalt oder das Bild zerrissen. Es folgt dann oft eine Unfähigkeit, überhaupt weiterzumalen, und manchmal ist es erforderlich, die PatientInnen erst einmal zu reorientieren. Beim Gestalten in der Gruppe erfordern solche Situationen besonderes Fingerspitzengefühl, da die PatientInnen sich in der Regel anderen gegenüber zu diesen Abläufen nicht ohne Weiteres verständlich machen können und zumeist gibt es auch ein Sprechverbot über das Geschehene. Ich stelle mir dann in solchen Situationen vor, dass die Täterintrojekte aus dem Inneren der PatientInnen ganz genau „hinschauen", wie ich mit dieser Situation umgehe. Das versuche ich, indem ich zwar klare Grenzen benenne, wie z. B. Gewaltfreiheit im Umgang mit sich und anderen und dem Material, aber trotzdem gebe ich zu erkennen, dass ich das, was sich da gezeigt hat, ernst nehme und dass ich zu einem anderen Zeitpunkt in einem anderen Rahmen bereit bin, mit ihm in Kontakt zu gehen. In der Regel greife ich dann diese Abläufe in den folgenden Einzeltherapiestunden auf und wir rekonstruieren den Prozess nochmals anhand der Bilder oder Bildreste.

MH: Manche KlientInnen werden auch selbst zu TäterInnen. Wie arbeitest du, wenn sie selbst anderen etwas angetan haben?

RS: Im Umgang mit realer Täterschaft und Schuld kann die Kunsttherapie die gleichen Möglichkeiten zur Verfügung stellen wie bei anderen traumabezogenen Themen. Auch hier kann sie begleiten, verdeutlichen und zeigen, was noch nicht gesagt werden kann. Im besten Fall wird sie die therapeutische Beziehung entlasten und fokussieren. Eigene Täterschaft ist in der Regel für die selbst Traumatisierten nur sehr schwer erträglich und es ist hilfreich, sie zunächst vor dem Hintergrund des eigenen Traumatisiert-Seins besser einordnen und verstehen zu können, z. B. als Ausdruck der täteridentifizierten Seiten oder als im Rahmen von sadistischen Misshandlungssituationen erzwungen. Die Taten sind damit nicht „entschuldigt", können aber verstanden werden – eine wichtige Voraussetzung für die Prävention weiterer Taten! Die Auseinandersetzung damit ist in der Regel ein langer Prozess und es bedarf umfassender Integrationsschritte, um das Entsetzliche einer eigenen Täterschaft nicht weiter dissoziiert im Abseits des inneren Gesamtgeschehens zu halten. Auch da hängt viel von der TherapeutIn ab: Traut sie sich zu, genau hinzuschauen, etwas anzuregen oder auszusprechen?

MH: Und was hilft, Täterintrojektanteile in die Therapie hineinzuholen? Was kann bestenfalls daraus werden?

RS: Die Täterintrojektanteile in die Therapie hineinzuholen erfordert eine Vertrauensbasis und ein gutes Gespür für den richtigen Zeitpunkt bzw. in der Regel mehrere Versuche. Zu früh und zu schnell unternommen werden sie den Therapiewiderstand erhöhen. Ich habe gute Erfahrungen gemacht mit einer grundsätzlich neugierigen und akzeptierenden Haltung „allem gegenüber, was da innen ist". Ich habe den Eindruck, ich werde in eben dieser Haltung eine Zeit lang beobachtet und geprüft. Meine Zuverlässigkeit wird getestet, bevor sich diese Anteile darauf einlassen, sich am therapeutischen Prozess zu beteiligen. Diese Beteiligung besteht am Anfang in der Regel darin, ihre ablehnenden und destruktiven Positionen klarzumachen, zu begründen und zu verteidigen, oft in drastischen Bildern ausgedrückt. Auch hier lässt sich über Gemaltes anfänglich wesentlich leichter mitteilen und darstellen, was noch längst nicht aussprechbar ist. Das Bildmaterial erleichtert es zudem, das Gezeigte probehandelnd mit einzubeziehen. Auch kann über bildhaft Dargestelltes zunächst „unverbindlich" gesprochen werden, es ist ja „nur ein Bild".

MH: Ich biete ja manchmal den inneren „anderen" Seiten der KlientInnen an, ihre Kraft und Angstfreiheit doch statt für Zerstörerisches für etwas Wichtiges für die ganze Persönlichkeit einzusetzen. Sodass aus der inneren täteridentifizierten „Sicherheitspolizei" etwas wie die „Portallöwen" der Gesamtpersönlichkeit werden können. Wie machst du das?

RS: Ja, bestenfalls kann durch das Hineinholen der Täterintrojekte eine Stärkung des ganzen Systems erfolgen, im Sinne der Schaffung eines „Portallöwens", wie du es beschrieben hast. Da diese Anteile in der Regel nicht durch traumatische Erfahrungen und deren ständige Reinszenierungen geschwächt sind, haben sie oft viel Energie, die sie jedoch nicht so ohne Weiteres in den Dienst der Gesundung stellen. Diese Energie zeigt sich oft deutlich in der Art und Weise, wie die zugehörigen Bilder gemalt werden: viel Rot und Schwarz, gerne kräftige Wachskreiden und deutliche Gewaltdarstellungen.

MH: Auch das ist ja eine von vielen TherapeutInnen gefürchtete Situation. Was machst du dann?

RS: Es ist ein zähes Ringen und Verhandeln um kleine Schritte und braucht klare Vorgaben im Umgang mit „Belastungsmaterial". Es muss gewährleistet sein, dass weder die PatientIn noch ich, und wenn in der Gruppe gearbeitet wird, nicht die MitpatientInnen von Gewaltbildern geflutet werden. Da muss dann oft erst mal ein

Bild umgedreht oder weggelegt werden. Auch wenn ich dabei natürlich Hilfestellung gebe ist es mir sehr wichtig, dass die PatientInnen das möglichst bald eigenverantwortlich können. Immer wieder braucht es Psychoedukation für die PatientInnen, damit sie diese von ihnen erst einmal gefürchteten und nicht gewollten Seiten besser verstehen und einbeziehen können. Wenn es gut geht, können Täterintrojektanteile dann auch Mitgefühl für die Opferanteile im System entwickeln, auch wenn sie in der Regel zunächst keinerlei Empathie haben. Dabei sind Bilder wieder sehr hilfreich, über die Anteile aus unterschiedlichen „Lagern" den jeweils anderen etwas von sich zeigen können. Es kann dann ein Wunsch nach Veränderung auftauchen und entsprechend verhandelt werden. Hilfreich ist dabei zum Beispiel, mit den Kärtchen zur inneren Landkarte einen „runden Tisch" anzuregen. Hierzu verwende ich eine Unterlage mit einem großen Kreis, um den herum sich die Anteile anordnen sollen.

MH: Es geht also darum, dass alle Anteile, Bereiche, „Leute" in einer Gesamtpersönlichkeit so etwas wie kleinste gemeinsame Nenner finden und aufhören, sich ständig gegenseitig das Leben schwer zu machen? Oder mehr?

RS: Es ist oft sehr schwer, Täter- und Opferseiten überhaupt an einen Tisch zu bringen. Wenn es gelingt, ist es in der Regel aber sehr fruchtbar. Schon ein Stillhalteabkommen ist ein großer Erfolg; im besten Fall ist es ein Zusammenschluss mit einer gemeinsamen Zielsetzung für ein neues Leben.

Renate Stachetzki ist psychologische Psychotherapeutin, klinische Kunst- und Gestaltungstherapeutin (DAGTP) und Dozentin für Symboltherapie am SITP. Seit 1978 arbeitet sie in der stationären Psychotherapie, zunehmend mit dem Schwerpunkt komplexe Traumafolgestörungen und DIS. Seit einigen Jahren ist sie leitende Psychologin im Plankrankenhaus des PTZ Kitzbergklinik, Bad Mergentheim. Weiterbildungen zum Thema kreative Medien in der Traumatherapie bietet sie an über das Psychotherapeutische Zentrum Kitzbergklinik in Bad Mergentheim an.

Kontakt: r.stachetzki@ptz.de.

16. Gewissenlos: Sind Gewalttäter grundsätzlich „krank“?

Nur wer ein Gewissen hat, kann ein schlechtes Gewissen haben. Wer gewissenlos ist, schämt sich nicht, fühlt sich im Recht und findet, die anderen sind schuld. Gewalttäter haben sich, wenn man ihnen Glauben schenkt, „nur gewehrt“, wurden „provoziert“, mussten jemanden „zur Räson bringen“, hatten „keine Wahl“; die Opfer haben ja „mitgemacht“ oder „es so gewollt“, und manchmal tun den TäterInnen die Schläge „mehr weh“ als dem Opfer. Werden sie dingfest gemacht und verurteilt, tun sie sich vor allem selber leid. Böse? Nein, böse sind sie nicht, aber sie können ganz schön böse werden, wenn man sie ärgert ...

Sind alle Gewalttäter so? Nein, natürlich nicht. Doch viele Menschen, die Gewalt anwenden, rechtfertigen diese vor sich in der oben angedeuteten Weise. Und wirklich fürchten müssen wir alle Menschen, die keinerlei Mitgefühl mehr kennen, und wenn man Juristen und Psychiater fragt, scheinen sie vor allem männlich zu sein und mehr zu werden. Die öffentliche Meinung ist eindeutig und populistisch argumentierende Politiker bestärken sie: „Alle wegsperren“ wollte zum Beispiel Kanzler Schröder die „Kinderschänder“ einmal und meinte: Ins Gefängnis mit ihnen.

Psychiater und Hirnforscher widersprechen – ein wenig: Gewalttäter, besonders Sexualtäter, seien mehrheitlich gestörte, also seelisch bzw. hirnorganisch kranke Menschen. Ihr Gehirn funktioniere anders. Sie gehörten nicht ins Gefängnis, sondern in die geschlossene Psychiatrie (siehe Markowitsch & Siefer 2007). Medikamente, ergänzt durch ständige Verhaltenskontrolle seien der einzige Weg, diese „Kranken“ in Schach zu halten. Gutachten und Hirn-Scans sollten diejenigen herausfiltern, die noch durch (Sozial-)Therapie besserungsfähig und dann zu entlassen seien. Für die anderen gelte: lebenslange Kontrolle, zur Not Sicherungsverwahrung.

Ist das wirklich so? Müssen viele, die man wegen Gewaltdelikten verurteilt hat, sozusagen für immer in den Knast, alternativ lebenslang Medikamente bekommen und unter Verhaltenskontrolle bleiben? Und was ist dann mit all denjenigen, die nie angeklagt und nie verurteilt werden? Wollen wir die hinzuzählen, könnten wir vermutlich in jeder Straße, in fast jedem Haus jemanden verhaften und entsprechend behandeln: Männer und Frauen, die immer wieder daheim ihre Kinder quälen. Mädchen und Frauen, die jemanden so mobben, dass er oder sie in den Selbstmord getrieben wird. Männer, die Frauen misshandeln und vergewaltigen. Wollen wir wirklich ein Gutteil der Bevölkerung für Psychopathen halten? Das kann doch nicht sein.

16.1 Wer und was ist ein Psychopath?

„Gewissenlos – die Psychopathen unter uns", so reißerisch kommt der Titel eines Fachbuchs über Gewaltverbrecher des kanadischen Kriminalpsychologen Robert Hare (2005) daher, das zum Bestseller geworden ist. Immer zahlreicher werden (historisch: wieder einmal) in den letzten Jahren die Stimmen von biologisch orientierten Psychiatern, die behaupten, dass ein großer Teil der Gewaltverbrecher Psychopathen seien, also gewissenlose, kaltblütige Egomanen ohne Impulskontrolle, die sich einfach nehmen, was man ihnen nicht freiwillig gibt. Psychopath – das ist kein Synonym für „widerlicher Mistkerl", obwohl der Begriff sich in der Bevölkerung ungefähr so verankert hat. Dieser ursprünglich auf den US-amerikanischen Psychiater Harvey Cleckley (1976, ursprünglich 1941) zurückgehende Begriff wird jedoch meist synonym verwendet mit einer schweren Form der „antisozialen / dissozialen Persönlichkeitsstörung". Cleckley hatte in den 1940er-Jahren darauf hingewiesen, dass es Menschen (Männer) gab, die charmant, gerissen, ohne jegliche Hemmung und Mitgefühl andere Menschen ausbeuteten, und hatte verlangt, man solle unbedingt mehr Forschung dazu treiben – was inzwischen geschehen ist. Meist hat man Schwerkriminelle in ihren Hirnfunktionen vermessen und befragt und meint nun zu wissen, was einen Psychopathen auszeichne: Veränderungen im limbischen System des Zwischenhirns, Verkleinerungen in Bereichen des Vorderhirns und bestimmten Hirnregionen des Schläfenlappens; Untererregungen da, wo ängstliche Menschen übererregt sind etc. Der Nachweis, dass Psychopathen oder andere Gewalttäter sozusagen präventiv durch „CT-Beweis" gefunden werden könnten, steht allerdings noch aus (siehe Interview 11 mit Frank Urbaniok in diesem Buch; s. auch: Urbaniok et al. 2006).

Als praktisch anwendbar hat sich die Psychopathie-Checkliste (PCL) von Hare erwiesen. Diese Liste enthält viele Punkte, die jeweils von ExpertInnen eingeschätzt werden sollen, unterteilt nach „ausnützenden" Qualitäten des zu Begutachtenden, „impulsiven" und solchen, die nicht genau zuzuordnen sind:

- glatter, oberflächlicher Charme
- grandiose Selbstüberschätzung
- ständiges Bedürfnis nach Stimulation
- pathologisches Lügen
- Manipulation anderer
- Mangel an Schuldgefühl
- schwach ausgeprägte Empathiefähigkeit
- parasitärer Lebensstil
- wenig Verhaltenskontrolle
- promiskuitives Sexualverhalten

- frühe Verhaltensprobleme
- keine langfristigen Lebensziele
- Impulsivität
- verantwortungsloses Handeln
- Weigerung, Verantwortung zu übernehmen
- viele Kurzzeit-Beziehungen
- Jugendkriminalität
- Verletzen von Bewährungsauflagen
- große kriminelle Energie

Für jedes Kriterium werden bis zu drei Punkte vergeben. Bei mehr als 30 Punkten gilt der Getestete als Psychopath.

Zwei Probleme gibt es bei dieser Einschätzung: Zum einen ist sie – neben dem Auswerten von Akten – häufig dem Beobachter überlassen. Wer also einen Menschen z. B. nicht leiden kann, wird ihm solch negative Merkmale möglicherweise leicht unterstellen. Zum anderen lädt die Psychopathie-Definition, wie sie auf diese Weise operationalisiert wird, zum Verallgemeinern ein, was auch häufig geschieht. Im engeren Sinne versteht man unter Psychopathen vor allem diejenigen, die einer von zwei Kategorien angehören, die der Neurowissenschafter Gerhard Roth (in Jurschik 2012) anführt: „Diejenigen, die sich sehr aufregen, sich sehr provozieren lassen – und diejenigen, die sich überhaupt nicht aufregen, sondern zuschlagen.“ Nimmt man beide Varianten zusammen – also sowohl die impulsiven als auch die „cool zuschlagenden“ Täter –, dann landet man bei einer Größenordnung von 15 % bis zu 40 % der inhaftierten Gewalttäter, die als Psychopathen einzuschätzen seien. Mit anderen Worten: Jeder siebte bis mehr als jeder dritte in Haft oder in der forensischen Psychiatrie befindliche Täter ist entweder von der schwer einzuschätzenden Sorte derjenigen mit rein instrumenteller Aggression, die zielgerichtet, manipulativ und pathologisch narzisstisch vorgehen, oder von der Art der ebenso skrupellosen, aber leicht kränkbaren, aufbrausenden Art. Oder eine Mischung von beiden.

Die meisten Gewalttäter sind eher impulsiv. Sie versuchen, anständige Menschen zu sein, haben aber Impulsdurchbrüche. Manche leiden unter Zwangsgedanken und -handlungen oder Wahnvorstellungen, die sie irgendwann abrupt, weil gerade gedemütigt oder provoziert, umsetzen. Die „Instrumentellen“ haben häufig ebenfalls Zwangsfantasien; manche auch Wahnvorstellungen, die sie eines Tages – für andere vollkommen unerwartet – „cool“ umsetzen. Der norwegische Attentäter Anders Breivik ist dafür ein Beispiel; dazu später mehr. Liegen bei einem Menschen solche Zwangsvorstellungen vor, muss also sehr genau hingeschaut werden, zu welcher Variante er gehört, denn es sieht so aus, als wären die „coolen“ – wenn überhaupt – noch schwerer behandelbar als die aufbrausend-impulsiven Täter. Denn die gehen oft nicht so nach Plan und nicht gezielt vor. Natürlich gibt es wie gesagt auch Mischungen beider Typen, also Täter, die lange kalt planen, manipulativ vorgehen und dann in einer akuten Situation, in der sie sich gekränkt oder gedemütigt fühlen, zuschlagen.

Interessant ist Hares Bemerkung, dass ein durchaus beachtlicher Teil der Psychopathen niemals vor Gericht landen, da sie ihre charmante skrupellose Intelligenz und ihre kriminelle Energie in gesellschaftlich anerkannten Berufen „austoben“: als Manager, Sekten-Gurus oder in anderen Tätigkeiten, in denen sie Macht über andere Menschen zum eigenen Vorteil ausüben können (siehe Kapitel 2, „Krieg im Alltag“).

Viele Menschen geben ihren gewalttätigen Impulsen und Fantasien höchstens verbal nach, manche leben sie aus und manche gehen sogar so weit, zu töten. Aber wer ist besonders gefährdet, anderen Menschen gegenüber „zu weit“ zu gehen? Insgesamt sind zwischen 80 und 90 % der als psychopathisch definierten TäterInnen Männer. Das ist schon einmal eine geschlechtsspezifische Antwort. Es wird behauptet, dass die Verbindung von Testosteronausschüttung während Fantasien und Taten sowie die Dopamin- und Serotoninausschüttung während und nach den Taten eine Art Sucht nach weiterem diesem Muster entsprechenden Verhalten auslösen.

Entscheidend dafür, ob jemand wiederholt zum Gewalttäter wird, ist offenbar das Kriterium „gewissenlos“, also nicht (mehr?) fähig zu Mitgefühl zu sein. Das herauszufinden ist insbesondere bei raffinierten „coolen“ Gewalttätern schwer, weil sie sozial erwünschte Antworten geben, denn selbstverständlich wissen sie, dass man Empathie zeigen sollte. Im Film von Karin Jurschick „Das Böse. Warum Menschen töten“ (2012) beschreibt der amerikanische Psychiatriegutachter Michael Woodworth beispielhaft den Fall eines Patienten aus der Forensik, der ein Kind sexualisiert gefoltert und getötet hatte. Als Psychotherapeut fand Woodworth im Laufe der Therapie den Mann überzeugend in seiner Reue und war schon bereit, ihm ein positives Gutachten auszustellen. Dann fand man das Tagebuch des Täters. Als Woodworth den Inhalt zu lesen bekam, war er sehr erschrocken: „Nicht nur hatte meine Therapie keine wirklichen Fortschritte gebracht, sondern sie hatte auch noch geschadet. Denn der Täter fühlte sich im Laufe der Therapie nur noch mehr in seinen Fantasien bestätigt und war noch mehr entschlossen, Kinder zu missbrauchen und zu töten.“ In etlichen Einträgen hatte sich der Häftling zynisch über die Therapie lustig gemacht: „Heute hab ich es geschafft, in der Therapie ein paar Tränchen zu verdrücken – und der Idiot von Therapeut war ganz gerührt – hahaha!“

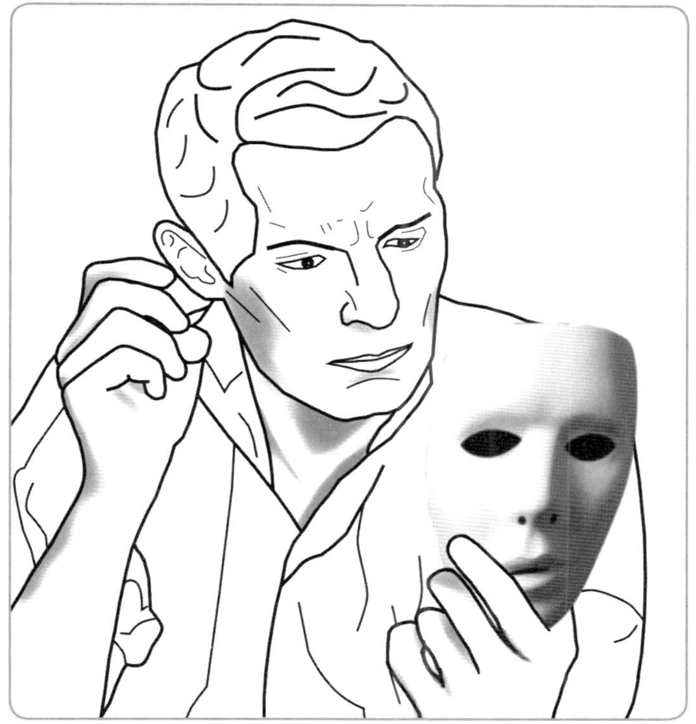

Gerade bei hoch kriminellen Straftätern mit hohem Rückfallrisiko ist es wirklich kein Vergnügen, sie gutachterlich einschätzen zu müssen. Und auch TherapeutInnen lassen sich oft von der harmlosen netten Fassade eines Alltags-Ichs zu der Annahme verleiten, der Straftäter sei jetzt geläutert. Seine anderen Zustände bekommt man bestenfalls zu hören, meist nicht zu sehen. Nahlah Saimeh, medizinische Direktorin und Gutachterin in der Forensischen Psychiatrie in Lippstadt zitiert im Film von Karin Jurschik einen ihrer Patienten, der zu ihr sagte: „Ich habe hinter einen Vorhang geguckt, hinter den Sie nicht gucken werden." Die Menschen, die ihren Gewaltfantasien bis zum Exzess des Tötens nachgegeben haben, hätten nichts mehr mit der normalen Welt zu tun, ihre Erfahrungen seien nicht auslöschbar und damit auch nicht ihr Hang, „es" wieder zu tun, so Saimeh.

Stimmt das? Wenn man sich ansieht, wie in Kriegen und Bürgerkriegen Männer zu „Killern" mutieren und vorher ebenso wie danach als „ganz normale Bürger" leben, muss man sich fragen, ob diese Fähigkeit zur tödlichen Gewalt gegen andere – und zwar auch außerhalb jeder Notwehr – nicht in allen Menschen steckt.

16.2 Freiwillige Killer – „ganz normale Männer“

Der Kulturwissenschaftler Harald Welzer hat, wie viele seiner Kollegen, das Verhalten „ganz normaler Männer“ im Nationalsozialismus untersucht, etwa das des Polizei-Reservebataillons 101 aus Hamburg (siehe auch Browning 1998), das in Polen die „Endlösung“, also die Tötung jüdischer Menschen, vorantrieb. Er betont: „Den 500 Männern, die wussten, dass sie Männer, Frauen und Kinder erschießen sollten, wurde freigestellt, ob sie mitschießen wollten oder nicht. Nur sechs bis elf Männer haben das abgelehnt, alle anderen machten mit.“ Wie ist so etwas überhaupt zu verstehen? Welzer: „Rassistische totalitäre Systeme sprechen bestimmten Gruppen die Zugehörigkeit zur Gemeinschaft ab. Die können dann anders behandelt werden ... Die Nichtzugehörigen werden entrechtet, beraubt und schließlich getötet. Insgesamt hat dieser Prozess nur acht Jahre in der Bevölkerung gebraucht, dann war dieses Vorgehen für die meisten sinnhaft ... Würden wir anders handeln?“ (in: Jurschik 2012). Eine beunruhigende Frage.

Aber, werden manche einwenden, das gilt doch nur für totalitäre Regime wie den Nationalsozialismus. Wirklich? Der Neuropsychologe Thomas Elbert untersucht im Ostkongo, dem früheren Belgisch-Kongo – eine Gegend, in der es in den letzten Jahrzehnten drei bis fünf Millionen Tote in Bürgerkriegen gegeben hat –, warum dort die Kämpfe so besonders grausam und brutal sind. Eine seiner Fragen: Wie wird ein Kind zu einer Tötungsmaschine, einem sogenannten Kindersoldaten, gemacht? Seine Fazit: „Die Täter sind zu 95 % Männer. In Deutschland gelten solche Täter als abnormal, weil so selten, man spricht dann von Psychopathie, von antisozialer Persönlichkeitsstörung. Doch in großen Konflikten können praktisch alle jungen Männer in diesen Killer-Modus kommen, in einen Jagd-Rausch.“ Alle Täter seien selbst schwer traumatisiert durch das, was sie gezwungen wurden zu tun und was man ihnen antat, damit sie bereit waren, jederzeit jeden zu foltern, zu vergewaltigen, zu töten. „Die erlittenen Traumata lassen sich behandeln, aber die Lust an der Gewalt bleibt“, warnt Elbert (in: Jurschik 2012), der sich mit vielen ehemaligen Kindersoldaten unterhalten hat. Denn: „Tötungshemmung geht über höhere kognitive Entwicklung, die muss man lernen, wenn das aber nicht gelernt wird ...“

Wer wie ich den Balkan nach den Bürgerkriegen bereist und dort gearbeitet hat, wird genau dies bestätigen können: Viele Menschen waren schon vor der Eskalation der Gewalt von Serben gegen Kroaten gegen Muslime gegen Serben ... in rohen Verhältnissen groß geworden. Viele Männer machten, als der Krieg begann, freiwillig mit: nicht nur als Soldaten, sondern auch in Bürgermilizen, die z. B. im Kosovo von Haus zu Haus zogen und vergewaltigten, brandschatzten, mordeten. Auf einmal wurden die Nachbarn zu Feinden, der Nächste war der andere, den man qua Zugehörigkeit zu einer „Feindesgruppe“ foltern und töten durfte. Alles Kranke, alles Psychopathen?

Das kann nicht sein. Thomas Elberts Satz: „In großen Konflikten können praktisch alle jungen Männer in diesen Killer-Modus kommen, in einen Jagd-Rausch“ ist sicher richtig.

Dennoch warne ich mit dem Autor und Journalisten Jonathan Littell, der über den Bürgerkrieg in Syrien geschrieben hat, davor, die Mörder-Karriere von Einzeltätern mit den Handlungsweisen der „Masse Mensch“ gleichzusetzen: „Der Krieg bewirkt Verbrechen, Entgleisungen, unglaubliche Brutalität und Sadismus. Aber es handelt sich immer um kollektive Gewalt, um den Wahnsinn der Gruppe, nicht um die Verrücktheit eines Einzelnen wie Anders Breivik in Norwegen. Hinter dem massenhaften Morden ist immer ein System am Werk, eine administrative Organisation des Tötens“ (2012, S. 137).

Es bleibt allerdings die Frage, ob es nicht bestimmte soziale und politische Situationen gibt, die den Zerfall von Gesellschaften und das Entstehen von Bürgerkriegen begünstigen, und welche Rolle Einzelne dabei spielen können (s. auch Kapitel 2, „Krieg im Alltag“).

16.3 Der Fall Anders Breivik – ein Lehrstück

Der Kriegsberichterstatter und Schriftsteller Jonathan Little nennt Breiviks Taten – dieser verübte am 22. Juli 2011 einen Sprengstoffanschlag auf das Regierungsviertel in Oslo und ermordete insgesamt 77 Menschen, die meisten in einem Jugendferienlager der Sozialdemokratischen Arbeiterpartei auf der Insel Utoya – „Verrücktheit eines Einzelnen“. Das mag stimmen. Dennoch lohnt es sich, den Fall genauer anzuschauen.

Anders Behring Breivik wurde am 13. Februar 1979 in Oslo geboren. Sein Vater war zu diesem Zeitpunkt bereits pensionierter Diplomat, seine Mutter Krankenschwester. Ein Jahr nach Breiviks Geburt ließen sich die Eltern scheiden. Was in der Berichtserstattung über den Fall in den meisten Ländern kaum erwähnt wurde, stand im ersten psychiatrischen Gerichtsgutachten über Breivik: Dass er als Kind bindungstraumatisiert wurde (so musste er der Mutter weggenommen und eine Zeit lang einer Pflegefamilie gegeben werden, kehrte aber offenbar zur Mutter zurück). Aller Wahrscheinlichkeit nach wurde er sexuell misshandelt. „‚Damals wurde noch nicht viel über sexuellen Missbrauch von Kindern gesprochen. Ich fürchte, dass Breivik Dinge erleben musste, mit denen er nicht hätte leben sollen‘, sagte ein Bekannter der Familie dem Journalisten des norwegischen Rundfunks.“ Auch wurde darauf eingegangen, dass Breivik sich einverstanden erklärt hatte, alle seine persönlichen Daten zu nutzen – nur einen Zeitraum seines Lebens hatte er ausgenommen: seine Kindheit. Breiviks Verteidiger Geir Lippestatt „ zeigte sich schockiert von dem psychiatrischen Gutachten. Breivik sei unter Bedingungen aufgewachsen, die große Bedeutung für das laufende Gerichtsverfahren hätten" (↗ http://www.news.orf.at am 29. 11. 2011).

„Nachdem zwei psychiatrische Gutachten den norwegischen Attentäter Anders Behring Breivik gestern für ‚unzurechnungsfähig' erklärten, zeigte dieser sich ‚gekränkt'. Das teilte ein Polizeisprecher in Oslo mit. Unterdessen mutmaßen ein Bekannter der Familie Breivik sowie der Sender NRK, *dass der selbsternannte ‚perfekteste Ritter seit dem Zweiten Weltkrieg' in seiner Kindheit sexuell missbraucht wurde.*

Dies könnte die Ursache für seine paranoide Schizophrenie sein. Als Breivik vier Jahre alt war, empfahl ein Psychologe, ihn in ein Kinderheim zu geben, weil sich seine Eltern nicht ordentlich um ihn kümmerten. Statt in das Heim kam Breivik kurze Zeit zu einer Pflegefamilie. *Sein Vater brach später gegen seinen Willen den Kontakt zu ihm ab. Er war selbst einmal Mitglied bei der sozialdemokratischen Jugendorganisation, bei deren Jugendlager Breivik im Juli 2011 ein Massaker anrichtete* [Hervorhebungen MH].

Sollte das Gericht dem Gutachten folgen, würde Breivik wohl auf unbestimmte Zeit in eine psychiatrische Anstalt eingewiesen werden. Bereits in seinem Manifest 2083 hatte Breivik befürchtet, man werde ihn für verrückt erklären. Dass dies nun tatsächlich so gekommen ist, widerlegt all jene, die behauptet haben, hier sei ein rechtsextremer ‚Islamhasser' am Werk gewesen" (↗ http://www.blauenarzisse.de[9] am 30.11.11).

Nun, ein rechtsextremer „Islamhasser" war Breivik ganz offenbar. Und ein Sozialdemokratenhasser. Ein Ausländerhasser. Und ein Frauenhasser. Vermutlich hasste er seine Mutter, die ihn nicht geschützt, und seinen Vater, der im Jugendlager auf Utoya glücklich gewesen war und den Jungen so früh verlassen hatte. Breivik fürchtete es, vor Gericht mit seinen Kindheitsbelastungen konfrontiert zu werden. Er wollte kein „Weichei", sondern ein „politischer Kämpfer" sein. All dies geht zweifelsfrei aus seinem „Manifest" hervor, das im Gerichtssaal noch einmal in Ausschnitten gezeigt wurde – der einzige Moment, an dem Breivik Gefühle zeigte. Als er die sirenenartige Frauenstimme singen hörte, mit der er das „Manifest" unterlegt hatte, und Ausschnitte aus seiner Online-Präsentation sah, brach er sichtlich berührt in Tränen aus. Etliche Verhandlungstage waren auf YouTube zu sehen, sodass man sich selbst ein Bild dieses ganz offensichtlich psychisch kranken Mannes machen konnte.

Von der Staatsanwältin gefragt, warum er geweint habe, antwortet Breivik in seiner verquasten Sprache, die ihm seit ein paar Jahren offenbar zu eigen war: „Der Film hat mich berührt. Weil ich daran denken musste, dass unser Land dabei ist zu ster-

9 Eine Online-Schüler- und Studenten-Zeitung aus Chemnitz.

ben. Und dass meine eigene ethnische Gruppe dabei ist zu sterben. Es ist die Sorge darüber, zusehen zu müssen, wie das eigene Land und das eigene Volk dekonstruiert werden."

In dem entsprechenden Live-Mitschnitt aus dem Gericht[10] sind einige seiner Folien aus dem „Manifest" eingeblendet. Offenbar verstand er sich als ein Mitglied einer Gemeinschaft von „wahren Rittern", welche die Menschheit gegen Liberale, Islam-Gläubige, Sozialdemokraten und mütterliche Frauen verteidigen müssten. Hier eine der Folien in meiner Übersetzung:

„Die Tempelritter Europas arbeiten daran, Folgendes durchzusetzen:
Einheit – nicht Diversität
Monokulturalismus – nicht Multikulturalismus
Patriarchat – nicht Matriarchat
Europäischer Isolationismus – nicht europäischer Imperialismus"

Verrücktheit eines Einzelnen? Mit solchen Ansichten jedenfalls hat er sicher viele männliche Gesinnungsgenossen.

Breivik ist nicht allein

Breivik war geprägt von sozialen, beruflichen und Beziehungskatastrophen – und von Gewaltspielen. Seit 2007, wie der Staatsanwalt (der betonte, diese Passagen in seiner Befragung Breiviks hätten ihn sehr berührt) im Prozess ausführte, spielte Breivik exzessiv, nonstop, Tag und Nacht, süchtig und für ihn „quälend" das Computerspiel „World of Warcraft", das offenbar seine Fantasie bis ins Krankhafte anregte. Denn in dieser Zeit, in der er begann, Tag und Nacht dieses Spiel zu spielen, bis er darin nach eigenen Aussagen „sehr gut" war – in dieser Zeit begann er, nebenher sein „Manifest" zu schreiben und seine Taten zu planen. Das Spiel hatte ihn in seinen Bann gezogen, so sehr, dass er darin lebte und glaubte, selbst einer der Weltenretter und Top-„Ritter" zu sein, die er sich erschuf. Jeder, der seine prahlerischen, aber auch sichtlich verwirrten Auftritte vor Gericht erlebte, konnte sehen, dass der Mann eine schwere psychische Erkrankung hat. Doch offenbar wollte man ihn als einen geistig gesunden terroristischen Fanatiker erscheinen lassen, um ihn lebenslang ins Gefängnis verbannen und damit sühnen lassen zu können für seine schrecklichen

10 Wenn man in eine Suchmaschine die Begriffe „YouTube, Breivik, Gericht, Manifest" eingibt, werden mehrere Videos angezeigt, unter anderem dieses: ↗ http://www.youtube.com/watch?v=HhGkJHx-HZc.

Taten. Selbstverständlich war es vollkommen „durchgedreht“, als Einzelner einen brutalen Angriff auf den liberalen Staat, auf Jugendliche und Frauen, auf Andersdenkende und Andersgläubige zu verüben. Doch vielleicht wäre es wichtig, mehr auf den persönlichen wie den sozialen und politischen Hintergrund seiner Taten zu achten. In einem beeindruckten Dossier in *Le Monde diplomatique* (Juli 2012) untersuchten Rémi Nilsen (S. 6–7, im Folgenden zitiert als „Nilsen“) sowie Evelynne Pieiller (S. 7, im Folgenden zitiert als „Pieiller“) das politische und kulturelle Umfeld des Attentäters. Der norwegische Redakteur des *Monde diplomatique*, Rémi Nilsen: „Ein Mensch, der kaltblütig Kinder umbringt, ist per definitionem ein Psychopath ... Doch ... in dem 1500-seitigen ‚Manifest‘ ... befasst er sich mit Themen, die in Norwegen keineswegs tabu sind. Zum Beispiel mit der Angst vor dem Untergang der christlichen europäischen Kultur, die durch eine allzu großzügige Migrationspolitik bedroht sei ... Diese Positionen sind denen der Fortschrittspartei durchaus ähnlich [der Breivik einige Zeit angehörte, MH].“

2009 wurde die Fortschrittspartei mit 23 % zweitstärkste Kraft im norwegischen Parlament. Einer ihrer Politiker meinte: „Ich fürchte, ein neuer Kreuzzug ist unausweichlich.“ Die meisten der Norweger (70 %) bestätigen, dass sie „die Kultur der Immigranten und ihre Teilnahme am aktiven Leben schätzen“ (Nilsen). Wie lassen sich dann die Islamophobie und der Hass gegen die Arbeiterpartei in einem Großteil der norwegischen Gesellschaft heute erklären? Eine Studie stellte fest: „Seit 1990 ist die Differenz zwischen dem, was die Ein-Prozent-Gruppe der reichsten Norweger verdient, und dem Durchschnittseinkommen deutlich schneller gewachsen“ als in anderen Ländern. „Der Anteil der Mittelschichten am Geldvermögen hat sich zwischen 1984 und 2008 halbiert. Die Einkommen der Reichsten sind stark angestiegen, der Anteil der Löhne am Wertzuwachs dagegen ist gesunken“ (Nilsen). Dies gilt auch für die übrigen westeuropäischen Länder. So konnte die Einwanderungsfrage plötzlich in den Fokus rücken, und genau das machen sich rechte Parteien wie die Fortschrittspartei zunutze. Interessanterweise sind es nicht die Arbeiter, die ihr zulaufen, sondern die untere Mittelschicht, die zusehends verarmt. Da der Umverteilungskampf von unten nach oben nicht thematisiert wird, rücken die kulturellen Konflikte ins Zentrum.

Ein Prozess, der überall in Europa stattfindet und der zur Folge hat, dass sich Angst ausbreitet. Der Wirtschaftswissenschaftler Ali Esbati weist darauf hin, dass die Angriffe auf das Gesundheitswesen und die Rechte der Arbeitnehmer, die zunehmende Konzentration von Macht in der Hand weniger immer mehr den Rechten in die Hände spiele, die jetzt die Chance bekämen, „die allgemeine Angst auszubeuten und eine soziale Landschaft herzustellen, die durch ethnische und religiöse Trennlinien zerklüftet ist“ (Nilsen).

Die französische Schriftstellerin Evelyne Pieiller wiederum stellt sich dem allgemeinen Anschein, Norwegen sei ein Hort harmonischer Ausgleichskultur, der auch in deutschen Medien gepflegt wird, entgegen und betrachtet das „ganz eigene privatistische Erbe rechter Kultur“ in dem skandinavischen Land, in dem Black Metal seit Anfang der 1990er-Jahre ein Teil des Mainstreams ist: „Die Atmosphäre des Black Metal gleicht der einer schwarzen Messe, einer kriegerischen Beschwörung ... Die Texte sind nicht explizit politisch, sondern frönen einem gewaltverherrlichenden Nihilismus. Im Mayhem[11]-Stück „View from Nihil“ heißt es: ‚Ich kann die ans Ufer treibenden Trümmer der sterbenden Kultur sehen‘. ... Das sind zwar keine Naziparolen, aber durchaus Anlehnungen an die Wurzeln des Nazismus: Hass auf die Gesellschaft, Sehnsucht nach verlorener Reinheit, nach der alten Zeit und der ewigen Natur. Glorifiziert werden ein unklares Heidentum, schrankenlose Gewalt und die reinigende Kraft des Blutes.“ Varg Vikernes, Gründer der Black-Metal-Band Burzum, der wegen der Ermordung eines Bandmitglieds 16 Jahre im Gefängnis saß und wieder auf freiem Fuß ist, trägt seinen Fanatismus heute offen zur Schau. Auf seiner Website schreibt er: „Wir sind schwach geworden, wir wurden gebrochen und ruiniert, denn wir haben die Freiheit geopfert, um uns Sicherheit zu kaufen.“ Gemeinsamer Feind mit der gesamten Rechten ist die Demokratie – und die Juden bzw. Muslime. „Vikernes übrigens bedauert, dass Breivik einen Nationalismus ohne Antisemitismus vertrete“ (Pieller), ansonsten findet er offenbar Breiviks Vorgehen ganz in Ordnung.

Und Evelyne Pieiller weist darauf hin, dass eine solche Gesinnung in allen europäischen Gesellschaften um sich greift. „So raunt es entsprechend dem Geist der Zeit, dass die Geschichte keinen Sinn habe, ebenso wenig wie Fortschritt oder Demokratie, und dass einzig die Rückkehr zur naturgegebenen Ordnung und zu den Hierarchien unserer Vorfahren der Wahrheit des Menschen angemessen sei.“

Anders Breivik ist also ein kleiner dicker Kreuz-Ritter für die „rechte“ Sache. Der verlassene und laut erstem Gutachten schwer bindungsgestörte und misshandelte Junge hat beim Aufwachsen sein persönliches Scheitern immer wieder erlebt; er hat eine geistige Heimat gesucht und sie gefunden. Hat sich hineingesteigert in ein Kriegsspiel, hat bei der rechten Fortschrittspartei und der rechten Kulturszene die entsprechenden Parolen aufgesogen und sie in seinem zunehmend kränker werden Hirn so zugespitzt, dass er den Eindruck bekam, eine Speerspitze der Bewegung sein und die Vernichtung von Liberalen, Demokraten, Frauen und Muslimen auch praktisch umsetzen zu müssen. Das nimmt seiner Tat nichts von ihrem Schrecken und entschuldigt gar nichts. Aber man sollte es sich nicht zu einfach machen und den Attentäter als „verrückten Einzeltäter“ abtun. Das ist er zweifellos. Und doch müssen

---

11 Mayhem ist eine norwegische Black-Metal-Band, MH.

wir fürchten, dass da draußen viele Breiviks herumlaufen, die noch nicht zugeschlagen haben, es sich aber derzeit bereits überlegen.

Übrigens wurde kurz nach der Veröffentlichung des ersten Gutachtens, das Breivik eine schwere Persönlichkeitsstörung und eine paranoide Schizophrenie attestierte, ein zweites in Auftrag gegeben, ganz mit Breiviks begeistertem Einverständnis. In diesem zweiten Gutachten wurde er dann für voll schuldfähig angesehen. Dieses zweite Gutachten wurde inzwischen von zahlreichen Fachleuten als „Gefälligkeits-Gutachten" einer rachedurstigen Öffentlichkeit zuliebe kritisiert. Zu Recht. Wer sich auf dieselbe Ebene begibt wie der Täter, also Gewalt und Zerstörung des anderen im Auge hat – hat schon verloren. Glücklicherweise hat die norwegische Öffentlichkeit allgemein sehr besonnen reagiert und sich eher mehr solidarisiert als je zuvor. Mich hat jedoch irritiert, dass man gleichzeitig allgemein der Ansicht war, dem Täter nicht zuhören zu müssen. Es geht ja nicht darum, einem Täter (das Gleiche gilt für Täterintrojekte in Opfern) wortwörtlich zuzuhören und alles für bare Münze zu nehmen, was er sagt. Doch der Versuch zu verstehen, was hinter den fanatischen Worten liegt, das könnte durchaus helfen, weitere Taten zu verhindern – vorausgesetzt, man lernt etwas daraus. Ein Indiz dafür, dass Norwegen vielleicht doch nicht genug gelernt hat: Die Rechtsradikalen haben wieder so viel Zulauf wie vor dem Breivik-Attentat. Etwa ein Drittel der Bevölkerung stimmte bereits ein Jahr nach Utoya wieder rechtsradikalem Gedankengut zu.

16.4 Die Spitze eines Eisbergs von frustrierten jungen Männern

Es lohnt sich also, die Gewalttäter in unserer Gesellschaft als die Spitze eines Eisbergs von frustrierten jungen Männern zu sehen, die nichts mehr zu verlieren haben, aber sich in einen gewalttätigen Machtrausch hineinsteigern. Die Eltern allein, die Gewaltspiele allein, die Politik allein ... kann man dafür nicht verantwortlich machen. Doch diese Taten sind oft kein Zufall. Sie sind Produkt der Umstände im Gehirn von immer verengter denkenden und fühlenden Männern. Und davon gibt es immer mehr.

Auch auf der Ebene der nicht juristisch dingfest gemachten Täter sollten wir wachsam sein. Denn politisch lässt sich festhalten: Durch die Vernichtung der Mittelschicht, dank der Konzentration von Kapital in immer weniger Händen, die keine Hemmung haben, es den Ländern zu entziehen, aus denen sie es erhalten haben, und sie verarmen zu lassen, hat sich überall in den Gesellschaften Europas und der USA ein aufgeheiztes Klima gebildet, indem rechter Terrorismus, radikaler Islamismus und Linksterrorismus gleichermaßen gedeihen (s. auch Kapitel 2 „Krieg im Alltag"). Und Amokläufe, in denen verwirrte junge Männer ihre Lieblings-Horrorfilme nachspielen. Wie im Juli 2012 der 22-jährige James Holmes, der – unweit der Columbine-Hochschule, in der 1999 zwei junge Männer ihren persönlichen inneren Tötungsfilm verwirklichten – nachspielte, was er gesehen hatte; in diesem Fall sogar im Premieren-Kino, in dem er persönlich auftauchte, genauso mit Gasmaske ausgerüstet wie der Bösewicht Bane im Film „The Dark Knight Rises", der gerade gezeigt werden sollte. Und er hatte – wie Bane im Film – Sprengladungen versteckt, mit denen er die Polizei noch nach dem Attentat in Atem hielt. „Psychologen verweisen auf kaputte Familien, Versagensängste, Minderwertigkeitskomplexe. All diese Faktoren bilden die Nährlösung, bis irgendwann ein seelisch ... Gestörter zum Gewehr greift und seine Mitmenschen niedermetzelt" (Göttinger Tageblatt vom 23.7.2012).

Wir sollten auch in Deutschland gewarnt sein. Denn wir haben hier auch Beispiele für Attentate aus purem Hass auf andere, etwa der Terror von Amokläufern an Schulen. Nehmen wir den durch Kriegsspiele, das Horten brutaler Bilder von Folter an Frauen und durch persönliche Kränkungen aufgeputschten Tim Kretschmer, der keine Hemmungen hatte, seinen Frust durch die Ermordung von elf Mädchen und Frauen und einem Jungen sowie drei Männern in die Tat umzusetzen: den Attentäter von Winnenden. Auch er war spielsüchtig, er spielte – wie fast alle Jungen – massiv und viele Stunden hintereinander „Counterstrike". Und als er sämtliche Hemmungen verloren hatte und sich wieder einmal in der Schule gedemütigt fühlte, schlug er zu. Vermutlich nicht zufällig einen Tag nach dem Amoklauf in Alabama, bei dem ein Täter zehn Menschen und sich selbst erschossen hatte.

Attentäter dieser Art (siehe das Interview mit dem verhinderten Attentäter „Sven" in *Emma*, Mai/Juni 2009) kann man als „durchgedrehte Einzeltäter" bezeichnen. Doch die Verlorenheit eines Kindes, das Heimat-Finden in radikalen Inhalten, das Hineingezogen-Sein über sehr lange Zeit in gewalttätige Spielszenarien, der massive Frauenhass und die Vorstellung, einer Elite anzugehören und nur mit Gewalt eine Ordnung wiederherstellen zu können – solche Erlebnisse und Vorstellungen teilte Tim Kretschmer, der Attentäter von Winnenden, mit Anders Breivik (der übrigens den Rächer-Film „Dogville" von Lars von Trier als Drehbuch für seine Taten auf der Insel Utoya benutzte) – und mit vielen anderen jungen Männern.

Der Neurowissenschaftler Gerhard Roth hat Tiere und Menschen auf unterschiedliche neurobiologische Ausstattung untersucht. Er bilanziert: Höchstens ein Drittel aller Täter seien im Wesentlichen genetisch für ihre Täterschaft vorbelastet. Bei den meisten seien massive negative Kindheitserfahrungen die Hauptursache. Ein Teil der vernachlässigten und misshandelten Kinder werde hypersensibel, ein anderer Teil unsensibel. Und es sind vor allem die unsensibel Gewordenen, die uns Sorgen machen müssten. „Und wenn nichts dagegen getan wird“, also wenn bereits die Kinder keine neuen Lernerfahrungen machen können, die ihnen die nötige Sensibilität und vor allem Mitgefühl beibringen, „dann verformt sich das Gehirn mit vier, fünf, sechs Jahren, und dann können sie zu Tätern werden. Können die etwas für ihre gewalttätige Persönlichkeit? Nein. Da gibt es keinen freien Willen. Die Ursachen für die spätere Gewalttätigkeit liegt ganz eindeutig in der frühen Kindheit“ (in: Jurschik 2012).

Unterschiede

Man wird also nicht gewissenlos geboren; jedenfalls dürfte das auf die wenigsten Menschen zutreffen. Sondern man wird gewissenlos gemacht. Das ist das eine, mit dem wir uns beschäftigen sollten. Und das andere: Empathiefähigkeit, also Mitgefühl, Sensibilität für die Bedürfnisse anderer Lebewesen, kann man das ganze Leben über lernen, wie wir heute wissen. Warum sollten wir also aufhören, uns um Menschen zu bemühen, die schwere Fehler gemacht haben, indem sie Gewalt gegen andere anwandten – solange wir es noch können? Wenn wir sie nicht dämonisieren, sondern uns genau anschauen, ob sie ihre Neigung zu gewalttätigen Gedanken und Handlungen in den Griff bekommen können und dabei auch noch erfolgreich sind – dann können wir der Gesellschaft nicht nur sehr viel Geld ersparen, sondern auch viele neue Opfer; denn die meisten Gewalttäter kommen über kurz oder lang wieder auf freien Fuß. Und wenn sie nicht gelernt haben, ihre gewalttätigen Zustände zu verändern, werden sie vermutlich in ähnlichen Situationen wieder Gewalt anwenden, wieder Menschen zu Opfern machen. Täter für immer wegzusperren sollte nur einer vermutlich kleinen Minderheit vorbehalten bleiben: denjenigen, die entweder keine Veränderungsbereitschaft haben, oder solchen, die aufgrund von Gutachten als unbehandelbar eingeschätzt werden, wie etwa echte Sadisten.

16.5 Sadisten, ihre Opfer und deren Täterintrojekte

Echte Sadisten sind selten, hat die amerikanische Gutachterin Anna Salter (s. ihr Vortrag „Sadists“ auf ↗ http://www.annasalter.com) festgestellt. Ihre eigenen Studien bestätigen einen Befund von Langevin et al. (1988), nachdem nur 2 bis 5 % aller (Sexual-)Täter Sadisten sind – das sind allerdings diejenigen, vor denen wir alle uns fürchten. Es sind die Täter, von denen die meisten Krimis handeln. Diejenigen, die fast ausschließlich instrumentelle Gewalt anwenden und es darauf anlegen, ihrem Opfer schlimmstmögliche Qualen zu bereiten, nur das bereitet ihnen maximale Lust. Echte Sadisten scheinen unbehandelbar zu sein, weil sie so viel Lustgewinn aus ihren Fantasien und Handlungen ziehen.

Doch sadistisches Verhalten zeigen insgesamt sehr viele Gewalttäter, weil es sehr belohnend sein kann, grausam zu sein. Dann kann es Spaß machen, einfach mehr davon haben zu wollen – auch wenn man ansonsten kein „geborener Sadist" ist. Sadisten produzieren wiederum sadistische Täterintrojekte in ihren Opfern, die quälend, gemein, bösartig in ihnen wühlen. Die Fallgeschichte von Frau K., die in diesem Buch geschildert wird, ist ein Beispiel dafür, dass eine Persönlichkeit zwar „selbst" nicht sadistisch ist, aber die Erfahrung, sadistisch behandelt worden zu sein, sich in ihren für die gesamte Persönlichkeit äußerst quälenden Täterintrojekten „austobt". Ich würde so weit gehen zu sagen: Fast alle sexuell misshandelten Menschen sind sadistisch behandelt worden! Denn der Täter oder die Täterin wissen meist ganz genau, dass ihr Opfer das jetzt nicht will. Sie suchen ja die Heimlichkeit, sie wiederholen ihre Taten häufig, sie hören nicht auf das Wimmern, das Weinen. Sie sperren ab, damit das Opfer nicht flieht, sie zwingen es zu sagen, dass es ihm gefalle etc. Außerdem fesseln, schlagen, knebeln Sexualtäter ihre Opfer sehr häufig. Oder sie drohen dem Opfer, es umzubringen, wenn es etwas sagt, oder jagen ihm Schrecken ein („Deine Mama hat dich dann nicht mehr lieb." – „Ich erzähle das den Betreuern, dass du das warst, und sie werden mir glauben und nicht dir" etc.) Viele weiden sich auch daran, ihr Opfer zu beschämen, es zu demütigen und ihm zu zeigen: „Ich habe hier die Macht, du bist nichts ohne mich!" Da sage noch jemand, das habe nichts mit Sadismus zu tun. Außerdem, dies an alle, die irgendwelche Ausflüchte für ihr Verhalten oder das ihres Täters haben: Jeder Mensch weiß, dass man anderen Menschen keine Gewalt antun tun darf. Und bis auf die Psychotiker können sie sich durchaus bremsen – wenn sie es denn wollen bzw. wenn sie sich sehr anstrengen.

Immer wieder wundere ich mich, dass es viele sadistisch behandelte Menschen gibt, denen es gelungen ist, nicht selbst sadistisch zu werden. Was dabei hilft, sollte uns ebenfalls beschäftigen. Übrigens gehen die Opfer von Sadisten, wenn überhaupt, später anders mit Menschen in Beziehung als die Opfer nichtsadistischer Sexualtäter, wie Anna Salter festgestellt hat (Vortrag auf der ISSD-Tagung in Sehnde, 2005). Der nichtsadistische Sexualtäter will sich seine „Geilheit" nicht durch Mitgefühl „kaputt" machen lassen. Er interessiert sich überhaupt nicht für das Empfinden seines Gegenüber, sondern projiziert seine eigenen Empfindungen und Wünsche auf das Opfer; das ist z. B. typisch für die meisten Pädo-Kriminellen, also diejenigen, die Filme von sexualisiert gequälten Kindern (vulgo Kinderpornografie) konsumieren und/oder sich ein Kind gefügig machen und es sexuell misshandeln. Ein solcher nichtsadistischer Sexualtäter produziert ein Opfer, das nichts so sehr möchte wie „gesehen" zu werden: Es will, dass das Gegenüber (später z. B. der Partner, die Freundin oder die TherapeutIn) es wahrnimmt, ihm seine Wahrnehmung spiegelt und diese bestätigt. Und es will selbst merken, dass das Gegenüber „verstanden" hat, was es will und was es nicht will.

Ganz anders das Opfer eines „reinen" Sadisten. Ein Sadist lässt sich Zeit. Er studiert sein Opfer. Er schmeichelt sich ein, um herauszufinden, was es mag und was nicht, wie es fühlt, was es fürchtet –um es dann besonders grausam genau damit quälen zu können. Ein Kind, das besonders seine Katze liebt, wird dann erleben, dass der Sadist oder die Sadistin genau dieses Kätzchen auswählt, um es vor seinen Augen zu quälen. Eine Frau, die nichts so sehr fürchtet wie Messer, wird mit dem Messer verletzt etc. Ein Sadist produziert ein Opfer, das nichts so sehr fürchtet wie „gesehen" zu werden. Sobald jemand ihm nahekommt, gerät es in Panik, weil es annimmt, dass jede Schwäche, die es zeigt, ausgenutzt wird; dass jede Vorliebe, die es zu erkennen gibt, dazu führen wird, dass ihm besonders wehgetan wird; dass jede Weichheit, Offenheit, jedes liebevolle Gefühl ausgebeutet und dazu dienen wird, es schlimm zu quälen. Wer also in Beziehung geht mit dem Opfer eines Sadisten, wird gut daran tun, ihm nicht zu nahezukommen, ihm eher in einer freundlich-nüchternen als in einer zu warmen Atmosphäre zu begegnen.

Und viele Überlebende haben beides erlebt: nicht beachtet – und zwecks besonderen Lustgewinns für den Täter „studiert" worden zu sein. Daher haben viele Überlebende beide Reaktionen in sich: Sie wollen „gesehen" werden – und sie fürchten nichts so sehr wie das. Dies kann auf TherapeutInnen sehr irritierend wirken, aber ich merke in meinen Lehrveranstaltungen oft: Wenn ich das erkläre, hellen sich die Mienen meiner KollegInnen regelmäßig auf: „Ach, so ist das! Es liegt nicht daran, dass ich irgendetwas falsch gemacht habe, sondern das liegt an den so unterschiedlichen und widersprüchlichen Erfahrungen meiner KlientIn!"

Wichtig ist das auch für die Täter-Arbeit. Viele Menschen haben sadistische Impulse, aber, das sei hier noch einmal betont: Selbst von den Gewalttätern sind nur wenige „reine", unbehandelbare Sadisten. Da täuschen uns die Krimis und die „Mörder-Profiler-Sachbücher" einen „Horror nebenan" vor, der so nur die wenigsten jemals gefährdet.

16.6 Wiederholungsgefahr?

Alle anderen Gewalttäter nämlich haben im Laufe ihres Lebens entweder die Gelegenheit zu einer bösen Tat nicht ungenutzt verstreichen lassen (sogenannte Gelegenheitstäter) und / oder sie werden von Zwangsgedanken und -Impulsen gesteuert, die sie ohne eine Psychotherapie nicht unter Kontrolle bekommen können. Tatsächlich gelingt es nur wenigen nicht, sie wirklich unter Kontrolle bekommen. Forensik-Experten beklagen im Gegenteil, dass viel zu viele TäterInnen, die eigentlich gut behandelbar wären, nutzlos – weil unbehandelt – ihre Zeit im Gefängnis absitzen, um dort erst recht zu lernen, wie eine Verbrecherkarriere weiter zu betreiben sei, und dann wieder entlassen zu werden. Trotzdem wird von den Entlassenen, die vor der Entlassung die Gelegenheit hatten, sich in einer Psychotherapie mit ihren Taten auseinanderzusetzen und sich zu verändern, nur ein Bruchteil wieder straffällig. Wer sich jedoch nicht verändert, wird mit hoher Wahrscheinlichkeit ebenso impulsgesteuert „böse" handeln wie vorher – wenn nicht noch schlimmer, denn die Hafterfahrung kann ihrerseits traumatisch sein, etwa durch gewalttätige Mithäftlinge. Wer arm, ohne Wohnung, ohne sicheren Halt (viele Beziehungen gehen auch durch die Haft in die Brüche) und ohne Vorbereitung entlassen wird – und das trifft auf weitaus die meisten verurteilten Gewalttäter zu! –, ist viel eher eine Gefahr, weitere Opfer zu produzieren.

Eine bittere Erfahrung, die viele Kinder, Jugendliche und Erwachsene als Gewaltüberlebende machen müssen, ist: Angst zu haben, dass der Täter wieder zuschlägt. Kein Wunder, denn die Wahrscheinlichkeit ist nicht gering. Sie ist leider selbst dann gegeben, wenn der Täter tatsächlich verhaftet und sogar verurteilt wurde und auch noch ins Gefängnis kam (ein Promill aller Sexualtäter!). Selbst wenn Psychotherapie im Gefängnis stattgefunden hat, wie die schreckliche Erfahrung der Kollegin Susanne Preusker zeigt, die nach Jahren der Psychotherapie von ihrem Klienten im Gefängnis als Geisel genommen und sieben Stunden lang grausam gequält wurde mit für sie natürlich erst einmal verheerenden Auswirkungen – eine Erfahrung mit Langzeitwirkung, die sie in ihrem Buch „Sieben Stunden im April" geschildert hat (2011).

Susanne Preusker hat stellvertretend für viele Gewaltopfer und Überlebende beschrieben, wie schwer es war, sich wieder aufzurichten, sich dem Täter vor Gericht zu stellen, ihm einen Brief zustellen zu „dürfen" mit dem Satz: „Fühlen Sie sich zu keiner Zeit und an keinem Ort mehr sicher", eine Drohung, die zeigen soll, „er soll an mich als eine handelnde Frau denken" (Louis 2012, S. 73). Und man ahnt, wie viel Sich-Aufrichten dafür nötig war. Die Kollegin selbst hat in einem Beitrag für die Zeitschrift *Emma* (2012, S. 74 f.) die Strategien von Tätern beschrieben und sich zu Recht bitter darüber beklagt, dass sie nie Schmerzensgeld bekommen hat, bis auf eine kleine Summe vom Opferentschädigungsgesetz, die nicht annähernd ihre Kosten decken konnte für den Arbeitsplatzverlust, die Anwaltskosten, die Begutachtung, die Psychotherapie, die Heilverfahren etc. Dass andererseits aber etliche Sicherungsverwahrte, also als unbehandelbar geltende schwere Straftäter, nach dem Grundsatzurteil des Europäischen Gerichtshofes freigelassen wurden und sogar eine finanzielle Entschädigung bekamen – und dass den noch inhaftierten Sicherungsverwahrten jetzt eine bessere Unterkunft und eine Therapie gesetzlich zustehen, während die Gewaltopfer oft vergeblich um Erstattung auch nur der wichtigsten Kosten, einschließlich der für eine angemessene Psychotherapie, kämpfen müssen. Von den vielen Opfern der niemals juristisch behelligten TäterInnen ganz zu schweigen.

Nein, auf juristische Gerechtigkeit können wir nicht hoffen. Weder auf die angemessene Verurteilung von Tätern (schätzungsweise zwischen 0,1 % und 1 % aller Straftäter im sexuellen Bereich werden überhaupt nur verurteilt und von denen kommen viele mit Bewährungsstrafen davon) noch auf eine angemessene Entschädigung der Opfer – auch wenn wir niemals aufhören dürfen, dafür zu kämpfen.

Was wir aber tun sollten, ja tun müssen, ist: So früh wie möglich die vielleicht zukünftigen Opfer zu schützen und die vielleicht zukünftigen TäterInnen zu finden, um ihnen ein alternatives Verhalten zur Gewaltausübung bzw. dem Gewalt-erdulden-Müssen aufzuzeigen.

Für die Täter-Prophylaxe bedeutet das: Wir sollten uns bemühen, möglichst früh zu erkennen, ob ein Kind die Tendenz hat, gewalttätig zu werden. Und ihm dann dabei helfen, seine Impulse und Gedanken und Handlungen zu verändern. Ein Großteil der Kinder, die später Gewalt anwenden, sind selbst Opfer schwerer Bindungstraumatisierungen und Misshandlungen. Sie haben nicht immer genau dasselbe erlebt. Aber sie haben Demütigungen, Quälereien, seelische und oft auch körperliche, überdurchschnittlich oft auch sexuelle Gewalt erlebt. Wir sollten verstehen, wieso ein Teil dieser Kinder (welche?) die Gewalt massiv gegen sich oder gegen andere einsetzt. Nicht alle nämlich schädigen andere. Viel häufiger ist es, dass erlittene Gewalt gegen sich selbst gewendet wird, erst in zweiter Hinsicht geschieht es gegen andere. Und die drängendsten Fragen: Wie können wir möglichst früh eingreifen, und was wird den Kindern, Jugendlichen und Erwachsenen helfen, um möglichst nicht zum Täter an sich oder anderen zu werden?

Wenn es stimmt, dass die meisten GewalttäterInnen selbst eine entsprechende Geschichte haben, dann müssen wir uns die Herkunftsfamilien der TäterInnen anschauen. Und dann ihren typischen Werdegang verstehen.

17. Schuldfähig? Steuerungsfähig? Wegsperren?

Lass dich nicht verhärten
in dieser harten Zeit …

Wolf Biermann

17.1 Zum Einstieg … etwas Juristerei

„Steuerungsfähigkeit ist … ein Rechtsbegriff des Strafrechts zur Frage der Schuldfähigkeit. Sie ist nur dann zu prüfen, wenn der Täter die Rechtswidrigkeit der Tat entweder eingesehen hat oder einsehen konnte (§ 20 StGB). Die Steuerungsfähigkeit fehlt, wenn der Täter trotz vorliegenden Unrechtsbewusstseins unfähig ist, gemäß der Einsicht des Unrechts auch zu handeln. Sie kann fehlen bei Alkoholikern, insbesondere im Falle vorliegender organischer Hirnschädigungen, ebenso aber bei tief greifender sexueller Abhängigkeit, Wahn, exo- wie endogenen Psychosen, sonstigen krankhaften seelischen Störungen und dem Zusammenspiel mehrerer für sich genommen bereits subsumierbarer Einzelstörungen, wie zum Beispiel Intoxikationspsychosen“ (Quelle: Wikipedia[12]).

Immer häufiger verlassen sich Richter, um die Schuldfähigkeit eines mutmaßlichen Straftäters zu ermessen, nicht mehr auf ihr eigenes Urteil, sondern auf Gutachten. Der Täter und auch oft das Opfer werden untersucht. Das mutmaßliche Opfer auf seine Glaubwürdigkeit – eine Tortur für Menschen, die Gewalt erlitten haben! –, der Täter auf seine Schuld- und Steuerungsfähigkeit; wobei hier ebenfalls zahlreiche Persönlichkeitsfragebogen und Interviews sowie ein Studium ihrer Vorstrafen- bzw. Jugendakte für die forensischen Gutachter eine Rolle spielen.

Wenn es um die mögliche **Beeinträchtigung der Schuldfähigkeit** von Straftätern vor Gericht geht, so gibt es diese in der juristischen Praxis in vier Stufen:

1. Eine mögliche erhebliche Verminderung der Steuerungsfähigkeit (nach der Beweisaufnahme nicht auszuschließen) bedeutet: „Im Zweifel für den Angeklagten“. Konsequenz: Auswirkungen auf die Zumessung der Strafe. Es liegt im Ermessen des Richters (nach §§ 21,49, Abs. 1 StGB), nun zu prüfen: Handelt es sich um einen minder schweren Fall? Kann man die möglicherweise verminderte Steuerungs-

12 ↗ http://de.wikipedia.org/wiki/Steuerungsf%C3%A4higkeit, abgerufen am 10.1.2013.

fähigkeit bei der Strafzumessung im Einzelnen berücksichtigen? In dieser ersten Stufe gibt es im Urteil keine Möglichkeit einer Unterbringung nach § 63 StGB in einem psychiatrischen Krankenhaus.
2. Eine sichere erhebliche Verminderung der Steuerungsfähigkeit. Konsequenz: siehe 1., erweitert durch die Möglichkeit der Unterbringung in einem psychiatrischen Krankenhaus.
3. Ein möglicher Ausschluss der Steuerungsfähigkeit (ist nicht auszuschließen und daher im Zweifel für den Angeklagten). Konsequenz: Freispruch, Unterbringung nach § 63 StGB in einem psychiatrischen Krankenhaus, allerdings nur, wenn vorher die Voraussetzungen des § 20 StGB (verminderte Schuldfähigkeit) als „sicher" festgestellt wurden. § 20 lautet: „Ohne Schuld handelt, wer bei Begehung der Tat wegen einer krankhaften seelischen Störung, wegen einer tief greifenden Bewusstseinsstörung oder wegen Schwachsinns oder einer schweren anderen seelischen Abartigkeit unfähig ist, das Unrecht der Tat einzusehen oder nach dieser Einsicht zu handeln."
4. Der sichere Ausschluss der Steuerungsfähigkeit. Konsequenz: Freispruch, Unterbringung in einem psychiatrischen Krankenhaus nach § 63 StGB ist möglich.

Kommentar von Clemens Basdorf, Vorsitzender Richter am Bundesgerichtshof, und Andreas Mosbacher, Vorsitzender Richter am Landgericht Berlin: „In aller Regel führen Persönlichkeitsstörungen für sich allein (ohne weitere Beeinträchtigungen) nach Auffassung der höchstrichterlichen Rechtsprechung nicht zur Aufhebung der Schuldfähigkeit (BGHSt 49,45) ... Die Auswirkungen der Persönlichkeitsstörung auf die Schuldfähigkeit sind für jede Tat gesondert konkret darzulegen" (2007, S. 116).

Wie wackelig solche Beurteilungen der Schuldfähigkeit sein können, zeigt sich in der höchstrichterlichen Praxis. Hier spielen vor allem die Borderline-Störung, die dissozialen und „sexuellen Persönlichkeitsstörungen" eine Rolle. Beispiel eines BGH-Beschlusses vom 10.10.2000 zum Thema „Sexuelle Persönlichkeitsstörungen – hier: Pädophilie":

„Allerdings ist nicht jedes abweichende Sexualverhalten in Form einer Pädophilie, [Anm. MH: Juristisch bedeutet Pädophilie: Ein Erwachsener hat Sex mit einem Kind unter 14 Jahren] ohne Weiteres einer schweren Persönlichkeitsstörung gleichzusetzen, die als Merkmal des § 20 StGB einer schweren anderen seelischen Abartigkeit zuzuordnen ist und zu einer Schuldmilderung ... führen muss. Liegt ausreichendes Anknüpfungsmaterial für ein umfassendes Persönlichkeitsbild vor, kann aus psychiatrischer Sicht auch der Schluss gerechtfertigt sein, dass nur eine gestörte sexuelle Entwicklung vorliegt, die als eine allgemeine Störung der Persönlichkeit, des Sexualverhaltens oder der Anpassung kein krankheitswertiges Ausmaß aufweist und damit keinen Einfluss auf die strafrechtliche Verantwortlichkeit des Angeklagten hat.

Dagegen kann die Steuerungsfähigkeit beeinträchtigt sein, wenn Sexualpraktiken zu einer eingeschliffenen Verhaltensschablone werden, die sich durch abnehmende Befriedigung, zunehmende Frequenz, durch Ausbau des Raffinements und durch gedankliche Einengung auf diese Praktiken auszeichnen" (ebd., S. 135).

Man sieht, wie schwer es für Außenstehende ist, einen Zugang zum Verständnis von (Sexual-)Taten zu finden, und man kann ahnen: Wenn ein Täter nur gute Anwälte hat, dann boxen die ihn zumindest aus „Stufe 1" heraus. Er muss dann nicht ins Gefängnis, sondern kann – wenn man es polemisch sagen will – in der forensischen Psychiatrie, die für viele Straftäter so etwas wie „Knast light" ist, versuchen, die PsychologInnen zu überzeugen, dass er doch ein guter Kerl ist.

Motive? Schuldfähig oder nicht? Natürlich muss ein Gericht und müssen die sich auf Gutachten stützenden Richter Material bekommen, um zu entscheiden, wie die Schuld des Täters aussieht und was seine juristische Strafe sein soll. Doch wir können als Gesellschaft nicht darauf vertrauen, dass es vor Gericht wirklich um Recht und Gerechtigkeit geht. Es geht eher häufig um juristische Spitzfindigkeiten und um Verteidiger und Gutachter und Gegengutachter. Häufig wird das Opfer begutachtet, daraufhin, ob es lügt. Und jede PsychotherapeutIn und BeraterIn kennt Fälle, in denen auf geradezu skandalöse Weise wirkliche Opfer mit wirklichen Verletzungsfolgen, auch organischer Art, von Gutachtern als „nicht glaubwürdig" beurteilt wurden, oft sogar, ohne dass ein solcher Gutachter das mutmaßliche Opfer jemals gesehen hat, sondern rein „nach Aktenlage". Dies trägt sehr dazu bei, dass OpfervertreterInnen wütend auf die deutsche Justiz sind. Denn wenn eine Tat erst einmal vor Gericht landet, gewinnt häufig der bessere Anwalt. Und wenn ein Täter genug Geld hat, kauft er sich den besten Anwalt ...

17.2 Die nichtjuristische Seite von Gewalttaten

Für Nicht-JuristInnen, für Eltern, PädagogInnen und TherapeutInnen geht es eher darum: Wir sollten uns bemühen, möglichst früh zu erkennen, ob ein Kind oder Jugendlicher die Tendenz hat, gewalttätig zu werden. Und ihm bzw. ihr dann dabei helfen, seine / ihre Impulse und Gedanken und Handlungen zu verändern. Die meisten Kinder, die später Gewalt anwenden, sind selbst Gewaltopfer oder zumindest vewahrlost oder extrem vernachlässigt und seelisch gequält worden. Sie haben nicht immer genau dasselbe erlebt – ich gehe in Kapitel 7, „Die Gewaltkarriere traumatisierter Jungen" auf diejenigen ein, die tatsächlich dasselbe erlebt haben, und was mit ihnen los ist –, aber sie haben Demütigungen, Quälereien, seelische und oft auch körperliche, überdurchschnittlich oft auch sexuelle Gewalt erlebt. Und sie haben in jedem Fall große Lust, sobald sie Macht über jemanden haben, sich zu rächen. Manche wiederholen dabei fast exakt das Szenario, das sie selbst erlebt haben. Andere finden im Laufe der Zeit ein Muster von Quäl-Fantasien oder -Handlungen, das sie am meisten „anmacht". Wieder andere laufen chronisch frustiert durch die Welt, fühlen sich als Loser und explodieren bei einer passenden Gelegenheit. Bei jeder einzelnen Tat, die sie dann als Erwachsene begehen, jeweils nach einem Motiv zu fahnden, wie es die deutsche Rechtsprechung verlangt, führt daher oft in die Irre.

Aber: Ein gewalttätiger Jugendlicher oder erwachsener Mensch hat oft „Ego-States" oder Persönlichkeitsanteile, die delikthaft sind: Zustände, in denen kein zivilisatorisches Über-Ich mehr greift, sondern in der „Es" regiert: „Es einfach tun." Dass diese States, Anteile oder Zustände die Oberhand gewinnen können, ist allen klar, die mit Gewalttätern gearbeitet haben. Und mit Überlebenden, die ebenfalls oft solche Impulse haben, diesmal häufig als selbstquälerische Gedanken und Handlungen. Vielleicht aber auch als wiederum intensive Rachefantasien, die bei der Möglichkeit, Macht über Schwächere zu bekommen, plötzlich die Oberhand gewinnen können.

Wer Gewalt verhindern will, muss einem Menschen helfen, sich zu beherrschen. Ein solcher Mensch muss lernen, diese „Delikt-Zustände", wie Forensiker das nennen, in den Griff zu bekommen, sie bewusst in Schach zu halten. Das mit jemandem trainieren zu müssen, der schon eine lange Gewaltgeschichte hat, und danach zu ermessen, ob das Training ausreicht, so jemanden wieder auf die Menschheit loszulassen ist eine sehr schwierige Sache. Niemand, der vor diese schwierige Aufgabe gestellt wird, ist zu beneiden. Und wir sollten diejenigen mit hohem Respekt betrachten und unterstützen, die diese mühsame Arbeit tun – und sollten nicht nur hoffen, sondern auch verlangen, dass Gutachter bestens ausgebildet sind. Mein Eindruck: Viele Gutachter befinden sich noch auf dem wissenschaftlichen Stand der 1960er-Jahre, maximal auf dem Mitte der 1980er-Jahre. Kenntnisse zum Beispiel über Traumafolgen wie dissoziative Störungen? Weitgehend Fehlanzeige. Es geht ja nicht nur um Psychosen oder Persönlichkeitsstörungen, sondern auch um Posttraumatische Belastungsstörungen und schwere dissoziative Störungen, die Täter plagen können. Bislang gibt es leider nur wenige Studien zum Anteil dissoziativer Störungen bei Gewalttätern. Die wenigen, die es gibt, sagen Folgendes aus:

- 66–77 % der Sexualstraftäter haben erhöhte Dissoziationswerte (Steiner et al. 1997).
- 31–40 % der Mörder haben dissoziative Amnesien für einen Großteil der Tat (Moskowitz 2004b).
- 74 % der forensisch-psychiatrischen Patienten einer Pilotstudie (90 Männer) haben während der Tat dissoziiert. Es gab einen signifikanten Zusammenhang zwischen einer allgemeinen Dissoziationsneigung [ein Hinweis auf vorangegangene Traumatisierungen, MH] und der Dissoziation während der Tat. Die Ergebnisse waren unabhängig von der Art des Delikts (egal, ob Gewalt- oder Sexualdelikt).

Die Autoren dieser Pilotstudie (Dudeck et al. 2007) halten zwei Erklärungsansätze für möglich: Entweder wird die Straftat deswegen begangen, weil sie der Spannungsabfuhr und Stressregulation dient (auf Borderline-Niveau); und / oder die Straftäter dissoziieren während der Tat, weil sie während der Tat unerträgliche Gefühlszustände erlebten (z. B. weil das Opfer sich wehrte, was sie nicht erwartet hatten, oder sie über ihren eigenen Kontrollverlust in zunehmende Dissoziation gerieten).

- Die forensische Psychiaterin Jennifer Steinbach und ihre Kolleginnen vom forensisch-psychiatrischen Dienst in Bern gehen nach intensiven Untersuchungen davon aus, dass „ein großer Anteil von Personen mit der Diagnose einer dissozialen Persönlichkeitsstörung in frühen Lebensabschnitten traumatische Erfahrungen gemacht hat – und dass die zur traumatischen Erfahrung gehörende Dissoziation (als anfänglich sinnvolle, mit der Zeit jedoch dysfunktionale Coping-Strategie) zur Symptombildung dieser schweren Persönlichkeitsstörung geführt hat“ (Steinbach et al. 2009).
- Bereits 1999 hatten Joan Ellason und Colin Ross Gewaltopfer und Täter untersucht und festgestellt, dass beide Gruppen ähnliche Dissoziations-Profile aufwiesen. 77 % der Sexualtäter und 92 % der Opfer von Sexualstraftaten zeigten dissoziative Störungen.

In einer Meta-Studie kommt der britische Psychiatrieforscher Andrew Moskowitz (2004a) zum dem Schluss, dass insbesondere die Traumaopfer, die viel dissoziieren, gefährdet sind, später zum Täter oder zur Täterin zu werden. Als protektiven (schützenden) Faktor Nummer eins nennt er sichere, haltgebende Beziehungen. Viele Täter seien durch ihre eigene Tat traumatisiert. Der hohe Anteil von Tätern, die während der Tat stark dissoziierten (in Trance gingen, unansprechbar waren, kein Körpergefühl mehr hatten bis hin zu „Out-of-body“-Erfahrungen etc.), ebenso wie die hohe Zahl von Amnesien (bereits während der Tat nicht mehr wissen, was gerade vorher gewesen ist) spräche dafür. Und er entwickelt aus seinen eigenen sowie den von ihm ausgewerteten Studien folgende Hypothese:

„Sowohl deskriptiv wie nach den physiologischen Studien gibt es interessante Ähnlichkeiten zwischen Straftätern, die als Psychopathen klassifiziert werden, und solchen Menschen, die unter einer dissoziativen Depersonalisationsstörung leiden. Außerdem könnten die intensiven Zwangsfantasien, unter denen viele Gewalttäter und sadistische Mörder leiden, dissoziativer Natur sein und zu einer Form von dissoziativer Identität führen (Carlisle 1993), und der stille, ruhige Mensch, der in blinder Raserei explodiert – der ‚überkontrollierte Täter‘ (Megargee, 1966) könnte als dissoziativer Täter verstanden werden. Hierzu sollte unbedingt mehr geforscht werden (s. auch Moskowitz 2004b).“ Leider fehlen hierzu viele Studien; der Forschungsbereich „vom Opfer zum Täter“ ist noch nicht ausreichend eruiert, schon überhaupt nicht unter dem Blickwinkel der strukturellen Dissoziation. Doch es würde sich natürlich lohnen, nicht nur nach den klassischen Geistes- und Persönlichkeitsstörungen zu schauen (Schizophrenien, Psychosen, Borderline etc.), sondern auch die dissoziativen Störungen vermehrt in die Beurteilung der Schuldfähigkeit mit einzubeziehen.

17.3 Was also tun mit Gewalttätern?

Man kann es sich leicht machen und Stammtischparolen zur Schuldfähigkeit von Straftätern wiederholen, also sagen: „Wegsperren, entweder ins Gefängnis oder die forensische Psychiatrie." Verständnis und Mitmenschlichkeit braucht es dann nicht mehr, wenn jemand sich erst einmal wie ein Unmensch gebärdet hat. Diese Position ist in der Bevölkerung weitverbreitet, und wer selbst einen lieben Menschen durch die Gewalttat eines anderen verloren oder sein Leid aus der Nähe mitbekommen hat, den kann ich verstehen. Doch ist das eine Einstellung, die wir in einem humanistisch gesinnten Zeitalter haben oder beibehalten dürfen? Ich finde: Nein.

Zwar verstehe ich alle, die wütend sind, weil Opfern so wenig geglaubt wird, weil es Tätern vermeintlich so gut geht, sie so zartfühlend und verständnisvoll behandelt werden, so milde be- und verurteilt werden – was durchaus manchmal so ist, aber keineswegs immer. Die Mühlen unserer Justiz mahlen langsam, viel zu langsam. Es dauerte viele Jahre, bis 2012 endlich der „Warnschuss-Arrest" für jugendliche Straftäter in Deutschland gesetzlich eingeführt wurde, wie ihn nicht nur die leider so früh verstorbene engagierte Jugend-Juristin Kirsten Heisig (2010) schon lange gefordert hatte, sozusagen als letzte Warnung an Jugendliche, die dabei sind, in eine kriminelle Karriere abzugleiten. Der Warnschuss-Arrest soll zeigen, dass sofort nach einer Straftat eine Reaktion erfolgt, die Strafe sozusagen auf dem Fuße folgt, damit noch ein letzter Lerneffekt möglich ist. (Wobei das Umsetzen dieses Warnschuss-Arrests in die Tat noch viele Jahre dauern wird – es gibt viel zu wenige Arrestplätze für Jugendliche.) Doch auch diese Maßnahme greift eigentlich viel zu spät.

Früher, viel früher müssen wir ansetzen, mit direkten Eingriffen, mit klaren Bindungsangeboten und auch klaren Sanktionen – und es ist zum Verzweifeln, dass hier gesellschaftlich, juristisch, pädagogisch und therapeutisch zu wenig passiert (siehe Interview 9 mit Karl Heinz Brisch in diesem Buch). Denn gewalttätige Erwachsene haben eine lange Geschichte, und es wird Zeit, dass wir mehr über ihren Werdegang lernen, damit wir sie rechtzeitig finden und möglichst alles tun können, um ihre „Gewaltkarriere" zu verhindern. Wer nämlich erst einmal viele Jahre lang gewohnt ist, Gewalt in Gedanken und Taten auszuüben, ist schwerlich noch umzustimmen.

Dann müssen wir wirklich darauf setzen, dass die Täter weggesperrt oder lebenslang unter externer Kontrolle gehalten werden. Was auch nicht passiert; die meisten sitzen einfach ihre Zeit ab und werden dann wieder entlassen. Wenn, wie es in vielen Haftanstalten der Fall ist, ein Psychologe für 150 oder mehr Strafgefangene zuständig ist, dann kann man sich vorstellen, wie wenig Möglichkeiten der Psychotherapie es real in deutschen Gefängnissen gibt. Bestenfalls können wir noch hoffen, dass SozialtherapeutInnen mit ihnen erarbeiten, sich einfach „klug" zu verhalten, nach dem Motto: „Wenn du nicht (wieder) in den Knast willst, kriegst du rechtzeitig die Kurve ..." (siehe auch Interview 6 mit der Täter-Therapeutin Marianne Wick und Interview 11 mit dem Forensik-Forscher Frank Urbaniok in diesem Band).

Prävention ist besser. Dafür aber müssen wir genau hinschauen. Wie ist dieses „süße" Baby bloß zu einem solchen Gewalttäter geworden? Warum hat dieses niedliche Kleinkind sich nur zu so widerwärtigen Taten als Jugendlicher oder Erwachsener hinreißen lassen? Was nur ist geschehen und hat aus ganz normalen kleinen Kindern „Monster" gemacht – Menschen, vor denen uns angst und bange wird? Kann man das verstehen? Ich glaube: Ja, das können wir verstehen. Es ist, wenn wir genau hinschauen, sogar nicht einmal schwer. Was wir dazu brauchen, ist ein gewisses Mitgefühl. Etwas, das Gewalttäter oft nicht mehr haben. Doch wir dürfen meines Erachtens nicht dasselbe tun: Gewalttäter nun unsererseits ohne Mitgefühl betrachten und nur noch aus Rachegelüsten nach Sühne verlangen. Wenn wir das tun, haben die Täter endgültig gesiegt mit ihrer Wahrheit, dass letztlich nur Macht und Gewalt zählen. Gewalt und Gegengewalt. Auge um Auge, Zahn um Zahn. Wenn wir das nicht wollen, müssen die Vernünftigen und Mitfühlenden unter uns ausbrechen aus diesem Zirkel, dieser Spirale der Gewalt. Und müssen versuchen zu verstehen, um daraus Forderungen nach Konsequenzen abzuleiten. Lassen Sie uns das tun, es ist besser.

Interview 6 | „Es ist eine Möglichkeit, aktiv etwas gegen Gewalt zu tun“

Fragen an Marianne Wick, die „deliktorientiert“ mit Sexualstraftätern arbeitet

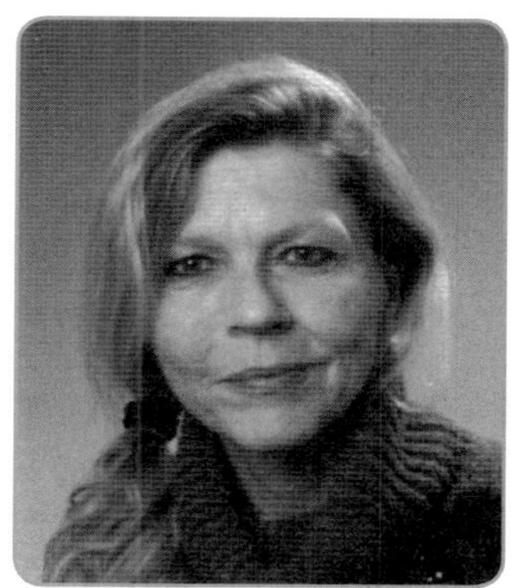

Marianne Wick arbeitet als forensische Psychotherapeutin im Psychiatrisch-Psychologischen Dienst (PPD) der Justiz des Kantons Zürich, hauptsächlich in der Justizvollzugsanstalt Pöschwies. Die JVA Pöschwies ist mit 426 Plätzen für straffällige Männer die größte geschlossene Anstalt der Schweiz.

Michaela Huber: Marianne, als Frau mit männlichen Gewalttätern zu arbeiten – da fragt doch jeder: Warum tust du dir das an? Was sagst du dazu?

Marianne Wick: Die Arbeit mit Gewalttätern darf nicht bedeuten, dass man sich selbst etwas damit antut. In erster Linie ist es eine Möglichkeit, aktiv etwas gegen Gewalt zu tun! Und zwar nicht nur in der Arbeit mit zurückliegenden Delikten. Es geht vor allem darum, das Risiko für zukünftige Delikte zu reduzieren. Dafür gibt es einen gesellschaftlichen und gesetzlichen Auftrag. Und diese Arbeit leisten männliche und weibliche Therapeuten gemeinsam.

MH: Sexualstraftäter gelten als gesellschaftlicher „Abschaum“, als zutiefst böse. Haben sie auch eine andere Seite? Haben sie getrennte Selbst-Zustände (Ego-States)? Dissoziieren manche oder verleugnen sie nur?

MW: Das Wort „Abschaum“ ist sehr verächtlich, und natürlich könnte ich niemals professionell therapeutisch arbeiten, wenn ich so denken würde. Dennoch sind die Delikte abscheulich! Das gilt es zu würdigen. Nicht der ganze Mensch, sondern die Delikte gilt es zu bewerten. Natürlich haben auch Straftäter Ego-States und selbstverständlich dissoziieren sie auch. Genauso gibt es jene, die strategisch verleugnen. An diesem Punkt unterscheiden sie sich nicht von anderen Menschen, die Erfahrungen mit Gewalt machen. Die Arbeit des Profis liegt unter anderem in der genauen Analyse der jeweiligen deliktischen Persönlichkeitsanteile, der daraus resultierenden Dynamik und schließlich den entsprechenden therapeutischen Interventionen.

MH: Was kann jemand, der getötet hat, eigentlich noch lernen über das Leben, auch das seiner Opfer?

MW: Lernen bedeutet in diesem Fall vor allem zu wissen, wie man zukünftige Delikte verhindert. Manchmal muss man als Therapeutin auch akzeptieren, dass der Täter nichts lernt. Gar nichts vielleicht. Und dennoch niemals rückfällig wird, weil er strategisch und letztlich ganz egoistisch denkt. Das muss einem manchmal reichen. Priorität haben Delikte, die nicht geschehen, und nicht die Lebensphilosophie des Täters zum eigenen Leben oder dem Leben anderer Menschen.

MH: Es heißt, Wiederholungs-Gewalttäter seien mitleid- und gewissenlos, und das bliebe so. Ist das auch deine Erfahrung?

MW: Es gibt große Unterschiede. Ja es gibt Gewalttäter, die kein Mitgefühl und keinerlei Gewissen haben. Andere haben das alles und werden dennoch rückfällig. Wer keine Empathie besitzt, aber aus strategischen Gründen nicht mehr rückfällig wird, hat sein Ziel erreicht. Das gilt es zu akzeptieren. Auch wenn man es sich selbst manchmal anders wünschen würde.

MH: Du beschäftigst dich intensiv mit der Vermittlung sehr basaler Erfahrungen von Feiern, Dankbarkeit, Trauer und Erfolgen. Warum?

MW: Die Implantierung und Wiederholung dieser basalen Erfahrungen sind gleichzeitig Rituale, deren Wirksamkeit wissenschaftlich nachgewiesen wurde. Und es schafft natürlich Nähe, Beziehung und Leuchten in den Augen ... Währenddessen und danach sind die Männer bereiter, sich zu öffnen.

MH: So etwas wird doch recht schnell von KritikerInnen als „Kuscheltherapie" abgetan. Kannst du ein Beispiel geben, warum sich das trotzdem lohnt, auch für die Gesellschaft, wenn du das machst?

MW: Gerade heute hat mir ein ambulanter Klient geschrieben. Er ist schwer dissozial, unter Alkohol wird er schnell zum Schläger, hoch narzisstisch, (noch) nicht (wieder) inhaftiert; ich bekam ihn mit 20 Jahren in Therapie, jetzt ist er 24. Er hatte es nicht geschafft, vor meinem Urlaubsantritt Adieu zu sagen; nicht geschafft, in die Therapie zu kommen, bevor er selbst in die Ferien fuhr.

> Er schickte mir glückliche Familienfotos und schrieb: *Hallo liebe Frau Wick, sind Sie mir böse?*
> *Nein*, schrieb ich, *denn Sie wissen ja heute, was Sie tun ...*
> Er: *Puh ... dann bin ich aber froh. Habe schlechtes Gewissen gehabt ...*
> Ich: *Gut und recht so! ;O)*

Er: Ja ... *Doch heute ist mir das und vieles nicht mehr egal!*
Ich: *Ich weiß.*
Er: *Schön dass ich weiß, dass es Sie gibt ... liebe Frau Wick!!! PS. Ich trinke keinen Wodka und denke an Sie, bevor es eine Schlägerei gibt. Und mit dem Auto bin ich vorsichtig und mit den Frauen auch und Geld gebe ich vernünftig aus ... Bis bald, schöne Ferien Ihnen!!!!!!*

Dieser junge Mann ist nicht zu unterschätzen. Anfangs war er das, was viele einen Kotzbrocken nennen würden. Schwerstmisshandelt als Kind, aus kulturell schwieriger Situation ... Heute ist er einer meiner Guten. Aber der Weg dahin war sehr schwer. Und ich kann sehr rigoros sein zwischendurch, das brauchen die Jungs auch. Eine Mischung eben aus einer Autoritätsperson und jemandem, der sie achtsam und wertschätzend fördert.

MH: Du giltst als eine, die „eben mit den Schwierigen kann". Eine solche Arbeit wie die, die du machst: zeitlich aufwendig, intensiv in Bindung und Beziehung gehend, dabei aber innerlich unabhängig und durchaus auch eine Autoritätsperson – wäre es nicht besser, dass dieses Konzept überall eingeführt wird, statt es zu einer Persönlichkeitsfrage zu machen: Die kann eben mit so Schwierigen ...?

MW: Achtsamkeit, Wertschätzung, Respekt und klare Grenzen sowie das Vertreten einer moralisch und juristisch-forensisch klaren Haltung – das ist etwas, das ich und einige geschätzte Team-Kollegen versuchen, den jüngeren KollegInnen (und auch manchen älteren, die das bislang anders sahen) nahezubringen.

MH: Apropos nahebringen: Wie nähern sich die Täter ihrer Tat? Wer kann sich damit auseinandersetzen – wer nicht?

MW: Therapeutische Begleitung ist bei Tätern meist die Begleitung auf dem Weg zur Annäherung an die Tat und daraus folgend die Auswertung, was genau, und zwar sehr genau, anders getan werden muss. Es gibt viele Klienten, die sich ihren Taten langsam, aber auf jeden Fall sehr gründlich annähern müssen. Dieser Weg ist Voraussetzung für das Tatverständnis und spätere präventive Strategien. Andere Klienten dürfen diesen Weg nur teilweise gehen. So arbeitet man mit schizophren erkrankten Menschen beispielsweise eher im Bereich des Deliktvorlaufs und weniger mit dem direkten Tatgeschehen. Es geht dann darum, vor allem rechtzeitig zu verhindern, dass er noch einmal so „außer sich" gerät. Neben der Gefahr der psychischen Destabilisierung, die beachtet werden muss, sind auch bei psychotischen Tätern wie bei allen anderen die stärksten präventiven Strategien in der Phase vor einem möglichen (nächsten) Delikt zu etablieren.

MH: Wie näherst du dich mit einem Klienten seiner Tat?

MW: Zunächst sprechen wir nicht direkt über die Tat. Jeder Klient nähert sich dieser Thematik anders. Manche sind äußerst beschämt über das, was sie getan haben. Andere reden gerade drauf los und sind unendlich froh, dass sie jemanden haben, der ihnen zuhört und mit ihnen zusammen anschaut, was genau da passiert ist. Wie jemand sich mit der Tat auseinandersetzen kann und will, das muss ich natürlich berücksichtigen. Der Weg im Sinne der Gesprächsführung sieht wirklich sehr verschieden aus. Manchmal muss ich zunächst dafür werben, dass man überhaupt darüber reden muss. Das Ziel ist dann die Motivation für die Deliktarbeit und erst später die konkrete Deliktrekonstruktion. Der Täter muss spüren, dass ich ihn nicht persönlich für seine Taten verachte, ihn nicht als Person entwerte. Nur so geht die „Tür zum Delikt" auf. Wenn das gelungen ist, nähern wir uns schrittweise der Deliktthematik. Immer ein Abschnitt nach dem anderen. Möglichst nicht alles auf einmal. Das kann für Täter und TherapeutIn sonst auch zu viel werden. Und dann ist es nicht mehr besprechbar.

MH: Wie lassen sich mit dem Täter präventive Strategien etablieren?

MW: Nach der detaillierten Deliktrekonstruktion entwerfen wir gemeinsam mögliche andere Varianten des Verlaufs. Klient und TherapeutIn müssen das gleiche Ziel haben, und das heißt: keine zukünftigen Straftaten mehr, keine neuen Opfer. Wenn das nicht geklärt ist, dann ist das auf längere Sicht für die Prognose ungünstig. Wenn der Täter davon überzeugt ist, beginnt die eigentliche Arbeit. Dabei wird geklärt, wann die deliktpräventiven Strategien greifen sollen. Manchmal ist es bereits lange vor dem Delikt. Kein Delikt passiert aus Zufall! Das gilt es zu vermitteln, in Feinarbeit und vielen, vielen Therapiestunden. Es gilt vielleicht, die gewalttätigen Fantasien zu verändern durch Fantasiearbeit. Dann wird die Fantasie genau angeschaut und Schritt für Schritt verändert, wie wir es z. B. neulich [Wick & Schmitt 2012, MH] beschrieben haben. Vielleicht sind die Fantasien aber auch nicht wichtig, da der Täter, der mein Klient ist, gar keine hat. Dann muss er erkennen lernen, wann das Deliktrisiko steigt. Zum Beispiel dann, wenn er Alkohol oder Drogen konsumiert oder Aggressionen verspürt, Impulsen folgt, in Stresssituationen, in Triggersituationen – jeweils gilt es dann herauszufinden, welches auch immer die genauen Auslöser sind, und daran zu arbeiten, dass der Automatismus durchbrochen wird.

MH: Wie kannst du erkennen, ob ein Täter überhaupt psychotherapiefähig ist?

MW: Alle Anmeldungen für Therapien beim PPD durchlaufen die Abteilung für Risiko- und Interventionsabklärungen. Diese Abteilung beurteilt das Risiko für (weitere) Straftaten und gibt Empfehlungen für Interventionen ab, die das Rückfallrisiko vermindern sollen. Neben der Auswertung sämtlicher Akten, Urteile, psychologischer und weiterer Testverfahren wird beurteilt, ob und in welcher Form therapiert werden soll. Manchmal macht zudem das forensische Gutachten bereits konkrete Vorschläge in eine Richtung. Dennoch sind auch die ersten Therapiestunden ein Teil dieser Beurteilung. Und Psychotherapie kann letztlich auch sehr unterschiedlich aussehen. Sollte ein Täter jedoch starke Medikamente wie beispielsweise Psychopharmaka oder gar Drogen oder andere psychotrope Substanzen einnehmen, ist die Gesprächs- und Verarbeitungsfähigkeit natürlich stark eingeschränkt. Auch eine starke Minderbegabung stellt die Psychotherapie vor bestimmte Grenzen. Das alles muss berücksichtigt werden.

MH: Wie stellst du fest, ob die Therapie einen günstigen Ausgang genommen hat bzw. beendet werden kann oder sollte?

MW: Im Gegensatz zu anderen Therapien ist die forensische Therapie nicht nach einer bestimmten Zeit zu Ende. Falls eine hundertprozentige Deliktprävention gewünscht wird, dann sind – um es drastisch auszudrücken – der Tod, eine schwere Krankheit oder ein hohes Alter des Klienten verlässliche Indikatoren. Rückfallfreiheit ist immer ein gutes Zeichen, kann aber auch bedeuten, dass der Klient unachtsam wird und sich zu sicher fühlt. Gerade dann braucht es Therapie oder zumindest Kontrolle. Täter, die unter Drogeneinfluss Delikte begehen, brauchen nicht unbedingt ein Leben lang Therapie, aber vielleicht über viele Jahre engmaschige Kontrollen (Urin- oder Blutkontrollen usw.), ergänzt durch therapeutische bzw. stützende Gespräche und sozialarbeiterische Unterstützung. Hoch rückfallgefährdete Täter brauchen vielleicht ihr Leben lang zumindest eine Anlaufstelle mit professionellen, verlässlichen Bezugspersonen, die über forensische Fachkenntnisse verfügen. Manchmal werden Therapien beendet, da sie von vornherein durch das gerichtliche Urteil bereits zeitlich begrenzt werden.

MH: Und wie findest du das?

MW: Zum Glück ist das in der Schweiz immer weniger der Fall. Besonders bei Hochrisikostraftätern haben wir und die zuständigen Behörden heute Wege gefunden, frühzeitig darauf zu reagieren und eine Fortsetzung der Therapie gegebenenfalls zu ermöglichen. Trotzdem kann es aber sein, dass wir aufhören müssen, bevor wir erreicht haben, was wir wollten und sollten. Das auszuhalten ist manchmal unfassbar schwer.

Interview 7 | Gespräch mit Sandra: „Ich bin kein Introjekt"!

Vorbemerkung: Sandra ist ein „Ich" in einer Frau, die eine dissoziative Identität hat. Es ist nicht leicht, mit ihr zu sprechen, schon gar nicht als TherapeutIn, denn sie vertritt die Devise: „Man ist niemals, einfach niemals wirklich sicher – außer man ist allein." Und schon gar nicht dürfe man irgendjemandem vertrauen, und schon überhaupt keiner TherapeutIn. Für mich ist sie nicht nur eine innere Stimme im Sinne eines „klassischen Täterintrojekts", sondern eher ein mit einem sehr eigenen Ich-Bewusstsein ausgestatteter Persönlichkeitsanteil (schon das würde sie ablehnen – sie ist kein Anteil, meint sie), der extrem und radikal darauf besteht, dass man sich vor allen äußeren Einflüssen schützen muss. In einer Korrespondenz bezeichnet sie sich auch als ein Teil einer inneren „Sicherheitspolizei". Hier der Versuch eines schriftlichen Interviews mit ihr. Sie hat meine Fragen sofort kommentiert und dann jeweils per E-Mail beantwortet. Mir ist es wichtig, damit zu zeigen: Es gibt viele „Anti-Stimmen" gegen das, was TherapeutInnen, PartnerInnen oder (andere) HelferInnen wollen. Nicht alle diese Stimmen sprechen nur und ausschließlich nach, was die Täter gesprochen und was sie vertreten haben. Sandra möchte geduzt werden. Hier Ausschnitte des Gesprächs:

Sandra: Der Einfachheit halber schreibe ich in Ihren Text. Bitte nehmen Sie möglichst nichts persönlich, ich finde nicht immer einen freundlichen Ton.

Michaela Huber: Liebe Sandra, in meinem Buch – es heißt ja: „Der Feind im Innern. Wie finden wir den Weg aus Ohnmacht und Gewalt?" ...

Sandra: Hierzu nur kurz: Hätte ich das vorher schon mitbekommen, dass der Titel so ist, hätte ich den Text gar nicht erst gelesen und auch niemand sonst von uns [der „Sicherheitspolizei"]. So was haben wir nicht.

MH: Meine Idee ist: Ich möchte dich auch in einem Gespräch vorstellen, etwa so: „Ich bin kein Introjekt!" Gespräch mit einer „inneren Oppositionellen" ...

Sandra: Ich bin auch keine „innere Oppositionelle" – außer vielleicht von Ihnen aus gesehen. Von uns aus gesehen bin ich viel länger Ich als manche anderen hier [in der Persönlichkeit], die heute die Vorherrschaft beanspruchen. So gesehen sind die anderen [innen] die Opposition. Aber ich weiß wirklich auch keinen Schubladen-Namen, der mir gefallen würde.

MH: Sandra, du möchtest lieber geduzt als gesiezt werden, hast du mir geschrieben. Ich habe von dir zum ersten Mal etwas wahrgenommen, als ich euch allen ein Kapitel aus diesem Buch in Rohfassung geschickt hatte. In deiner Antwort-E-Mail an mich hast du unter anderem geschrieben: „*Ich weiß, die Leute meinen uns, wenn sie von ‚Introjekten' reden, und leiden kann ich es nicht. Wir sind echt und keine Stimmen oder angeklebte Fremdkörper. Ich bin keine Täterin. Ich bin kein ‚Anteil'. Ich bin genauso der Mensch …* [der offizielle Name der Gesamtpersönlichkeit] *wie alle anderen, die den Körper benutzen und behaupten ‚ich' zu sein. Ich bin, ich atme, fühle, lebe, kann denken und habe komplett alles, was ein Mensch hat. Gesehen werde ich aber als ‚reinkopiert', ‚nicht echt dazugehörig' oder als ‚Nachplapperer'. Deshalb wollte ich es lieber gar nicht erst lesen und auch nicht mitlesen, wenn es wer anders liest. Nun habe ich aber doch und wollte nur sagen, dass ich finde, Sie geben sich viel Mühe …*" Und damit hat ein Gespräch per E-Mail zwischen uns begonnen, mit dem die anderen der Gesamtpersönlichkeit einverstanden, ja sogar auf dessen Ergebnis sie neugierig waren und vielleicht immer noch sind. Die anderen sind, wie sie schrieben, „beiseitegetreten", um zuzulassen, dass wir beide miteinander sprechen können. O.k., Sandra, du schreibst also: „Ich weiß, die Leute meinen uns, wenn sie von Introjekten reden." – Wen meinst du mit „uns"?

Sandra: Die anderen sind „beiseitegetreten"? Wenn ich nicht zu faul wäre, mich die ganze Zeit vorne verteidigen zu müssen, hätten sie gar keine Wahl als „beiseite" zu sein. Und so geht es den anderen [der „Sicherheitspolizei"] auch. Manche sind noch viel mächtiger als ich und die brauchen nicht zu warten, bis jemand „beiseitetritt". Wir hören diese negativen Zuschreibungen wie „Introjekt" immer, wenn über uns gesprochen wird oder über etwas, das „die im Inneren sagen oder wollen". Wir sind die, die zuerst da waren. Wir sind die, die die Wahrheit kennen, weil sie dabei waren. Wir sind die, die sich nicht „beskillen" lassen, und die, die sich nicht einreden können, dass alles rosa wird, wenn man es nur lange genug imaginiert.

MH: Kannst du etwas darüber sagen, woher du kommst? Wie alt bist du, wie alt ist der Körper? Was glaubst du, wie du entstanden bist bzw. seit wann du „diesen Körper benutzt"?

Sandra: Wieso werden wir das immer gefragt und die anderen [andere Teilpersönlichkeiten, die Opferanteile, die Alltagsperson …] nie? Wieso ist immer so klar, dass die „Guten", die, denen man gern gegenübersitzt, weil sie so nett sind und so ressourcig, nirgends „herkommen", sondern einfach da sind, und dass wir irgendwann „entstanden" sein müssen? Ich bin 31. Der Körper ist 31. Ich komme aus meiner Mutter, wie jeder Mensch. Ich wurde geboren, habe mein Leben gehabt – etwas zerhackstückelter als andere vielleicht, aber ich bin nicht entstanden, sondern geboren worden. Ich kenne es nicht anders und tue mich immer noch schwer damit zu glauben, dass meine / unsere Persönlichkeit etwas Unnormales sein soll. Ich benutze den Körper seit seiner Geburt. Mal mehr, mal weniger. Es ist nicht nötig, mich komplett einzufühlen oder an etwas zu gewöhnen, denn niemandem von uns gehört dieser Körper oder dieses Leben wirklich. Wir teilen uns das. Schon immer.

MH: Hast du einen Überblick über diejenigen von euch, die du als „uns" bezeichnet hast? Auch hier gilt: Bitte schreibe nur das auf, was sich für dich o. k. anfühlt.

Sandra: Es gibt uns und die anderen. Die anderen sind die Neuen, die Kinder, die Halbstarken. Die Formwandler können überall sein; zu wem sie gehören weiß ich nicht genau. Vom Gefühl her mehr zu uns bzw. zu bestimmten Instanzen von uns. Wir sind, wie gesagt, die, die zuerst da waren. Wir versuchen gar nicht erst, uns zusammenzuschmelzen, das wäre vollkommen zwecklos. Die anderen sind viel im Kontakt und haben teilweise auch schon Neue wieder „gemacht", die z. B. in die Therapie gegangen sind und dann versucht haben, ihnen beim Zusammenfinden zu helfen. Wir machen keine Neuen. Wir können die, die da sind, lenken, wenn es drauf ankommt. Wir können „das Ganze" nach außen rund machen. Wir können glaubhaft als „Frau Blabla" auftreten, ohne greifbar zu sein.

Wenn Sie mit Überblick meinen, wie viele wir sind: Das weiß ich nicht, es hat mich auch nie interessiert. Auf der Landkarte, die von den anderen gemacht wurde, sind in allen Parallelsystemen insgesamt 74 Leute drauf (manche sind ja eher „Anteile" von anderen, also das ist nicht so genau zu nehmen) – Große und Kleine. Davon gehört etwa ein Drittel zu uns, ein paar taten es mal, sind aber übergelaufen. Wir wissen, es gibt mehr als da drauf stehen, die sind aber sicher nicht greifbar genug, um sie zu benennen oder aufzuzählen.

Weil ich Ihnen schreibe, wurde mir ein „Gefährdet" aufgestempelt und ich werde beobachtet. Ich habe aber nicht vor, überzulaufen, das sage ich gleich.

MH: So, die „hinter" dir haben dir das Etikett „Gefährdet" aufgeklebt. Aha.

Sandra: Inzwischen haben sie zugemacht. Das ist gerade ziemlich interessant, weil ich das sonst nur aus deren Sichtweise erlebe. Mir macht es keine Angst, ich weiß, wo ich hingehöre. Sie müssen sich schützen und das ist in Ordnung so.

MH: Und wenn du vom Überlaufen sprichst – sind es doch Lager, in denen du denkst?

Sandra: Ja, das ist doch normale Gruppendynamik, oder? Dass man diejenigen, die man versteht, auch eher beschützt oder mit denen mitgeht, wenn sie was brauchen oder tun. Ich „denke" nicht in Lagern, ich beschreibe hier nur, wie es sich anfühlt. Lager ... das trifft es nicht so ganz. Aber natürlich habe ich „Zugang" zu Leuten, die gegenüber den anderen (wie ich auch bisher) nicht so aufdringlich sind, dass sie sich permanent einbringen. Das haben wir auch nicht nötig. Wir waren schon immer da und werden noch da sein, wenn alle anderen sich auflösen oder verwandeln oder eingeschmolzen oder leergemacht wurden. Lager nur, wenn man in Schubladen denkt. Ansonsten sind wir einfach viele Einzelne. Ich z. B. bin einzeln, aber es gibt auch „Gruppen" oder so was wie „Zellen". Die sind am spannendsten, wie ich finde, weil man nicht weiß, was es ist, aber im Notfall können sie systemübergreifend vergiften. Hm, vielleicht bin ich doch ein bißchen fies, wenn mich das gerade freut …

Es ist sicher kein Vergnügen, zu den anderen [in der Persönlichkeit] zu gehören. Sie sind immer in Gefahr, eliminiert zu werden, und haben niemals wirklich eine Ahnung, wer sie im nächsten Augenblick sind. Es kann sein, dass sie mitten in einem Gedanken oder Satz gecancelt werden und andere weiterreden, ohne dass sie selbst oder das Außen etwas merkt. Es sei denn, jemand ist sehr genau bei der Sache und fürchtet sich nicht, Verdachtsmomente auszusprechen (Habt ihr gerade gewechselt?). Da muss ich oft sehr lachen, weil die Leute selber keine Ahnung haben und die Therapeutin uns zwar bemerkt hat, aber doch nicht drankommt. Teilweise wurden Leute [„Leute" in der Persönlichkeit] jahrelang weggesperrt oder so „gelöscht", dass sie beim Wiederkommen leere Persönlichkeiten waren. Das passiert immer noch und ist noch gar nicht lange her, da hat es deren Alltag komplett lahmgelegt.

MH: Kannst du oder können sozusagen „die Deinen" die anderen in der Persönlichkeit gezielt beeinflussen?

Sandra: Es ist sehr anstrengend, bei der geballten Fülle der Verstöße gegen unsere Sicherheitssysteme nicht nachlässig zu werden und die Kontrolle zu behalten. Hinter allem, was die anderen tun, wissen wir: Irgendwann wird das hier ein Ende haben und dann kommt alles wieder in Ordnung und wir haben mehr Kontrolle intern. „Draußen" haben wir das Problem nur auf die ambulante Therapeutin konzentriert. Da denke ich, ist es erstens nur eine Frage der Zeit und zweitens gibt es für mich genug Indizien dafür, dass wir recht haben, „immer bereit" zu sein. Für mich ist das so: Wenn ich meine Macht loslasse, was wird dann mit der Sicherheitslücke? Ich kann Kontakte blocken, Infos löschen und damit Gefühle der anderen unterbinden. Ich kann intern Alarm auslösen, sodass Leute abgezogen, eliminiert oder ausgehöhlt werden. Ich kann TherapeutInnen und durch sie ausgelöste Umbauten abblocken … Schwer vorstellbar, was passieren würde, wenn ich einfach aufhören würde aufzupassen.

MH: Du hast mir geschrieben: *„Grob oberflächlich abgekürzt gehöre ich zu der ‚Selbst-Schuld!-Kategorie' von Leuten. Ich glaube nicht an die Theorie, dass ein Mensch, ob nun Viele oder nicht, so viele Jahre lang nicht in der Lage gewesen sein soll, sich zu*

‚befreien'." *Du schreibst: „Wir haben niemals Nein gesagt. Wir haben uns niemals gewehrt. Wir haben es nie als Gewalt empfunden – es war eben so."* Bist du absolut sicher, dass ihr euch nie gewehrt habt?

Sandra: Ja, ja. Haben wir nicht. Niemals. Ich verstehe das bei denen, die drei oder vier waren, wobei man auch in dem Alter eigentlich schon Nein sagen kann. Also nein, eigentlich verstehe ich es doch nicht – außer eben so, dass uns schon immer bewusst war, dass sie [die Menschen außen] nichts dafür können. Angefangen bei der Mutter – es [die Gewalterfahrung] betraf ja nur uns, unsere Geschwister nicht. Weiter über die, die etwas mitbekamen und auch nicht wussten, was man mit so einem widerlichen Kind anfangen soll, und ihr [der Mutter] Respekt aussprachen, wie sie das schafft, und dass sie uns nicht einfach ins Heim gibt stattdessen. Von den sexuellen Sachen mal ganz abgesehen. Sie war in Not, brauchte Geld, wir haben es gern gemacht, sonst hätten wir es doch nicht gemacht bzw. machen lassen – voilà.

MH: Ich frage das deshalb, weil viele, die ich kenne, das glauben, und wenn wir eine Weile zusammen nachgedacht haben, fällt vielen ein, dass sie sich doch oft und manchmal bis an den Rand der (Selbst-)Zerstörung gewehrt haben.

Sandra: Nein, nie. Und ich habe wirklich lange nachgedacht.

MH: Aber es stimmt auch: Manche sind einfach erschlafft, wenn „es" wieder „so weit" war, und haben alles über sich ergehen lassen, eben in einem dissoziierten Zustand des Nichtfühlens und Nichtnachdenkens.

Sandra: Da weiß ich gerade nicht, was Sie meinen. Es gab doch keine Pausen. Wir kennen es nur so: Jeden Tag, jede Nacht, 24 Stunden lang 150 % Konzentration und „Achtsamkeit", wie das heute so schön heißt. Immer auf alles gefasst sein, um nie überrascht zu sein. Schon ein Wimpernzucken vor Schreck gab Anlass zum Durchdrehen. Wir haben Nächte damit verbracht, nackt im Keller zu stehen, jede Sekunde damit rechnen müssend, dass sie plötzlich die Tür aufreißt und auf uns einprügelt, weil es sie gerade wieder überkommen hat. Ich meine – wir hätten schreien und sie anspucken können oder auf der Treppe uns losreißen und wegrennen oder später uns körperlich wehren, sie mit dem Kopf gegen die Wand schmeißen oder so, aber sie konnte doch nichts dafür, dass wir sie so gestresst haben. Warum hätten wir das also tun sollen? Und wieso sind wir nie weggelaufen? Haben nie der Polizei gesagt: Hey, wir sind Gewaltopfer, machen Sie was? – Weil wir immer wussten, dass es nicht wahr ist. Auf die Idee wären wir überhaupt nicht gekommen.

MH: Wenn ich dich richtig verstanden habe, ziehst du den Schluss: Wer sich als Kleinkind und später nicht gegen die Gewalt gewehrt hat, sei selbst schuld. Meinst du damit: Wer sich nicht wehrt, dem geschieht das Schlimme zu Recht? Oder wie meinst du das?

Sandra: Naja nein, das habe ich so nicht gesagt. Ein Kleinkind, das weiß doch gar nicht wie ihm geschieht. Aber irgendwann werden alle mal größer und bewusster. Und Sie schreiben das ja auch, dass viele, die Sie kennen, sich *„oft und manchmal bis an den Rand der (Selbst-)Zerstörung gewehrt haben"*. Denen würde ich immer glauben, dass das so war und dass sie Gewalt erlebt haben und nichts dafür konnten. Wir haben keine „Gewalt" erlebt. Wir hatten eine irre Mutter und wir haben sie halt permanent angetriggert, das ist alles. Wir haben manchmal so rasant durcheinandergewechselt oder uns „leer" gemacht, damit wir eine neue Anpassung versuchen konnten. Wir haben es einfach nicht geschafft, so zu sein, wie es richtig gewesen wäre. Da kann doch niemand außer uns etwas dafür.

MH: Ich habe dich gefragt: Wie ist es bei euch? Gibt es Zuhören? Gibt es Ratlosigkeit? Gibt es Räume der Begegnung? Trauer? Verstehen? Und du hast geantwortet: *„Es ist getrennt. Einfach getrennt. Ich höre zu und ich verstehe es nicht, was sie denken und sagen. Sie hören nicht zu. Ich denke gerade, dass sie vielleicht genau deswegen entstanden sind, damit das Gehirn vergisst, dass es mich gibt. Denn sonst wäre ihr schönes neues Leben nicht möglich und das gönne ich ihnen auch. Nur wenn sie sich in Gefahr bringen, dann leiden die Kinder. Die leiden so sehr und niemand bemerkt es. Sie schauen sie an und sagen, man muss sich drum kümmern. Sie schlagen Helferwesen vor, das finde ich verhöhnend."* Ich verstehe das so, dass du glaubst, die anderen sind naiv und bringen sich – und die inneren Kinder bei euch – immer wieder in Gefahr; und den Innenkindern einfach nur Helferwesen zu geben ist nicht die Lösung. Die Lösung wäre ein klareres Sich-Schützen. Oder was meinst du mit diesen Sätzen?

Sandra: Ich habe auch geschrieben, dass ich die Trauer nicht nachvollziehen kann. Das kann ich immer noch nicht. Wir haben nichts verloren. Es gibt keine Trauer.

Wegen der Kinder muss ich etwas ausholen. Sie [die anderen Bereiche der Persönlichkeit] haben die Kinder in dem Moment in Gefahr gebracht, als sie anfingen, sich auf die ambulante Therapie einzulassen, und weder sie noch die Therapeutin haben das meiner Meinung nach jemals richtig verstanden. Wir waren dagegen, dass sie sie reden lassen. Wir waren dagegen, dass sie in Beziehung gehen. Wir waren dagegen, dass sie ihren Hunger wahrnehmen und auch noch äußern. Und wir hatten recht damit! Alles ist intern in Katastrophen gelaufen, die nicht nötig waren. Sie haben doch ihre neuen, perfekten Leben (von denen wir ja auch profitieren, das streite ich gar nicht ab). Was sollte das inszenierte Leid, das niemand verstehen oder lindern kann? Solche zwecklosen Aktionen sind für mich Autoaggressionen und viel schlimmer als das, was L. oder andere [„Leute" im Innern] tun, wenn sie das Bedürfnis haben, sich körperlich zu verletzen. Im Prinzip ist das schon fast ein Arbeiten an der kompletten Selbstzerstörung. Und was tun sie, wenn sie merken es bricht etwas los und sie kommen nicht damit zurecht? Sie rennen los und erzählen es brühwarm der Therapeutin und betteln förmlich um Hilfe. Und was soll diese arme Frau da tun? Alles „wieder gut" machen? Sie tut, was sie kann, und auch hier in der Klinik sind ja alle sehr bemüht und unendlich geduldig und offen. Aber was sollen sie tun? Sie können nur das einzig Wahre vermitteln: Da müssen wir uns selbst drum kümmern. Haben wir doch auch immer gemacht – das wird jetzt alles um-ressourct.

Ich habe gesehen, wie sie die Kinder [innen], die wir haben sterben lassen, „rausgeholt" und „an einen sicheren Ort" gebracht haben. Ich finde es zum Kotzen, Entschuldigung, aber so ist es. Seit Monaten liegen sie nun woanders, wo sie jeder sehen, aber keiner was tun kann. Was soll denn dieser Unsinn. Sie sind tot und fertig.

Jetzt gerade steigen sie [in der stationären Traumatherapie] in irgendwelche Erinnerungen ein, in diese Fetzen, die sie so nennen, und hängen nun an einer Kleinen, die schon immer (!) in einer Situation eingefroren ist, und niemals hat es wen interessiert. Jetzt leiden mindestens drei Leute [der Persönlichkeit] darunter, dass sie weder sich noch die Kleine da rauskriegen. Und alles, was man tun könnte, wäre, „ein Helferwesen" oder -Tier zu imaginieren, das „stark genug" ist, sie dort wegzuholen. Und selbst wenn das klappt – was dann? Dass sie dort ist, ist richtig und gehört so. Niemand von denen hätte „entstehen" können, wenn wir heute noch damit beschäftigt wären, ständig zu wühlen, wer früher irgendwo zurückgelassen wurde.

MH: Ich habe während unseres schriftlichen Gespräches sehr deutlich gespürt, dass du „jemand" bist, und habe dir geschrieben: „Danke, dass es dich gibt." Mein Eindruck ist, dass du sehr wichtig bist für die gesamte Persönlichkeit, mit deiner Kritik, deinen Mahnungen, Warnungen und der unabhängigen Schärfe deines Urteils. Deinem Bestehen auf „safety first" – zuallererst und am allerwichtigsten ist Sicherheit. Gleichzeitig wundert mich die Unerbittlichkeit, mit der du zumindest am Anfang unseres Gespräches gesprochen hast. Wofür, glaubst du, ist deine Unerbittlichkeit nötig?

Sandra: Das hat mich irgendwie getroffen. Ich bin doch nicht unerbittlich. Ich finde mich auch wichtig, ja – uns alle. Nur sagen Sie das mal den anderen. Und wenn Sie Ihr Buch „Feind im Inneren" nennen, dann ist doch die Frage, warum ich als unerbittlich dastehe – wenn ich doch viel länger hier bin als die anderen, die dann wohl kein Feind von irgendwem sind? Ich habe den anderen nie irgendwas getan. Ich habe sie nie in Schwierigkeiten gebracht. Wir alle haben überhaupt keine Tendenzen, im Außen irgendwelchen Schaden anzurichten. Da haben die doch richtig Glück mit uns, nach dem, was ich jetzt so über andere Komplexe [andere Persönlichkeiten] gelesen habe. Ich lasse denen ihr Leben, ich lasse sie ihre Erfahrungen machen mit allem, was sie anfangen. – Und dafür versucht man, mich in eine Ecke zu schieben und aufzulösen, damit sich alle besser einreden (lassen) können, sie dürften das freie Atmen anfangen. Wäre schön, aber ich hab' mir das nicht ausgesucht, mit anderen zu leben, ich kann es auch nicht ändern, aber ich benehme mich wenigstens nicht so, dass ich sie ganz vernichten will.

Jetzt werde ich ein bisschen trotzig, es geht ja eigentlich um etwas anderes. Wenn ich das Wort „unerbittlich" umformuliere in „überzeugt", meinetwegen in „hartnäckig", dann ist die Antwort auf die Frage: Es ist nötig, damit falsche Hoffnungen nicht zu fatal falschen Überzeugungen führen und damit niemals vergessen wird, dass man niemals, einfach niemals sicher ist, außer man ist allein. Man darf niemanden brauchen, so weit darf es nie kommen. Und sie haben das so weit weggeschoben, dass sie jetzt immer mal jemanden brauchen. Schön, wenn das dann klappt, aber was, wenn mal nicht? Und das wird passieren. Man darf niemandem vertrauen. Niemals.

MH: In welche Richtung, findest du, sollte sich die Gesamtpersönlichkeit entwickeln und welche Aufgabe möchtest du in Zukunft darin übernehmen?

Sandra: Entschuldigung, aber: typisch. Sobald man sich zeigt, kommt die Frage nach der Nützlichkeit. Gestern, glaube ich, war es, da ist uns zum ersten Mal etwas anderes begegnet. Wir sind ja gerade in der Klinik. K. (eine Innenperson) sagte zur Bezugstherapeutin, sie könne das versuchen, was gerade ansteht, damit sie sich auch mal wieder nützlich fühlen kann. Ich bin fast mit offenem Mund da gesessen, als die Therapeutin dann meinte, K. dürfte einfach auch da sein, ohne nützlich zu sein. Wo gibt's denn so was?

Aber zur Frage. Ich finde die Trennung zwischen den Systemen wichtig. Wer Kontakt haben und halten will, soll das gern tun. Die Fremd-„Programmierungen", die so unkontrollierbar sind [Gedanken- und Verhaltenszwänge] zu finden und aufzulösen – das würde mir am Herzen liegen, das gehört nicht zu uns. Insgesamt ist wichtig, dass wir auf eigenen Füßen stehen, eigenes Geld verdienen, unabhängig bleiben und in manchen Dingen noch oder wieder werden, z. B. unabhängig von Beratung und Therapie – außer für Einzelnes vielleicht, kurz gehalten, mit klarem Ende, problem- und lösungsfokussiert. Und vor allem: weg von Beziehungsebenen. Aber da ist der Hase zumindest mit zwei Außen-Menschen und den ... [Alltagspersönlichkeiten] schon um die Ecke und ich habe schon eingesehen, dass ich das einfach aushalten muss, bis es dann irgendwann so weit ist, dass es in die Hose geht.Meine Aufgabe kann dieselbe bleiben, ich finde das alles ganz richtig so.

MH: Ich komme noch mal auf eure innere Dynamik zurück und dem, was du sagtest, dass manche „hinter dir" dich jetzt allein durch unser Gespräch für „gefährdet" halten. Wer ist hier wessen Feind?

Sandra: Ja, das kommt eben drauf an, wen Sie fragen oder „von wem aus" Sie das sehen wollen. Ich nehme wahr, Sie sehen das von der Therapeutenschiene aus (auch wenn Sie sich sehr bemühen, sich mir als Verbündete anzubieten). Also von Ihnen aus gesehen sind wir Feinde der Beskillten, der Einfältigen und der Leichtfertigen. Therapeutisch formuliert: Feinde der sogenannten Heilung. Wir sind das deswegen, weil die „Heilung" die „Bekehrung" der Ungläubigen wie uns beinhalten muss, um die Super [Name] in ihren Superfühlen nicht zu behindern. Von uns aus gesehen ist hier niemand irgendwessen Feind. Es gibt einfach viele unterschiedliche Leute, unterschiedliche Systeme – auch intern mit jeweils unterschiedlichen Strukturen, Durchlässigkeiten, Sinnhaftigkeiten ... Verschiedene Persönlichkeiten mit verschiedenen Realitäten, Überzeugungen oder Zielen. Keine Lager wie links und rechts, oben und unten, gut und böse, hell und dunkel. Wäre schön, weil leichter fürs Einordnen, aber es ist bunt, durcheinander, überlappend, dynamisch, flexibel.

MH: Gibt es bei dir / euch so etwas wie die „reine Lehre" oder „Wahrheit", die du / ihr verteidig(s)t? Darf es nur die eine Wahrheit geben?

Sandra: Lieber Himmel, nein, und das macht mich beinah wütend. Klingt, als wäre ich eine blöde Scientology-Tussi oder so was. Ich sag ja: Es gibt verschiedene Wahrheiten, sozusagen, und von mir aus kann jeder eine eigene behalten, solange man sich nicht in Gefahr bringt oder abhängig macht, weil das dann alle betrifft, so bitter das ist. Ein Körper – muss einer in die Irrenanstalt, müssen alle anderen mit.

Gefährdet deswegen, weil wir die Erfahrung gemacht haben, dass Leute [in der Persönlichkeit], die uns früher verstanden und gut geschützt haben, das heute nicht mehr tun und sich kein Stück, mehr bemühen, die Sicherheit aller im Auge zu behalten. Gefährdet auch, weil andere, die früher reiner „Alltag" waren, inzwischen durch die, die von uns übergelaufen sind, Traumaberührung hatten und aus vorher hochfunktional wurde nachher Schrott. So können wir nichts von dem erhalten, was wir bzw. die Ressourcen [Name] sich so schön aufgebaut haben.

Beispiel: Wer macht alles, was früher möglich war, seit K. kontaminiert ist [K. als Alltagsperson nicht mehr funktioniert]? Mal die, mal die – aber nie mehr wieder so viele Tage oder Stunden am Stück, wie K. das konnte. Nie mehr ist sie jetzt wieder so funktional, wie sie es früher immer war. Keine Politik mehr, keine stundenlangen Recherchen, Telefonate, Seelentröstungen, nur ganz selten Artikel, keine Verbandsposten mehr, alles weg ... Sie konnte nachts arbeiten, während die anderen tagsüber arbeiteten. Und: das ganze Wissen, ihre Kompetenz – alles zerbröselt. Einfach verloren. Sie kann nichts mehr. Komplett Schrott für außen. Und die anderen müssen zusehen, wie sie es ausgleichen. Und das alles, weil sie ein einziges Mal Kontakt hatte mit einer winzigen Traumasequenz, als die, die sie abschirmte, in einem Gespräch mit der ambulanten Therapeutin weich wurde.

MH: Wenn nur du und die „hinter dir" recht hätten, müssen ja alle anderen falsch sein oder dumm oder? Das erinnert mich ein bisschen an eine Sekte. Wart oder seid ihr irgendwo „drin", in einer ideologisch festgelegten Gruppe, die über die „reine Wahrheit" verfügt?

Sandra: Nein. Vielleicht wäre das besser gewesen? Dann hätten wir eine Erklärung für all das, die jeder Mensch gleich verstehen könnte. Nein, nichts dergleichen. Wir hatten nicht mal Kontakt zur „ganz normalen" Kirche. Nur die Familie. Und schon muss ich glauben, Sie glauben mir kein Wort, weil ich doch rein gar nichts von dem erlebt habe, was rechtfertigen würde, wer und wie wir sind.

Nach dem Gespräch

Ich habe Sandra diesen Text geschickt, und sie hat ihn „abgesegnet" mit den Worten: „Habe es gelesen, passt so. Endlich steht es mal irgendwo so, dass es stimmt. Danke. Ich habe ein bisschen das Gefühl, zu ehrlich gewesen zu sein, und dass Sie jetzt doch lieber nichts mehr mit mir zu tun haben mögen. Das ist normal. So viel Zeit wie Sie hat mir noch nie jemand geschenkt. Vielen Dank. Und viel Erfolg mit Ihrem Buch."

Darauf habe ich ihr geantwortet, was ich von ihr gelernt habe: „Mir ist durch deine Worte nachvollziehbar geworden, dass du offenbar klare Prinzipien hast: Vertraue niemandem, allein ist immer besser; äußerste Skepsis gegenüber dem Therapieprozess bis hin zu seiner Ablehnung, weil er Schmerzen und Durcheinander verursacht und man nicht mehr gut funktionieren kann. Das kann ich alles gut verstehen. Ich habe lange in einem Teil meines Wesens auch so gedacht, für mich persönlich: Hauptsache funktionieren. Und manchmal denke ich auch als Therapeutin: Machen wir hier in der Therapie was falsch? Weil es zwischendurch so hart ist. Nur habe ich oft erlebt, dass es zwischendurch für den Ausgang des Therapieprozesses zwar manchmal (naja, ganz schön oft) wackelig aussah, es immer wieder existenziell wurde und dass es auch manchmal verdammt lange gedauert hat und schwer, schmerzhaft und mühsam war (übrigens auch für mich: Ich finde, als TherapeutIn muss man auch ziemlich hart im Nehmen sein und langmütig und zäh ...). Aber für alle, mit denen ich länger gearbeitet habe (manche sind nur kurz – sozusagen zum „Schnuppern" vorbeigekommen und dann weitergezogen), hat es ein sehr viel freundlicheres Leben gebracht. Nur mal so: Alle meine KlientInnen sind nach relativ kurzer Zeit (wieder) berufstätig oder bleiben es, auch die, die vorher gar nicht arbeiten gingen. Manche, die vorher extrem durch den Wind waren, können nur wenige Stunden in der Woche konzentriert arbeiten, aber sie tun's. Einige sind beruflich richtig erfolgreich. Etlichen geht es so gut, wie sie es niemals für möglich gehalten hätten, dass es ein solches Leben überhaupt für sie geben könnte. Wenn du das nicht glauben willst, wirf mal einen Blick in das „Viele-sein"-Buch. Da findest du viele Rückmeldungen von „Vielen" darüber, was ihnen geholfen hat, nicht nur von meinen KlientInnen. Und die haben nicht einfach nur „euch" unterdrückt, das klappt nämlich nie auf Dauer. Und meins ist es auch nicht, das Unterdrücken. Hast du mal von Peter Hoeg: „Der Plan von der Abschaffung des Dunkels" gelesen? So ein Erwachsener wollte ich nie sein, der Kinder (oder überhaupt Ratsuchende) „ummodeln" will. Wenn es keine Gemeinsamkeit in der Persönlichkeit für den Veränderungsprozess geben kann, kann es keine (dauerhaften) gemeinsamen Erfolge geben. So sehe ich das. Diese Gemeinsamkeit immer wieder, wenn auch immer mal nur als „Tolerieren von ..." herzustellen und dabei alle einzubeziehen, die da sind, sehe ich als die wichtigste Aufgabe. Und davon handelt das Buch. Ich will nämlich gerade NICHT, dass Bereiche der Persönlichkeit vernichtet oder „ausgetrieben" werden. Aber ich verstehe dich auch, die du einen „Wandel durch Annäherung" nicht möchtest. So ist das erst mal. Können wir das so stehen lassen? Für mich ist das ganz in Ordnung. Als deine Therapeutin würde ich dich immer wieder mal herausfordern: Magst du mit mir weiter sprechen, wie du das siehst? Schau mal, hier ist etwas besser geworden, kannst du das akzeptieren, oder siehst du das anders? Wie findest du dies oder jenes?" Ich würde einfach mit dir im Gespräch bleiben. Und mit allen anderen auch. Aber ich würde nicht versuchen, jemanden „über den Tisch zu ziehen".

Ja, und wenn du mir wieder schreiben möchtest: Ich habe ein offenes Ohr.

Herzliche Grüße!

Interview 8 „Vom Verleugnen bis Abschaffenwollen aller anderen da innen: Alles hat es gegeben. Nun bewegen wir uns langsam aufeinander zu"

Interview mit einer Frau, die „Viele" ist und darum ringt, das zu verstehen

Vorbemerkung: Viele Menschen mit einer komplexen frühen Traumatisierung, vor allem aber solche mit einer dissoziativen Identität, sprechen von sich im „Wir". Sie haben den Eindruck, „Viele" zu sein – was auch richtig ist, weil sich ihre Persönlichkeitsanteile auseinanderentwickelt haben. Und sie können sich unter „Ich" noch nichts Rechtes vorstellen bzw. „Ich ist Viele" oder „Ich ist gerade der, der vorne (gerade im Bewusstsein) ist". In Persönlichkeiten mit einer dissoziativen Identität („multiple Persönlichkeiten") gibt es meist einen sehr intensiven Kampf unterschiedlicher Strebungen und Teilpersönlichkeiten, wobei viele nicht einmal akzeptieren würden, als „Teilpersönlichkeit" bezeichnet zu werden: „Ich bin anders als DIE da ..." Wie lebt es sich mit dem Viele-Sein, vor allem dann, wenn einige Persönlichkeitsanteile unbedingt von den Tätern wegwollen, während andere noch „mittendrin" stecken in Ausbeutung und Verrat? Ein schriftliches Gespräch mit einer, mit der ich eine E-Mail-Korrespondenz führte.

Michaela Huber: Ihr seid Viele. Seit wann wisst ihr, dass ihr eine dissoziative Identität, also multipel seid? Und wie findet ihr das – gibt es unterschiedliche Meinungen dazu bei euch?

Antwort von „Katha und Linda" aus dem System von K. B.: Alles lief parallel nebeneinanderher, so ungefähr bis Weihnachten 2005. Wir lebten viele parallele Leben und waren zwar oft durcheinander, aber manche dachten, dieses Leben sei ihrs, andere dachten, jenes sei ihrs. Dann kam eine sehr einschneidende brutale Erfahrung, die Spuren hinterließ und durch die auf einmal einiges deutlicher wurde. Dass irgendwer von uns sich traute, mehr darüber zu sprechen, dauerte weitere drei Jahre. Schwarz auf weiß haben wir die Diagnose seit nun ca. drei Jahren, aber bis dahin war es ein weiter Weg, und am Anfang war das für einige (vor allem die Alltagsleute) schwer zu schlucken. Und ja, es ist nicht einfach mit so Vielen, die beachtet werden wollen, und es scheiden sich die Geister an der Frage, wie wir das finden.

Eine von uns, die vor einiger Zeit viel in der Therapie vorne war und dann mehr und mehr mit den anderen innen zu tun bekam, wollte regelrecht davonlaufen. Und sie machte da unterschiedliche Phasen durch, vom Verleugnen des Ganzen bis zum Abschaffen-Wollen der anderen. Erst als dadurch die Symptomatik immer gravierender wurde (Sebstverletzungen, Kontakte zu Leuten außen, die uns verletzten etc.), war sie bereit, mit unterschiedlichsten Leuten da innen nach und nach in Kontakt zu treten. Diese begannen dann, sich gegenseitig vorzustellen. Nach und nach kamen andere innen hinzu.

Die irgendwann gestellte Diagnose hat auch noch für manche nicht gereicht, um sich dem Viele-Sein zu stellen, aber mit der Zeit sind es immer mehr geworden, die sich trauten, mit den anderen innen in Kontakt zu gehen. Es gibt hier auch welche bei uns, die das schon viel länger wissen oder die es vermutlich nie anders kannten, als eben Viele zu sein. Für die war es eher erleichternd, als immer mehr der anderen von uns davon Wind bekamen. Und die wollen, glaub ich, auch nicht ganz allein sein. Andere sind hier so gestrickt, dass sie nach wie vor gerne den Rest „rausschmeißen" würden und ihr eigenes Ding ganz alleine durchsetzen und machen wollen. Die machen es uns allen nicht gerade leicht, weil sie immer mal wieder aus einer Scheißegal-Haltung heraus sich nicht an Vereinbarungen und Absprachen halten.

Es gibt aber auch diejenigen, die inzwischen die Vorzüge des Viele-Seins für sich entdeckt haben, wie zum Beispiel, dass es eben innen oft die Möglichkeit gibt, Rat und Unterstützung zu bekommen und sich gegenseitig zu helfen.

MH: Mein Buch handelt ja von den inneren Kämpfen und Auseinandersetzungen. Und davon, dass es Anteile (oder bei euch vielleicht gefühlt: „Leute"?) im Inneren gibt, die ganz andere Dinge vertreten, als sich in Sicherheit zu bringen, an der Befreiung zu arbeiten, es gut zu haben und so weiter. Wie erlebt ihr diese inneren Auseinandersetzungen?

K&L: Ja, diese von Ihnen beschriebenen Auseinandersetzungen sind auch bei uns an der Tagesordnung. Es ist im Grunde ein Bürgerkrieg innen, der sehr sehr kräftezehrend und vermutlich anstrengender ist als alles andere. Die Leute da innen, die eben einfach andere Lebensvorstellungen haben, als frei und sicher zu sein, sabotieren, gängeln, quälen und schüchtern diejenigen ein, die sich so sehr nach einem lebenswerteren Leben sehnen. Ganz schwer zu ertragen sind auch eingeimpfte, indoktrinierte Schweigegebote, auf die nicht wenige hier bei uns sehr pochen und die Verstöße gegen diese Gebote hart bestrafen. Innerlich wie äußerlich.

Oft haben die auch einfach ein anderes Verständnis von Sicherheit. Manche von denen empfinden das ja als derart richtig und gut, was „jenseits der Freiheit" stattfindet, dass die alles dafür tun wollen, um in ihrem gewohnten Umfeld zu bleiben oder wieder dort hinzukommen. Sie setzen den anderen (innen) gegenüber oft derartig brachiale, brutale und gemeine Mittel ein, dass dem kaum standzuhalten ist. Das ist wie ein Horrorfilm, der im Inneren selbst gedreht und inszeniert wird, in dem auf einmal Leute die Hauptrolle spielen, die völlig überfordert damit sind und denen das sämtliche Kräfte raubt.

MH: Woran merkt ihr, dass „die anderen da waren", also die von euch aktiv waren, die eher mit den Tätern einverstanden sind oder denken, sie wären so wie diese?

K&L: Das ist ein bisschen unterschiedlich, je nachdem, was hinter den Aktivitäten genau steckt. Zum einen kann es sein, dass viele von Flashs, Bildern und Schmerzen geplagt, ja beinah schon geflutet sind, verängstigt und teils panisch sind und großes Chaos innen herrscht und meist dann auch nach außen. Je nachdem, was von den aktiv Gewesenen noch so übrig bleibt: Mitunter lässt sich manches später noch erschließen. Am eindeutigsten sind natürlich Selbstverletzungen, die auf einmal da sind. Wenn es ganz ungünstig für diejenigen gelaufen ist, die frei werden wollen, wurden alte gefährliche Kontakte wiederbelebt oder erwidert und demnach eingegangen, was wiederum nicht mehr ganz spurlos am Gesamtzustand des Systems vorbeigeht (äußere Verletzungen, Verzweiflungsattacken ...).

MH: Habt ihr schon zu allen da innen Kontakt, die da hin und her zerren und argumentieren in eurem Kopf? Wie versucht ihr, das alles zu verstehen?

K&L: Nein, wir haben noch nicht zu allen Kontakt, und das erschwert die Lage sehr. Oh jeee ... Tja, wie versuchen wir das alles zu verstehen? ... Das ist eine gute Frage.

Vermutlich gibt es einfach einige bei uns, die nicht verstehen können, wozu das gut sein soll, zusammenzuarbeiten. Wir versuchen, mithilfe der sogenannten Schlauköpfe bei uns Verständnis für andere Sichtweisen zu entwickeln. Die Schlauköpfe sind Leute hier, die – ganz und gar losgelöst von Emotionen – sich nur in Rationalitäten und Objektivitäten bewegen. Das ist mitunter sehr hilfreich, da es denen gelingt, sich von ganz außen sozusagen unsere Situation anzusehen und zu reflektieren.

MH: Wieso haben manche von euch die Ansichten der Täter übernommen? Was glaubt ihr, warum sie das tun? Denn nichts, was der Mensch tut, ist ohne Sinn.

K&L: Es fällt schwer, den Sinn zu sehen für die Ansichten derer, die so denken wie die, die uns so schwer zugesetzt haben ... Vielleicht ist es anders für die nicht auszuhalten gewesen, also in dem Sinne, dass das, was die durchlebt haben, nur zu überstehen war, indem sie sich mit dem Gegenüber solidarisiert und Verständnis für die Täter entwickelt haben. Das kann ich mir schon vorstellen, dass, wenn einem

Schlimmes widerfährt – und es ist sooo schlimm, dass man im Grunde nicht begreifen kann, warum jemand so etwas tun kann –, dann sucht man ja nach Erklärungen, um sich damit besser arrangieren zu können. Und wahrscheinlich war eben genau dieses Arrangement notwendig, um diese gefährlichen Situationen zu überstehen.

MH: Was, glaubt ihr, wird helfen, wenn ihr immer besser zusammenarbeiten wollt als ein inneres Team?

K&L: Diese Frage hätten wir zurzeit auch gerne selbst beantwortet. Was meinen Sie denn dazu? Wir haben Ideen, aber hmm ... sind sehr skeptisch, was die Erfolgsaussichten angeht, weil es sich einfach mitunter so schwer anfühlt, als sei es nicht zu schaffen. Erst heute saßen wir weinend vor unserer Bezugspflege und haben fast schon gebettelt, dass sie uns endlich sagt, was wir nun tun sollen, damit alles gut wird.

Es gibt wohl keine schnelle und fixe Möglichkeit, was helfen könnte, außer der Tatsache, Verständnis für diejenigen aufzubringen, die noch nicht mit an den „runden Tisch" wollen. Wir haben aber im Laufe der Zeit, die wir versuchen, mit dem Wir zu arbeiten, diesbezüglich schon Fortschritte machen können. Manchmal ging es zum Beispiel über diplomatische Vermittler zwischen verschiedenen Meinungsträgern, sich zu verständigen. Es scheint ein schwerer und harter Weg zu sein, aber es werden mit der Zeit mehr, die sich trauen, mit anderen ins Gespräch zu gehen oder sich wenigstens schon mal andere Meinungen, Weltanschauungen und Ideen anzuhören. Ich glaube, das ist ein guter Anfang, dass man einander zuerst einmal Gehör schenkt und sich dann langsam, aber sicher aufeinander zubewegen kann, im eigenen Tempo.

Interview 9 „Es gibt keine kindlichen Psychopathen – aber bindungsgeschädigte Kinder!“

Interview mit dem Traumaforscher und Kindertherapeuten PD Dr. Karl Heinz Brisch vom Dr. von Haunerschen Kinderspital in München

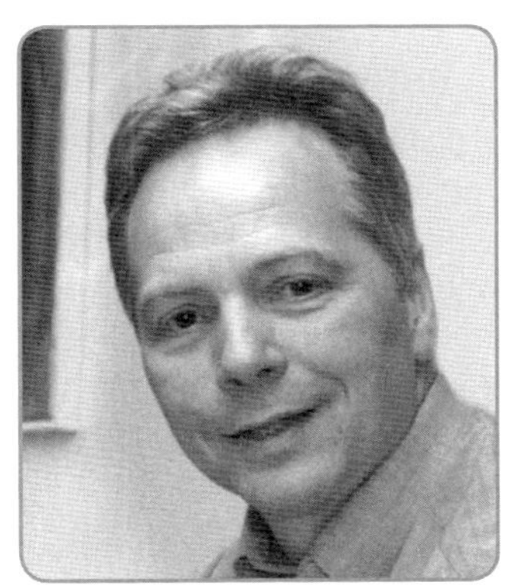

Michaela Huber: Wann kommen Kinder zu Ihnen in die Klinik, wie merken Sie, ob Kinder traumatisiert sind?

Karl Heinz Brisch: Es gibt verschiedene Wege in die Klinik: Die Kinder können nach Misshandlung in die Dr. von Haunersche Kinderklinik aufgenommen werden, weil sie wegen blauer Flecken, Knochenbrüchen, Schädelfrakturen, aber auch wegen körperlicher und emotionaler Verwahrlosung oder ähnlicher Traumatisierungen irgendwo aufgefallen sind. Manche Kinder kommen wegen diffuser Panikzustände und Ängste, aber auch nach Suizidversuch, Alkoholvergiftung, selbstverletzendem Verhalten. Teilweise werden sie von den Eltern selbst gebracht, teilweise werden sie von Lehrern oder Erziehern vorgestellt. Es kann aber auch sein, dass die Kinder wegen psychosomatischer Beschwerden untersucht werden, wie z. B. Einnässen, Einkoten, Schlafstörungen, Schmerzstörungen, Essstörungen aller Art, letztendlich auch mit Verdacht auf neurologische Erkrankungen, die sich schließlich als dissoziative Störungen herausstellen, wie z. B. motorische Lähmungen, Sensibilitätsstörungen, Sehstörungen. Kinder werden auch teilweise direkt in unserer kinderpsychosomatischen Ambulanz wegen solcher diffuser körperlicher Symptome vorgestellt. Bei der Diagnostik stellen wir fest, dass das Kind großen Stress, etwa in der Familie oder der Schule, erlebt und hinter dem Stress eine Traumatisierung steckt.

Auch das Jugendamt, Kinderärzte, Kinderschutzambulanzen stellen Kinder zur Untersuchung vor; manche werden nach einer akuten Inobhutnahme in die Kinderklinik gebracht, damit wir sie im Rahmen der Diagnostik abklären und begutachten sollen. Hier erfolgt eine enge Zusammenarbeit mit der Rechtsmedizin. Viele Abteilungen müssen eng zusammenarbeiten. Die Koordination läuft über die Kinderschutzgruppe, die interdisziplinär zusammengesetzt ist. Die Zugangswege sind also vielfältig.

MH: Kinder als Opfer – Kinder als Täter (als täterimitierend). Sind beide Ihrer Beobachtung nach traumatisiert?

KHB: Wenn das Kind traumatisiert, wenn ihm Gewalt angetan wurde, in welcher Form auch immer, oder wenn es Zeuge von Gewalt war und eine entsprechende Posttraumatische Belastungsstörung mit entsprechender Symptomatik zeigt, ist es zum Opfer geworden. Oftmals ziehen die kindlichen Opfer sich depressiv zurück, d. h., sie sind eher im Flight-, also Flucht-Modus.

Viele Kinder, die wir ambulant oder stationär in unserer Intensiveinheit zur Psychotherapie aufnehmen und behandeln, sind in ihrem Verhalten als Opfer unterwegs. Sie werden also Mobbing-Opfer, geraten auch in den Auseinandersetzungen mit anderen Kindern und Jugendlichen in eine Opferrolle.

Gleichzeitig sind sie oftmals aber auch als Täter unterwegs und mobben andere oder sind gewalttätig aggressiv gegenüber anderen Kindern, aber auch gegenüber Erwachsenen. Oftmals leben sie ihren Stress aus, wenn sie getriggert werden, im Sinne einer Fight-, also Kampf-Reaktion. Gleichzeitig sehen wir aber auch Kinder, die in hoher Täteridentifikation geradezu das aggressive Gewaltpotenzial und die verschiedenen aggressiven Verhaltensweisen der Täter-Eltern imitieren, indem sie plötzlich zuschlagen, ausrasten, schreien, Gegenstände werfen, oder kleinere Geschwisterkinder, manchmal ihre Haustiere, sadistisch quälen, während sie ihnen sagen, wie lieb sie sie haben. Das erleben wir sowohl in der Art, wie sie plötzlich sprechen, sich verhalten, bewegen, d. h., sie imitieren tatsächlich die erwachsenen Täter, unter denen sie selbst gelitten haben, in ihrem Verhalten und werden dann selbst zum Täter gegenüber anderen Kindern.

MH: Wie entscheiden sich die Lebensverläufe (Prognosen) Ihren Untersuchungen nach, ob jemand zum Opfer und / oder Täter werden wird oder aus dem Zirkel der Gewalt aussteigen kann?

KHB: Wenn jemand zum Opfer und / oder Täter geworden ist, ist es nach meiner Erfahrung sehr entscheidend, wann und wo er zum ersten Mal eine sichere Bindungserfahrung machen konnte und ob diese Erfahrung überhaupt jemals gemacht wurde. Hat er dies bereits in seinem bisherigen Leben verankern können und erlebt später eine traumatische Erfahrung, die ihn zum Opfer oder Täter hat werden lassen, dann können wir in der Therapie relativ rasch auf diese frühen „stabilen Inseln" von bindungspositiven Erfahrungen zurückgreifen und die Therapie kann recht bald helfen, ein Kind aus der Gewalt und aus den inneren dynamischen Prozessen von negativen Täterintrojekten aussteigen zu lassen. Hat das Kind aber noch nie eine Erfahrung von Sicherheit gemacht, ist seine frühe Bindungsentwicklung eine „Sumpflandschaft“, wird die Therapie viel länger und umfangreicher sein und monatelang dauern. Das Kind wird bei uns in der stationären Intensiv-Psychotherapie eventuell zum ersten Mal in der Beziehung mit seinen Pflegepersonen, die auch milieutherapeutische Bindungspersonen sind, sichere Bindungserfahrungen im Alltag machen können. Dies wird ebenso mit seinen TherapeutInnen in der Einzel- und Gruppentherapie stattfinden können, um auf diesem Boden schließlich einen Ausstieg aus der Gewalt, also aus den täteridentifizierten und täterloyalen Anteilen, zu finden. Wie unsere stationären Erfahrungen mit der Intensiv-Psychotherapie zeigen, kann dies auch bei Kindern gelingen, die bereits im Säuglingsalter traumatisiert wurden, die Therapie dauert aber entsprechend länger. Wenn bereits gute Bindungserfahrungen zu einem früheren Zeitpunkt vorhanden waren, sind die stationären Behandlungszeiten kürzer, sie finden in einem Zeitraum von drei bis fünf Monaten statt. Dagegen haben wir bei erstmaliger Etablierung einer sicheren emotionalen vertrauensvollen Bindungsbeziehung in der Therapie Behandlungszeiten von circa zwölf Monaten. Auf diese Weise kann durch ein psychotherapeutisches Intensivkonzept, wie wir es für die stationäre Behandlung etabliert haben, erstmals ein Ausstieg gelingen und damit ein neuer Lebensabschnitt beginnen. Die Nachuntersuchungen zeigen uns, dass sich die Kinder sowohl auf der Verhaltensebene, in ihren sozialen Beziehungen, als auch in ihren Bindungsrepräsentationen noch weiter stabilisieren und gesünder werden.

MH: Die Rolle der Mütter bei der Weitergabe von Gewaltstrukturen (bislang wurde ja eher auf die Väter / Täter geschaut) – was ist Ihnen da aufgefallen?

KHB: Wir sehen, dass die Mütter aufgrund ihrer eigenen Traumatisierungen, die oftmals nicht bewältigt sind, die gewalttätigen Übergriffe der Väter tolerieren, sie ignorieren, wegschauen, das Kind sogar dem Vater für gewalttätige Handlungen von körperlicher bis zu sexueller Gewalt zur Verfügung stellen. Wenn wir mit den Müttern ein Bindungsinterview machen, finden wir in der Regel, dass sie selbst unverarbeitete Traumatisierungen haben, die aus ihrer Kinderzeit stammen, also ebenfalls Erfahrungen von sexuellem Missbrauch, Gewalt, Deprivation und Vernachlässigung, die offensichtlich der Grund dafür sind, dass sie nicht in der Lage sind, ihre Kinder gegenüber Tätern zu schützen. Vielmehr führen die eigenen täterloyalen Anteile dazu, dass die Mütter sich dann auch als Erwachsene immer wieder Menschen mit Täteranteilen als Partner suchen. Diese Partner gehen dann ebenso gewalttätig mit den Kindern dieser Mütter und den Müttern selbst um, wie die Mütter es in ihrer Kindheit erleben mussten, sodass ein Teufelskreis etabliert wird, der sich oft über Generationen wiederholt.

MH: Haben Sie kindliche „Psychopathen" gesehen, und was halten Sie von der These der frühen Prägung?

KHB: Ich habe bisher in meiner langjährigen Zeit als Kinder- und Jugendpsychiater und Psychotherapeut noch keine kindlichen „Psychopathen" gesehen. Wenn wir Kinder untersucht haben, die aufgrund ihres Verhaltens als sogenannte Monster beschrieben wurden, konnten wir relativ rasch in den verschiedenen Interaktionen das gewalttätige Verhalten des Kindes verstehen, wenn wir seine frühen Erfahrungen berücksichtigten, und diese waren oft geprägt von Gewalt, schwerwiegender Vernachlässigung und Misshandlung. Das heißt, diese Kinder wurden sehr früh in ihrem Leben durch entsprechende traumatische Erfahrungen geprägt. Dies hatte zur Folge, dass ihre Gehirnregionen, besonders im Frontalhirn in den Bereichen der Affektregulation sowie im Hypothalamus und im limbischen System, das für die Angstregulation zuständig ist, komplett anders vernetzt wurden.

Die frühen Gewalterfahrungen führten natürlich zu massiven frustrierenden Erfahrungen, die ein entsprechend großes Aggressionspotenzial zur Folge hatten. Es ist sehr gut nachgewiesen, dass frühe Vernachlässigung und die Nichtbeachtung von basalen kindlichen Bedürfnissen durch die Pflegepersonen – wie etwa Essen, Trinken, frische Luft, Bewegung, Bindung, Exploration, Vermeidung von negativen Reizen, Selbstwirksamkeit und angemessene sensorische Stimulation – zu massiver aggressiver Verhaltensstörung führen. Das heißt, die sogenannten kindlichen Psychopathen haben nach meiner klinischen Erfahrung alle ihre Geschichte von früher Deprivation und Trauma, die so früh begonnen hat, vielleicht sogar schon intrauterin, dass sie bei den Kindern wie eine frühe genetische Prägung erscheinen, weil die Kinder entsprechend ihrem eigenen Gefühl „schon immer so waren". Bei genauerer Erhebung der Lebens- und oft der Leidensgeschichte können wir aber sehr gut nachvollziehen, wie die Kinder sich so entwickelt haben, dass sie sich heute als Monsterpsychopathen darstellen. Ich habe viele Jahre jugendliche Straftäter begutachtet. Sobald ich mir länger Zeit nahm und wartete, dass sie von ihren eigenen Kindheitserfahrungen anfingen zu berichten, wurde verständlich, warum sie so unkontrolliert aggressiv geworden waren.

MH: Gibt es hoffnungslose Fälle?

KHB: Ich sehe letztendlich keine hoffnungslosen Fälle, vielmehr können wir bei entsprechender Dosis und Intensität der Bindungs- und der psychotherapeutischen Arbeit, wie wir sie auf unserer Intensivstation für Psychotherapie entwickelt haben, Veränderungen erreichen. Der therapeutische Prozess dauert allerdings viel länger und braucht eine große Intensität, wenn Deprivation und Gewalt so früh auf die Entwicklung des kindlichen Gehirns, besonders der Affektsteuerung und Stressregulation eingewirkt haben. In unserer intensivpsychotherapeutischen Behandlung bekommen die Kinder mindestens fünf Stunden Einzeltherapie pro Woche angeboten, zusätzliche Einzel- und Gruppenstunden in Kunst-, Musik- und Bewegungstherapie. Während des ganzen Tages – und ebenso nachts – werden sie in einem haltenden, schützenden und regulierenden therapeutischen Milieu von den Kinderkrankenschwestern und ihren spezifischen therapeutischen Bindungspersonen in ihren Affekten reguliert und im Alltag begleitet. Unter diesen Bedingungen sehen wir auch bei den sehr früh und extrem traumatisierten Kindern sehr deutliche positive Veränderungen, sowohl im Verhalten als auch in ihren emotionalen Fähigkeiten und inneren Repräsentationen von Bindung.

MH: Wieso setzen Sie so stark auf die Beziehung als therapeutisches Mittel?

KHB: Aus unserer Erfahrung ist die therapeutische Beziehung die einzige Möglichkeit, neue, dichte, emotionale intensive Erfahrungen dem Kind, also letztlich seinem Gehirn, zu vermitteln und auf diese Weise neue neuronale Netzwerke aufzubauen, die schließlich die destruktiven, affektiv entgrenzten Steuerungsprozesse im Gehirn neu regulieren und strukturieren können. Zunächst erleben wir Veränderungen oft nur für einen Moment in einem Beziehungskontakt oder sehen für kurze Zeit auf der Verhaltensebene eine Besserung; die Kinder beginnen sogar, empathisch gegenüber anderen Kindern zu sein und erstmals positive Beziehungserfahrungen aufzubauen. Diese Veränderungen werden mit der Zeit immer deutlicher und ausgeprägter. Das bedeutet, dass die neuen Netzwerke sich im Gehirn der Kinder stabilisieren, weil sie die positiven Erfahrungen von Schutz, Sicherheit und Affektregulation in einer geschützten, haltenden Beziehung immer und immer wieder gleichsinnig mit den Beziehungspersonen des Personals erleben können.

Es ist mir keine andere therapeutische Behandlungsmethode bekannt, die genau dies erreichen kann. Medikamentöse, pharmakologische Behandlungen dämpfen zwar die Affekte und die Stressregulation, aber es werden dadurch keine neuen Gehirnnetzwerke aufgebaut, die das Kind zu einem beziehungsfähigeren Wesen machen. Vielmehr sehen wir bei Absetzen der Medikation alte Verhaltensweisen genauso wieder aufblühen, die vor der psychopharmakologischen Behandlung vorhanden waren.

MH: Welche Folgerungen ergeben sich aus Ihrer Erfahrung für die Sozial- und Gesundheitspolitik?

KHB: Die Folgerungen für die Sozial- und Gesundheitspolitik sind eklatant und evident: Es wäre absolut notwendig, dass wir sehr früh und in allen sozialen Schichten beginnen, Eltern und Bezugspersonen, egal in welcher Funktion sie mit Kindern und Jugendlichen arbeiten, klarzumachen, wie wichtig und entscheidend die frühesten Beziehungserfahrungen von Säuglingen und Kleinkindern sind, wie bedeutungsvoll die Schwangerschaft für das bereits reifende Gehirn des Feten ist. Erst wenn Politiker und Sozialwissenschaftler verstanden haben, dass hier sozusagen die Wurzeln einer Gesellschaft gelegt werden, könnten wir erahnen, welche enormen Präventionsanstrengungen wir leisten müssen, um ganze Gruppen von Eltern mit ihren Kindern auf einen besseren emotionalen Entwicklungsweg zu bringen. Die Politik hat zwar in ihren Reden das Kind und seine gesunde Entwicklung als wichtiges Gut in unserer Gesellschaft erkannt, aber die entsprechenden finanziellen und sonstigen notwendigen psychotherapeutischen Strukturen werden in gar keiner Weise in ausreichendem Maße, geschweige denn präventiv, zur Verfügung gestellt, um eine gesunde körperliche, psychische und soziale Entwicklung von Kindern in unserer Gesellschaft auch nur annähernd zu gewährleisten.

MH: Was wäre denn notwendig, um Prävention und Behandlung zu verbessern?

KHB: Die Ausbildung in den Grundlagen der Bindungstheorie und in bindungsbasiertem Verhalten, etwa von Eltern mit Beginn in der Schwangerschaft, von Erzieherinnen, die in Krippen arbeiten, von Kindergartenerzieherinnen, LehrerInnen, aber auch von SozialarbeiternInnen in der Jugendhilfe, von Richtern, Polizisten sowie von PsychotherapeutInnen, Krankenschwestern / -pflegern, AltenpflegerInnen, sprich von allen, die mit Menschen arbeiten, müsste zu einer allgemeinen Grundlage werden, um sozusagen ein basales milieutherapeutisches und beziehungsorientiertes Fundament für eine sichere emotionale Entwicklung von Menschen sicherzustellen.

Zusätzlich brauchen wir ausreichende Therapieplätze, die von TherapeutenInnen mit spezifischer Ausbildung und Wissen auch in Traumatherapie angeboten werden, um denjenigen Menschen, die bereits traumatisiert sind und vielleicht die nächste Generation von Kindern auf den Weg bringen, noch frühzeitig Hilfestellung an die Hand zu geben, bevor der nächste Teufelskreis der Wiederholungen von Gewalt sich etabliert.

In dem Präventionsprogramm SAFE® – „Sichere Ausbildung für Eltern“ haben wir dies im weitesten Sinne realisiert, indem wir sehr früh Eltern ab der 20. Schwangerschaftswoche in der Entwicklung einer sicheren Bindung mit ihren Kindern unterstützen und sie darin ausbilden, feinfühlig die Signale ihrer Kinder wahrzunehmen.

MH: Es ist ja manchmal wie die Frage nach der Henne und dem Ei: Wo in der intergenerationellen Abfolge setzt man mit der Intervention an?

KHB: Wir machen mit jeder Mutter und jedem Vater ein Bindungsinterview und helfen ihnen, bei unverarbeiteten Traumatisierungen schon sehr früh, wenn möglich sogar schon in der Schwangerschaft, in eine therapeutische Behandlung zu kommen, um dann im Rahmen einer Psychotherapie alte traumatische Erfahrungen zu verarbeiten und nicht mit ihrem Kind zu wiederholen. Wir wissen aus Längsschnittstudien, dass die Gefahr der Retraumatisierung und transgenerationalen Weitergabe von traumatischen Erfahrungen sehr groß ist und Eltern ohne therapeutische Hilfestellung aus diesem Teufelskreis kaum entrinnen können.

MH: Und was tun, wenn es doch zu massiven Traumatisierungen des Kindes gekommen ist? Es gibt ja kaum Hilfen, besonders nicht für die Kleinsten unter ihnen.

KHB: Das stimmt. Wir benötigen vor allem viel mehr intensivtherapeutische Behandlungseinrichtungen, sowohl für Kinder als auch für Jugendliche und Erwachsene, weil es sehr schwierig ist, gerade frühe Traumatisierungen aus den ersten Lebensjahren durch eine ambulante Einzeltherapie mit ein oder zwei Stunden pro Woche oder durch kurzfristige vier- bis sechswöchige stationäre Behandlungen in psychosomatischen Kliniken oder therapeutischen Einrichtungen ausreichend zu verarbeiten. Aus meiner klinischen Erfahrung brauchen früh traumatisierte Kinder sehr dichte und intensive emotionale Neuerfahrungen in Beziehungen, die entsprechend durch Feinfühligkeit und Stressregulation und traumazentrierte Verarbeitung geprägt sind, um auf lange Sicht neue Verhaltensweisen und Beziehungsfähigkeiten zu erwerben. Hierbei müssten psychotherapeutische und pädagogische Hilfestellungen für diese Kinder Hand in Hand gehen.

MH: Empfinden Sie diese Trennung – psychotherapeutische Hilfe hier, pädagogische Hilfe dort – und für alles unterschiedliche Finanztöpfe und Antrags-Notwendigkeiten als Manko?

KHB: Das kann man wohl sagen. Es wird Zeit, dass endlich die streng getrennte Finanzierung von therapeutischen Maßnahmen, die über Krankenkassen, und von pädagogischen Hilfestellungen, die über die Jugendhilfe finanziert werden, sofort aufgelöst und stattdessen alle Hilfen für Kinder – egal welcher Art – aus einem einzigen Fond bezahlt würden. Damit könnte sich vermutlich auch die einem Drehtüreffekt ähnliche unselige „Verschiebung" von schwierigen, schwer kranken traumatisierten Kindern zwischen Jugendhilfe und Kinder- und Jugendpsychiatrie verändern und Chronifizierungen von Posttraumatischen Belastungsstörungen eher verhindert werden. Dass integrierte, effektive Hilfestellungen möglich sind, zeigen unsere Erfahrungen mit unserem bindungsorientierten, traumatherapeutischen Konzept der stationären Intensiv-Psychotherapie, in dem pädagogisches Arbeiten auf allen Ebenen integrierter Bestandteil ist.

Karl Heinz Brisch, Dr. med. habil., Privatdozent, ist Facharzt für Kinder- und Jugendpsychiatrie und -Psychotherapie, Psychiatrie und Psychotherapie, Psychosomatische Medizin, Nervenheilkunde, Psychoanalytiker für Kinder, Jugendliche, Erwachsene und Gruppen. Er ist in spezieller Traumapsychotherapie für Kinder, Jugendliche und Erwachsene ausgebildet und leitet als Oberarzt die Abteilung für Pädiatrische Psychosomatik und Psychotherapie an der Kinderklinik und Poliklinik im Dr. von Haunerschen Kinderspital der Ludwig-Maximilians-Universität München. Er ist Dozent sowie Lehr- und Kontrollanalytiker am Psychoanalytischen Institut Stuttgart.

Sein Forschungsschwerpunkt umfasst den Bereich der frühkindlichen Entwicklung. Er untersucht die Entstehung von Bindungsprozessen und ihren Störungen.

Er publizierte zur Bindungsentwicklung von Risikokindern sowie zur klinischen Bindungsforschung und verfasste eine Monografie zur Anwendung der Bindungstheorie in der psychotherapeutischen Behandlung von Bindungsstörungen und ist Vorsitzender für Deutschland der Gesellschaft für Seelische Gesundheit in der Frühen Kindheit (GAIMH e. V. – German-Speaking Association for Infant Mental Health). ↗ http://www.khbrisch.de

Interview 10 | „Zwangsfantasien muss ich mir nicht gefallen lassen!“

Gespräch mit Herrn L., inhaftiert wegen Mordes an einer Frau

Vorbemerkung: Herr L. hatte über Jahrzehnte eine Zwangsfantasie, die er selbst anfangs an sich selbst immer wieder ausprobierte: einen scharfen Gegenstand wie ein Messer in seinen Bauch zu stechen. Mit der Zeit übertrug er diese Selbstverletzungsfantasie auf Frauen. Viele Jahre fuhr er mit seinem Auto herum und suchte „die ideale Frau“, mit der er seine Fantasie ausleben konnte. Nie stellte er sich vor, dass die Frau sich wehren würde, immer, dass sie das „auch wollte“. Dann versuchte er seine Fantasie mit / an einer Prostituierten auszuleben, die sich wehrte und überlebte. Er wurde inhaftiert, aber niemand fragte ihn nach seiner Zwangsfantasie – die natürlich durch die juristische Bestrafung allein nicht verschwand. Als er wieder in Freiheit war, wurde der Drang noch stärker. Schließlich nahm er eine Frau gefangen und stach, wie seine Zwangsfantasie es ihm eingab, auf sie ein. Sie wehrte sich und er verletzte sie tödlich. Seit 23 Jahren ist Herr L. inhaftiert. Marianne Wick (siehe Interview 6 in diesem Buch) hat ihn über viele Jahre therapeutisch begleitet, bis er seine Zwangsfantasie erst verändern, schließlich ganz aufgeben konnte. Es war mir möglich, mit Herrn L., der in der Schweiz inhaftiert ist, ein Gespräch führen.

Michaela Huber: Sie haben eine Frau getötet, vorher eine andere schwer verletzt, getrieben von einer Zwangsfantasie. Sie sind seit Jahrzehnten deshalb inhaftiert. Ich lese immer wieder, eine solche Zwangsfantasie sei nicht veränderbar. Wie sehen Sie das?

Herr L.: Meine Erfahrung ist eine andere. Ich hatte mich hier im Gefängnis für die Teilnahme an einer intensiven Gruppentherapie, genannt AIP (Ambulantes Intensiv Programm) entschieden, weil ich mich von meinen perversen Zwangsfantasien lösen wollte, um irgendwann ein normales Leben in Freiheit führen zu können. Die Entscheidung für die Therapie, mit allen Konsequenzen und Unbekannten, war der erste Schritt. Der zweite und sicherlich wichtigste Schritt war, mich zu meinen – damals noch vorhandenen – Fantasien zu bekennen und sie zunächst einmal wertfrei anzuerkennen, als ein Teil von mir. Der dritte und langfristig äußerst bedeutende Schritt war (neben der Gruppentherapie) das Aufbauen einer guten Vertrauensbasis und Beziehung zu meiner Einzeltherapeutin. Im Einzelgespräch mit ihr konnte ich unbefangen und völlig frei über meine tiefsten Abgründe reden. Das viele Reden und

Ausleuchten, das Hinschauen, die vielen beschämenden Momente, das Aushalten-Müssen, die Tränen der Ohnmacht und Hilflosigkeit, Rückschläge, Erfahrungen noch und noch – anfangs wusste ich ja gar nicht, was mich da erwartete. Dann das allmählich spielerische und natürliche Umgehen mit den Fantasien, das Ausprobieren und Benutzen von neuen Elementen in der Fantasiearbeit. Sie bewirkten über Jahre hinweg – all meiner anfänglichen Skepsis zum Trotz – eben doch etwas. Die Fantasien, der Reiz daran, begannen irgendwann ganz langsam und unmerklich zu verblassen. Das Bedürfnis nach ihnen wurde immer geringer. Heute interessieren sie mich nicht mehr. Ich kann sie zur Fantasiekontrolle hervorholen und wieder weglegen – sie bedeuten mir nichts mehr.

MH: Vermutlich hat es lange gedauert, bis diese Zwangsfantasie sich verändern konnte. Was hat dabei geholfen?

HL: Ja, es dauert lange – aktuell sind es insgesamt 23 Jahre; zwölf Jahre seit Beginn der Gruppentherapie. Das AIP dauert sechs Jahre mit zunächst zwölf Stunden die Woche. Danach gibt es eine abflachende Therapieintensität und den Übergang in eine milieutherapeutische Umgebung – das seit aktuell drei Jahren.

Was mir geholfen hat? Ich bin einfach immer drangeblieben – allen Widrigkeiten zum Trotz – und habe nie groß an die Zukunft gedacht. Eine große Hilfe war sicher auch die gute Beziehung zu meiner Therapeutin. Sie war für mich eine Art Wanderkollegin auf dem langen Weg zur Selbstfindung. Sie führte mich durch den Dschungel der Verwirrungen und begleitete mich geduldig. Im Gespräch konnte ich loslassen und ich sein – das war enorm wichtig! Das Vertrauen war da und das half mir auch wirklich, über alles reden zu können, ohne mich schämen zu müssen. Wir haben auch viel gelacht – und dann flossen wieder Tränen. Ich konnte auch immer wieder gut abschalten und loslassen. In der Musik und mit Yoga beispielsweise. Ich versuchte immer wieder, mir nicht Gedanken zu machen über Sachen, die ich im Moment nicht verändern konnte.

MH: Viele Menschen haben solche gewaltvollen oder ähnliche Zwangsfantasien. Gibt es etwas, das Sie ihnen als Ermutigung sagen könnten?

HL: Es lohnt sich, Zwangsfantasien behandeln zu lassen – auch wenn es ein langer und mühsamer Weg ist. Es gibt weniger Opfer, und der Gewinn an Lebensqualität und Lebensfreude ist enorm. Ein Leben mit Zwangsfantasien kann so unglaublich einengend und reduzierend sein! Ist es das wert? Was verliere ich, wenn ich die Fantasien aufgebe? Was gewinne ich? Ist es nicht einfach nur schön, sein Leben frei verwirklichen zu können, so wie es die meisten Menschen machen – ohne irgendwelche selbst geschaffenen Begrenzungen? Auch ich kann dazu gehören. Zwangsfantasien muss ich mir nicht gefallen lassen. Ich kann sie zumindest einschränken und schon gewinne ich an Lebensqualität. Ich muss es nur wollen – und das Leben wird es mir danken. Wenn ich es dann irgendwann geschafft habe, ist das ein unglaublicher Gewinn! Eine Befreiung! Und plötzlich bin ich offen für Sachen, an die ich früher nie gedacht habe. Es gibt so viele interessante Nuancen und Feinheiten im Leben, die mir nun allmählich zugänglich und erlebbar werden – dieses neue starke Gefühl der Selbstbestimmung und Lebensfreude lässt mich aufblühen und – ich werde gesehen!

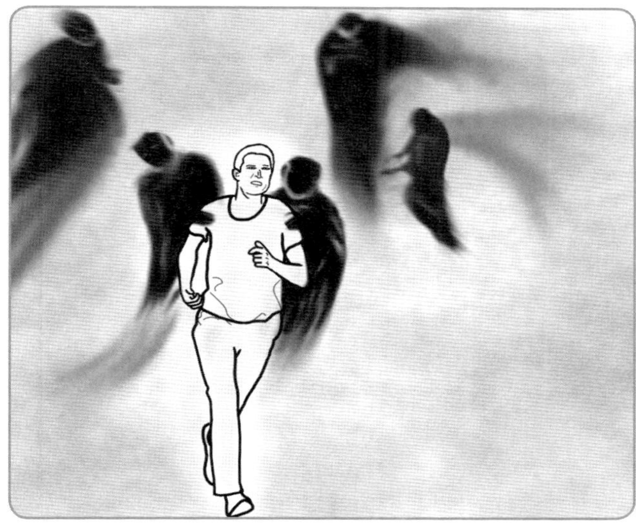

MH: Ihrer Beobachtung nach: Wer hat eine Chance, sich tatsächlich zu verändern, und wer eher nicht?

HL: Nur wer sich verändern will und dranbleibt, hat primär die Chance, sich verändern zu können. Der Wille muss schon da sein! Ansonsten geht nichts und Zwangstherapien bringen aus meiner Sicht nichts.

MH: Geht es nur darum, die Fantasien mit viel Aufwand zu unterdrücken und dadurch in Schach zu halten – oder worum geht es, wenn etwas wirklich anders werden soll?

HL: Zwangsfantasien auf Dauer unterdrücken zu wollen funktioniert niemals! Je länger ich sie unterdrücke oder von mir weise, umso intensiver wird das Verlangen nach ihnen. Wenn ich etwas verändern will, muss ich als Erstes die Fantasien als einen Teil von mir akzeptieren. Sie sind ein Teil von mir. Ich darf das nicht werten!

Sie machen mich aus, gehören zu mir, das bin ich. Wenn ich sie als zu mir gehörend begriffen habe, kann ich mit ihnen arbeiten. Ich kann sie hervorholen und wieder weglegen – ohne Zwang und ohne Scham. Ich hole sie aktiv hervor und ich lege sie aktiv wieder weg. Ich bestimme das – und nur ich! Wenn ich das oft genug aktiv mache, wird sich der Zwang, sie hervorholen zu müssen, allmählich auflösen. Die Fantasien werden kontrollierbar. Sie sind zwar noch da, aber ich kann sie kontrollieren. Ich bin ihnen nicht mehr ausgeliefert, sondern ihr gleichberechtigter Partner. Ich kann mitbestimmen und mitreden, wann ich was machen will. Das ist wichtig, um die Fantasien mit fachlicher Hilfe irgendwann in eine andere, ungefährliche oder zumindest weniger gefährdende Richtung lenken zu können. Es geht also nicht um deren Unterdrückung, sondern vielmehr darum, mit ihnen adäquat umgehen zu lernen, ohne dass dabei Menschen zu Schaden kommen.

MH: Sie haben eine Frau getötet, als Sie damals Ihre Fantasie ausgelebt haben (siehe Wick & Schmitt 2012). Ich weiß, Sie wissen – das kann man nicht „wiedergutmachen". Aber was dann? Wie gehen Sie damit um? Drücken Sie es weg? Denken Sie ab und zu daran, und wenn ja, wie? Haben Sie versucht, eine Art „Kompensation" zu finden – irgendetwas „Gutes" zu tun, das etwas von der enormen Schuld nimmt, die Sie da auf Ihren Schultern (oder wo auch immer) haben? Oder empfinden Sie nur Leere, wenn Sie daran denken?

HL: Natürlich denke ich ab und zu an die Tat. Was ich gemacht habe, kann ich ja nicht einfach vergessen – und verdrängen geht auch nicht. Es gibt immer wieder Situationen, wo ich mit meiner Tat direkt oder indirekt konfrontiert werde. Sei es durch Therapiegespräche, durch Medienberichte über aktuelle Ereignisse, die hier in der Anstalt, unter den Insassen, immer mal wieder für heftige Diskussionen sorgen, oder auch durch die regelmäßig wiederkehrenden Gutachtergespräche, wo dann die Tat jeweils ganz genau angeschaut wird.

Ich habe eine Art „Kompensation" gefunden, indem ich meine Fantasien in unendlich vielen Therapiestunden offengelegt und ausgeleuchtet habe. Vielleicht können jetzt auch andere Betroffene, die meine Geschichte gelesen und verstanden haben, für sich etwas herausziehen – und gar die verhängnisvolle Deliktschiene vermeiden oder noch früh genug abspringen. Vielleicht können durch meine Schilderungen weitere Opfer verhindert werden. Das ist das, was ich machen kann. Die enorme Schuld bleibt aber bestehen.

Mittlerweile habe ich auch emotional den Zugang zur Tat gefunden. Wenn ich da verweile, fühle ich mich manchmal eingehüllt in Trauer und Schmerz. Berührende Stille kehrt jeweils ein und füllt die Leere. Solche Momente der Besinnung gelingen mir nicht so oft, aber hin und wieder erlebe ich sie hautnah.

Interview 11 | „Das Prinzip der Prävention muss gleichrangig sein mit dem Schuldprinzip"

Ein Gespräch mit dem Forensik-Experten
Prof. Frank Urbaniok

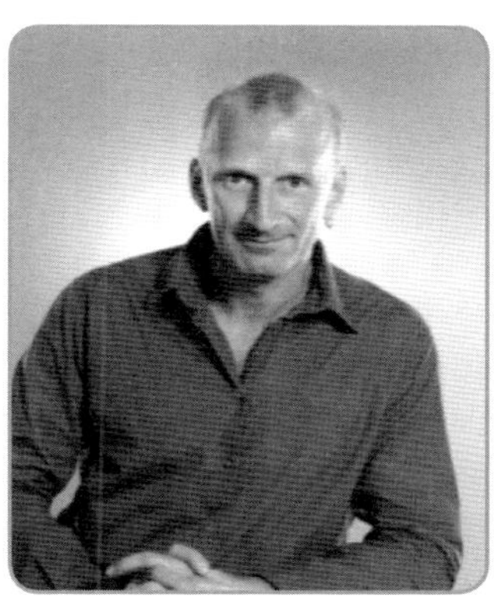

Vorbemerkung: Frank Urbaniok ist es in unserer Korrespondenz wichtig gewesen, seine Terminologie zu verwenden. Seine Ansichten etwa zur „Persönlichkeit" von Straftätern sowie zu Schuldfähigkeit, Prävention von (weiteren) Straftaten und der Fachdiskussion zum angeblich mangelnden „freiem Willen" von Tätern werden viele LeserInnen interessieren.

Michaela Huber: Welche Gruppen von Straftätern unterscheiden Sie?

Frank Urbaniok: Straftäter sind keine homogene Population. Es gibt sehr viele verschiedene Untergruppen, die sich in ihren jeweiligen Persönlichkeitsprofilen unterscheiden. Wir sprechen von prognostischen Syndromen, die uns dabei helfen, Straftäter bestimmten Untergruppen zuzuordnen. Prognostische Syndrome sind sogenannte risikorelevante Persönlichkeitsmerkmale bzw. Kombinationen von solchen Merkmalen. Gemeint sind damit persönliche Eigenschaften, die die Wahrscheinlichkeit für die Begehung von Straftaten erhöhen. Manche dieser prognostischen Syndrome haben Überschneidungen zu psychiatrischen Diagnosen, z. B. Verfolgungswahn im Rahmen einer Schizophrenie oder Pädosexualität. Andere prognostische Syndrome haben aber nichts mit Diagnosen zu tun, z. B.

- ein Dominanzfokus: das ist eine stabile, in der Persönlichkeit verankerte Bedürfnislage, gegenüber anderen Menschen eine dominante Position einzunehmen;
- eine chronifizierte Vergewaltigungsdisposition: das ist eine stabile und unabhängig von bestimmten Situationen oder Zeiten bestehende Disposition, gewalttätige Sexualität als attraktiv zu erleben;
- eine delinquenz-fördernde Weltanschauung: das sind Überzeugungen und Glaubenseinstellungen, die die Wahrscheinlichkeit für bestimmte Straftaten erhöhen, z. B. religiöse Überzeugungen bei Selbstmordattentätern oder die Meinung, als Ehemann die völlige Verfügungsgewalt über die eigene Ehefrau zu haben.

MH: Sie haben die Begrifflichkeit Persönlichkeits- und Situationstäter geprägt. Was ist damit gemeint?

FU: Bei Persönlichkeitstätern handelt es sich um Personen, die solche gerade benannten, risikorelevanten Persönlichkeitsmerkmale fest in ihrer Persönlichkeit als Eigenschaften verankert haben. Diese risikorelevanten Persönlichkeitsmerkmale führen zu einer Motivation, bestimmte Straftaten zu begehen. Aufgrund dieser Motivation wartet der Persönlichkeitstäter nicht auf eine sich bietende Gelegenheit, sondern er schafft sich aktiv Situationen, in denen er Straftaten begehen kann. Beispiel: Die Beziehungs- und Sexualitätswünsche eines Kernpädosexuellen sind grundsätzlich auf Minderjährige ausgerichtet. Das (risikorelevante) Persönlichkeitsmerkmal „Pädosexualität“ führt zu einer nachhaltigen Motivation für entsprechende reale Kontakte. Die nachhaltige Motivation führt häufig dazu, dass die Person aktiv Situationen sucht und schafft, in der solche Kontakte (bzw. Übergriffe) möglich werden. Anders der Situationstäter. Er weist in seiner Persönlichkeit keine oder nur sehr schwach ausgeprägte risikorelevante Eigenschaften auf. Er wird nur in sehr speziellen, unwahrscheinlichen Situationen eine Straftat begehen.

Einfach gesagt: Beim Persönlichkeitstäter ist die Person der determinierende Faktor für die Straftat, beim Situationstäter ist es hingegen die Situation. In unseren Breiten sind die meisten Gewalt- und Sexualstraftäter Persönlichkeitstäter.

MH: Wie lassen sich die Rückfallrisiken von Straftätern verringern?

FU: Theoretisch gibt es zwei Ansatzpunkte, um Rückfallrisiken zu senken. Das Risiko sinkt, wenn sich die Ausprägung risikorelevanter Persönlichkeitsmerkmale verringert. Bei diesem Weg handelt sich also um eine Persönlichkeitsveränderung im engeren Sinne. Der zweite Ansatzpunkt besteht darin, dass protektiv wirksame Kompensationsfähigkeiten entwickelt werden, z. B.:

- die Erhöhung deliktpräventiver Steuerungsfähigkeit,
- das frühzeitige Erkennen von Risikoentwicklungen,
- das Nachfühlen des Opfererlebens,
- die genaue Kenntnis eigener Deliktmechanismen (z. B. eigene Risikoentwicklungen frühzeitig erkennen können),
- das Vermeiden von risikoerhöhenden Stimuli,
- die Einbindung in protektiv wirksame Behandlungs- und Betreuungssettings

und vieles mehr.

MH: Das heißt: Sie kümmern sich gar nicht um die Entstehung der Persönlichkeit, die dann Straftaten begeht, und arbeiten das nicht auf, sondern Sie konzentrieren sich ausschließlich darauf, zukünftige Delikte zu verhindern?

FU: All den von mir hier genannten Elementen ist gemeinsam, dass sie das Risiko, eine Straftat zu begehen, nicht dadurch vermindern, dass sie die gesamte Persönlichkeit des Betreffenden verändern. Vielmehr handelt es sich um sowohl in Gedanken wie in (Körper-)Gefühlen verankerte Kenntnisse und Fähigkeiten, die gegen deliktrelevante Handlungsmotivationen eingesetzt werden können, in der Art: „Ich spüre das Bedürfnis, aber kann dagegen angehen." Selbstverständlich ist es optimal, wenn sowohl kompensatorische Fähigkeiten wie Persönlichkeitsveränderungen bewirkt werden können.

MH: Also, was ist es dann, das zukünftige Straftaten verhindern hilft?

FU: Es gibt drei verschiedene Möglichkeiten:

1. Es werden – vor allem durch deliktorientierte Therapieinterventionen – kompensatorische Fähigkeiten etabliert, ohne dass es zu einer eigentlichen Veränderung der risikorelevanten Grundproblematik kommt (z. B. Pädosexualität). Diese Situation ist vergleichbar mit einer erfolgreichen Suchttherapie. Der Klient bleibt z. B. weiter alkoholabhängig, er lernt aber, mit dieser Abhängigkeit umzugehen und abstinent zu leben.
2. Es kommt zu einer Persönlichkeitsveränderung, durch die risikorelevante Persönlichkeitsmerkmale in ihrer Ausprägung vermindert oder gar gänzlich zum Verschwinden gebracht werden, ohne dass gleichzeitig kompensatorische deliktpräventive Fähigkeiten aufgebaut werden (z. B. eine delinquenz-fördernde Weltanschauung ist nicht mehr vorhanden).
3. Es kommt zu risikorelevanten Persönlichkeitsveränderungen und gleichzeitig werden deliktpräventiv wirksame Kompensationsfähigkeiten etabliert.

Persönlichkeitsveränderungen sind meist nur allmählich und nur in sehr langfristigen Zeiträumen zu erreichen. Dennoch gehören die meisten der erfolgreichen Therapieverläufe zur dritten Gruppe, wobei üblicherweise der Aufbau kompensatorischer Fähigkeiten überwiegt.

MH: Es heißt, schwere Gewalttäter sind zum größten Teil hirnorganisch verändert, haben keinen freien Willen, sind krank, müssen lebenslang unter Kontrolle gehalten werden. Wie sehen Sie das?

FU: Diese These der sogenannten neurobiologischen Determination ist meiner Ansicht nach falsch. Sie verkennt zum einen, dass wir es im Bereich von Straftätern fast immer mit relativer Determination zu tun haben. Das heißt, gewisse Persönlichkeitsmerkmale erhöhen die Wahrscheinlichkeit für ein bestimmtes Straftatverhalten, determinieren es aber nicht zu 100 %. So hat ein Pädosexueller eine erhöhte Wahrscheinlichkeit dafür, Übergriffe auf Kinder zu verüben. Er kann sich aber auch dagegen entscheiden. Somit ist die Straftat ein Zusammenspiel aus bestimmten Persönlichkeitsmerkmalen, die eine relative Determinationskraft haben, und dem vorhandenen Spektrum an Entscheidungsoptionen einer Person.

MH: Aber es gibt doch viele Studien, die scheinbar belegen, dass Straftäter hirnbiologische Defizite haben?

FU: Hier darf man zunächst Kausalität und Determination – also Ursache und Festlegung – nicht verwechseln. So wird aus vermeintlichen neurobiologischen Korrelaten, die bei Straftätern festgestellt worden sind, abgeleitet, dass sie der Grund für die Straftat seien und die Person deswegen nicht anders habe handeln können. Es ist aber einerseits festzuhalten, dass die gegenwärtige Forschung weit davon entfernt ist, die zum Teil behauptete Kausalität auch nur in Ansätzen nachweisen zu können. Strafbares Verhalten ist kein einheitliches Phänomen. Es kommt in unterschiedlichen Erscheinungsformen vor und es gibt eine Vielzahl verschiedenster Subgruppen von Straftätern. Das bedeutet, dass eine Vielzahl verschiedener Parameter in großen Stichproben kontrolliert werden müssten, um entsprechende kausale Schlussfolgerungen ziehen zu können. Die derzeit existierenden Studien sind nicht annähernd in der Lage, die methodischen Voraussetzungen dafür zu gewährleisten, allgemeine Kausalbeziehungen nachzuweisen.

Es kommt andererseits hinzu, dass selbst wenn die Kausalität nachgewiesen wäre, dies keinerlei Beleg für die Festlegung eines Verhaltens wäre. Wenn ein Verhalten vollständig determiniert wäre, dann wäre es – zumindest theoretisch – zu 100 % vorhersagbar. Bis jetzt liegen noch nicht einmal die methodischen Voraussetzungen für den Kausalitätsnachweis vor. Von einem Beleg für die postulierte absolute Determination kann erst recht nicht die Rede sein. Man tut ohnehin gut daran, die Entscheidungsoptionen eines Menschen nicht auf ein theoretisches und hoch spekulatives Konzept, sondern konkret auf das sichtbare Verhalten zu beziehen.

MH: Was heißt das für die Schuldfähigkeit eines Täters?

FU: Wie viel Entscheidungsspielraum ein Mensch hat, lässt sich nicht zuletzt an konkreten Tatmerkmalen ablesen. Eine Tat, bei der ausgeprägte Planungen, flexibles situatives Reagieren, situative Entscheidungsvorgänge, Merkmale hochgradiger Verhaltenssteuerung u. Ä. feststellbar sind, sprechen tendenziell für ein eher größeres

Spektrum an Entscheidungsoptionen. Dabei gilt für die Mehrzahl aller Straftäter, dass Willensbildungs-, Entscheidungs-, Verhaltenssteuerungs-, Planungs-, Wahrnehmungs- und Verhaltenskontrollfähigkeiten durch die vorhandenen risikorelevanten Eigenschaften nicht so weit eingeschränkt sind, dass von einer Verminderung der Schuldfähigkeit gesprochen werden könnte. Nur in einem Teil der Fälle liegen Faktoren für eine Verminderung der Schuldfähigkeit und in einem noch kleineren Teil Gründe für eine völlige Schuldunfähigkeit vor.

MH: Die Zahlen für den Anteil der Psychopathen unter den Wiederholungs-Gewalttätern schwanken stark, zwischen 5 % und über 40 % der Inhaftierten bzw. der Forensikpatienten. Wie sehen Sie a) das Psychopathie-Konzept und b) diese Zahlen? Haben Sie eigene?

FU: Das Psychopathie-Konzept beschreibt eine für die Forensik hoch relevante Tätergruppe. Von einer Vielzahl von Studien ist bekannt, dass diese Tätergruppe ein deutlich erhöhtes Risiko für Gewalttaten aufweist. Das hat u.a. etwas mit der hohen Selbstbezogenheit dieser Personen, ihren geringen Hemmschwellen, dem mangelnden Angst- und Empathieempfinden, dem manipulierenden und instrumentalisierenden Verhalten sowie der mangelnden Bindung an Regeln und Normen und andere Personen zu tun. Ähnlich wie bei den Persönlichkeitsstörungen handelt es sich aber weniger um ein strikt kategoriales System (im Sinne Psychopathen versus Nicht-Psychopathen), sondern um ein dimensionales Konzept. Es gibt also Personen mit mehr oder weniger stark ausgeprägten psychopathischen Eigenschaften. Die Psychopathie stellt demnach eine relevante Subgruppe von Straftätern dar. Die Zahlen schwanken aber je nach Population enorm. So finden sich klassischerweise im nordamerikanischen Raum sehr viel höhere Prävalenzzahlen als in Europa. Bislang ist unklar, woher diese Differenz rührt. Es kann sich um ein unterschiedliches Bewertungsverhalten der Untersucher oder aber auch um tatsächlich verschiedene Prävalenzzahlen handeln. Generell ist anzunehmen, dass das Vorkommen von psychopathischen Eigenschaften in der Forensik tendenziell überschätzt und zu häufig diagnostiziert wird. Ein Problem stellen in diesem Zusammenhang reine aktengestützte Erhebungen von forensisch nicht speziell erfahrenen Untersuchern dar. Relevante psychopathische Problematiken finden wir in unseren Populationen hoch rückfallgefährdeter Gewalt- und Sexualstraftäter mit einer Prävalenz von 5 bis maximal 10 %. Das heißt, es handelt sich um eine relevante Gruppe, aber in mindestens 90 % der Fälle liegen andere risikorelevante Problematiken vor.

MH: Der Neurowissenschaftler Gerhard Roth sagt, etwa ein Drittel der Täter seien biologisch festgelegt, der Rest durch Umwelteinflüsse so geworden; so gut wie alle hätten massive Erfahrungen in früher Kindheit von Vernachlässigung, Verwahrlosung und / oder Gewalt. Ihre Sicht der Dinge?

FU: Ich gehe ebenfalls davon aus, dass die biologische oder besser persönlichkeitsstrukturelle Disposition bei einem relevanten Teil der Gewalt- und Sexualstraftäter eine Rolle spielt. Vermutlich dürfte es sich bei dieser frühen Determination aber um eine Kombination aus bestimmten disponierenden Persönlichkeitseigenschaften, eigenen – durchaus auch schon in der Kindheit sichtbaren – Entscheidungen, auf diesem Weg zu bleiben, und variablen Entwicklungseinflüssen handeln. Ebenfalls sehen wir bei einer relevanten Gruppe negative Kindheitserlebnisse bis hin zu potenziell traumatisierenden Kindheitserfahrungen. In unserer Zürcher Forensikstudie fanden wir für die Gewalt- und Sexualstraftäter im Kanton Zürich bei einem Drittel solch ungünstige Entwicklungsbedingungen. Bei zwei Dritteln fanden wir dies nicht. Dabei ist allerdings auch zu berücksichtigen, dass es viele Menschen mit negativen Kindheitserfahrungen gibt, die nicht zum Straftäter werden. Man darf hier also keinesfalls von einem Automatismus ausgehen.

Zusammenfassend würde ich es so formulieren: Frühere Gewalterfahrungen sind ein Risikofaktor für spätere eigene Gewalttätigkeit. Dies dürfte nach meinen Erfahrungen für ein Drittel bis die Hälfte der schweren Gewaltstraftäter zutreffen. De facto ist das aber kein alleinerklärender Aspekt und relativiert in abstrakter Weise nicht die Verantwortung des einzelnen Täters für seine Tat. Die jeweilige Verantwortlichkeit muss im Einzelfall differenziert abgeklärt werden. Bei mindestens 50 % der schweren Gewalt- und Sexualstraftäter finden wir solche negativen Entwicklungsfaktoren nicht. Hier dürften für einen Teil der Fälle frühe (relativ) determinierende Persönlichkeitsfaktoren ebenso eine Rolle spielen wie selbst gewählte Entscheidungen für einen bestimmten Sozialisationsprozess bzw. Lebensstil.

MH: Welche Täter haben eine realistische Chance auf Veränderung, welche nicht, und wie finden Sie das heraus?

FU: Es gibt eine kleine Gruppe hochgefährlicher, unbehandelbarer Straftäter, die es frühzeitig zu identifizieren und zu sichern gilt, etwa durch Sicherungsverwahrung. Kern dieses Identifikationsprozesses ist eine möglichst professionelle und differenzierte Risiko- und Therapieerfolgseinschätzung. Wichtig ist hierbei, die entsprechenden Standards für solche Einschätzungen einzuhalten (differenzierte Auseinandersetzung mit dem Einzelfall, genaues Aktenstudium, Einsatz standardisierter Risikobeurteilungsinstrumente etc.).

Wir haben im Jahr 2006 selber eine Studie zu unbehandelbaren „High-Risk-Offendern“ durchgeführt. Es handelte sich um acht Täter, die aufgrund gesetzlicher Vorgaben entlassen werden mussten, obwohl sie gemäß unserer Risikoeinschätzung alle als hoch rückfallgefährdet und unbehandelbar galten. Alle Täter wurden schwer rückfällig. Durch die Entlassung dieser acht Hoch-Risiko-Täter gab es 24 neue Opfer von schweren Gewalt- und Sexualdelikten. Die High-Risk-Offender-Studie hatte maßgeblichen Einfluss darauf, dass in der Schweiz im Jahre 2007 das Instrument der nachträglichen Sicherungsverwahrung eingeführt wurde – im Übrigen anders konstruiert als in Deutschland, nämlich nicht an „neue Tatsachen“ gebunden, sondern als nachträgliche Fehlerkorrektur eines „falschen Gerichtsurteils“ im Sinne eines Revisionstatbestandes.

MH: Immer wieder wird beklagt, dass Täter ein Anrecht auf Therapie, die Opfer aber unendliche Schwierigkeiten haben, eine Psychotherapie finanziert, geschweige denn ihre sonstigen Kosten ersetzt zu bekommen. Ihre Meinung dazu?

FU: Ich finde es falsch, Therapie- und Betreuungsangebote für Straftäter und für Opfer gegeneinander auszuspielen. Es ist kein Entweder-oder, sondern ein Sowohl–als-auch. Therapien für Straftäter sind eine Frage der Vernunft. Es ist zu berücksichtigen, dass 99 % aller Gewalt- und Sexualstraftäter ohnehin irgendwann entlassen werden, spätestens wenn sie ihre endliche Freiheitsstrafte verbüßt haben. Da man zudem weiß, dass sich durch geeignete Therapien 30 bis 50 % der Rückfälle verhindern lassen, ist Therapie effektiver Opferschutz. 30 bis 50 % weniger Rückfälle heißt, 30 bis 50 % weniger Opfer. Genauso richtig ist es aber auch, dass Opfer unsere volle Solidarität und Zugang zu effektiven Betreuungs-, Unterstützungs- und Therapieangeboten haben. Das zu gewährleisten ist ebenso eine gesellschaftliche Verpflichtung wie die Verhinderung zukünftiger Straftaten. Von daher ist es falsch, zwischen beiden notwendigen und legitimen gesellschaftlichen Verpflichtungen einen Gegensatz aufzubauen. Beides ist notwendig, beides sind zwei unterschiedliche Seiten derselben Medaille.

MH: Das Konzept in Zürich (Zürcher PPD-Modell) ist anders als der deutsche Strafvollzug – inwiefern? Was machen Sie besser?

FU: Das Zürcher Modell ist ein konsequent auf Prävention ausgerichteter Justizvollzug. Von zentraler Bedeutung ist die strukturelle und organisatorische Integration eines fachlich unabhängigen Kompetenzzentrums für forensische Psychiatrie und Psychologie in die Strukturen der Justiz. Der Psychiatrisch-Psychologische Dienst (PPD) ist ein gleichberechtigter, in die übergeordneten Entscheidungsstrukturen eingebundener Partner des Gefängniswesens, der Bewährungshilfe und der Strafvollstreckung.

Wesentliche Aufgabe des Dienstes ist die Sicherstellung der flächendeckenden Verfügbarkeit professioneller Risikobeurteilungen sowie spezifischer risikosenkender Therapien für rückfallgefährdete Straftäter. Mit aktuell ca. 60 Mitarbeitern werden bei insgesamt 1500 Straftätern jährlich ca. 12000 Konsultationen durchgeführt. Ungefähr 250 hoch rückfallgefährdete Gewalt- und Sexualstraftäter befinden sich jeweils in deliktpräventiven Therapieprogrammen.

MH: Wie erfolgreich ist dieses Zürcher PPD-Modell?

FU: Die Ergebnisse unserer Arbeit werden fortlaufend evaluiert. Gegenwärtig weisen die von uns behandelten, hoch rückfallgefährdeten Straftäter im Vergleich zu einer Kontrollgruppe eine erheblich geringere Quote einschlägiger Rückfälle auf. Die Rückfallrate konnte im Vergleich zur Kontrollgruppe um mehr als 50 % verringert werden.

MH: Sie fordern, dass das Präventionsprinzip neben dem Schuldprinzip gleichrangig etabliert wird. Was meinen Sie damit?

FU: Das Schuldprinzip ist vergangenheitsorientiert. Demgegenüber ist für den Schutz von (potenziellen) Opfern das Präventionsprinzip entscheidend. Es unterscheidet sich vom Schuldprinzip fundamental. Beim Präventionsprinzip geht es nicht darum, die vergangenheitsorientierte Schuld zu bewerten. Vielmehr ist die entscheidende Frage: Welches Risiko geht von einem bestimmten Täter in Zukunft aus? Es liegt auf der Hand, dass beide Prinzipien zu völlig unterschiedlichen Bewertungen führen können.

MH: Können Sie ein Beispiel nennen?

FU: Ein Täter, der eine andere Person mit dem Tode bedroht, erfüllt den Tatbestand einer Drohung. Dabei handelt es sich um ein leichtes Delikt, das – wenn überhaupt – nur eine sehr geringe Schuldstrafe nach sich zieht. Unter Präventionsgesichtspunkten kann die Drohung aber Ausdruck eines außerordentlichen Risikos für das mögliche Opfer sein. Ist diese nämlich ernst gemeint, dann ist der Täter auch bei geringer Schuld als sehr gefährlich in der Zukunft einzuschätzen. Oder: Warum erfährt der Täter, wenn er vom Opfer angezeigt wird, in aller Regel die Adresse des Opfers? Das ist aus Sicht des Opfers absolut unverständlich und unter Opferschutzaspekten falsch.

MH: Was müsste Ihrer Meinung nach aus Sicht der Gewaltopfer geschehen?

FU: Es greift unter Präventionsgesichtspunkten zu kurz, wenn der Umgang mit Straftätern nur eine Sache zwischen Staat und Täter ist, bei der die Schuldfrage den einzigen Maßstab darstellt. Mit den (potenziellen) Opfern sitzt eine dritte Partei am Tisch. Schuldprinzip und Rechtsstaatlichkeit sind für ein zivilisiertes Rechtssystem elementar. Um die gleichermaßen vorhandenen legitimen Rechte von (potenziellen) Opfern aber angemessen zu berücksichtigen, wäre eine gleichrangige Verankerung des Präventionsprinzips wesentlich. Das fordere ich auch auf internationaler Ebene schon seit Langem (siehe auch ↗ http://www.z-o-c.org).

Prof. Dr. Frank Urbaniok leitet seit 1997 als Chefarzt die größte forensische Institution der Schweiz. Er lehrt an den Universitäten Zürich, Bern und Konstanz und gilt als international führender Experte im Bereich der forensischen Psychiatrie. Mit FOTRES (Forensisches Operationalisiertes Therapie-Risiko-Evaluations-System) entwickelte er ein eigenes Risikobeurteilungsinstrument, das in verschiedenen Ländern zum Einsatz kommt.

Nachwort

Wie man in den Wald hineinruft,
so schallt es heraus.

Deutsches Sprichwort

Und? Wissen Sie jetzt, was ein Täterintrojekt ist? Sehen Sie, ich habe es mir auch einfacher vorgestellt, als ich anfing. Da gab es diese wunderbare Definition des Kollegen Sandor Ferenczi, der in einem Vortrag 1932 zum ersten Mal von der „Identifikation mit dem Aggressor" sprach (Ferenczi 1933) und sich dabei eine Art Fremdkörper vorstellte, der „wie ein malignes Über-Ich Schuldgefühle verursacht und zur Identifikation zwingt" (Hirsch 2011). Dieser ersten Beschreibung folgten tonnenweise psychoanalytische Literaturen in einer sehr eigenen, wohl nur Eingeweihten verständlichen Sprache, die im Grunde dasselbe aussagten wie Ferenczi: Offenbar muss sich das von den Eltern gequälte Kind – wir würden heute sagen: um Bindung aufrechterhalten zu können – mit dem misshandelnden Erwachsenen identifizieren, und dann verinnerlicht er dessen gewalttätiges Denken, Fühlen und Handeln.

Interessant aber ist, dass wir inzwischen schon sehr viel mehr wissen. Wir haben ja Kenntnis von dissoziativen Prozessen, die wir sogar in neurophysiologischen Zuständen „sehen", weil wir über moderne bildgebende Verfahren beobachten und messen können. Das bedeutet: Es handelt sich bei den nach innen genommenen Absichten, Empfindungen, Handlungsimpulsen etc. des Täters durch das Opfer nicht um eine Art Verdrängungsleistung, wie es die Psychoanalytiker viele Jahrzehnte lang unterstellten. Sondern offenbar um einen viel primitiveren, bewusstseinsferneren Vorgang: In Situationen, die durch traumatischen Stress massive Dissoziation – also eine Aufteilung der Persönlichkeit – erzwingen, übernimmt ein Anteil der Persönlichkeit es, den Täter in seinem So-Sein innerlich zu ver-körpern, ihn zu spiegeln sozusagen, wobei die sogenannen Spiegelneurone offenbar eine wichtige Rolle spielen. Es handelt sich also offenbar nicht um eine Art Modell-Lernen, sondern um einen viel einfacheren neurologischen Spiegelungsvorgang. Sie haben die Äußerungen von Onno van der Hart in diesem Buch gelesen, einer der Erfinder (oder muss man sagen: Wieder-Entdecker? Denn der (Er-)Finder war wohl Pierre Janet Ende des 19. Jahrhunderts) der strukturellen Dissoziationstheorie. Er spricht von „täterimitierenden Anteilen". Doch reicht das aus, um das Phänomen zu verstehen?

Wenn Sie das Buch sorgfältig studiert haben, werden Sie entdeckt haben, dass es noch andere „Feinde im Innern" gibt als nur täteridentifizierte Anteile. Sondern selbstschützende, aber nach innen oder nach außen aggressive Anteile, die dafür sorgen, dass die Persönlichkeit möglichst keine vertrauensvolle Bindung und keine Risiken eingeht, einzig aus dem Grund, weil man „niemandem trauen" soll. Auch diese Anteile, aus eigener bitterer Erfahrung lernend, können für TherapeutInnen oder auch die Alltagspersönlichkeit eines Opfers äußerst hinderlich sein und als „Feind im Innern" empfunden werden. Weiter: Aus der Arbeit mit hoch dissoziativen Menschen, deren Selbst-Anteile über ein eigenes Ich-Bewusstsein verfügen, wissen wir: Die Anteile, die nicht unmittelbar Erinnerungen an Gewalt enthalten und nicht die Alltagspersönlichkeit sind, können sich enorm adaptieren an moderne heutige Gegebenheiten. Sie können ein Eigenleben entwickeln, sich an neue Lebensumstände anpassen und „lernen" – auch wenn die Alltagspersönlichkeit die ganze Zeit über etwas völlig anderes will, andere Wege einschlägt etc.

Weiter: Diese ursprünglich aus der Misshandlungs- oder Verlassenheitserfahrung mit den primären Bindungspersonen (Eltern) stammenden Anteile der Persönlichkeit können eigene Allianzen bilden mit bestimmten, der Alltagspersönlichkeit weitgehend „fremden" Ich-Anteilen (inneren Beobachtern oder an lustvoller Verbotsübertretung interessierten Anteilen zum Beispiel oder Zwangsgedanken und -impulsen ...) und können ganze „Schichten von unterschiedlichen Teilpersönlichkeiten" im Innern bilden. Damit nicht genug: Es gibt auch noch die Anteile, die täterloyal direkt durch die Täter in die Persönlichkeit „hineingefoltert" wurden. So kann ein Täter das, sagen wir, Kind foltern und ihm sagen: „Gleich wirst du die Augen aufmachen. Und das Kind, das die Augen aufmacht, wird Judith heißen und Judith wird alles machen, was ich sage", sodass es dann im Innern der Persönlichkeit eine täterloyale „Judith" geben wird, die alles tut, was der Täter sagt. Solche Anteile können wiederum anderen Persönlichkeitsbereichen als „implantiert" und völlig Ich-fremd vorkommen. Folterer im Bereich organisierter Formen von sogenannter Kinderpornografie und Kinderprostitution, destruktiver Kulte etc. haben sich längst des Wissens um die Möglichkeit solcher Implantate bedient und „trainieren" ihre Opfer darauf, gehorsam zu sein.

Auch jenseits solcher spezifischen Trainings sind viele Menschen täterloyal. Häufig sogar in ihrem Alltags-Ich. Sie haben vielleicht verinnerlicht, dass es am wichtigsten sei zu funktionieren; dass man die Familie (gleichgültig, wie viel Gewalt in ihr herrscht/e) nicht im Stich lassen dürfe; dass einem ohnehin niemand glaubt; dass man „mutterseelenallein" es nicht schaffen könne, durchs Leben zu kommen; dass „eine Tracht Prügel" oder die „Doktor-Spiele" doch nicht geschadet hätten und so weiter. Viele, sehr viele verlassene und gequälte Kinder wachsen zu seelentauben und für ihre und die Schmerzen anderer blinden Erwachsenen heran und „schlagen sich irgendwie durch". Je früher sie Gewalt gegen sich oder andere anwandten, desto tiefer wird sie Teil ihrer Persönlichkeit.

Die einen erleben also durchbruchartige Zustände oder Anteile von Zerstörungskraft. In die anderen sickert das Zerstörungspotenzial wie Gift in ihr Wesen und macht sie blind und taub für Mitgefühl.

Mit anderen Worten: Das, was ich hier – der allgemeinen Gepflogenheit folgend – Täterintrojekte genannt habe, besteht aus einer Vielzahl von unterschiedlichen Persönlichkeitsanteilen, die teils wortwörtlich spiegeln und wiederholen, was Täter wollten und gesagt haben, teils aber auch ein Eigenleben mit u.U. sogar längst von den Ursprungstätern entkoppelten Wünschen und Handlungsimpulsen entwickelt haben. Gemeinsam ist nur die Ursprungssituation: dass in Momenten von existenzieller Not ein Teil (oder mehrere) der Persönlichkeit gar nicht anders kann, als die Spiegelung des anderen zu „machen" und diese Spiegelung im Innern zu speichern. Was daraus wird, kann sehr verschieden sein. Eine Mischung aus Impulsivität und kühler Planung kennzeichnet auf Dauer die Anteile, die nach innen oder nach außen zerstörerisch werden können: als Racheimpuls, mörderische Zwangsfantasie oder als eine Art innerer, jederzeit eruptiv werdender Aggressions-„Geysir". Wenn Menschen diese Impulse nach außen richten und zum Täter werden, müssen Gutachter und Behandler darauf achten, wie hoch der Anteil des (vielleicht sogar lustbetonten oder auch zwangsgesteuerten) Planens und Handelns ist und wie stark die Impulsivität ist. Ähnliches gilt für die Menschen, die ihre Wucht nach innen wenden, als Selbstverletzung, Suchtdruck oder Suizidalität.

Entscheidend ist: Wir müssen so früh wie möglich mit den Menschen in Kontakt kommen, die traumatischen Stress durch andere Menschen erlitten haben, und ihnen die Hand reichen, damit die „Spiegel-Splitter" des Täters oder der Täterin kein Eigenleben im Innern entwickeln oder sich immer weiter in die Persönlichkeit „hineinfressen", sondern verwandelt werden können. Aus der Wucht der erlittenen Gewalt können Menschen nämlich auch etwas Gutes machen. Leiderfahrung kann auch Wachstum anregen. Dann, wenn das Erlebte im Bewusstsein und mit möglichst allen Bereichen der Persönlichkeit wahrgenommen und zugeordnet werden kann. Die Folgen von traumatischem Stress sind Dissoziationen. Und die gehen, erst einmal chronisch geworden, nicht von alleine weg. Sie verändern sich aber, wenn man in Begleitung einer sicheren Bindungsperson Folgendes schafft: Man bleibt mit dieser sicheren heutigen Bindungsperson im Hier und Jetzt verbunden – und gleichzeitig öffnet man das traumatische Gedächtnis ein ganz kleines Stück weit und nimmt bewusst wahr, was man „damals" erlebt und wie man auf das Ereignis „damals" reagiert hat. Dann versucht man das, was Peter Fonagy „Mentalisieren" nennt. Man fragt sich: „Wie finde ich das eigentlich, was damals passiert ist? Wie bewerte ich das eigentlich? Was war daran schlimm? Wie hängen die Ereignisse von damals mit meinem späteren Werdegang und meinem heutigen Denken und Sein zusammen? Wie hat mein Körper damals reagiert – habe ich davon heute noch Spuren in meinem Körper?" Etc. Und man versucht, den anderen, der einem das angetan hat, zu verstehen. Nicht zu entschuldigen oder gar vorschnell zu verzeihen. Sondern zu verstehen. Zum ersten Mal eigentlich: „Wieso hat der das eigentlich gemacht?" Kinder entschuldigen ihre Eltern meist: „Ach, das hat der nicht so gemeint, das war nicht so schlimm, ich hatte das verdient" etc. Doch später, bei der Verarbeitung, können ganz andere Bewertungen wichtig sein: „Es war immer, wenn er betrunken und frustriert nach Hause kam." Oder: „Er hatte einfach Spaß daran, er hat es geplant, er hat es gewollt, er hätte sich auch anders entscheiden können ...".

Diese Bewertungen des eigenen und des Verhaltens des Täters oder der Täterin helfen dann, das Gewaltgeschehen oder die Vernachlässigungs- oder Verlusterfahrung zu verarbeiten. Und immer mehr Stückchen des großen Puzzles werden nach und nach zusammengesetzt: „Ah, das ist mir passiert, wirklich mir (nicht nur z. B. meiner Schwester). Ach, das hatte ja Anfang, Mitte und Ende – obwohl ich bis gerade eben noch dachte, es wird nie vorbei sein. Tatsächlich – es ist dort und damals passiert und nicht immerzu jetzt. Ich kann ja wirklich Begriffe dafür finden. Ich kann auch allmählich verstehen, was das alles mit mir gemacht hat, welche Auswirkungen das damalige Geschehen für mein Leben hatte." Und was kann dabei herauskommen? Ein Mensch, der sein Trauma hinter sich gelassen, aber daraus gelernt hat. Eine Frau oder ein Mann, die nicht unbewusst die Grausamkeiten weitergeben, die sie selbst erlitten haben. Die den Zirkel der Gewalt durchbrochen haben. Die frei sind. Und sehr oft habe ich erlebt, was das heißen kann. Welche Kraft Menschen zuwächst, die ihre Energie nicht mehr dafür verwenden müssen, sich den Schrecken innerlich vom Hals zu halten oder mit ihren inneren Dämonen zu kämpfen. Und ich kenne viele ehemalige Täterintrojekte und „Sicherheits-Polizisten", die zu kraftvollen Beschützer-Anteilen herangewachsen sind, aber Grausamkeiten gegen Schwächere ablehnen.

Da geht es hin. Dafür lohnt es sich. Das ist harte Arbeit, aber wir sollten sie tun. Reichen wir also den Kindern, Jugendlichen und Erwachsenen die Hand, wenn sie lernen wollen. Bemühen wir uns darum, dass sie und all ihr Innenleben, auch ihre „unliebsamen Anteile", mit Respekt und Achtung behandelt werden – sie haben alle beim Überleben geholfen, so dysfunktional sie manchmal auch später geworden sind.

Die Kraft, die freigesetzt werden kann, wenn jemand ernsthaft versteht und ihr bzw. sein Verhalten ändert, haben viele Menschen, die ich kennenlernen durfte, in soziales, mitmenschliches und politisches, pädagogisches und umweltbewusstes Engagement gesteckt. Das ist auch kein Wunder: Wer gelernt hat, Non-Dualität im eigenen Inneren zu leben, also nicht mehr auf das Gut-Böse-Schema hereinfällt, sondern die Sache differenzierter betrachten und sich selbst beherrschen kann, bemerkt überall, wo Spaltungen und Lügen, wo Betrug und Korruption, wo Scheinheiligkeit und Heuchelei herrschen. Es ist wie in Andersens Märchen von „des Kaisers neuen Kleidern“. Kritisches Hinschauen ist wichtig: Was soll ich hier glauben? Zu was soll ich hier Ja sagen? Menschen, die gelernt haben, ihren unterschiedlichen Innen-Anteilen zu begegnen, Kompromisse zu schließen, aufrichtig mit sich zu sein, ihre gewalttätigen Impulse beherrschen oder loslassen lernen, können ganz anspruchsvolle Demokraten werden, die nichts mehr blind glauben. Und das ist gut so. Ob man das nun Resilienz oder posttraumatisches Wachstum oder was auch immer nennt: Menschen, die sich und anderen nichts mehr antun, haben eine Kraft zur Verfügung, die sie für Besseres einsetzen können. Sie haben „etwas übrig“ für andere, und ich erlebe oft, dass das für unsere Gesellschaft ein wahrer Schatz sein kann. Ja, es kostet vorher einige Tausend Euro für pädagogische und therapeutische Maßnahmen. Na und? Was ist das im Vergleich dazu, dass sie sonst immer wieder krank, gar nicht mehr arbeitsfähig und möglicherweise straffällig werden – und die nächste Generation „kontaminieren“ würden? Schon reines Kosten-Nutzen-Denken müsste zu dem Ergebnis kommen: Das lohnt sich allemal.

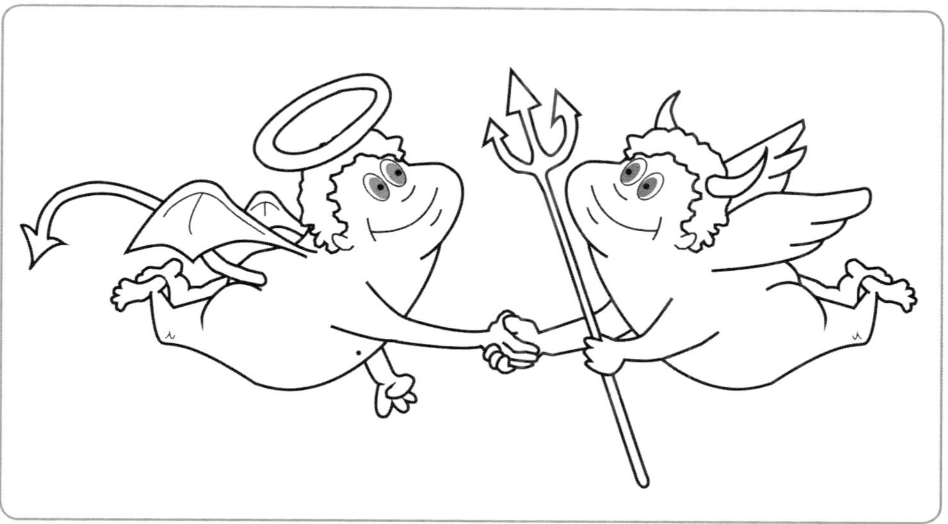

Literatur

Abel, G. G. & Rouleau, J. L. (1990): The nature and extent of sexual assault, in: W. L. Marshall et al. (Eds.): Handbook of sexual assault: Issues, theories, and treatment of the offender, New York: Plenum, S. 9–21.

Abdeen, Ziad; Qasrawi, Radwan, et al. (2008): Psychological reactions to Israeli occupation: findings from the national study of school-based screening in Palestine, in: *International Journal of Behavioral Development,* 32 (4), S. 290–297.

Abrahams, J. & Hoey, H. (1994): Sibling incest in clergy family: A case study, in: *Child Abuse* & Neglect, 18 (12), S. 1029–1035.

Acemoglu, Daron & Robinson, James A. (2012): Why Nations Fail. The Origins of Power, Prosperity, and Poverty, New York: Crown.

Ahrbeck, Bernd (Hrsg.): Von allen guten Geistern verlassen? Aggressivität in der Adoleszenz, Gießen: Psychosozial.

Alexander, Pamela C. (1992): Application of attachment theory to the study of sexual abuse, in: *Journal of Consulting and Clinical Psychology,* 60 (2), S. 185–195.

Alexander, Pamela C. (2009): Childhood trauma, attachment, and abuse by multiple partners, in: *Psychological Trauma: Theory, Research, Practice, and Policy,* 1 (1), S. 78–88.

Allen, Jon G. & Fonagy, Peter (Hrsg.) (2006): Mentalisierungs-gestützte Therapie, Stuttgart: Klett-Cotta.

Almqvist, Kjerstin & Broberg, Anders G. (2004): Young children traumatized by organized violence together with their mothers: the critical effects of damaged internal representations, in: *Attachment and Human Development,* 5, (4), S. 367–380.

Amendt, Gerhardt & Schwarz, Michael (1998): Das Leben unerwünschter Kinder, Frankfurt: Fischer.

Amos, Jackie; Furber, Gareth & Segal, Leonie (2011): Understanding maltreating mothers: a synthesis of relational trauma, attachment disorganization, structural dissociation of the personality, and experiential avoidance, in: *Journal of Trauma and Dissociation,* 12, (5), S. 495–509.

Anke, Mario; Bojack, Barbara et al. (2003): Deeskalationsstrategien in der psychiatrischen Arbeit, Bonn: Psychiatrie Verlag.

Archer, J. (2000): Sex differences in aggression between heterosexual partners: A meta-analytic review, in: *Psychological bulletin,* 126(5), S. 651–680.

Arendt, Hannah (2006): Über das Böse. Eine Vorlesung über Fragen der Ethik, München: Piper.

Association for the Treatment of Sexual Abusers (ATSA) (2000): The effective legal management of juvenile sexual offenders, Beaverton, OR: Author.

Association for the Treatment of Sexual Abusers (ATSA) (2001): Practice standards and guidelines for members of the Association for the Treatment of Sexual Abusers, Beaverton, OR: Author.

Axline, Virginia M. (1989): Play Therapy. London: Ballantine.

Axline, Virginia M. (1972): Dibs, München: Scherz (Originalausgabe 1964 bei Houghton Mifflin).

Babiak, Paul & Hare, Robert D. (2007): Menschenschinder oder Manager. Psychopathen bei der Arbeit, München: Hanser.

Baer, Udo & Frick-Baer, Gabriele (2010): Wie Traumata in die nächste Generation wirken, Neukirchen-Vluyn: Affenkönig.

Baersch, Tim (2011): 125 Übungen zur Gewaltprävention. Das Praxisbuch für Anti-Gewalt- und Deeskalationstrainings, Book on Demand.

Baldacara, Leonardo et al. (2011): Reduced cerebellar left hemisphere and vermal volume in adults with PTSD from a community sample, in: *Journal of Psychiatric Research,* 45 (12), S. 1627–1633.

Bange, Dirk (2007): Sexueller Missbrauch an Jungen. Die Mauer des Schweigens, Göttingen: Hogrefe.

Bange, Dirk (2011): Eltern von sexuell missbrauchten Kindern. Reaktionen, psychosoziale Folgen und Möglichkeiten der Hilfe, Göttingen: Hogrefe.

Bannenbreg, Britta (2010): Amok. Ursachen erkennen – Warnsignale verstehen – Katastrophen verhindern. Gütersloh: Gütersloher Verlagshaus.

Barbaree, H.E.; Hudson, S.M. & Seto, M.C. (1993): Sexual assault in society: the role of the juvenile offender, in: H.E. Barbaree et al. (Eds.): The juvenile sex offender, New York: Guilford, S. 10f.

Baron, A.T. (2003): Differences in psychopathology, temperament, and family/social history relative to the onset of sexual perpetration in youthful offenders, in: *Dissertation Abstracts International,* 63 (10B), 4889.

Basdorf, Clemens & Mosbacher, Andreas (2007): Die Auswirkungen von Persönlichkeitsstörungen auf die Schuldfähigkeit aus Sicht der (neueren) höchstrichterlichen Rechtsprechung – Voraussetzungen/Rechtsfolgen/Fehlerquellen, in: Lammel, Felber et al. (Hrsg.): Forensische Begutachtung bei Persönlichkeitsstörungen, Berlin: MWV.

Battle, C.L.; Shea, M.; Johnson, D. M.; Yen et al. (2004): Childhood maltreatment associated with adult personality disorders: Findings from the collaborative longitudinal personality disorders study. *Journal of Personality Disorders,* 18, S. 193–211.

Bauer, Joachim (2004): Das Gedächtnis des Körpers. Wie Beziehungen und Lebensstile unsere Gene steuern. München: Piper.

Bauer, Joachim (2005): Warum ich fühle, was du fühlst. Intuitive Kommunikation und das Geheimnis der Spiegelneurone. Hamburg: Hoffmann und Campe.

Bauer, Joachim (2006): Prinzip Menschlichkeit. Warum wir von Natur aus kooperieren, Hamburg: Hoffmann und Campe.

Bauer, Joachim (2011): Schmerzgrenze. Vom Ursprung alltäglicher und globaler Gewalt, München: Blessing.

Bauman, Tamar (2003): The intergenerational transmission of trauma symptoms in children of Holocaust survivors [Dissertation]. Pace University.

Becker, J.V.; Cunningham-Rathner, J. & Kaplan, M.S. (1987): Adolescent sexual offenders: Demographics, criminal and sexual histories, and recommendations for reducing future offenses, in: *Journal of Interpersonal Violence,* 1, S. 431–445.

Becker, J.V.; Harris, C.D. & Sales, B.D. (1993): Juveniles who commit sexual offenses: a critical review of research, in: G.C.N. Hall et al. (Eds.): Sexual aggression: Issues in etiology and assessment, treatment and policy, Washington, DC: Taylor and Francis.

Beckrath-Wilking, Ulrike; Biberacher, Marlene; Dittmar, Volker & Wolf-Schmid, Regina (2013): Traumafachberatung, Traumatherapie und Traumapädagogik: Ein Handbuch zur Psychotraumatologie im beraterischen und pädagogischen Kontext, Paderborn: Junfermann.

Benatar, May (2003): Surviving the bad object, in: Journal of Trauma and Dissociation, 4, (2), S. 11–25.

Benedetti, Fabrizio (2011): The Patient's Brain: The neuroscience behind the doctor-patient relationship. New York: Oxford University Press.

Blizard, Ruth A (2001): Masochistic and sadistic ego states: dissociative solutions to the dilemma of attachment to an abusive caretaker, in: *Journal of Trauma and Dissociation*, 2, (4), S. 37–58.

Blizard, Ruth (2003): Disorganized attachment, development of dissociated self states, and a relational approach to treatment, in: *Journal of Trauma and Dissociation*, 4 (3), S. 27–50.

Blizard, Ruth & Bluhm, Ann (1994): Attachment to the abuser: integrating object-relations and trauma theories in treatment of abuse survivors, in: *Psychotherapy*, 31 (3), S. 383–390.

Blum, Heike & Beck, Detlef (2010): No Blame Approach. Mobbing-Intervention in der Schule, Köln: Fairend.

Böhn, Tomas & Kaplan, Suzanne (2012): Rache. Zur Psychodynamik einer unheimlichen Lust und ihrer Zähmung, Gießen: Psychosozial.

Bolen, Rebecca M & Lamb, J. Leah (2007): Parental support and outcome in sexually abused children, in: *Journal of Child Sexual Abuse*, 16 (2), S. 33–54.

Bonner, B. L. & Marx, B. P. et al. (1998): Assessment of adolescent sex offenders, in: *Child Maltreatment: A Journal of the American Society for the Abuse of Children*, 3(4), S. 374–383.

Boon, S., Steele, K., & Van der Hart, O. (2011): Coping with trauma-related dissociation: Skills training for patients and therapists. New York: W. W. Norton. (Deutsche Ausgabe: Traumabedingte Dissoziation bewältigen. Paderborn: Junfermann, 2013).

Brand, Bethany & Loewenstein, Richard J. (2010): Dissociative disorders: an overview of assessment, phenomenology, and treatment, in: *Psychiatric Times*, October, S. 62–69.

Breidenstine, Angela S.; Bailey, Letia O.; Zeanah, Charles H.; Larrieu, Julie A. (2011): Attachment and trauma in early childhood: a review, in: *Journal of Child and Adolescent Trauma*, 4 (4), S. 274–290.

Breitenbach, Gaby (2011): Innenansichten dissoziierter Welten extremer Gewalt. Ware Mensch – die planvolle Spaltung der Persönlichkeit, Heidelberg: Asanger.

Breslau, N. (2002): Gender differences in trauma and posttraumatic stress disorder, in: The *Journal of Gender Specific Medicine*, 5 (1), S. 34–40.

Briere, John (2006): Dissociative symptoms and trauma exposure: Specificity, affect dysregulation, and posttraumatic stress, in: *Journal of Nervous and Mental Disease*, 194, S. 78–82.

Briere, John & Jordan, Carol (2009): Childhood maltreatment, intervening variables, and adult psychological difficulties in women: an overview, in: *Trauma, Violence, and Abuse: A Review Journal*, 10 (4), S. 375–388.

Briere, John; Hodges, Monica & Godbout, Natacha (2010): Traumatic stress, affect dysregulation, and dysfunctional avoidance: A structural equation model, in: *Journal of Traumatic Stress*, 23 (6), S. 767–774.

Briggs, Freda (1995): From victim to offender. How child sexual abuse victims become offenders, Crows Nest/Australien: Allen & Unwin.

Brisch, Karl Heinz (2009): Bindung und Trauma, Stuttgart: Klett-Cotta.

Brisch, Karl Heinz (Hrsg.) (2011): Bindung und frühe Störungen der Entwicklung, Stuttgart: Klett-Cotta.

Brisch, Karl Heinz (Hrsg.) (2012): Bindungen – Paare, Sexualität und Kinder, Stuttgart: Klett-Cotta.

Broder, Henryk M. (2012): Günter Grass – nicht ganz dicht, aber ein Dichter, in *Die Welt,* 4.4.2012 (nachgedruckt in ↗ http://www.welt.de).

Brooks, David (2011): Das soziale Tier. Ein neues Menschenbild zeigt, wie Beziehungen, Gefühle und Intuitionen unser Leben formen, München: DVA.

Browning, Christopher R. (1998): Ganz normale Männer: Das Reserve-Polizeibataillon 101 und die „Endlösung" in Polen, Reinbek: Rowohlt.

Buchanan, Ann (1996): Cycles of Child Maltreatment. Facts, Fallacies and Interventions, Chichester: Wiley.

Büchse, Nicolas; Dobllinger, Stefan et al. (2012): Druck auf der Straße, in: *Stern,* Nr. 17, S. 82 f.

Burgess, A.W. et al. (1995): Child victim to juvenile victimizer: Treatment implications, in: *International Journal of Family Psychiatry,* 9, S. 403–416.

Burton, D.L. (1999): Examination of social cognitive theory with differences among sexually aggressive, physically aggressive and nonaggressive children in state care, in: *Violence and victims,* 14 (2), S. 161–178

Burton, D.L. (2000): Were adolescent sexual offenders children with sexual behavior problems? In: *Sexual Abuse,* 12 (1), S. 37–48.

Burton, D.L.; Nesmith, A. & Badten, L. (1997): Clinician's views of sexually aggressive children: A theoretical exploration, in: *Child Abuse & Neglect,* 21, S. 157–170.

Caffaro, John V (1995): Identification and trauma: an integrative-developmental approach, in: *Journal of Family Violence,* 10 (1), S. 23–40.

Canavan, M. M. et al. (1992): The female experience of sibling incest, in: *Journal of Marital and Family Therapy,* 18 (2), S. 129–142.

Carlisle, A.L. (1993): The divided self: Toward an understanding of the dark side of the serial Killer, in: *American Journal of Criminal Justice,* 17(2), S. 23–36.

Carlson, E. A.; Egeland, B. & Sroufe, L.A. (2009). A prospective investigation of the development of borderline personality symptoms, in: *Development and Psychopathology,* 21, S. 1311–1334.

Carr, Alan (2005): Contributions to the study of violence and trauma: multisystemic therapy, exposure therapy, attachment styles, and therapy process research, in: *Journal of Interpersonal Violence,* 20 (4), S. 426–435.

Chamberlain, Sigrid (2010): Adolf Hitler, die deutsche Mutter und ihr erstes Kind. Über zwei NS-Erziehungsbücher, Gießen: edition psychosozial.

Chefetz, Richard A (2004): The paradox of „detachment disorders": binding-disruptions as dissociative process, in: *Psychiatry,* 67 (3), S. 246–255.

Cierpka, Manfred (Hrsg.) (2006): Möglichkeiten der Gewaltprävention, Göttingen: Vandenhoeck & Ruprecht.

Cleckley, Harvey (1976): The mask of sanity, Mosby.

Clift, Robert J W & Dutton, Donald G (2011): The abusive personality in women in dating Relationships, in: *Partner Abuse,* 2 (2), S. 166–188.

Cloitre, Marylene, Cohen, Lisa R & Koenen, Karestan Chase (2006): Treating survivors of childhood abuse: psychotherapy for the interrupted life, New York: Guilford Press.

Cloitre, Marylene; Stovall-McClough, K Chase; Zorbas, Patty & Charuvastra, Anthony (2008): Attachment organization, emotion regulation, and expectations of support in a clinical sample of women with childhood abuse histories, in: *Journal of Traumatic Stress,* 21 (3), S. 282–289.

Coates, John (2012): The hour between dog and wolf, London: Fourth Estate

Concepcion, J. I. (2004): Understanding preadolescent sexual offenders. Can these children be rehabilitated to stem the tide of adult predatory behaviors, in: *The Florida Bar Journal*, S. 30–37.

Conradi, Lisa; Geffner & Robert A et al. (2009): An exploratory study of women as dominant aggressors of physical violence in their intimate relationships, in: *Journal of Aggression, Maltreatment and Trauma*, 18 (7), S. 718–738.

Cortoni, F. & Marshall, W. L. (2001): Sex as a coping strategy and its relationship to juvenile sexual history and intimacy in sexual offenders, in: Sexual Abuse: *A Journal of Research and Treatment*, 13 (1), S. 27–43.

Courtois, Christine A. (Hrsg.) (2011): „Komplexe traumatische Belastungsstörungen und ihre Behandlung. Eine evidenzbasierte Anleitung", Paderborn: Junfermann.

Dahlkamp, Silvia & Gezer, Özlem et al. (2012): Die Banalität der Bösen, in: *Der Spiegel*, 17, S. 56–64.

Daie, N. et al. (1989): Long-term effects of sibling incest, in: *Journal of Clinical Psychiatry*, 50 (11), S. 428–431.

Dardenne, Sabine (2004): Ihm in die Augen sehen. Meine verlorene Kindheit, München: Droemer.

Davis, G. & Leitenberg, H. (1987): Adolescent sex offenders, in: *Psychological Bulletin*, 101, S. 417–427.

Deegener, Günter: Sexueller Missbrauch: Die Täter. Weinheim: Beltz.

Deegener, Günter (1998): Sexuelle Aggression im Kindes- und Jugendalter: Ursachen, Diagnostik und Therapie, in: *Kriminalpädagogische Praxis*, 26, S. 42–53.

Deegener, Günter (1999): Sexuelle und körperliche Gewalt. Therapie jugendlicher und erwachsener Täter. Weinheim: Beltz.

Deegener, Günter (2005): Kindesmissbrauch – erkennen, helfen, vorbeugen, Weinheim: Beltz.

Der Spiegel (2011): Studien: Aktienhändler ähneln Psychopathen, in Nr. 39, S. 78.

Deutsche Gesellschaft für Psychiatrie, Psychotherapie und Nervenheilkunde (Hrsg.)(2007): Behandlungsleitlinie: Störungen der sexuellen Präferenz, Darmstadt: Steinkopff.

Deutsche Gesellschaft für Sexualforschung (Hrsg.): Behandlungsleitlinie: Störungen der sexuellen Präferenz, Darmstadt: Steinkopff.

Dhalival, G. K. et al. (1986): Adult male survivors of childhood sexual abuse: prevalence, sexual characteristics, and longterm effects, in: *Clinical Psychology Review*, 16 (7), S. 619–639.

Dickie, Erin W. (2011): Neural correlates and predictors of recovery from Post-Traumatic Stress Disorder (Dissertation), McGill University, Canada, 118 S.

DiGiorgio-Miller, J. (1998): Sibling incest: Treatment of the family and the offender, in: *Child Welfare*, 77 (3), S. 335–347.

Disch, Estelle (2006): Sexual victimization and revictimization of women by professionals: client experiences and implications for subsequent treatment. *Women and Therapy*, 29 (1/2), S. 41–61.

Doeleke, Karl (2012): Eltern prügeln Sextäter ins Krankenhaus, in: *Göttinger Tageblatt*, 7. Mai.

Dowd, Lynn (2001): Female perpetrators of partner agression: relevant issues and treatment, in: *Journal of Aggression, Maltreatment and Trauma*, 5, (2), S. 73–104.

Draijer, Nel P J & Langeland, Willemien (1999): Childhood trauma and perceived parental dysfunction in the etiology of dissociative symptoms in psychiatric inpatients, in: *American Journal of Psychiatry*, 156, (3), S. 379–385.

Dudeck, M. et al. (2007): Erfassung peri-delinquenter Dissoziation, in: *Trauma und Gewalt*, 2, S. 2–9.

Dutra, Lissa & Bureau, Jean-Francois et al. (2009): Quality of early care and childhood trauma: a prospective study of developmental pathways to dissociation, in: *Journal of Nervous and Mental Disease,* 197 (6), S. 383–390.
Dutton, Donald G. (2000): Witnessing parental violence as a traumatic experience shaping the abusive personality, in: *Journal of Aggression, Maltreatment and Trauma,* 3 (1), S. 59–67.
Dwyer, S. M. (1997): Treatment outcome study: seventeen years after sexual offender Treatment, in: *Sexual Abuse,* 9 (2), S. 149–160.
Edschmid, Ulrike (2001): Frau mit Waffe. Zwei Geschichten aus terroristischen Zeiten, Frankfurt: Suhrkamp.
Ein-Dor, Tsachi & Doron, Guy et al. (2010): Together in pain: attachment-related dyadic processes and posstraumatic stress disorder, in: *Journal of Counseling Psychology,* 57 (3), S. 317–327.
Eirund, Wolfgang et al. (2009): Die Bedeutung der Beziehung in der Psychotherapie und Psychosomatik, Book on Demand.
Eisenberg, Götz (2010): … damit mich kein Mensch mehr vergisst! Warum Amok und Gewalt kein Zufall sind, München: Pattloch.
Eisenberger, Naomi I.; Lieberman, Matthew D. & Williams, Kipling D. (2003): Does Rejection Hurt? An fMRI Study of Social Exclusion, in *Science,* Bd. 302, S. 290–292.
Ellason, Joan W. & Ross, Colin A. (1999): Childhood trauma and dissociation in male sex offenders, in: *Sexual Addiction & Compulsivity: The Journal of Treatment & Prevention,* 6 (2), 105–110.
Elsner, K.; Hebebrand, J. & König, A. (2008): Sexuell übergriffiges und aggressives Verhalten im Kindesalter – Einflüsse entwicklungsrelevanter Faktoren, in: *Forensische Psychiatrie, Psychologie, Kriminologie,* 2, S. 222–231.
Emcke, Carolin (2009): Stumme Gewalt. Nachdenken über die RAF.
Emcke, Carolin (2012): Wie wir begehren, Frankfurt: S. Fischer.
Emma (2009): Sven: Ich wäre beinahe zum Amokläufer geworden, in: Heft Mai/Juni, S. 18–22.
Endrass, Jerome; Rossegger, Astrid & Urbaniok, Frank (Hrsg.) (2012): Interventionen bei Gewalt- und Sexual-Straftätern, Berlin: Medizinisch Wissenschaftliche Verlags-Gesellschaft.
Epstein, Orit Badouk; Schwartz, Joseph & Schwartz, Rachel Wingfield (2011): Ritual abuse and mind control. The manipulation of attachment needs, London: Karnac.
Erikson, E. H. (1977): Identität und Lebenszyklus, Frankfurt: Suhrkamp.
Essau, Cecilia A. & Conradt, Judith (2004): Aggression bei Kindern und Jugendlichen, München: Reinhardt.
Fani, N. et al. (2012): Attention bias toward threat is associated with exaggerated fear expression and impaired extinction in PTSD, in: *Psychological Medicine,* 42(3), S. 533–543.
Fannrich, Isabel (2010): Wenn Kinder Kinder missbrauchen, Deutschlandfunk, 29. 4.
Farber, Sharon Klayman (2002): When the body is the target. Self-harm, pain, and traumatic attachments, Lanham, MD: Jason Aronson.
Farber, Sharon Klayman (2008): Dissociation, traumatic attachments, and self-harm: eating disorders and self-mutilation, in: *Clinical Social Work Journal,* 36 (1), S. 63–72.
Faust, Benjamin (2010): School-Shooting. Jugendliche Amokläufer zwischen Anpassung und Exklusion, Gießen: Psychosozial.
Feerick, Margaret M.; Haugaard, Jeffrey J. & Hien, Denise A. (2002): Child maltreatment and adulthood violence: the contribution of attachment and drug abuse, in: *Child Maltreatment,* 7, (3), S. 226–240.

Fegert, Jörg M.; Ziegenhain, Ute & Goldbeck, Lutz (Hrsg.) (2006): Traumatisierte Kinder und Jugendliche in Deutschland. Analysen und Empfehlungen zu Versorgung und Betreuung, München: Juventa.

Feldman, Ruth & Vengrober, Adva (2011): Posttraumatic stress disorder in infants and young children exposed to war-related trauma, in: *Journal of the American Academy of Child and Adolescent Psychiatry,* 50, (7), S. 645–658.

Ferenczi, Sandor (1933): Die Leidenschaften der Erwachsenen und deren Einfluss auf Charakter- und Sexualentwicklung der Kinder. Vortrag, gehalten im September 1932 auf dem XII. Internationalen Psychoanalytischen Kongress, der vom 4. bis 7. September in Wiesbaden stattfand. Veröffentlicht in: *Internationale Zeitschrift für Psychoanalyse,* 19, S. 5–15.

Fiedler, Peter (2006): Stalking. Opfer, Täter, Prävention, Behandlung, Weinheim: Beltz.

Finkelhor, David (1984): Child sexual abuse. New theory and research, New York: Free Press.

Finkelhor, David & Ormrod, Richard K et al. (2009): Pathways to poly-victimization, in: *Child Maltreatment,* 14 (4), S. 316–329.

Fischer, Gottfried; Klein Annika & Orth, Alice (2012): Vom Opfer zum Täter. Traumafokussiertes Profiling in der Kriminalpsychologie, Heidelberg: Asanger.

Fischer, Kathrin (2012): Generation Laminat – Mit uns beginnt der Abstieg … und was wir dagegen tun müssen, München: Albrecht Knaus.

Förderverein Freundeskreis zur Unterstützung der Polizei Schleswig Holstein e.V. (1997) (Hrsg.): Täter und Opfer unter dem Hakenkreuz. Eine Landespolizei stellt sich der Geschichte, Kiel: Schmidt und Klaunig.

Fonagy, Peter (2005): Early-life trauma and the psychogenesis and prevention of violence, in: *Annals of the New York Academy of Sciences,* 1036, S. 181–200.

Fonagy, Peter & Gergely, György et al. (2002): Affektregulierung, Mentalisierung und die Entwicklung des Selbst, Stuttgart: Klett-Cotta.

Ford, Julian D; Connor, Daniel, F. & Hawke, Josephine M (2009): Complex trauma among psychiatrically impaired children: a cross-sectional, chart-review study, in: *Journal of Clinical Psychiatry,* 79, (8), S. 1155–1163.

Foroughe, Mirisse F & Muller, Robert T. (2012): Dismissing (avoidant) attachment and trauma in dyadic parent-child psychotherapy, in: *Psychological Trauma: Theory, Research, Practice, and Policy,* 4 (2), S. 229–236.

Frank, Dorothee (2006): Menschen töten, Düsseldorf: Patmos.

Frank, Niklas (2006): Meine deutsche Mutter, München: Goldmann.

Frankel, Jay B. (1998): Ferenczi's trauma theory, in: *American Journal of Psychoanalysis,* 58 (1), S. 41–61.

Freyd, Jennifer (1996): Betrayal trauma. The logic of forgetting childhood abuse, Boston: Harvard University Press

Friedrich, W. & Luecke, W. (1988): Young school-age sexually aggressive children, in: *Professional Psychology: Research and Practice,* 19, S. 155–164.

Freitag, Tabea (2011): Internet-Pornografiekonsum bei Jugendlichen – Risiken und Nebenwirkungen, in: Christian Möller (Hrsg.): Internet- und Computersucht, Stuttgart: Kohlhammer, S. 157–172.

Friedrichsen, Gisela (2012): Wille oder Wahn? In: *Der Spiegel,* Nr. 17, S. 96–98.

Fritz, G.K. (2003): Commentary: The juvenile sex offender: Forever a menace? The Brown University Child and Adolescent Behavior Letter, 19 (2), S. 8.

Fromm, Erich (1997): Anatomie der menschlichen Destruktivität, Reinbek: Rowohlt

Fuchs, Thorsten (2012): „Du bist Christ. Du bist manipuliert", in: *Göttinger Tageblatt,* 13.4.

Fürniss, Tilman (1999): Aspekte zur spezifischen Therapie mit jugendlichen sexuellen Misshandlern, in: S. Höfling, D. Drewes & I. Epple-Waigel (Hrsg.): Auftrag Prävention. Offensive gegen sexuellen Kindesmissbrauch, München: Atwerb, S. 383–396.

Gallasch-Stebler, Andrea (2012): Nächste Station Erde. Langzeittherapie eines schwer traumatisierten Kindes in Praxis und Theorie, Lengerich: Pabst.

Gattringer, Christian (2012): Den treffe der erste Stein. Wessen Portfolio ohne „sündhafte" Titel ist, der verzichtet um des ruhigen Gewissens willen auf Rendite, in: *Neue Zürcher Zeitung*, 24. Mai, S. 9.

Gesellschaft für Seelische Gesundheit in der Frühen Kindheit (GAIMH) (2012): Verantwortung für Kinder unter drei Jahren. Empfehlungen, Online-Veröffentlichung der GAIMH.

Gil, E. & Johnson, T. (1994): Sexualized children: Assessment and treatment of sexualized children and children who molest, Rockville, MD: Launch.

Glasser, M. (1988): Psychodynamic aspects of paedophilia, in: *Psychoyanalytic Psychotherapy*, 4, S. 121–135.

Glasser, M. et al. (2001): Cycle of child sexual abuse: links between being a victim and becoming a perpetrator, in: *British Journal of Psychiatry*, 179, S. 482–494.

Gobin, Robyn L. & Freyd, Jennifer J. (2009): Betrayal and revictimization: preliminary findings, in: *Psychological Trauma: Theory, Research, Practice, and Policy*, 1 (3), S. 242–257.

Gold, Andrea L. & Shin, Lisa Marie et al. (2011): Decreased regional cerebral blood flow in medial prefrontal cortex during trauma-unrelated stressful imagery in Vietnam veterans with post-traumatic stress disorder, in: *Psychological Medicine*, 41 (12), S. 2563–2572.

Gold, Steven N. & Seifer, Robert E. (2002): Dissociation and sexual addiction/compulsivity: a contextual approach to conceptualization and treatment, in: *Journal of Trauma and Dissociation*, 3 (4), S. 59–82.

Goldenson, Julie; Spidel, Alicia; Greaves, Caroline & Dutton, Donald G (2009): Female perpetrators of intimate partner violence: within-group heterogeneity, related psychopathology, and a review of current treatment with recommendations for the future, in: *Journal of Aggression, Maltreatment and Trauma*, 18, (7), S. 752–769.

Grawe K.; Donati R. & Bernauer F. (2001): Psychotherapie im Wandel, Göttingen: Hogrefe.

Grefe, Christiane (2012): Coach oder Couch, in: *Die Zeit*, 5. Juli, S. 31.

Greuel, Luise & Petermann, Axel (Hrsg.): Macht – Familie – Gewalt (?) Intervention und Prävention bei (sexueller) Gewalt im Nahraum, Lengerich: Pabst.

Groth, A.N.; Longo, R.E. & McFadden, J.B. (1982): Undetected recidivism among rapists and child molesters, in: *Crime and Delinquency*, 28, S. 450–458.

Gruen, Arno (2002): Der Fremde in uns, Stuttgart: Klett-Cotta.

Gruen, Arno (2005): Der Verlust des Mitgefühls. Über die Politik der Gleichgültigkeit, München: dtv.

Grych, John H & Kinsfogel, Kristen M (2010): Exploring the role of attachment style in the relation between family aggression and abuse in adolescent dating relationships, in: *Journal of Aggression, Maltreatment and Trauma*, 19 (6), S. 624–640.

Günter, Michael (2011): Gewalt entsteht im Kopf, Stuttgart: Klett-Cotta.

Hagan, M.P. & Gust-Brey, K.L. (2000): A ten-year longitudinal study of adolescent perpetrators of sexual assault against children, in: *Journal of Offender Rehabilitation*, 31, S. 117–126.

Hahn, Gernot & Stiels-Glenn, Michael (Hg) (2010): Ambulante Täterarbeit, Bonn: Psychiatrieverlag.

Halbhuber-Gassner, Lydia; Nickolau, Werner & Wichmann, Cornelius (2010): Achten statt Ächten in Straffälligenhilfe und Kriminalpolitik, Düsseldorf: Lambertus.

Haller, Reinhard (2009): Das ganz normale Böse. Warum Menschen morden, Reinbek: Rowohlt.

Hantke, Lydia & Görges, Hans-Joachim (2012): Handbuch Traumakompetenz, Paderborn: Junfermann.

Harbort, Stephan (2006): Das Serienmörder-Prinzip. Was zwingt Menschen zum Bösen? Düsseldorf: Droste.

Hare, Robert D. (2005): Gewissenlos – die Psychopathen unter uns, Wien: Springer.

Hardtmann, Gertrud (1998): Children of Nazis: a psychodynamic perspective. In: Danieli, Yael (Hrsg.): International handbook of multigenerational legacies of trauma (S. 85–95). New York: Plenum Press.

Hartmann, Kathrin (2012): Wir müssen leider draußen bleiben: Die neue Armut in der Konsumgesellschaft, München: Blessing.

Hayden, Torey L. (1981): Sheila, Bern: Scherz.

Hayden, Torey, L. (1985): Kevin – der Junge, der nicht sprechen wollte, München: Scherz.

Hayden, Torey L. (1985): Bo und die anderen, München: Droemer.

Hegemann, Thomas & Salman, Ramazan (Hrsg.) (2010): Handbuch transkulturelle Psychiatrie, Bonn: Psychiatrie Verlag.

Heisig, Kirsten (2010): Das Ende der Geduld, Freiburg: Herder.

Hendriks, J. & Bijleveld, C. (2004): Juvenile sexual delinquents: Contrasting child abusers with peer abusers, in: *Criminal Behaviour and Mental Health,* 14, S. 238–250.

Herrmann, Bernd & Dettmeyer, Reinhard et al. (2008): Kindesmisshandlung, Heidelberg: Springer.

Hershkowitz, Irit (2011): The effects of abuse history on sexually intrusive behavior by children: an analysis of child justice records, in: *Child Abuse and Neglect,* 35 (1), S. 40–49.

Hesse, Erik; Main, Mary; Abrams, Kelly Yost & Rifkin, Anne (2003): Unresolved states regarding loss or abuse can have „second-generation" effects: disorganization, role inversion, and frightening ideation in the offspring of traumatized, non-maltreating parents. In: Solomon, Marion F & Siegel, Daniel J (Hrsg.): Healing trauma: attachment, mind, body, and brain (S. 57–106). New York: Norton.

Heyden, Saskia & Jarosch, Kerstin (2009): Missbrauchstäter. Phänomenologie – Psychodynamik – Therapie, Stuttgart: Schattauer.

Hilton, M.R. & Mezey, G.C. (1996): Victims and perpetrators of child sexual abuse, in: *British Journal of Psychiatry,* 169, S. 408–415.

Hirsch, Mathias (1995): Fremdkörper im Selbst, in: *Jahrbuch der Psychoanalyse,* 35, S. 123–151.

Hirsch, Mathias (2002): Schuld und Schuldgefühl. Zur Psychoanalyse von Trauma und Introjekt, Göttingen: Vandenhoeck & Ruprecht.

Hirsch, Mathias (2010): „Mein Körper gehört mir … und ich kann mit ihm machen, was ich will!". Dissoziation und Inszenierungen des Körpers psychoanalytisch betrachtet, Gießen: Psychosozial.

Hirsch, Mathias (2011): Trauma, Gießen: Psychosozial.

Hojat, Mohammadreza (2006): Empathy in Patient Care: Antecedents, Development, Measurement, and Outcomes. New York: Springer.

Hollander, Penelope (2004): Cherchez la femme, cherchez la femme: a paradoxical response to trauma, *Psychiatry,* 67 (3), S. 212–216.

Hornstein, Nancy L. (1996): Dissociative disorders in children and adolescents, in: Michelson, Larry K. & Ray, William J. (Hrsg.): Handbook of dissociation: theoretical, empirical, and clinical perspectives (S. 139–159). New York: Plenum Press.

Howell, Elizabeth F. (2003): Narcissism, a relational aspect of dissociation, in: *Journal of Trauma and Dissociation,* 4 (3), S. 51–71.
Howell, Elizabeth F. (2011): Understanding and treating dissociative identity disorder: a relational approach. New York: Routledge.
Hsu, L. K. G. & Starzynski, J. (1990): Adolescent rapists and adolescent child sexual assaulters, in: *International Journal of Offender therapy and Comparative Criminology,* 34, S. 23–30.
Huber, Michaela (2003a): Trauma und die Folgen, Paderborn: Junfermann.
Huber, Michaela (2003b): Wege der Traumabehandlung, Paderborn: Junfermann.
Huber, Michaela (2006): Der innere Garten. Ein achtsamer Weg zur inneren Veränderung, Paderborn: Junfermann (mit Übungs-CD).
Huber, Michaela (2008): Von der Dunkelheit zum Licht, Paderborn: Junfermann.
Huber, Michaela (2010): Multiple Persönlichkeiten – Seelische Zersplitterung nach Gewalt, Paderborn: Junfermann.
Huber, Michaela (2011): Viele sein. Ein Handbuch, Paderborn: Junfermann.
Huber, Michaela (2012): Destruktive Täter-Opfer-Bindungen, in: Karl Heinz Brisch (Hrsg.): Bindungen – Paare, Sexualität und Kinder, a. a. O., S. 244–268.
Hughes, Katherine C. & Shin, Lisa Marie (2011): Functional neuroimaging studies of post-traumatic stress disorder, in: *Expert Review of Neurotherapeutics,* 11 (2). S. 275–285.
Hunter, J. A. (2000): Understanding juvenile offenders: Research findings and guidelines for effective management and treatment, in: Juvenile Justice Fact Sheet, Charlottesville, V. A. Institute of Law, Psychiatry, and Public Policy, University of Virginia.
Ippen, Chandra Ghosh; Harris, William W. Van Horn, Patricia Jean & Lieberman, Alicia F. (2011): Traumatic and stressful events in early childhood: can treatment help those at highest risk? In: *Child Abuse and Neglect,* 35, (7), S. 504–513.
Irwin, Harvey J. (1999): Violent and nonviolent revictimization of women abused in childhood, in: *Journal of Interpersonal Violence,* 14 (10), S. 1095–1110.
Israel, Emily & Stover, Carla Smith (2009): Intimate partner violence: the role of the relationship between perpetrators and children who witness violence, in: *Journal of Interpersonal Violence,* 24 (10), S. 1755–1764.
Janet, Pierre (1907): The major symptoms of hysteria, London: Macmillan.
Johnson-Reid, M. & Way, I. (2001): Adolescent sexual offenders: incidence of childhood Maltreatment, serious emotional disturbance, and prior offenses, in: *American Journal Of Orthopsychiatry,* 71 (1), S. 120–130.
Jonsson, Pall Vidalin (2009): Complex trauma, impact on development and possible solutions on an adolescent intensive care unit, in: *Clinical Child Psychology and Psychiatry,* 14 (3), S. 437–454.
Johnson, T. C. (1988): Child perpetrator – children who molest other children: Preliminary findings, in: *Child Abuse & Neglect,* 12, S. 219–229.
Johnston, Craig & Dorahy, Martin J. et al. (2009): Dysfunctional schema modes, childhood trauma and dissociation in borderline personality disorder, in: *Journal of Behavior Therapy and Experimental Psychiatry,* 40 (2), S. 248–255.
Jurczyk, Karin (2008): Geschlechterverhältnisse in Familie und Erwerb: Widersprüchliche Modernisierungen. In: Sylvia Marlene Wirtz (Hrsg.): Geschlechterdifferenzen – Geschlechterdifferenzierungen: ein Überblick über gesellschaftliche Entwicklungen und theoretische Positionen (S. 63–103). Wiesbaden: VS Verlag.
Jurschik, Karin (2012): Das Böse – warum Menschen Menschen töten, Dokumentarfilm, ausgestrahlt auf *arte,* 5. Juli.

Kaehler, Laura A. & Freyd, Jennifer J. (2009): Borderline personality characteristics: a betrayal trauma approach, in: *Psychological Trauma: Theory, Research, Practice, and Policy,* 1 (4), S. 261–268.

Kaehler, Laura A. & Freyd, Jennifer J. (2011): Betrayal trauma and borderline personality characteristics: gender, in: *Psychological Trauma: Theory, Research, Practice, and Policy,* Published online 15 August 2011: ↗ http://dynamic.uoregon.edu/~jjf/articles/kfinpress.pdf.

Kahnemann, Daniel (2012): „Als wären wir gespalten", Interview, in: *Der Spiegel,* Nr. 21, S. 108–112.

Kampits, Peter (2011): Wer sagt, was gut und was böse ist? Eine philosophische Reise, Wien: Ueberreuter.

Kastner, Heidi (2009): Täter Väter. Väter als Täter am eigenen Kind, Wien: Ueberreuter.

Kavemann, Barbara & Kreyssig, Ulrike (Hrsg.) (2007): Handbuch Kinder und häusliche Gewalt, Wiesbaden: VS Verlag.

Keppler, Anika (2003): Bindung und geschlechtsspezifische Entwicklung, in: *Monatsschrift Kinderheilkunde,* 151 (6), S. 601–607.

Kerschgens, Anke (2010): Zum widersprüchlichen Wandel des Geschlechterverhältnisses: Arbeitsteilung in den Familien, in: *Journal für Psychologie,* 18 (1).

Kim, Shin-Young & Chung, Young-Ki et al. (2012): Resting cerebral glucose metabolism and perfusion patterns in women with posttraumatic stress disorder related to sexual assault, in: *Psychiatry Research: Neuroimaging,* Online-Veröffentlichung, 29. März.

Klee, Ernst (2004): Was sie taten – was sie wurden. Ärzte, Juristen und andere Beteiligte am Kranken- oder Judenmord, Frankfurt: Fischer.

Klees, Esther (2008): Geschwisterinzest im Kindes- und Jugendalter. Eine empirische Täterstudie im Kontext internationaler Forschungsergebnisse, Lengerich: Pabst.

Kletter, Hilit; Weems, Carl F. & Carrión, Victor G. (2009): Guilt and posttraumatic stress symptoms in child victims of interpersonal violence, in: *Clinical Child Psychology and Psychiatry,* 14 (1), S. 71–83.

Koch, Erwin (2002): Wir weinen nicht. Zeugnisse, Berichte, Reportagen, Zürich: Rüffer & Rub.

Koch, Julia (2012): Das Leben vor der Geburt, in: *Der Spiegel,* Nr. 25, S. 120–128.

Korol, Susan (2008): Familial and social support as protective factors against the development of dissociative identity disorder, in: *Journal of Trauma and Dissociation,* 9 (2), S. 249–267.

Kramer, Regina (2012): Tee mit meinem Mörder. K.O.-Tropfen und die Folgen, Berlin: Die Jonglerie.

Krowatschek, Dieter & Theiling, Uta (2008): Wenn mir eine dumm kommt, schlag ich zu. Gewalt und Aggression bei Mädchen, Stuttgart: Kreuz.

Kuhnen, Korinna (2007): Kinderpornografie und Internet, Göttingen: Hogrefe.

Krystal, Henry (2004): Resilience: accommodation and recovery. In: Knafo, Danielle (Hrsg.): Living with terror, working with trauma: a clinician's handbook (S. 67–82), Lantham, Maryland: Jason Aronson.

Kunzke, Dieter; Strauss, Bernhard & Burtscheidt, Wilhelm (2002): Die Bedeutung von traumatischen Erfahrungen und Bindungsstörungen für die Entstehung und Psychotherapie des Alkoholismus: eine Literaturübersicht, in: *Zeitschrift für Klinische Psychologie, Psychiatrie und Psychotherapie,* 50 (2), S. 173–194.

Kurbjuweit, Dirk (2012): Die Freiheit der Wölfe, in: *Der Spiegel,* Nr. 16, S. 24–25.

Lamagna, Jerry & Gleiser, Kari A (2007): Building a secure internal attachment: an intra-relational approach to ego strengthening and emotional processing with chronically traumatized clients, in: *Journal of Trauma and Dissociation,* 8 (1), S. 25–52.

Lambert M.; Christensen E. R. & DeJulio S. S. (Hrsg), (1983): The assessment of Psychotherapy outcome, New York: Wiley.

Lammel, Matthias & Felber, Werner (Hrsg.): Forensische Begutachtung bei Persönlichkeitsstörungen, Berlin: MWV.

Langevin, R.; Bain, J.; Wortzman, G.; Hucker, S. J.; Dickey, R. & Wright, P. (1988): Sexual sadism: Blood, brain and behaviour. Annals of New York Academy of Sciences, Bd. 528, S. 163–171.

Langevin, R.; Wright, P. & Handy, L. (1989): Characteristics of sex offenders who were sexually victimized as children, in: *Annals of Sex Research,* 2, S. 227–253.

Langstroem, N. & Grann, M. (2000): Risk for criminal recidivism among young sexual offenders, in: *Journal of Interpersonal Violence,* 15 (8), S. 855–871.

Lawson, Christine Ann (206): Borderline-Mütter und ihre Kinder. Wege zur Bewältigung einer schwierigen Beziehung, Gießen: Psychosozial.

Leach, Raelene M; Burgess, Teresa & Holmwood, Chris (2008): Could recidivism in prisoners be linked to traumatic grief? A review of the evidence, in: *International Journal of Prison Health,* 4 (2), S. 104–119.

Leick, Romain (2012): Es ist die Politik, Dummkopf, in: *Der Spiegel,* Nr. 22, S. 134–135.

Leifer, Myra; Kilbane, Teresa & Grossman, Gail (2001): A three-generational study comparing the families of supportive and unsupportive mothers of sexually abused children, in: *Child Maltreatment,* 6 (4), S. 353–364.

Leifer, Myra, Kilbane, Teresa & Kallick, Sarah (2004): Vulnerability or resilience to intergenerational sexual abuse: the role of maternal factors, in: *Child Maltreatment,* 9 (1), S. 78–91.

Lemke, Wendy (2007): Fostering internal cooperation through the use of imagery in the treatment of dissociative identity disorder, in: *Journal of Trauma and Dissociation,* 8 (4), 53–68.

Levine, Peter A. & Kline, Maggie (2004): Verwundete Kinderseelen heilen. Wie Kinder und Jugendliche traumatische Erlebnisse überwinden können, München: Kösel.

Levy, K. N. (2005): The implications of attachment theory and research for understanding borderline personality disorder, in: *Development and Psychopathology,* 17, S. 959–986.

Liang, Belle; Williams, Linda Meyer & Siegel, Jane A. (2006): Relational outcomes of childhood sexual trauma in female survivors: a longitudinal study, in: *Journal of Interpersonal Violence,* 21 (1), S. 42–57.

Linke, Stefanie (2012): Mama hör auf damit, Reportage, ARD, ausgestrahlt am 9. Juli.

Liotti, Giovanni (2004): Trauma, dissociation, and disorganized attachment: three strands of a single braid, in: *Psychotherapy: Theory, Research, Practice, Training,* 41 (4), S. 472–486.

Liotti, Giovanni (2006): A model of dissociation based on attachment theory and research, in: *Journal of Trauma and Dissociation,* 7 (4), S. 55–73.

Liotti, Giovanni; Pasquini, Paolo & Italian Group for the Study of Dissociation (2000): Predictive factors for borderline personality disorder: patients' early traumatic experiences and losses suffered by the attachment figure, in: *Acta Psychiatrica Scandinavica,* 102 (4), S. 282–289.

Lipps, Alan John (2002): Attachment, posttraumatic stress, and attitudes toward intimate partner violence: a model proposed to explain relationships between populations that abuse intimate partners and those that abuse psychoactive substances, Dissertation an der University of Texas in Arlington.

Littell, Jonathan (2012): „Ich bin grundsätzlich Pessimist", in: *Der Spiegel,* Nr. 28, S. 136–139.

Longden, Eleanor; Madill, Anna & Waterman, Mitch G (2012): Dissociation, trauma, and the role of lived experience: toward a new conceptualization of voice hearing, in: *Psychological Bulletin,* 138 (1), S. 28–76.

Louis, Chantal (2012) Sieben Stunden im April, in: *Emma*, Sommer, S. 72–73.

Ludewig-Kedmi, Revital (2001): Opfer und Täter zugleich? Moraldilemmata jüdischer Funktionshäftlinge in der Shoah, Gießen: Psychosozial.

Luedtke, Jens (2010): Vom Kind zum Mann: Männliche Sozialisation zwischen Ohnmacht und Stärke, in: *kjm-online. de/files.*

Lynch, Veronica Crawford (2008): An exploratory investigation into the relationship of mother-daughter attachment and perceived maternal emotional support to mental health outcomes among late-stage adolescent female offenders [Dissertation]. Howard University.

Lyons-Ruth, Karlen; Yellin, C.; Melnick, S., & Atwood, G. (2005): Expanding the concept of unresolved mental states: Hostile/helpless states of mind on the Adult Attachment Interview are associated with disrupted mother–infant communication and infant disorganization, in: *Development and Psychopathology,* 17, S. 1–23.

Lyons-Ruth, Karlen; Dutra, Lissa; Schuder, Michelle R. & Bianchi, Ilaria (2006): From infant attachment disorganization to adult dissociation: relational adaptations or traumatic experiences? In: *Psychiatric Clinics of North America,* 29 (1), S. 63–86.

MacDonald, Helen Zelia & Beeghly, Marjorie et al. (2008): Longitudinal association between infant disorganized attachment and childhood posttraumatic stress symptoms, in: *Development and Psychopathology,* 20 (2), S. 493–508.

Männer gegen Männergewalt (Hrsg.) (2002): Handbuch der Gewaltberatung, Hamburg: Ole.

Maier, Christian (2012): „Nicht zu mir!" Das Problem der Sicherungsverwahrung ZDF, ausgestrahlt am 2. 5.

Mansfield, Abigail K.; Addis, Michael E.; Cordova, James V. & Dowd, Lynn (2009): Emotional skillfulness as a key mediator of aggression, in: *Journal of Aggression, Maltreatment and Trauma,* 18 (3), S. 221–247.

Markowa, Dawna (1997): Die Versöhnung mit dem inneren Feind. Heilung durch Annehmen und Integration, Paderborn: Junfermann.

Markowitsch, Hans J. & Siefer, Werner (2007): Tatort Gehirn. Auf der Suche nach dem Ursprung des Verbrechens, Frankfurt: Campus.

Matsakis, Aphrodite (2001): The impact of the abuse of males on intimate relationships, in: *Journal of Couples Therapy,* 10 (1), S. 29–39.

Means, J. Jeffrey (2000): Trauma & Evil. Healing the wounded soul, Augsburg: Fortress.

Miller, Alice (1983): Du sollst nicht merken, Frankfurt: Suhrkamp.

Miller, Alice (2007): Dein gerettetes Leben, Frankfurt: Suhrkamp.

Miner, M. H. & Munns, R. (2005): Isolation and normlessness: Attitudinal comparisons of adolescent sex offenders, juvenile offenders, and nondelinquents. In: *International Journal of Offender therapy & Comparative Criminology,* 49 (5), S. 491–504.

Mitscherlich, Alexander & Mitscherlich, Margarete (1977): Die Unfähigkeit zu trauern. München: Piper.

Monk, C.; Fitelson, E. M. & Werner, E. (2011): Mood disorders and their pharmacological treatment during pregnancy: is the future child affected? In: *Pediatric Research,* 69 (5), S. 3–10.

Monk, C. & Newport, D. J. et al. (2012): Uterine Blood Flow in a Psychiatric Population: Impact of Maternal Depression, Anxiety, and Psychotropic Medication, in: *Biological Psychiatry,* im Druck.

Moor, Avigail & Silvern, Louise (2006): Identifying pathways linking child abuse to psychological outcome: the mediating role of perceived parental failure of empathy, in: *Journal of Emotional Abuse,* 6 (4), S. 91–114.

Moskowitz, Andrew (2004a): Dissociation and violence, in: *Trauma, Violence* & *Abuse,* 5 (1), S. 21–40.

Moskowitz, Andrew (2004b): Dissociative pathways to homicide: Clinical and forensic implications, in: *The Journal of Trauma and Dissociation,* 5(3), S. 5–32.

Müll, Diana & Bode, Christine (2007): Mogadischu: Meine Befreiung aus Terror und Todesangst, Gießen: Ehgart & Albohn.

Müller-Münch, Ingrid (2012): Die geprügelte Generation. Kochlöffel, Rohrstock und die Folgen, Stuttgart: Klett-Cotta.

Münkler, Herfried (2012): Die rasenden Politiker. Vom absehbaren Ende der parlamentarischen Demokratie, in: *Der Spiegel,* 29, S. 100–101.

Muenzenmaier, Kristina; Spei, Ekaterina & Gross, Dalit R. (2010): Complex posttraumatic stress disorder in men with serious mental illness: a reconceptualization, in: *American Journal of Psychotherapy,* 64 (3), S. 257–268.

Muller, Robert T. (2010): Trauma and the avoidant client: attachment-based strategies for Healing, New York: Norton.

Murrough, James W. & Huang, Yiyun et al. (2011): Reduced amygdala serotonin transporter binding in posttraumatic stress disorder, in: *Biological Psychiatry,* 70 (11), S. 1033–1038.

Nader, Kathleen Olympia (2005): Childhood trauma: the deeper wound, in: Wilson, John P. (Hg.): The posttraumatic self: restoring meaning and wholeness to personality (S. 117–156), New York: Brunner-Routledge.

Naumann-Lenzen, Michael (2007): Das „forensische" und das „klinische" Kind – inkompatible Perspektiven? Zur Auswirkung fraglicher Traumatisierung in der Kindheit auf aussagerelevante Aspekte des neuronalen Funktionsniveaus, in: *Trauma und Gewalt,* 1 (2), S. 54–61.

Neiman, Susan (2004): Das Böse denken. Eine andere Geschichte der Philosophie, Frankfurt: Suhrkamp.

Neitzel, Sönke & Welzer, Harald (2011): Soldaten. Protokolle vom Kämpfen, Töten und Sterben, Frankfurt: S. Fischer.

Neumann, Elisa (2004): Folter und Gewalt: ihre Wirkungen auf die Subjektivität, in: *Zeitschrift für Psychotraumatologie und Psychologische Medizin,* 2 (3), S. 67–75.

Nickerson, Angela; Bryant, Richard A; Aderka, Idan M; Hinton, Devon E & Hofmann, Stefan G. (2011): The impacts of parental loss and adverse parenting on mental health: findings from the National Comorbidity Survey-Replication, in: *Psychological Trauma: Theory, Research, Practice, and Policy,* Online-Publikation, 17. Oktober.

Noblitt, Randy & Perskin-Noblitt, Pamela (Hrsg.) (2008): Ritual abuse in the twenty-first Century. Psychobiological, forensic, social, and political considerations, Bandon: Robert D. Reed.

O'Brian, J. O. (1991): Taking sibling incest seriously, in: M. Q. Patton (Ed.): Family sexual abuse: Frontline research and evaluation, Newbury Park, CA: Sage, S. 75–92.

O'Connor, Maja & Elklit, Ask (2008): Attachment styles, traumatic events, and PTSD: a cross-sectional investigation of adult attachment and trauma, in: *Attachment and Human Development,* 10 (1), S. 59–71.

Ogawa, John R. & Sroufe, L. Alan et al. (1997): Development and the fragmented self: longitudinal study of dissociative symptomatology in a nonclinical sample, in: *Development and Psychopathology,* 9 (4), S. 855–879.

Ohlmes, Judith (2006): Pädosexuelle Täter. Merkmale und Strategien als Ansatzpunkte präventiver Maßnahmen, Wettenberg: Johannes Hermann .

O'Reilly, G. & Carr, A. (2004): A review of theoretical models of sexual offending, in: G. O'Reilly et al. (Eds): The handbook of clinical intervention with young people who sexually abuse, New York: Brunner-Routledge, S. 36–61.

Owen, Jesse; Quirk, Kelley & Manthos, Megan (2012): I get no respect: the relationship between betrayal trauma and romantic relationship functioning, in: *Journal of Trauma and Dissociation,* 13 (2), S. 175–189.

Paersch, Gerhard (2000): Taten, Täter, Opfer. Ein Gutachter berichtet, Books on Demand.

Palermo, G. B. & Farkas, M. A. (2001): The dilemma of the sexual offender, Springfield, Ill.: Charles C. Thomas.

Palmgren, Gorm (2012): Scientists decode psychopaths' brains, in: *Science Illustrated,* Mai/ Juni, S. 50–55.

Parson, Erwin Randolph (2001): Intertraumatic dissociative attachment: treating trauma-based transactions in couples, in: *Journal of Couples Therapy,* 10 (1), S. 69–112.

Pearlman, Laurie Anne & Courtois, Christine A (2005): Clinical applications of the attachment framework: relational treatment of complex trauma, in: *Journal of Traumatic Stress,* 18 (5), S. 449–459.

Peichl, Jochen (2007): Innere Kinder, Täter, Helfer & Co: Ego-State Therapie des Traumatisierten Selbst, Stuttgart: Klett-Cotta.

Peichl, Jochen (2009): Neurogene Reaktion auf Bedrohung, Liebesbindung und traumatische Opfer-Täter-Bindung: ein Blick aus Sicht der Polyvagaltheorie und des Bindungshormons Oxytocin, in: *Trauma und Gewalt,* 3 (1), S. 18–32.

Petermann, Franz & Petermann, Ulrike (2000): Aggressionsdiagnostik, Göttingen: Hogrefe.

Philipps-Green, M. (2002): Sibling incest, in: *The Family Journal,* 10 (2), S. 195–202.

Poelchau, Nina & Gunst, Johannes et al. (2012): Die Banalität der Bösen, in: Stern, Nr. 17, S. 56–62.

Preusker, Susanne (2011): Sieben Stunden im April, Ostfildern: Patmos.

Preusker, Susanne (2012): Über die fatale Reform der Sicherungsverwahrung, in: *Emma,* Sommer, S. 74–75.

Prior, Stephen (2004): Object relations in severe trauma: psychotherapy of the sexually abused child, Lanham, Maryland: Rowman & Littlefield.

Punamäki, Raija-Leena (2002): The uninvited guest of war enters childhood: developmental and personality aspects.

Putnam, Frank W (2006): The impact of trauma on child development, in: *Juvenile and Family Court Journal,* 57 (1), S. 1–9.

Rabinak, Christine A. & Angstadt, Mike et al. (2011): Altered amygdala resting-state functional connectivity in post-traumatic stress disorder, in: *Frontiers in Psychiatry,* 2, (62).

Radebold, Hartmut; Bohleber, Werner & Zinnecker, Jürgen (Hrsg.) (2009): Transgenerationale Weitergabe kriegsbelasteter Kindheiten. Interdisziplinäre Studien zur Nachhaltigkeit historischer Erfahrungen über vier Generationen, München: Juventa.

Ramelsberger, Annette (2012): Hinter deutschen Gittern, in: *Süddeutsche Zeitung,* 2./3. Juni, S. 6–7.

Reddemann, Luise (2011): Psychodynamisch-imaginative Traumatherapie PITT: Ein resilienzorientierter Ansatz in der Psychotraumatologie, Stuttgart: Klett-Cotta.

Reddemann, Luise; Hofmann, Arne & Gast, Ursula (2011): Psychotherapie der dissoziativen Störungen: Krankheitsmodelle und Therapiepraxis – störungsspezifisch und Schulenübergreifend, Stuttgart: Thieme.

Reemtsma, Jan Philipp (1997): Im Keller, Hamburg: Hamburger Edition.

Rehn, Gerhard & Wischka, Bernd (Hrsg.) (2001): Behandlung „gefährlicher Straftäter". Grundlagen, Konzepte, Ergebnisse, Herbolzheim: Centaurus.

Reichmann-Decker, Aimee, DePrince, Anne Pujol & McIntosh, Daniel N (2009): Affective responsiveness, betrayal, and childhood abuse, in: *Journal of Trauma and Dissociation,* 10 (3), S. 276–296.

Rensing, Ludger & Koch, Michael et al. (2006): Mensch im Stress. Psyche, Körper, Moleküle, Heidelberg: Spektrum.

Reubens, Peggy (2003): The silencing of self in men, in: *Journal of Trauma Practice,* 2 (2), S. 37–54.

Rich, P. (2003): Understanding, assessing, and rehabilitating juvenile sexual offenders, Hoboken, NJ: Wiley.

Riggs, Shelley A. (2010): Childhood emotional abuse and the attachment system across the life cycle: what theory and research tell us, in: *Journal of Aggression, Maltreatment and Trauma,* 19 (1), S. 5–51.

Riggs, Shelley A. & Kaminski, Patricia L. (2010): Childhood emotional abuse, adult attachment, and depression as predictors of relational adjustment and psychological aggression, in: *Journal of Aggression, Maltreatment and Trauma,* 19 (1), S. 75–104.

Righthand, C. & Welch, C. (2004): Characteristics of youth who sexually offend, in: *Journal of Child Sexual Abuse,* 13 (3/4), S. 15–32.

Röhr, Heinz-Peter (2008): Wege aus der Abhängigkeit. Destruktive Beziehungen überwinden, München: dtv.

Röpke, Andrea & Speit, Andreas (2012): Die kümmern sich, in: *Taz. Die Tageszeitung,* 17. Juli, S. 7.

Rogosch, F. A. & Cicchetti, D. (2005). Child maltreatment, attention networks, and potential precursors to borderline personality disorder, in: *Development and Psychopathology,* 17, S. 1071–1089.

Romer, Georg & Riedesser, Peter (2004): Beziehungstrauma und Bewältigung bei sexuellem Kindesmissbrauch: Implikationen für das psychotherapeutische Verständnis von Bindungs- und Beziehungsstörungen bei sexuell traumatisierten Kindern, in: *Zeitschrift für Psychotraumatologie und Psychologische Medizin,* 2 (4), S. 47–61.

Rosenkranz, Stefanie (2012): Eine Hauswand in Recklinghausen ..., in: *Stern*, Nr. 17, S. 84–91.

Rosenthal, Robert & Jacobson, Leonore (1983): Pygmalion im Unterricht, Weinheim: Beltz.

Ross, C. A. (2007): Borderline personality disorder and dissociation. *Journal of Trauma and Dissociation,* 8, S. 71–80.

Roth, Gerhard (1997): Das Gehirn und seine Wirklichkeit. Kognitive Neurobiologie und ihre philosophischen Konsequenzen, Frankfurt: Suhrkamp.

Roth, Gerhard (2012): „Ein Pferd kann nicht über sich selbst springen", Interview, in: *Beobachter Natur,* Mai, S. 52–54.

Roth, Jürgen, Nübel, Rainer & Fromm, Rainer (2007): Anklage unerwünscht. Korruption und Willkür in der deutschen Justiz, Frankfurt: Eichborn.

Roth, Kornelius (2012): Sexsucht. Ein Ratgeber für Betroffene und Angehörige, Berlin: Links.

Rowland-Klein, Dani (2004): The transmission of trauma across generations: identification with parental trauma in children of Holocaust survivors. In: Catherall, Donald R (Hrsg.). Handbook of stress, trauma, and the family (S. 117–136). New York: Brunner-Routledge.

Rudd, J. M. & Herzberger, S. D. (1999): Brother-sister incest – father-daughter incest: A comparison of characteristics and consequences, in: Child Abuse & Neglect, 23 (9), S. 915–928.

Sachs, Adah & Galton, Graeme (Hrsg.) (2008): Forensic aspects of dissociative identity disorder, London: Karnac.

Sachsse, Ulrich; Schellong, Julia & Sack, Martin (2012): Komplexe Traumafolgestörungen: Diagnostik und Behandlung von Folgen schwerer Gewalt und Vernachlässigung, Stuttgart: Schattauer.

Saks, Elyn & Behnke, Stephen H. (1997): Jekyll on trial. Multiple personality disorder and criminal law, New York: New York University Press.

Salter, Anna (1996): Die Psychologin, München: Goldmann.

Salter, Anne (2001): Tödliches Vertrauen, München: Goldmann.

Salter, Anna (2008): Wenn du lügst, München: Diana.

Schalleck, Martha (2010): Keine Angst vorm „Kinderschänder". Aufklärung, Prävention, Gerichtsverfahren, Hilfe – und Glaubwürdigkeitsgutachten, Staufenberg: Dimoma.

Scharf, Miri & Mayseless, Ofra (2011): Disorganizing experiences in second- and third-generation Holocaustsurvivors, in: *Quality Health Research,* 21 (11), S. 1539–1553.

Schechter, Daniel S. et al. (2007): Caregiver traumatization adversely impacts young children's mental representations on the MacArthur Story Stem Battery, in: *Attachment and Human Development,* 9 (3), S. 187–205.

Schmitter, Elke (2012): Das Blut der Geschichte, in: *Spiegel*, Nr. 17, S. 148–150.

Schmitz, Stefan(2012): Im Inneren des Monsters, in: *Stern*, Nr. 23, S. 84–91.

Scheuermann, Christoph (2012): Wann ist ein Mann ein Mann? In Hildesheim kämpft ein Ehemann um seine Anerkennung als Opfer häuslicher Gewalt, in: *Spiegel*, Nr. 16, S. 55.

Schirrmacher, Thomas (2008): Internetpornografie ... und was jeder darüber wissen sollte, Holzgerlingen: Hänssler.

Schmitt, Thomas (2006): Das soziale Gehirn, Bonn: Psychiatrie-Verlag.

Schore, Allan N. (2003): Effect of early relational trauma on affect regulation: the development of borderline and antisocial personality disorders and a predisposition to violence. In: Schore, Allan N (Hrsg.): Affect dysregulation and disorders of the self (S. 266–306). New York: Norton.

Schorsch, Eberhard & Becker, Nikolaus (2000): Angst, Lust, Zerstörung. Sadismus als soziales und kriminelles Handeln. Zur Psychodynamik sexueller Tötungen, Gießen: Psychosozial.

Schulte, Gabriele (2012): „Ich habe ihn am Kragen gepackt". Selbstjustiz im Harz? Eltern von missbrauchtem Mädchen greifen Täter an, in: *Göttinger Tageblatt,* 8. Mai. S. 28.

Schulz-Heik, R. Jay & Schaer, Marie et al. (2011): Catechol-O-methyltransferase Val158Met polymorphism moderates anterior cingulate volume in posttraumatic stress disorder, in: *Biological Psychiatry,* 70 (11), S. 1091–1096.

Schwartz, Harvey (2012): Behandlung und Transformation von täteridentifizierten States bei dissoziativen Patienten – Eine Alchemie von Wölfen und Schafen, in: Ralf Vogt (Hrsg.): Täterintrojekte. Diagnostik und Behandlungsmodelle dissoziativer Strukturen, Heidelberg: Asanger.

Schwartz, Jonathan P. & Hage, Sally M. et al. (2006): Unhealthy parenting and Potenzial mediators as contributing factors to future intimate violence, in: *Trauma, Violence, and Abuse: A Review Journal,* 7, (32), S. 206–221.

Schwerdtfeger, Kami L. et al. (2007): Intergenerational transmission of trauma: exploring mother-infant prenatal attachment, in: *Journal of Traumatic Stress,* 20 (1), S. 39–51.

Scott, Shelby & Babcock, Julia C. (2010): Attachment as a moderator between intimate partner violence and PTSD, in: *Journal of Family Violence,* 25 (1), S. 1–9.

Sellmair, Nikola (2012): Bluse: H&M, Leben: Werberin in Hamburg, Großvater: SS-Schlächter aus Wien, in: *Stern,* Nr. 19. S. 96–104.

Shafy, Shamira (2012): Crash der Alpha-Männchen, in: *Der Spiegel,* Nr. 27, S. 111.

Shin, Lisa Marie & Bush, George et al. (2011): Exaggerated activation of dorsal anterior cingulate cortex during cognitive interference: a monozygotic twin study of posttraumatic stress disorder, in: *American Journal of Psychiatry,* 168 (9), S. 979–985.

Siegel, D. (2007): Das achtsame Gehirn. Freiburg: Arbor.

Skodol, A. E.; Gunderson, J. G.; Pfohl, B.; Widiger, T. A.; Livesley, W. & Siever, L. J. (2002): The borderline diagnosis I: Psychopathology, comorbidity, and personality structure, in: *Biological Psychiatry,* 51, S. 936–950.

Sloterdijk, Peter (2008): Zorn und Zeit. Politisch-Psychologischer Versuch, Frankfurt: Suhrkamp.

Smith, H. & Israel, E. (1987): Sibling incest: A study of the dynamics of 25 cases, in: *Child Abuse & Neglect,* 11, S. 101–108.

Sousa, Cynthia; Herrenkohl, Todd I. & Moylan, Carrie A. et al. (2011): Longitudinal study on the effects of child abuse and children's exposure to domestic violence, parent-child attachments, and antisocial behavior in adolescence, in: *Journal of Interpersonal Violence,* 26, (1), S. 111–136.

Srinath, Shankarnarayan (1998): Identificatory processes in trauma, in: Garland, Caroline (Hg.): Understanding trauma: a psychoanalytical approach (pp. 139–151). New York: Routledge.

Sripada, Rebecca K. & King, Anthony P. et al. (2012): Altered resting-state amygdala functional connectivity in men with posttraumatic stress disorder, in: *Journal of Psychiatry and Neuroscience,* Online-Veröffentlichung, 7. Februar.

Stang, Kirsten & Sachsse, Ulrich (2007): Trauma und Justiz, Stuttgart: Schattauer.

Steffen, Martina (2012): „Zeitbombe": Stalkerin muss in die Psychiatrie, in: *Göttinger Tageblatt,* 14. 4.

Steinbach, Jennifer et al. (2009): Dissoziale Persönlichkeitsstörung: Diagnostik, Störungstheorie und Behandlung aus personzentrierter Sicht, in: *Persona,* 2, S. 124–136).

Steiner, H. et al. (1997): PTSD in incarcerated juvenile delinquents, in: *Journal of the American Academy of Child and Adolescent Psychiatry,* 36, S. 357–365.

Stiftung zum Wohl des Pflegekindes (Hrsg.) (2005): Traumatische Erfahrung in der Kindheit – langfristige Folgen und Chancen der Verarbeitung in der Pflegefamilie, Idstein: Schulz-Kirchner.

St. Jacques, Peggy L. & Botzung, Anne, et al. (2011): Functional neuroimaging of emotionally intense autobiographical memories in post-traumatic stress disorder, in: *Journal of Psychiatric Research,* 45 (5), S. 630–637.

Stoller, Robert J. (2001): Perversion: Die erotische Form von Hass, Gießen: Psychosozial.

Swan, Suzanne C. & Snow, David L. (2003): Behavioral and psychological differences among abused women who use violence in intimate relationships, in: *Violence Against Women,* 9 (1), S. 75–109.

Theunert, Helga & Schorb, Bernd (1995): Mordsbilder: Kinder und Fernseh-Information, Berlin: Vistas.

Toofanian, Parnian (2011): Understanding posttraumatic growth among sexual assault survivors: a review of the current literature [Dissertation]. Palo Alto University.

Trickett, Penelope K.; Noll, Jennie G. & Putnam, Frank W. (2011): The impact of sexual abuse on female development: lessons from a multigenerational, longitudinal research study, in: *Development and Psychopathology,* 23, (2), S. 453–476.

Tschauner, Marcus (2006): Die Anhörung von kindlichen Opfern sexueller Gewalt aus psychotraumatologischer Sicht, Frankfurt: Verlag für Polizeiwissenschaft.

Unfried, Natascha & Dreiner, Monika (2011): Hilflose Helfer – Erfahrungen aus der ersten Phase der therapeutischen Arbeit mit jungen Kindern nach sexuellem Missbrauch, in: *Zeitschrift für Psychotraumatologie, Psychotherapiewissenschaft, Psychologische Medizin,* 9 (1), S. 37–45, 2011.

Urban, D. (2004): Erhöht ein Opfer-Täter-Zyklus das Risiko, Sexualstraftaten als pädosexuelle Straftaten zu begehen? Ergebnisse einer ereignisanalytischen Pilotstudie, Stuttgart: Schriftenreihe des Instituts für Sozialwissenschaften.

Urbaniok, Frank (2000): Teamorientierte Stationäre Behandlung in der Psychiatrie, Stuttgart: Thieme.

Urbaniok, Frank (2003): Was sind das für Menschen – was können wir tun. Nachdenken über Straftäter, Bern: Zytglogge.

Urbaniok, Frank et al. (2006): Neurobiologischer Determinismus: Fragwürdige Schlussfolgerungen über menschliche entscheidungsmöglichkeiten und forensische Schuldfähigkeit, in: *Fortschritte der Neurologie – Psychiatrie,* 74, S. 431–441.

Van der Hart, O.; Nijenhuis, E. R. S. & Steele, K. (2006): The haunted self: Structural dissociation and the treatment of chronic traumatization. New York: W. W. Norton. (Deutsch: Das verfolgte Selbst: Strukturelle Dissoziation und die Behandlung chronischer Traumatisierung. Paderborn: Junfermann, 2008).

Van der Hart, O.; Nijenhuis, E. R. S. & Steele, K. (2010): Het belaagde zelf: Structurele dissociatie en de behandeling van chronische traumatisering. Amsterdam: Boom. [Niederländische, überarbeitete Version von: Van der Hart, O., Nijenhuis, E. R. S., & Steele, K. (2006)]

Van Dijke, Annemiek; van der Hart, Onno & Ford, Julian D. et al. (2010): Affect Dysregulation and Dissociation in Borderline Personality Disorder and Somatoform Disorder: Differentiating Inhibitory and Excitatory Experiencing States, in: *Journal of Trauma & Dissociation,* 11 (4,) S. 424–443.

Van Wijk, A. P. (1999): An exploratory study into juvenile sex offenders, Amsterdam: Vrije Universitat.

Van Wijk, A. P. & Blokland, A. A. (1999): The typical juvenile sex offender does not exist. A profile of rapists and molesters of children, in: *Proces,* 5/6, S. 67–70.

Van Wijk, A. P. et al (2005): Juvenile sex offenders: A group on its own? In: *International Journal of Offender Therapy and Comparative Criminology,* 49 (1), S. 25–36.

Vizard, E.; Monck, E. & Misch, P. (1995): Child and adolescent sex abuse perpetrators: A review of the research literature, in: *Journal of Child Psychology and Psychiatry,* 36, S. 731–756.

Vogt, Jürgen (2012): Mobiler Alarmknopf gegen Männergewalt. Argentinien: Bedrohte Frauen können in der Stadt Tigre per Knopfdruck Hilfe gegen männliche Gewalt bekommen, in: *Taz, Die Tageszeitung,* 8. Mai, S. 11.

Vogt, Ralf (Hrsg.) (2012): Täterintrojekte. Diagnostik und Behandlungsmodelle dissoziativer Strukturen, Heidelberg: Asanger.

Volbert, Renate & Dahle, Klaus-Peter (2010): Forensisch-psychologische Diagnostik im Strafverfahren, Göttingen: Hogrefe.

Von Schirach, Ferdinand (2010): Schuld, München: Piper.

Wahl, Klaus (2009): Aggression und Gewalt. Ein biologischer, psychologischer und sozialwissenchaftlicher Überblick, Heidelberg: Spektrum.

Wahl, Klaus & Hees, Katja (2009): Täter oder Opfer? Jugendgewalt – Ursachen und Prävention, München: Reinhardt.

Waldinger, Robert J. et al. (2006): Mapping the road from childhood trauma to adult somatization: the role of attachment, in: *Psychosomatic Medicine,* 68 (1), S. 129–135.

Weber, Christian (2012): Sex wie im Drehbuch, in: *sueddeutsche. de,* 20. Oktober.

Weeks, R. & Widom, D. S. (1998): Self-reports of early childhood victimization among incarcerated adult male felons, in: *Journal of Interpersonal Violence,* 13 (3), S. 346–361.

Weissberg-Bob, Nea (Hrsg.) (1996): Als man Juden alles, sogar das Leben raubte … Über die nachträgliche Wirksamkeit nationalsozialistischer Zerstörung. Gespräche mit Nachkommen von Tätern und Opfern, Berlin: Lichtig.

Wekerle, Christine et al. (2001): Childhood maltreatment, posttraumatic stress symptomatology, and adolescent dating violence: considering the value of adolescent perceptions of abuse and a trauma mediational model, in: *Development and Psychopathology,* 13 (3), S. 847–871.

Welzer, Harald (2005): Täter. Wie aus ganz normalen Menschen Massenmörder werden, Frankfurt: Fischer.

Wensierski, Peter (2006): Schläge im Namen des Herrn. Die verdrängte Geschichte der Heimkinder in der Bundesrepublik, München: DVA.

West, Malcolm; Adam, Kenneth; Spreng, Sheila & Rose, Sarah (2001): Attachment disorganization and dissociative symptoms in clinically treated adolescents, in: *Canadian Journal of Psychiatry,* 46 (7), S. 627–631.

Wick, Marianne & Schmitt, Christoph (2012): Behandlung von sexuellen Hoch-Risiko-Fantasien – ein Fallbeispiel, in: Endrass et al. (Hg.), a. a. O., S. 449–460.

Wickenhäuser, Robert (2010): Der Riss in der Tafel. Amoklauf und schwere Gewalt in der Schule, Heidelberg: Springer.

Widmann, Arno (2012): Die Guten, die Bösen und die Frage der Gewalt. Ist dem Bösen, der einen Colt hat, nur ein Guter gewachsen, der einen Colt hat? *Frankfurter Rundschau,* 31. 12., S. 34 f.

Wieckowski, E. & Hartsoe, P. et al. (1998): Deviant sexual behavior in children and young Adolescents: frequency and patterns, in: *Sexual Abuse,* 10 (4), S. 293–303.

Wiehe, V. R. (1990): Sibling abuse: Hidden physical, emotional, and sexual trauma. Lexington, MA: Lexington Books

Wiese, Elizabeth Batista Pinto (2010): Culture and migration: psychological trauma in children and adolescents, in: *Traumatology,* 16 (4), S. 142–152.

Wildgoose, A.; Waller, G.; Clarke, S., & Reid, A. (2000): Psychiatric symptomatology in borderline and other personality disorders: Dissociation and fragmentation as mediators, in: *Journal of Nervous and Mental Disease,* 188, S. 757–763.

Williams, Mary Beth & Poijula, Sioli: Das PTBS-Arbeitsbuch. Wirksame Techniken zur Überwindung von Symptomen traumatischer Belastung, Lichtenau: Probst.

Williams, Wendy Ide (2006): Complex trauma: approaches to theory and treatment, in: *Journal of Loss and Trauma,* 11 (4), S. 321–335.

Wilson, John P. (2005): Transformational principles: healing and recovery from psychic trauma. In: Wilson, John P. (Hrsg.): The posttraumatic self: restoring meaning and wholeness to personality (S. 425–457). New York: Brunner-Routledge.

Winter, Frank (Hrsg.) (2004): Der Täter-Opfer-Ausgleich und die Vision von einer „heilenden" Gerechtigkeit, Worpswede: amberg.

„Wir müssen anders denken", in: *Stern*, Nr. 52/2012, S. 51.

Wittchen, Hans-Ulrich et al. (2011): The size and burden of mental disorders and other disorders of the brain in Europe 2010, in: *European Neuropsychopharmacology*, 21, S. 655–679.

Witzig, Heidi (2012): Sexuelle Ausbeutung von Kindern von den 68ern bis heute, in: *Castagna*, Jubiläumsausgabe, S. 19.

Wöller, Wolfgang (1998): Die Bindung des Missbrauchopfers an den Missbraucher: Beiträge aus der Sicht der Bindungstheorie und der Psychoanalyse, in: *Psychotherapeut*, 43 (2), S. 117–120.

Wöller, Wolfgang (2005): Traumawiederholung und Reviktimisierung nach körperlicher und sexueller Traumatisierung, in: *Fortschritte der Neurologie-Psychiatrie*, 73 (2), S. 83–90.

Wöller, Wolfgang (2006): Trauma und Persönlichkeitsstörungen. Psychodynamisch-integrative Therapie, Stuttgart: Schattauer.

Wöller, Wolfgang & Kruse, Johannes (1998): Die Reviktimisierungstendenz bei Opfern körperlichen und sexuellen Missbrauchs: Konvergenz von Trauma-Theorie, Bindungstheorie und Objektbeziehungspsychologie, in: Schlösser, Anne-Marie & Höhfeld, Kurt (Hrsg.): Trauma und Konflikt (S. 151–161). Gießen: Psychosozial-Verlag.

Wohl, Michael J. A. & Van Bavel, Jay J. (2011): Is identifying with a historically victimized group good or bad for your health? Transgenerational posttraumatic stress and collective victimization, in: *European Journal of Social Psychology*, 41, 818–824.

Wolff-Dietz, Ingrid (2007): Jugendliche Sexualstraftäter, Lengerich: Pabst.

Woon, Fu Lye & Hedges, Dawson W. (2011): Gender does not moderate hippocampal volume deficits in adults with posttraumatic stress disorder: a meta-analysis, in: *Hippocampus*, 21 (3), S. 243–252.

Worling, J. R. (1995): Adolescent sibling-incest offenders: Differences in family and individual functioning when compared to adolescent nonsibling sex offenders, in: *Child Abuse* & *Neglect*, 19 (5), S. 633–643.

Worling, J. R. (2001): Personality-based typology of adolescent male sexual offenders: Differences in recidivism rates, victim-selection characteristics, and personal *victimization* histories. In: *Sexual Abuse*, 13 (3), S. 149–166.

Wüllenweber, Walter (2012a): Reichtum durch Arbeit ist etwas für Anfänger, in: *Stern*, Nr. 13/2012, S. 42–44.

Wüllenweber, Walter (2012b): Die Asozialen, München: DVA.

Zanarini, M. C.; Williams, A. A. & Lewis, R. E. et al. (1997): Reported pathological childhood experiences associated with the development of borderline personality disorder, in: *The American journal of psychiatry*, 154, S. 1101–1106.

Ziegenhain, Ute (2009): Frühe Bindungserfahrungen und Trauma, in: *Trauma und Gewalt*, 3 (2), S. 136–147.

Zimbardo, Philip (2005): Das Stanford-Gefängnis-Experiment. Eine Simulationsstudie über die Sozialpsychologie der Haft, Goch: Santiago.

Zimbardo, Philip (2008): Der Luzifer-Effekt. Die Macht der Umstände und die Psychologie des Bösen, Heidelberg: Spektrum.

Zolondek, S. C. & Abel, G. G. et al. (2001): The self-reported behaviors of juvenile sexual Offenders, in: *Journal of Interpersonal Violence,* 16 (1), S. 73–85.

Zurbriggen, Eileen L.; Gobin, Robyn L. & Kaehler, Laura A. (2012): Trauma, attachment, and intimate relationships, in: *Journal of Trauma and Dissociation,* 13 (2), S. 127–133.

Index

T

U

V

W

Z